锥光束乳腺 CT 诊断

主　审　唐卫中　叶兆祥

主　编　苏丹柯　金观桥　刘丽东

副主编　赵　欣　黄向阳　罗宁斌　康　巍

　　　　　廖　海　张　卫

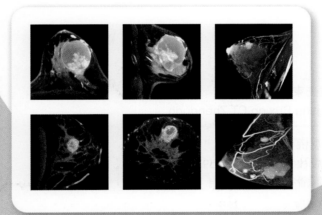

人民卫生出版社

·北 京·

图书在版编目（CIP）数据

锥光束乳腺 CT 诊断 / 苏丹柯，金观桥，刘丽东主编.
—北京：人民卫生出版社，2024.5
ISBN 978-7-117-36288-7

Ⅰ.①锥… Ⅱ.①苏… ②金… ③刘… Ⅲ.①乳腺肿瘤－计算机 X 线扫描体层摄影－诊断学 Ⅳ.①R737.904

中国国家版本馆 CIP 数据核字（2024）第 088541 号

人卫智网	www.ipmph.com	医学教育、学术、考试、健康，购书智慧智能综合服务平台
人卫官网	www.pmph.com	人卫官方资讯发布平台

锥光束乳腺 CT 诊断
Zhuiguangshu Ruxian CT Zhenduan

主　　编：苏丹柯　金观桥　刘丽东
出版发行：人民卫生出版社（中继线 010-59780011）
地　　址：北京市朝阳区潘家园南里 19 号
邮　　编：100021
E - mail：pmph @ pmph.com
购书热线：010-59787592　010-59787584　010-65264830
印　　刷：三河市宏达印刷有限公司
经　　销：新华书店
开　　本：889×1194　1/16　印张：21
字　　数：636 千字
版　　次：2024 年 5 月第 1 版
印　　次：2024 年 6 月第 1 次印刷
标准书号：ISBN 978-7-117-36288-7
定　　价：178.00 元

打击盗版举报电话：010-59787491　E-mail: WQ @ pmph.com
质量问题联系电话：010-59787234　E-mail: zhiliang @ pmph.com
数字融合服务电话：4001118166　E-mail: zengzhi @ pmph.com

编者（以姓氏笔画为序）

马 婕	广西医科大学附属肿瘤医院	何 妮	中山大学肿瘤防治中心
韦 苇	广西医科大学附属肿瘤医院	张 卫	柳州市人民医院
韦 薇	广西医科大学附属肿瘤医院	张晓华	科宁（天津）医疗设备有限公司
韦云云	广西医科大学附属肿瘤医院	陆一昕	广西医科大学附属肿瘤医院
尹 璐	天津医科大学肿瘤医院	罗宁斌	广西医科大学附属肿瘤医院
邓文娟	广西医科大学附属肿瘤医院	金观桥	广西医科大学附属肿瘤医院
左 阳	广西医科大学附属肿瘤医院	郑仲涛	广西医科大学附属肿瘤医院
叶兆祥	天津医科大学肿瘤医院	赵 阳	广西医科大学附属肿瘤医院
伍尧泮	中山大学肿瘤防治中心	赵 欣	广西医科大学附属肿瘤医院
刘 宇	广西医科大学附属肿瘤医院	唐卫中	广西医科大学附属肿瘤医院
刘军杰	广西医科大学附属肿瘤医院	莫钦国	广西医科大学附属肿瘤医院
刘丽东	广西医科大学附属肿瘤医院	黄向阳	广西医科大学附属肿瘤医院
刘丽娟	广西医科大学附属肿瘤医院	黄彩云	广西医科大学附属肿瘤医院
刘爱迪	天津医科大学肿瘤医院	康 巍	广西医科大学附属肿瘤医院
阳 君	广西医科大学附属肿瘤医院	谢伟敏	广西医科大学附属肿瘤医院
苏丹柯	广西医科大学附属肿瘤医院	谢传淼	中山大学肿瘤防治中心
李 强	广西医科大学附属肿瘤医院	廖 海	广西医科大学附属肿瘤医院
杨华伟	广西医科大学附属肿瘤医院	廖芝玲	广西医科大学附属肿瘤医院
吴玉兰	广西医科大学附属肿瘤医院		

序一

根据世界卫生组织 2020 年公布的癌症数据,乳腺癌的新发病例数(226 万)已经超过肺癌(221 万),成为全球最高发的癌症。乳腺癌亦为我国女性第一位高发的恶性肿瘤,目前的年新发病例数已达 42 万,死亡病例数达 12 万,分别占全球例数的 18.4% 和 17.1%。上述数据表明,我国乳腺癌的防控形势非常严峻。早诊早治是乳腺癌二级防控的关键,而精准的影像学诊断则为早诊早治的关键。

广西医科大学附属肿瘤医院拥有广西规模最大的乳腺癌防治研究中心,与天津医科大学肿瘤医院、中山大学肿瘤防治中心、中国人民解放军总医院、郑州大学第一附属医院同为科技部重点研发计划课题——"基于新型国产化锥光束乳腺 CT 的乳腺癌诊疗技术临床解决方案"的承担单位。为进一步提升广西壮族自治区的乳腺癌诊疗能力和水平,我院在原有 MRI、超声、乳腺 X 线摄影等传统影像学技术手段的基础上,于 2019 年率先引进了目前国内外最新型的锥光束乳腺 CT 诊断设备。我院近四年的临床应用研究结果表明,锥光束乳腺 CT 在乳腺疾病诊断应用的效能和效率方面,均拥有着非常明显的优势。

《锥光束乳腺 CT 诊断》是我院苏丹柯教授及其团队基于他们丰富的临床应用研究成果和我院近 3 万例病例资料而编著的首部全面介绍锥光束乳腺 CT 诊断技术理论的专著,该专著的编著工作得到了天津医科大学肿瘤医院和中山大学肿瘤防治中心等机构的大力支持和帮助。该专著涉及的乳腺肿瘤及相关病种丰富、图文并茂,是一部具有重要临床应用指导价值的参考书。

广西医科大学　副校长

广西医科大学附属肿瘤医院　院长

唐卫中　教授

序 二

乳腺癌发病率不断攀升，目前已成为危害女性健康的第一高发恶性肿瘤。早期、准确诊断是提高乳腺癌诊疗效果的关键。影像学诊断在乳腺癌早诊早治过程中始终扮演着非常重要的角色。锥光束乳腺CT（CBBCT）是针对乳腺疾病诊断而设计的专用影像设备。经天津医科大学肿瘤医院牵头的科技部重点研发计划课题多点多中心临床应用研究证实，CBBCT相较于传统影像设备而言，拥有单一影像即可同时清晰显示乳腺软组织病灶和微钙化灶的显著优势。CBBCT基于其优越的综合诊断应用优势，目前已成为乳腺疾病影像诊断设备家族中的重要一员。由于CBBCT问世时间尚短，仍缺乏针对其规范化临床应用的指导性文献，故《锥光束乳腺CT诊断》的编著出版意义重大。

本专著具有以下几个方面的特色：其一，本专著是基于科技部重点研发计划课题多点多中心临床应用研究成果而编写，专著中涉及的CBBCT诊断、活检定位引导、疗效评估等方面的系列研究成果论文和共识已在国内外主流期刊发表，故本专著的科学性、实用性和创新性均较强；其二，本专著的编写基于丰富完整的临床实际病例资料，不仅涵盖的乳腺疾病病种及其CBBCT诊断技术理论非常全面，而且图文并茂，故本专著的临床应用参考价值较高；其三，本专著全面详尽地介绍了CBBCT这一崭新影像学技术的成像原理、技术优势、图像特点、诊断分析原则，疾病诊断、活检定位引导、疗效评估、健康筛查等方面的应用优势，以及其临床诊疗应用技术理论、技术规范等内容，非常有助于CBBCT未来在临床上的规范化推广应用；其四，本专著全面阐述了乳腺各类常见和少见病种的CBBCT表现和临床表现，归纳总结了有助于临床诊断应用的乳腺病变CBBCT分类表现特征、常见和少见病种的个性化CBBCT征象特点及其诊断分析要点，并在此基础上提出了更有助于读者实际临床应用的基于CBBCT的乳腺病变分类诊断思路。综上所述，这部专著是具有较高临床应用价值的工具书。

中国抗癌协会肿瘤影像专业委员会原主任委员

天津医科大学肿瘤医院放射科主任

叶兆祥　教授

序 三

乳腺癌是危害妇女健康的常见恶性肿瘤,我国每年乳腺癌新发病例约42万,发病率已跃居我国女性恶性肿瘤的第一位,病死率仅次于肺癌及结肠癌,成为导致女性癌症死亡的第三大癌种。乳腺癌的早期、精准诊断,是提高患者治疗效果、降低患者病死率的重要前提,而影像学检查是乳腺癌临床诊疗不可或缺的重要技术手段。

目前的传统影像学技术对于乳腺癌诊断而言,仍存在各自的临床应用局限。例如,乳腺X线摄影检查虽可显示对于乳腺疾病诊断,尤其是乳腺癌诊断至关重要的微钙化信息,但其对于致密型乳腺内软组织病灶的显示能力却甚为有限,MRI和超声虽具有较强的乳腺软组织病变显示能力,但其对于微钙化的显示能力却明显不足。

开发应用兼具乳腺癌软组织病灶和微钙化灶显示优势的锥光束乳腺CT技术设备,对于优化乳腺疾病的检查技术手段、进一步提升我国的乳腺癌精准诊疗能力和水平均非常重要。广西医科大学附属肿瘤医院在全国是较早引进锥光束乳腺CT的医院,已检查近3万例患者,居全国之首,积累了丰富的相关临床影像资料。苏丹柯教授及其团队基于他们的临床应用研究成果编著的《锥光束乳腺CT诊断》,是全面涵盖锥光束乳腺CT诊断技术理论的临床应用专著。鉴于目前国内外尚缺乏内容全面的相关临床专业书籍,我相信《锥光束乳腺CT诊断》的出版,将为锥光束乳腺CT的临床规范化普及推广应用提供重要帮助,故以为序。

广西医科大学原党委书记

韦 波 教授

前　言

　　锥光束乳腺CT（CBBCT）是中国学者宁若拉博士在全球首创、具有完全自主知识产权的新型乳腺诊查专用成像技术系统。CBBCT最重要的临床应用优势在于其可同时清晰显示乳腺软组织病灶和微钙化灶，故其单一检查即可实现两种以上传统影像技术联合检查（乳腺X线摄影+MRI或乳腺X线摄影+超声）方可实现的乳腺病变显示和诊断效能。传统的乳腺X线摄影、超声、MRI单一应用情况下均难以同时清晰显示乳腺的软组织病灶和微钙化灶，故目前临床上通常需要两种以上传统影像学技术联合检查，方可满足诊断需要。因此，CBBCT的临床应用，不仅可减少部分患者因同时经受多种影像检查而产生的身心负担，还可降低患者的检查费用。此外，由于CBBCT检查效率高（10秒即可完成一侧乳腺扫描）、图像空间分辨率高、患者感受好（无须挤压乳房、检查体位舒适、检查过程快捷）、辐射剂量低（仅相当于乳腺X线摄影的剂量），故其不仅适用于乳腺疾病诊断，还适用于疗效评估、活检定位引导和健康人群筛查。鉴于其临床应用优势，CBBCT于2015年起获中国国家食品药品监督管理总局、美国食品药品监督管理局（FDA）、欧盟等正式批准进入临床使用，科技部近期亦以重点研发计划课题的形式推广应用此技术设备。由于CBBCT问世时间较短，目前国内外尚缺乏内容全面的CBBCT影像学专著。

　　本专著基于编者参与的国家重点研发计划课题所获得的多中心研究成果和广西医科大学附属肿瘤医院丰富完整的临床实际病例资料而编写，不仅详尽地介绍了CBBCT这一崭新影像技术的成像原理、影像特性、规范化诊疗应用技术理论和操作流程、图像诊断分析原则、临床诊疗应用优势（疾病诊断、活检定位引导、疗效评估、健康筛查等）等内容，还在图文并茂地阐述和展示各类常见和少见乳腺病种CBBCT表现的基础上，系统地归纳总结了各乳腺病种的个性化CBBCT征象特点、临床表现特点以及基于病例的CBBCT诊断分析要点，并在此基础上提出有助于读者实际临床应用的"基于CBBCT的乳腺病变分类诊断思路"。综上所述，本书是全面介绍锥光束乳腺CT技术原理、全面系统阐述其临床诊疗应用技术理论和应用技术规范的首部专著。

　　此外，鉴于本专著涵盖的乳腺疾病病种及其诊断技术理论较为全面，且CBBCT所显示的乳腺软组织病变和钙化病变的影像学征象亦可通过两种以上传统影像学手段而获得，故本专著不仅适用于已拥有CBBCT设备的医疗机构的读者，同时还适用于其他尚未配备CBBCT设备的医疗机构的读者。

　　本专著的编写工作得到天津医科大学肿瘤医院放射科叶兆祥教授团队、中山大学肿瘤防治中心影像科谢传淼教授和伍尧泮教授团队，以及广西医科大学附属肿瘤医院乳腺外科、乳腺内科、超声科和病理科团队的大力支持和帮助,在此一并对他们表示感谢。

　　由于 CBBCT 临床应用时间较短且编写人员水平有限,本专著中难免存在不足之处,对此恳请读者批评指正。

苏丹柯

2024 年 2 月

目 录

第一章
锥光束乳腺 CT 的基本结构和成像原理

第一节　基本结构和原理

一、锥光束乳腺 CT 的基本结构

锥光束乳腺 CT（cone-beam breast CT，CBBCT）正式产品名称为乳腺 X 射线数字化体层摄影设备，主要应用于乳腺诊断成像，可为乳腺疾病诊断提供低剂量、无挤压、三维各向同性的高分辨率乳腺 CT 断层影像和全乳全方位的动态 3D 影像。

CBBCT 主要由三大子系统构成，分别为控制子系统、扫描子系统和操作子系统。此外，CBBCT 系统还提供定位支架和定位准直器作为可选件，用于在三维 CBBCT 影像引导下对乳房病变的影像辅助定位。图 1-1-1 为 CBBCT 扫描子系统（整机）的外观图片。

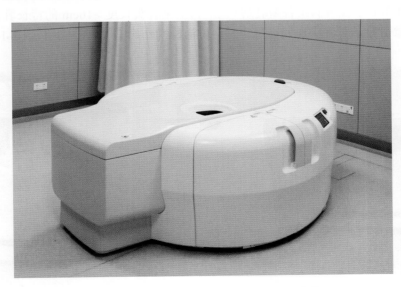

图 1-1-1　锥光束乳腺 CT 扫描子系统（整机）外观

（一）控制子系统

CBBCT 的控制子系统主要为 CBBCT 系统的控制柜,负责系统供电以及安全控制。控制子系统通过变压器直接连接外部供电插座,控制柜内包含电源控制、与其他子系统的通信控制以及交流/直流转换部件等。控制子系统是确保整机安全正常运行的重要组成部分。图 1-1-2 为 CBBCT 控制子系统的外观图。

（二）扫描子系统

CBBCT 的扫描子系统主要包括检查床、高压发生器、X 射线管、探测器和扫描架等。扫描子系统的主要功能是承载患者、接收控制指令、发射 X 射线并采集 X 线影像。

1. 检查床 CBBCT 检查床总长 2.3m,检查床中心(距足侧约 1.1m 处)设有一圆形开口,患者的待检乳房可通过该中心开口自检查床面垂入扫描区域内。该检查床的设计符合人体工程学特点和乳房检查需要,床面自头侧和足侧向中心开口处渐缓下凹,不仅可在患者俯卧扫描时实现扫描野对乳房、胸壁和腋窝区域的整体覆盖,还有助于提高患者的检查舒适度(图 1-1-3)。

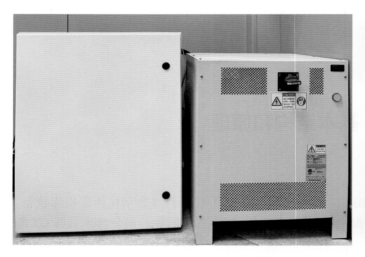

图 1-1-2 锥光束乳腺 CT 控制子系统外观

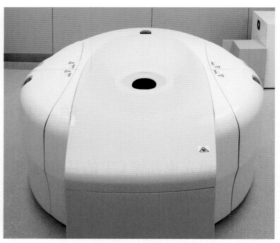

图 1-1-3 检查床外观

检查床位于整机扫描架、扫描子系统、其他机电组件和穿刺引导组件的上方,扫描状态时可选择的床面离地范围为 0.7~1.3m,不仅可满足各型乳房(包括胸壁至乳头长度 >16cm 的特长乳房)的扫描需要,还可满足 CBBCT 影像引导下对乳房病变进行实时定位活检操作的需要(图 1-1-4、图 1-1-5)。

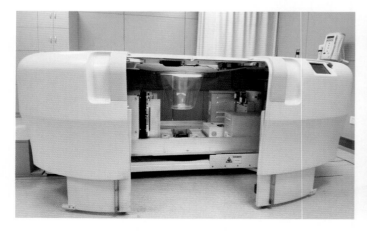

图 1-1-4 检查床升高和操作门打开后状态

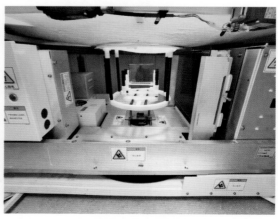

图 1-1-5 检查床升高并安装定位活检支架后外观

检查床的下表面及整机外壳均采用铅皮覆盖,通过实现对机体内部散射 X 线的有效屏蔽,可有效保证俯卧于检查床上的患者除垂入扫描区域内的乳房和局部胸壁结构接受射线外,其他身体部分不受散射 X 线的影响。

2. 扫描架　扫描架位于检查床的正下方,被整机外壳完全包覆。高压电流发生器、X 射线球管和 X 射线平板探测器等主要核心部件,均以旋转轴为中心对称安装于扫描架上。扫描架的旋转轴与检查床开口的中心重合,以保证扫描架围绕乳房为中心进行扫描。扫描架由电机驱动,扫描架上的核心部件与外部控制系统和操作系统的连接采用滑环技术,可实现在系统控制下的不间断连续旋转和扫描(图 1-1-6)。

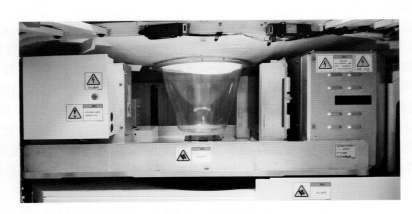

图 1-1-6　扫描架外观

3. 整机外壳　采用玻璃钢为主要材质且内部贴附铅皮的整机外壳包覆扫描子系统的全部组件,主要作用是保护内部机电设备并对扫描子系统产生的散射 X 线进行屏蔽(图 1-1-1)。外壳两侧设计有可打开的操作门,不仅有利于技术员必要时对患者乳房进行扫描位置调整,还有利于医生实施 CBBCT 影像引导下的乳房病变定位活检操作(图 1-1-4)。

在整机外壳的左右两侧操作门上各设置了一个红色紧急按钮。出现紧急状况时,操作人员可立刻按下紧急按钮实现系统的紧急断电停机。

(三) 操作子系统

CBBCT 的操作子系统主要包括工作站专用计算机、配套的显示器、曝光控制按钮和紧急停机按钮等。操作子系统通过电缆和高速传输信道与控制子系统和扫描子系统连接,主要功能包括:①通过软件对扫描参数进行设置,控制扫描子系统执行各项扫描操作;②采集、存储来自扫描子系统的原始图像,对原始图像进行后处理实现图像的重建和显示;③对控制系统进行各项校正等(图 1-1-7)。

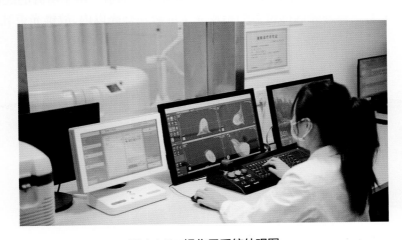

图 1-1-7　操作子系统外观图

操作子系统安装在控制台机柜内,控制台所在区域采用 0.8mm 铅当量的玻璃实现射线阻隔,联合扫描子系统的射线屏蔽装置,CBBCT 系统对操作人员可实现有效的射线防护。

CBBCT 的各系统结构兼具控制和平衡患者及操作人员的安全性、舒适性、成像高效性、操作便捷性等多项在 CBBCT 成像过程中至关重要的性能,相关性能的可靠性不仅通过了严格的监管部门测试,在实际应用中也已得到验证。

二、锥光束乳腺 CT 的成像原理

(一)CT 成像技术的发展

在 CT 技术的发展过程中,X 射线束外形主要经历了平行线束、扇形线束、锥形线束几个阶段。20 世纪 70 年代第一代 CT 机产生时,其所使用线束外形为平行线束。平行线束 CT 机不仅需要旋转,而且需要在旋转到每个角度时平行移动 X 射线源和单像素探测器以获取在该角度下的完整投影信号,故平行线束 CT 机速度慢、成像质量低,在医学影像领域现已基本淘汰。扇形 X 线束见于常规单排及多排 CT 系统,通过发射扇形 X 线束,X 线穿透人体后被高分辨率的单排或多排探测器接收,在每个旋转角度可一次接收该角度下的断层投影信号,大大提高了扫描速度和成像质量,故其目前仍在临床广泛应用。锥形 X 线束是 21 世纪初发展起来的一种新兴 CT 成像技术,其 X 线束呈锥形,可直接整体覆盖某些器官或人体局部结构,穿透人体后被对侧的平板探测器接收,故其具有扫描速度快、三维分辨率高、整体辐射剂量低、伪影较少等优势。

21 世纪初期,首个齿科锥光束 CT 系统得到美国食品药品监督管理局(FDA)批准上市。随后,锥光束 CT 在乳腺成像、骨骼成像、心脑血管成像等多个领域得到应用并取得了显著的成就。

(二)锥光束乳腺 CT 的成像几何关系

乳房在俯卧姿态下自然下垂,形成一个独立于体外的近似半椭圆球体结构。对于大部分妇女,此半椭圆球体通常直径在 13cm 左右,长度在 10cm 左右。考虑到对胸壁的覆盖,此半椭圆球体的直径和长度可拓展至 20cm 和 12cm 左右。通过合理的成像几何关系设计,锥形 X 线束可以完全覆盖整个乳房半椭圆球体,且其投影图可完全被大尺寸高速平板探测器所接收。

锥光束乳腺 CT 采用半锥形 X 线束,通过合理布置 X 线发生器、扫描轴线(也即乳房中心线)和平板探测器的几何位置关系,半锥形 X 线束在水平方向的投射范围可被完全限制在检查床下表面,竖直方向限制在足以完全覆盖全乳且不超出探测器接收范围的区域。如图 1-1-8 所示,经过精确的约束 X 线束的形状和范围,锥光束乳腺 CT 在整机外壳内部形成了一个以 X 线焦点 s 为顶点,平板探测器平面 abcd 为底,检查床下表面 sab 为锥形横切面的半锥形 X 线束。半锥形的 X 线束使得锥光束乳腺 CT 对乳房进行扫描时,不仅充分利用了 X 线发生器和平板探测器的性能、实现最大限度完整覆盖各种尺寸的乳房,同时还可避免因 X 射线照射到扫描野之外的区域而带来的额外环境辐射。由于所有的成像设备完全被外壳所包裹,少量散射的 X 射线被外壳内部覆盖的铅皮完全屏蔽在外壳以内,故锥光束乳腺 CT 不会对环境产生危害。

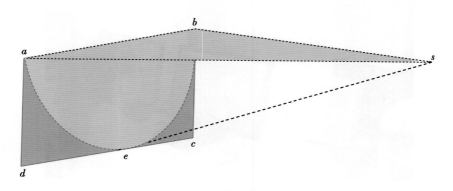

图 1-1-8 锥光束乳腺 CT 半锥形射线束与探测器几何关系示意图

锥光束乳腺 CT 的 X 射线能量为 49kVp,球管脉冲曝光时长为 8ms,球管电流大小在 50~160mA 之间,可根据扫描需求调整。如图 1-1-9 及图 1-1-10 所示,扫描时,患者俯卧在检查床上,待扫描的乳房穿过检查床中心的开口自然下垂,进入到扫描范围中。X 线球管和平板探测器围绕乳房进行 360° 旋转,以脉冲形式发射锥形束 X 射线。射线穿过待检查乳房后形成投影图像并被平板探测器捕捉、储存并传递到控制台进行后期处理。单侧扫描时间为 10s,可获得数百帧乳房的投影图像。

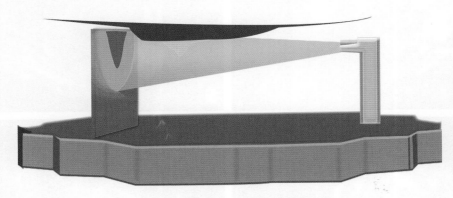

图 1-1-9　锥光束乳腺 CT 扫描示意图

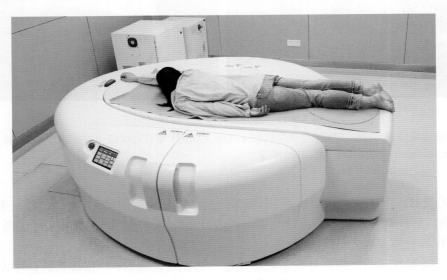

图 1-1-10　患者俯卧于检查床照片

控制台对投影图像经过高速高精度三维影像重构后,形成在 X、Y、Z 三个方向分辨率完全相同的各向同性三维图像。根据重构选项的不同和对图像整体存储要求的不同,三维图像的空间分辨率可从 0.155~0.273mm³ 进行调整。锥光束乳腺 CT 的影像可同时在横断位、矢状位、冠状位等人体解剖面进行显示,并可进行全三维显示(图 1-1-11)。

(三)锥光束乳腺 CT 的成像优势特点

锥光束乳腺 CT 的成像过程具有以下几大优势特点:

1. 患者摆位和成像便捷快速　锥光束乳腺 CT 对患者的摆位要求不高,且全三维锥光束乳腺 CT 成像的单侧扫描时间为 10s;患者在完成扫描后即可活动,由控制台自动完成后期的影像处理;自患者进入检查室至离开检查室的整个检查流程,可在 5min 之内完成。

2. 对乳房无挤压、乳房及其组织结构和病变无变形　锥光束乳腺 CT 成像过程中,患者俯卧在检查床上,乳房自然下垂接受扫描,成像过程中对乳房无挤压,乳房在三维影像中保持自然形状,乳房及其组

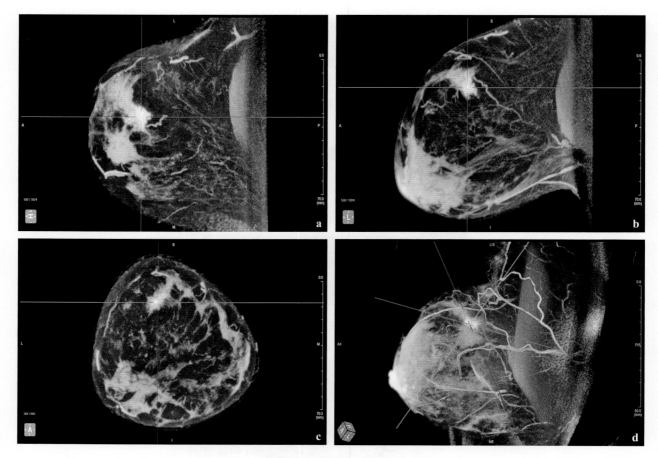

图 1-1-11 锥光束乳腺 CT 影像的显示

a. 右乳 CBBCT 增强横断位；b. 右乳 CBBCT 增强矢状位；c. 右乳 CBBCT 增强冠状位；d. 右乳增强三维-最大密度投影（three dimensions-maximun intensity projection，3D-MIP）成像。

织结构和病变无变形。上述成像优势特点,不仅可使患者感觉舒适而增加检查配合度,生成的影像还因保持了乳房的内部解剖特征而有利于准确判定可疑病灶在乳房内的空间位置和病灶的形态特征,有利于病灶的尺寸、容积等重要参数的精准测量。

3. 实现全三维和各向同性的高分辨率乳腺成像 锥光束乳腺 CT 扫描得到的是在 X、Y、Z 三个坐标轴方向上具有完全相同分辨率的各向同性高分辨率乳腺影像。其各向同性的影像可在解剖学的所有平面(包括横断面、矢状面、冠状面等)进行完整的影像断层显示而不造成图像失真。由于上述成像优势,锥光束乳腺 CT 不仅可实现三维渲染和空间十字叉丝定位等三维观察,使真三维判读成为可能,还可结合其他三维测量工具实现容积、三维尺寸、空间坐标定位等三维参数的准确测量,故其成像优势非常有助于提高乳腺疾病的诊断准确性。

4. 大覆盖范围 锥光束乳腺 CT 的人机工学设计,并不需要技术员对患者进行特殊摆位,只需要自然俯卧即可在一次扫描中充分覆盖包括乳头、胸壁、腋尾在内的全部乳房。检查床升降的功能,让大乳房(超过 16cm 长)患者无须重复摆位即可完成全乳覆盖。此成像优势有助于增加患者的检查配合度,提高检查和诊断效能。

5. 低辐射剂量 锥光束乳腺 CT 的人机工学和射线屏蔽设计不但最大限度地利用了半锥形 X 线束,而且扫描过程中仅有乳房和需要观察的局部胸壁受到照射,检查床以上的其他器官结构完全不受辐射影响。尤其是锥光束乳腺 CT 的低放射剂量设计,使其一次乳腺扫描的辐射剂量低至一次胸部 CT 辐射剂量的 1/10,仅与一次乳腺 X 线摄影检查的辐射剂量相当,完全符合辐射安全的要求。

6. 造影增强检查进一步提高诊断准确率 锥光束乳腺 CT 的成像方式,可以方便地在成像过程中应用造影增强手段,进一步提高对致密乳腺中的病灶探测能力和辨别能力。使用常规 CT 常用的非离子型碘对比剂,按照造影增强扫描规范和流程,锥光束乳腺 CT 可在 2min 以内完成造影增强成像。增强显影下的锥光束乳腺 CT 图像进一步突出了病灶的三维特性,可克服致密腺体下病灶易被腺体隐藏的缺陷,大幅提高诊断准确性。

第二节 锥光束乳腺 CT 图像及 CT 值

CT 图像是经数字转换的重建模拟图像,不但能从形态学上以不同的灰度显示物质的密度高低,还可以采用 X 线吸收系数量化评估密度高低的程度。CT 值是重建图像中像素对 X 线吸收系数的换算值,是测量 CT 图像中相对密度的简便指标。通过对组织或病变的 CT 值定量测定,可较依靠经验更准确地判断器官结构的组织类型及其病理变化情况,比如钙化、脂肪、出血、液化等;此外,增强扫描后组织或病变的 CT 值变化还可反映其血流动力学情况,为影像诊断提供更多信息。

人体组织结构及其病变的传统螺旋 CT 值范围,在临床工作中已成为医生进行 CT 图像分析时常用的参考依据。CBBCT 作为一种新型高分辨率乳腺三维 CT 成像技术,其 X 线能量明显小于传统螺旋 CT 的扇形束 X 线(CBBCT 49kVp vs. 胸部 CT 80~120kVp)。因此,受组织密度、管电压、扫描参数、周围环境以及锥形束 X 线产生的大量宽谱多能级射线、宽束 CT 值校准、散射线的矫正、偏轴斜入射效应及相邻层面信号的互相干扰等综合因素影响,同一物质在 CBBCT 图像上的 CT 值范围与传统螺旋 CT 相比会有很大不同。

正常女性乳房的腺体、乳头在 CBBCT 图像上的 CT 值高于常规胸部 CT,脂肪、胸壁肌肉的 CT 值低于胸部 CT;致密类腺体的 CT 值高于非致密类腺体;乳房前部的腺体 CT 值高于后部;乳房上象限的腺体 CT 值高于下象限,乳房内侧象限与外侧象限腺体的 CT 值无统计学差异。CBBCT 的 CT 值经过了软件算法矫正,最大限度地消除了 X 线散射、X 线硬化等对 CT 值带来影响的伪影。尽管乳房内部腺体的分布特点、腺体本身致密程度的差异等因素随患者的身体状况不同而变化,但总体上腺体致密状况分布遵从一定的解剖学规律。越靠近乳晕及乳头一端由于导管、腺体相对汇集,腺体致密程度较大。越靠近胸壁一端,腺体的分布逐渐分散,致密程度整体呈降低趋势。这使得乳房 CBBCT 扫描时,越靠近乳头 CT 值越大,反之越靠近胸壁 CT 值越小(表 1-2-1,表 1-2-2)。

表 1-2-1 CBBCT 平扫下正常女性乳房不同组织结构的总体 CT 值

单位:Hu

乳房结构	总体 CT 值(均数±标准差)	乳房结构	总体 CT 值(均数±标准差)
腺体	90.65±39.17	脂肪	−128.85±28.27
非致密类腺体(a、b 型)	74.54±36.00	乳头	262.01±40.30
致密类腺体(c、d 型)	111.54±32.96	胸壁肌肉	−43.87±32.67

注:非致密类腺体 a 型:脂肪型;非致密类腺体 b 型:散在纤维腺体型;致密类腺体 c 型:不均匀致密型;致密类腺体 d 型:极度致密型。

表 1-2-2 CBBCT 平扫下正常女性乳房不同区域的腺体 CT 值

单位:Hu

不同区域腺体	CT 值(均数±标准差)	不同区域腺体	CT 值(均数±标准差)
前部腺体	118.18±46.42	外下象限腺体	87.19±40.83
后部腺体	63.13±35.75	内上象限腺体	93.73±42.14
外上象限腺体	95.01±42.60	内下象限腺体	86.68±38.39

参 考 文 献

［1］ SCHULZ R A,STEIN J A,PELC N J.How CT happened:the early development of medical computed tomography［J］.J Med Imaging(Bellingham),2021,8(5):052110.

［2］ EHSAN S,NORBERT J P.Fan-Beam CT Systems［M］.Heidelberg:Springer Nature Switzerland AG,2020.

［3］ LECHUGA L,WEIDLICH G A.Cone Beam CT vs. Fan Beam CT:A Comparison of Image Quality and Dose Delivered Between Two Differing CT Imaging Modalities［J］.Cureus,2016,8(9):e778.

［4］ KUMAR M,SHANAVAS M,SIDAPPA A,et al. Cone beam computed tomography-know its secrets［J］.Journal of International Oral Health,2015,7(2):64-68.

［5］ CHEN B,NING R.Cone-beam volume CT breast imaging:feasibility study［J］.Medical physics,2002,29(5):755-770.

［6］ CARRINO J A,AL MUHIT A,ZBIJEWSKI W,et al. Dedicated cone-beam CT system for extremity imaging［J］. Radiology,2014,270(3):816-824.

［7］ ZHU Y,O'CONNELL A M,MA Y,et al. Dedicated breast CT:state of the art-Part I. Historical evolution and technical aspects［J］.European Radiology,2022,32(3):1579-1589.

［8］ KILJUNEN T,KAASALAINEN T,SUOMALAINEN A,et al. Dental cone beam CT:A review［J］.Physica Medica, 2015,31(8):844-860.

［9］ NIELSEN T,MANZKE R,PROKSA R,et al. Cardiac cone-beam CT volume reconstruction using ART［J］.Medical physics,2005,32(4):851-860.

［10］ Boone J M,Kwan A L,Seibert J A,et al. Technique factors and their relationship to radiation dose in pendant geometry breast CT［J］.Medical physics,2005,32(12):3767-3776.

［11］ O'Connell A,Conover D L,Zhang Y,et al. Cone-beam CT for breast imaging:Radiation dose,breast coverage,and image quality［J］.American journal of roentgenology,2010,195(2):496-509.

［12］ ZHU Y,O'CONNELL AM,MA Y,et al. Dedicated breast CT:state of the art-Part Ⅱ.Clinical application and future outlook ［J］.European Radiology,2022,32(4):2286-2300.

［13］ LI H,YIN L,HE N,et al. Comparison of comfort between cone beam breast computed tomography and digital mammography［J］.European journal of radiology,2019,120:108674.

［14］ WANG Y,ZHAO M,MA Y,et al. Accuracy of Preoperative Contrast-enhanced Cone Beam Breast CT in Assessment of Residual Tumor after Neoadjuvant Chemotherapy:A Comparative Study with Breast MRI［J］.Academic Radiology,2023, 30(9):1805-1815.

［15］ CHEN S,LI S,ZHOU C,et al. Assessment of Cone-Beam Breast Computed Tomography for Predicting Pathologic Response to Neoadjuvant Chemotherapy in Breast Cancer:A Prospective Study［J］.Journal of oncology,2022,2022: 9321763.

［16］ LI J,ZHONG G,WANG K,et al. Tumor-to-Gland Volume Ratio versus Tumor-to-Breast Ratio as Measured on CBBCT: Possible Predictors of Breast-Conserving Surgery［J］.Cancer management and research,2021,13:4463-4471.

［17］ O'CONNELL A M,KAWAKYU-O'CONNOR D.Dedicated Cone-beam Breast Computed Tomography and Diagnostic Mammography:Comparison of Radiation Dose,Patient Comfort,And Qualitative Review of Imaging Findings in BI-RADS 4 and 5 Lesions［J］.Journal of clinical imaging science,2012,2:7.

［18］ HE N,WU Y P,KONG Y,et al. The utility of breast cone-beam computed tomography,ultrasound,and digital mammography for detecting malignant breast tumors:A prospective study with 212 patients［J］.European Journal of Radiology,2016,85(2):392-403.

［19］ WIENBECK S,LOTZ J,FISCHER U.Review of clinical studies and first clinical experiences with a commercially available cone-beam breast CT in Europe［J］.Clinical Imaging,2017,42:50-59.

［20］ 康巍. 锥光束乳腺 CT 研究进展［J］.实用放射学杂志,2019,35(5):822-825.

［21］ 韦苇. 锥光束乳腺 CT 及其临床应用研究进展［J］.临床放射学杂志,2023,42(1):152-155.

［22］ UHLIG J,UHLIG A,BIGGEMANN L,et al. Diagnostic accuracy of cone-beam breast computed tomography:a systematic review and diagnostic meta-analysis［J］.European Radiology,2019,29(3):1194-1202.

［23］UHLIG J，FISCHER U，BIGGEMANN L，et al. Pre- and post-contrast versus post-contrast cone-beam breast CT：can we reduce radiation exposure while maintaining diagnostic accuracy？［J］. European Radiology，2019，29（6）：3141-3148.

［24］李锋坦，李东，张云亭. 管电压对 CT 值测量、辐射剂量及图像质量影响的模型研究［J］. 中华放射学杂志，2013，47（5）：458-462.

［25］彭文献，彭天舟，叶小琴，等.CT 扫描参数对人体组织 CT 值影响的研究［J］. 中华放射医学与防护杂志，2010，30（1）：79-81.

［26］蒋晓芹，柏森，钟仁明，等.IGRT 锥形束 CT 图像的 CT 值与物理密度关系的研究［J］. 中华放射肿瘤学杂志，2007，16（5）：372-376.

［27］赵欣，苏丹柯，康巍，等. 锥光束乳腺 CT 平扫下女性正常乳房结构 CT 值的初步研究［J］. 实用放射学杂志，2020，36（9）：1474-1478.

［28］WEI W，ZHONG W，KANG W，et al. Reference Range of CT Value in NC-CBBCT Based on Female Breast Structure［J］. Current medical imaging，2023，19（13）：1523-1532.

第二章

锥光束乳腺 CT 检查技术

第一节　锥光束乳腺 CT 检查适应证和禁忌证

一、适应证

适用锥光束乳腺 CT 检查的人群包括但不限于如下情况：

1. 临床出现乳腺相关症状及体征或者乳腺 X 线摄影、超声难以确定病变性质的患者。
2. 乳腺外科手术前评估病变的位置、大小、数目及侵犯范围。
3. 乳腺外科手术后评估，包括乳腺癌保乳术后、乳房重建术或假体植入术后评估。
4. 不能耐受乳腺 X 线摄影检查对乳腺进行挤压的患者，以及因幽闭恐惧症或体内含有金属植入物而无法进行乳腺磁共振检查的患者。

二、禁忌证

1. 妊娠期及其他不宜进行 X 射线检查的患者。
2. 不能俯卧于检查床完成检查的患者。
3. 碘对比剂过敏、甲状腺功能亢进、严重心肝肾功能不全等乳腺 CT 增强检查禁忌证者，仅适用于乳腺 CT 平扫检查。

第二节　锥光束乳腺 CT 检查技术流程

锥光束乳腺 CT 检查技术流程包括检查前准备、体位摆放、序列设置、扫描参数选择及图像数据采集、图像重建与传输等。

一、平扫检查前准备

1. 调节机房温度及湿度，温度以 22℃±3℃ 为宜，相对湿度在 30%~60%。保持机房（尤其是扫描设备、高压注射器)的清洁。更换检查床单。

2. 采集临床病史,包括症状、体征、家族史、有无穿刺活检或手术史、是否经组织病理学诊断及相关治疗情况、月经状态及月经周期、有无激素替代或抗激素治疗史、有无其他乳腺相关检查资料。

3. 确定月经周期第 7~14d 为最佳扫描时间(对经组织病理学证实的乳腺癌患者不作硬性要求)。

4. 操作人员向患者确定有无检查禁忌证,并且告知患者检查流程及时间、扫描体位、检查过程中可能会产生的不适、检查过程中身体尽量保持静止。

5. 要求患者去除上衣,充分暴露乳房,并注意去除乳腺区域的外敷物和黏附于皮肤上的污渍等。

二、增强扫描前准备

除上述平扫检查前的相关准备外,增强检查前另需进行如下准备:

1. 询问患者有无碘过敏史,有无甲状腺功能亢进、心肝肾功能不全病史。

2. 操作人员告知患者检查过程中可能出现的由注射对比剂引起的正常反应,嘱患者检查过程中若有不适反应需及时举手示意。

3. 患者检查前禁食 4h 以上。

4. 家属签署知情同意书。

5. 糖尿病患者服用二甲双胍药物期间或者合并肾病时,使用碘对比剂增强前应咨询内分泌专科医师。

6. 在健侧乳房同侧手臂埋入留置针以建立静脉通道。

三、体位摆放

1. 协助患者登上检查床　操作人员指导患者从锥光束乳腺 CT 检查床足侧,借助台阶走上床缘并侧坐于检查床。告知患者整个检查过程大约 2min,嘱患者检查过程中平静呼吸,不能移动身体。去除乳房体表异物。

2. 明确优势乳及非优势乳　优势乳定义为病变所在侧乳房,如果双乳均有病灶,以 BI-RADS 分级最高侧为优势乳。

3. 乳房摆放顺序为非优势乳(平扫)—优势乳(平扫 + 增强)—非优势乳(增强)。对于双侧乳房病灶 BI-RADS 分级相同者或常规体检者,则按照默认扫描顺序(左—右—左)摆放乳房。

4. 协助患者体位摆放　患者采取俯卧位,将待扫描侧乳房自然悬垂于检查床的中部开口且位于扫描区域正中,被检侧的手臂紧贴身体,另一侧手臂弯曲置于头部上方,头偏向非被检侧。乳房周围透明安全罩将乳房与机器部件隔离开来。

5. 进一步调整乳房在扫描区域的位置　根据 CBBCT 定位图进一步调整乳房体位,最佳的乳腺图像应该包括乳头、腺体、乳腺区域部分胸大肌及肋骨、腋尾区。避免将其他多余组织如(腹部脂肪、对侧乳房)垂入扫描区域。

6. 根据病灶所在象限适当调整患者的摆放体位。

四、序列设置

1. 分别采集 X 线管 0° 和 90° 位置的两幅低剂量(49kVp,16mA 和 8ms)乳腺定位投影图像。通过定位图像观察乳房定位是否准确,为接下来的诊断扫描计算合适的管电流。乳房中心应位于 0° 和 90° 定位图的中线附近,且图像应包含乳头和足够的胸壁组织,无身体其他组织进入扫描区。

2. 平扫序列采用单圈扫描成像,先行健侧乳房扫描,再行患侧乳房扫描。

3. 增强序列在患侧乳房平扫检查结束后进行。增强扫描采用双腔高压注射器静脉注入碘佛醇(320mgI/ml)等非离子型增强对比剂,注射流率为 2.0~4.0ml/s,剂量为 1.5~2.0ml/kg,注药后于 60~120s 对患侧乳腺进行增强扫描。

4. X射线管和X射线平板探测器（X-ray flat panel detector，FPD）在乳房周围旋转360°，单侧乳腺扫描时间为10s，每次扫描获取300幅乳房投影图像，控制台对投影图像经过高速高精度三维影像重构后，形成在 X、Y、Z 三个方向分辨率完全相同的各向同性三维图像，三维图像的空间分辨率可从 0.155mm³ 至 0.273mm³ 进行调整。

五、扫描参数选择及图像数据采集

根据所采集的定位像选择最佳系统扫描参数（表2-2-1），具体参数包括如下内容。

1. 管电压恒定为49kVp，自动曝光控制软件根据乳房大小和密度计算出最佳的管电流值，可调节范围为50~160mA（常规扫描推荐管电流为50mA）。

2. X线管焦点标称值为0.3mm。

3. X线管单次脉冲时间为8ms，数据采集率为30帧/s，单侧乳腺扫描及采集时间为10s。

表 2-2-1 锥光束乳腺 CT 的系统扫描参数

参数	值	参数	值
管电压/kVp	49	单侧采集时间/s	10
管电流/mA	50~160	X线管焦点标称值/mm	0.3
X线管单次脉冲时间/ms	8	放大率	1.42
数据采集率/(帧·s⁻¹)	30	覆盖范围/cm³	16×28×28
投影数量	300	重构的各向同性体素大小/mm³	0.155 或 0.273

六、图像重建与传输

1. 重建模式默认为"标准重建"模式，医师可根据诊断需要选择不同模式的重建。采集后进行图像处理和重建，使用软组织滤波器实现各向同性体积重建，体素尺寸为 0.273mm³（标准模式）。使用专门的三维可视化软件和计算机工作站评估 CBBCT 图像，并可在三个方向（矢状、轴向、冠状）以不同的切片厚度（0.27~11.00mm）及 3D-VR 技术或 MIP 技术获得相应的 CBBCT 图像。

锥光束乳腺 CT 重建模式包括：①标准模式（体素尺寸 0.273mm³）；②高分辨率模式（体素尺寸 0.155mm³）；③钙化模式（体素尺寸 0.190mm³）；④感兴趣区模式（体素尺寸 0.155mm³）。

2. 自动后处理默认进行"去皮重建"（在重建的过程中通过图像处理，将皮肤部分 CT 值降低，以减少皮肤在 3D-MIP 视图中对乳腺内部腺体的遮挡）。医师可根据需要进行选择。

3. 重建后的图像传至专用影像服务器。

参 考 文 献

[1] 中国抗癌协会乳腺癌专业委员会.中国抗癌协会乳腺癌诊治指南与规范（2024年版）[J].中国癌症杂志,2023,33（12）:1092-1187.

[2] 辽宁省医学会放射学分会心胸学组,辽宁省医学会分子影像学分会专家组.乳腺影像学检查与诊断规范专家共识[J].辽宁医学杂志,2021,35（3）:1-7.

[3] 康巍.锥光束乳腺 CT 研究进展[J].实用放射学杂志,2019,35（5）:822-825.

[4] 韦苇.锥光束乳腺 CT 及其临床应用研究进展[J].临床放射学杂志,2023,42（1）:152-155.

[5] 广西影像医学临床医学研究中心,中国抗癌协会肿瘤影像专业委员会,中山大学肿瘤防治中心.锥光束乳腺 CT 引导乳腺组织定位活体组织检查技术操作及应用的专家共识[J].中华放射学杂志,2022,56（7）:745-750.

[6] 赵欣,苏丹柯,康巍,等.锥光束乳腺 CT 在肿块型病变良恶性鉴别诊断价值[J].放射学实践,2020,35（10）:1268-1273.

［7］ ZHU Y,O'CONNELL AM,MA Y,et al. Dedicated breast CT:state of the art-Part I. Historical evolution and technical aspects ［J］. European radiology,2022,32（3）:1579-1589.

［8］ ZHAO X,YANG J,ZUO Y,et al. Contrast-Enhanced Cone-Beam Breast CT:An Analysis of Diagnostic Value in Predicting Breast Lesion with Rim Enhancement Malignancy ［J］. Frontiers in oncology,2022,12:868975.

［9］ WIENBECK S,LOTZ J,FISCHER U.Review of clinical studies and first clinical experiences with a commercially available cone-beam breast CT in Europe ［J］. Clinical imaging,2017,42:50-59.

［10］ SEIFERT P,CONOVER D,ZHANG Y,et al. Evaluation of malignant breast lesions in the diagnostic setting with cone beam breast computed tomography（Breast CT）:Feasibility study ［J］. The breast journal,2014,20（4）:364-374.

第三章

锥光束乳腺 CT 图像分析

第一节　正常乳腺图像

一、正常乳腺解剖结构

正常成年人乳腺位于第 2~6 肋间,内侧边缘为胸骨旁,外侧边缘为腋中线。平均直径为 10~12cm,平均中心厚度为 5~7cm。乳房可分为皮肤、皮下组织及腺体。后者包含实质及间质,为乳腺的功能组织。实质包含 15~20 个腺叶(区段),每个腺叶含有一支乳导管(乳导管又称乳腺导管、输乳管或乳管),汇聚于乳头。乳头下方的乳导管增粗,形成输乳管窦,具有临时储存乳汁的作用。乳导管直径大约为 2mm,而输乳管窦直径可以达到 5~8mm。每支乳导管逐级向下分支(2~4 支分支导管、若干支小分支导管),最终末端为管状或泡状的终末导管,终末导管分为小叶内终末导管和小叶外终末导管。乳导管及其分支导管、小分支导管、终末导管共同构成乳导管系统。每支乳导管系统引流一个腺叶,后者由 20~40 个乳腺小叶组成,乳腺小叶由小叶内终末导管及腺泡组成,每个乳腺小叶约包含 10~100 个腺泡。腺泡含有分泌细胞,具有分泌乳汁的功能,乳汁通过各级乳导管逐级汇聚于乳头。乳腺小叶之间还有很多间质成分,包括结缔组织和脂肪组织。乳腺小叶及小叶外终末导管构成终末导管小叶单位(terminal duct lobular unit,TDLU)。年轻女性乳腺的实质/脂肪比例比较高,所以乳腺致密而富于弹性。随着年龄的增长,尤其绝经后,实质成分减少、退化,脂肪含量比例增加,整个乳腺就会透亮和松软。

乳腺中央为乳晕,乳晕中央为乳头,乳头乳晕区含有丰富的神经及血管。乳晕上常可见很多小突起,是乳腺的正常结构,名为蒙哥马利腺结节(即蒙氏结节),为蒙哥马利腺的导管于皮肤的开口所形成。蒙哥马利腺是一种特殊的腺体,为汗腺及泌乳腺的中间结构,兼具二者的功能。它可以分泌油脂,具有湿润乳晕皮肤的功能,同时又具有泌乳的功能。

乳腺组织位于皮下浅筋膜的浅层与深层之间。浅筋膜的浅层纤维与皮肤之间有网状束带相连,称为乳房悬韧带,又称库珀韧带(Cooper's ligament),对整个乳腺有着重要的支撑作用。在浅筋膜深层与胸大肌筋膜之间,组织疏松呈空隙状、其内以脂肪成分为主,称为乳后脂肪间隙(图 3-1-1、图 3-1-2)。

乳腺由胸廓内动脉、腋动脉、肋间动脉的分支提供营养。其中,乳房的上内侧(约 60%)是由胸廓内动脉的穿支提供,上外侧(30%)是由腋动脉的分支提供,剩余的小部分(10%)是由肋间动脉的穿支提供营

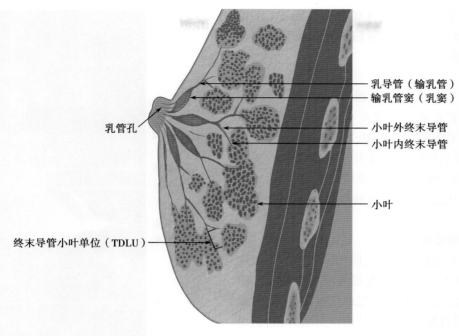

乳导管（输乳管）
输乳管窦（乳窦）
小叶外终末导管
小叶内终末导管
乳管孔
小叶
终末导管小叶单位（TDLU）

图 3-1-1　乳腺矢状面解剖示意图

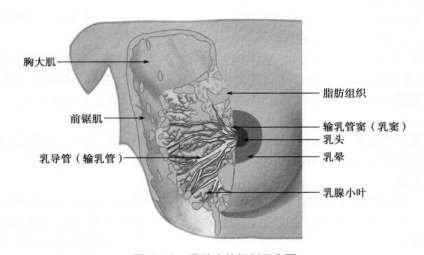

胸大肌
前锯肌
乳导管（输乳管）
脂肪组织
输乳管窦（乳窦）
乳头
乳晕
乳腺小叶

图 3-1-2　乳腺大体解剖示意图

养。乳房的静脉与同名动脉伴行。

二、正常乳腺各组织结构的锥光束乳腺 CT 表现

正常 CBBCT 图像（矢状面），清晰显示乳头、乳晕、皮肤、皮下脂肪层、腺体、乳后脂肪间隙等结构
（图 3-1-3）。

（一）乳头及乳晕

乳头位于乳房顶端和乳晕中央，大小和直径因人而异，乳头高 10~12mm，直径为 10~20mm，乳头由结
缔组织构成，表面凹凸不平，有裂隙样隐窝，可突起、与皮肤齐平或者内凹。在俯卧位 CBBCT 图像上，乳
头多呈突起状，也可能呈扁平形或甚至稍有凹陷而无任何病理意义。对于因乳腺癌或其他病变引起的乳
头回缩可以通过对比双侧乳腺来观察。

乳头周围皮肤有色素沉着部称为乳晕，呈圆形、深染，直径为 15~60mm，皮肤厚度为 0.6~3.0mm。乳

晕包含蒙氏结节,因此有时在锥光束乳腺 CT 图像上,可以看见微小突起。增强扫描乳头及乳晕复合体可较明显的强化。

(二)皮肤

皮肤覆盖在整个乳房表面,包含毛囊、皮脂腺和汗腺。一般正常皮肤厚度在 0.5~3.0mm 之间,厚度较均匀。在 CBBCT 诊断中,随着重建图像层厚不同,显示的皮肤厚度会有变化。确定皮肤有无病理性增厚或萎缩,可以同侧乳晕处皮肤为基准,或与对侧同部位做比较,乳晕外皮肤厚度一般小于乳晕厚度。

(三)皮下脂肪层

皮肤与皮下浅筋膜浅层之间的脂肪组织构成皮下脂肪层,厚度为 5~25mm,此层宽度与年龄及胖瘦程度相关,年轻者的致密型乳腺此层较薄,肥胖者此层较厚,脂肪型乳腺的皮下脂肪层与乳腺内脂肪组织可混为一体。CBBCT 图像上,皮下脂肪层呈低密度,CT 值范围为 −190~−64Hu,增强扫描无强化。在乳房皮下脂肪层中可见血管影,增强扫描后血管显示更为清楚。在此层中还能见到或粗或细的悬吊韧

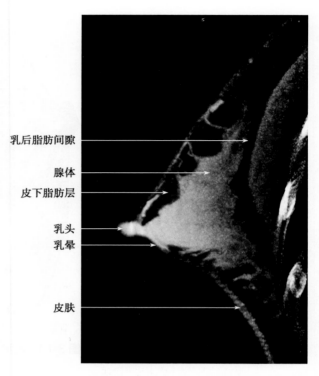

图 3-1-3　正常 CBBCT 平扫图像(矢状面)

带,在 CBBCT 图像上为皮下脂肪层内位于浅筋膜浅层、尖端指向皮肤的条形锯齿状结构,在乳房上半部最易显示,发育良好的悬吊韧带多表现为狭长三角形高密度影,三角形基底位于浅筋膜浅层上,尖端指向乳头方向。若某一悬吊韧带密度增高、增粗或走行方向异常应考虑有病理意义,可能是增生、炎症或肿瘤侵犯而造成。

皮下浅筋膜浅层在 CBBCT 图像上为一连续而纤细的线样相对高密度影,介于皮下脂肪层与乳腺组织之间,此线样阴影有时呈锯齿状。

(四)乳导管

正常人一侧乳腺约有 15~20 支乳导管,开口于乳头,以放射状向乳腺深部走行并逐级分支变细,最后终止于腺泡。乳导管在 CBBCT 图像上表现为在乳头下呈扇形分布、自乳头下呈线样放射状向乳腺深部走行的相对高密度结构。乳导管在致密型乳房中多显示不清,在老年脂肪型乳房中显示多较清晰。

(五)腺体

乳腺的腺体由腺叶、小叶、腺泡、乳导管、小叶间质等结构组成,在 CBBCT 图像上表现为皮下浅筋膜浅、深两层间的软组织密度结构,其内可见或多或少的脂肪岛,边缘多较模糊。腺体的 CT 值随年龄和生理变化而不同;乳腺实质类型不同,表现亦有所差异;此外,同一受检者腺体的 CT 值变化与其距胸壁的距离相关,越靠近乳头 X 线的平均能量越低,CT 值越大,反之越靠近胸壁 X 线的平均能量越高,CT 值越小,其整体范围为 −12~199Hu。脂肪型乳腺密度较低,其内各结构的层次和对比较为清晰;致密型乳腺由于腺体及结缔组织丰富,导致整个乳房呈致密软组织结构表现,缺乏各结构的层次对比;散在纤维腺体型及不均匀致密腺体型乳腺表现则介于脂肪型与致密型之间。年轻女性腺体多呈致密型;随着年龄增加,腺体萎缩、纤维组织减少并由脂肪组织取代,整个乳房显示密度减低,层次及对比亦趋向清晰。

(六)乳后脂肪间隙

浅筋膜深层与胸大肌筋膜之间的间隙称乳后脂肪间隙,内含疏松结缔组织及脂肪。在 CBBCT 图像上表现为乳腺实质与胸壁肌肉间窄带状或线状的脂肪密度结构,其厚度随年龄及胖瘦程度而异。恶性肿瘤侵及胸壁肌肉时,乳后脂肪间隙模糊或消失。

（七）血管

CBBCT 图像上,在乳腺上部的皮下脂肪层内多能见到线状的静脉影。静脉的粗细因人而异,一般两侧的乳房静脉粗细程度相近。未育妇女的静脉多较细小,生育及哺乳后妇女的静脉可见增粗。在脂肪型乳腺中,血管影显示最为清晰,有时可见到迂曲走行动脉影,在增强扫描中血管显示更为明显。

三、正常乳腺的锥光束乳腺 CT 表现分型

根据乳腺的纤维腺体和脂肪等组织结构成分特点,结合《中国抗癌协会乳腺癌诊治指南与规范》中的分型,正常乳腺在 CBBCT 图像上可表现为四种类型(图 3-1-4):①脂肪型(a 型);②散在纤维腺体型(b型);③不均匀致密型(c 型);④极度致密型(d 型)。

1. 脂肪型(a 型)　CBBCT 显示乳腺组织几乎完全被脂肪组织所替代,可见清晰的乳腺小梁结构,局部仅有极少量腺体。

2. 散在纤维腺体型(b 型)　CBBCT 显示乳腺组织内有少量散在的纤维腺体。

3. 不均匀致密型(c 型)　CBBCT 显示乳腺组织内有较多不均匀分布的纤维腺体;此型乳腺仅凭 CBBCT 平扫图像易遗漏部分软组织密度小病灶。

4. 极度致密型(d 型)　CBBCT 显示乳腺内致密的腺体组织含量多,脂肪结构等间质成分极少;此型乳腺仅凭 CBBCT 平扫图像极易遗漏软组织密度病灶。

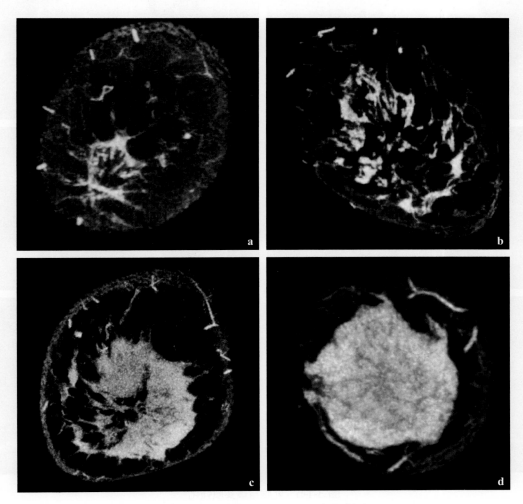

图 3-1-4　正常乳腺 CBBCT 表现分型
a. 脂肪型;b. 散在纤维腺体型;c. 不均匀致密型;d. 极度致密型。

四、乳腺背景实质强化

乳腺背景实质强化（background parenchymal enhancement，BPE）指乳腺纤维腺体的正常强化，是一种正常的生理状态，在乳腺增强检查中普遍存在。BPE 在 CBBCT 图像上多表现为弥漫、散在、均匀分布的细小斑点状轻微强化影，其程度分为无 BPE、少量 BPE、中等 BPE、显著 BPE 四个水平（图 3-1-5）。

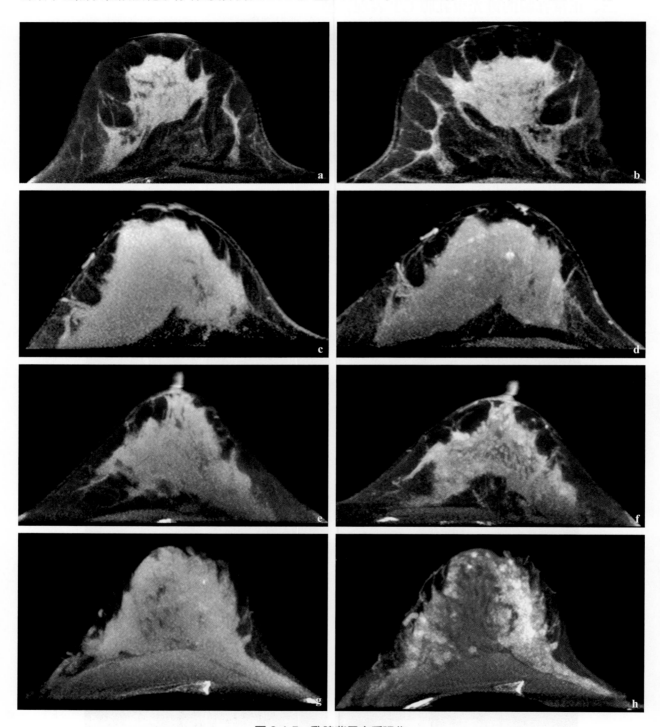

图 3-1-5 乳腺背景实质强化

a、b. 无 BPE 平扫和增强横断面图像；c、d. 少量 BPE 平扫和增强横断面图像；e、f. 中等 BPE 平扫和增强横断面图像；g、h. 显著 BPE 平扫和增强横断面图像。

BPE 多出现于增强扫描时相偏后的非优势侧乳腺,其发生范围和强化幅度因人而异、因时不同,且与雌激素水平密切相关。BPE 可对乳腺病灶的检出与诊断产生不同程度的干扰,包括掩盖强化程度较轻的早期病灶导致漏诊,模糊病灶的边缘导致形态特征判读错误,低估或高估病灶范围等。选择月经期后进行 CBBCT 检查可有效减少 BPE 的干扰;采用增强早期图像对病灶判读,利用病灶富血供强化与 BPE 轻微强化形成的两者对比差异,有助于凸显病灶特征。

　　总之,重视 BPE 情况、选择适合的检查时机、掌握 BPE 的征象特点并正确解读和客观分析判断,有助于提高 CBBCT 的诊断准确性。

第二节　异常乳腺图像

一、肿块样病变

　　在 CBBCT 横断位、冠状位、矢状位图像上均可观察到的三维立体占位性病变。CBBCT 可清晰显示肿块样病变的大小、形态、密度、边缘、钙化及其三维立体占位效应等特征。

（一）形态

1. 圆形　肿块具有球形轮廓(图 3-2-1)。
2. 类圆形　肿块表现为卵圆形或椭圆形(可能包含 2~3 个波浪状起伏)(图 3-2-2)。

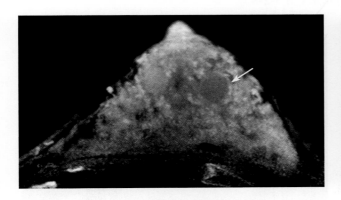 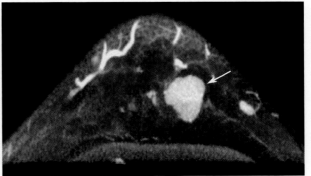

图 3-2-1　肿块样病变(形态:圆形)　　　　　　　图 3-2-2　肿块样病变(形态:类圆形)

3. 不规则形　肿块形状无法用圆形或类圆形来描述,一般提示可疑恶性病变(图 3-2-3)。

（二）边缘

1. 清晰　肿块样病变边缘锐利,大于 75% 的边缘与周围组织分界清晰(图 3-2-4)。

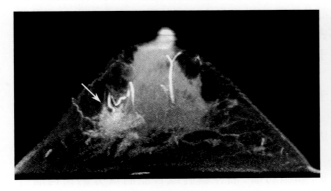 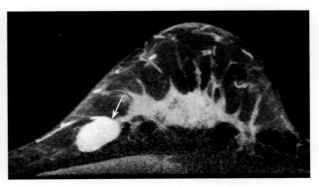

图 3-2-3　肿块样病变(形态:不规则形)　　　　　图 3-2-4　肿块样病变(边缘:清晰)

2. 遮蔽状 肿块样病变因边缘被自身重叠或相邻的纤维腺体组织遮盖,在图像上显示边界较模糊。通常用于描述一个肿块边缘部分清晰,但部分(>25%)与周围腺体分界不清(图 3-2-5)。

3. 模糊 肿块样病变边缘呈锯齿状或凹凸不平,整体或部分边缘与周围组织分界不清,无界限存在,而非与周围组织重叠所造成的边缘模糊,多提示可疑恶性病变(图 3-2-6)。

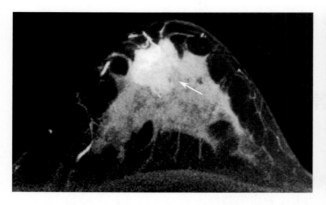

图 3-2-5 肿块样病变(边缘:遮蔽状)

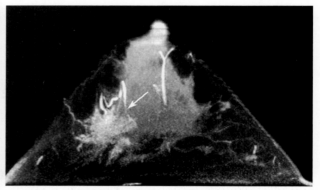

图 3-2-6 肿块样病变(边缘:模糊)

4. 分叶状 肿块样病变边缘微分叶或深分叶,表现为边缘呈波浪状(图 3-2-7)。

5. 毛刺 肿块样病变边缘向外发出的线样放射状影(图 3-2-8)。

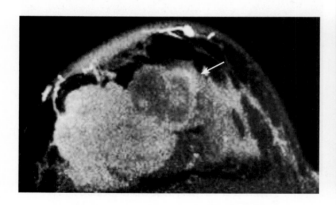

图 3-2-7 肿块样病变(边缘:分叶状)

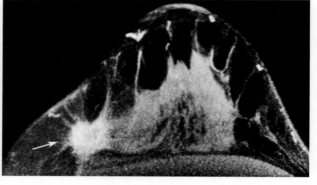

图 3-2-8 肿块样病变(边缘:毛刺)

（三）密度

用于描述在 CBBCT 平扫图像上肿块样病变相对于等体积的正常乳腺组织表现出的 X 线衰减程度,可分为高密度、等密度、低密度以及含脂肪密度。大部分以肿块样病变为表现的乳腺癌密度高于正常腺体组织密度,高密度肿块样病变的恶性可能性高于等密度或低密度肿块样病变的恶性可能性。

1. 高密度 肿块样病变的 X 线衰减程度高于等体积的正常乳腺纤维腺体组织的衰减程度(图 3-2-9)。

2. 等密度 肿块样病变的 X 线衰减程度等于等体积的正常乳腺纤维腺体组织的衰减程度(图 3-2-10)。

3. 低密度 肿块样病变的 X 线衰减程度低于周围等体积的正常乳腺纤维腺体组织的衰减程度(图 3-2-11)。

4. 含脂肪密度 包括所有含脂肪的肿块样病变,如脂肪瘤、油样囊肿或含脂肪成分的错构瘤等(图 3-2-12)。

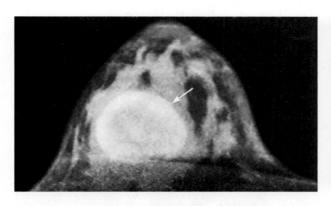

图 3-2-9　肿块样病变(密度:高密度)

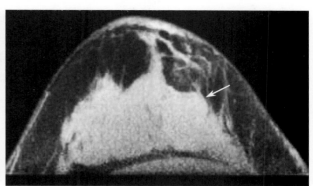

图 3-2-10　肿块样病变(密度:等密度)

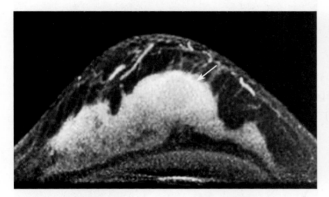

图 3-2-11　肿块样病变(密度:低密度)

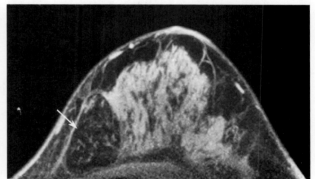

图 3-2-12　肿块样病变(密度:含脂肪密度)

二、非肿块样强化病变

两个以上不同切面均可观察到,强化表现与邻近乳腺实质不同,不具备肿块特征,无占位效应,无明确边界,其内常夹杂正常乳腺腺体及脂肪组织的强化病灶。

非肿块样强化病变的分布方式主要有局灶性、线样、叶段样、区域性、多区域性及弥漫性分布 6 类,可呈斑片/网格样、斑片结节样、集群卵石样、簇状小环样等强化表现。

(一)强化分布

1. 局灶性分布　非肿块样强化病变范围小于一个导管系统(图 3-2-13)。

2. 线样分布　非肿块样强化病变呈分支或不分支的线样分布,三维图像可表现为片状(图 3-2-14)。

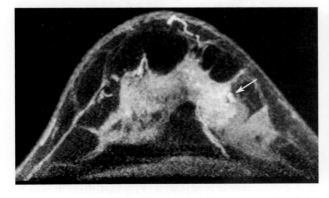

图 3-2-13　非肿块样强化病变(强化分布:局灶性分布)

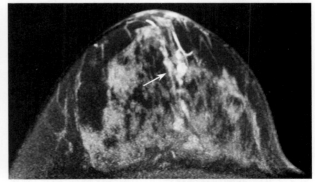

图 3-2-14　非肿块样强化病变(强化分布:线样分布)

　　3. 叶段样分布　非肿块样强化病变呈三角形或锥形,尖端指向乳头,累及 1 个或多个导管系统(图 3-2-15)。

　　4. 区域性分布　非肿块样强化病变呈地图样,范围超过 1 个导管系统,占据乳房至少一个象限(图 3-2-16)。

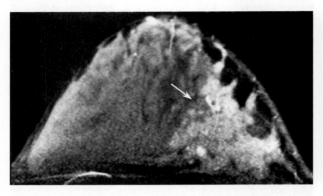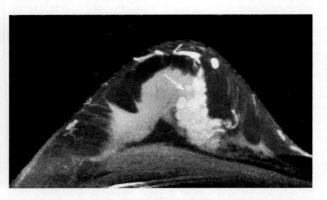

图 3-2-15　非肿块样强化病变(强化分布:叶段样分布)　　　　图 3-2-16　非肿块样强化病变(强化分布:区域性分布)

　　5. 多区域性分布　非肿块样强化病变出现在多个区域,其间隔为脂肪组织或正常腺体结构(图 3-2-17)。

　　6. 弥漫性分布　非肿块样强化病变弥漫、散在、广泛、多区域分布,甚至占据整个乳腺(图 3-2-18)。

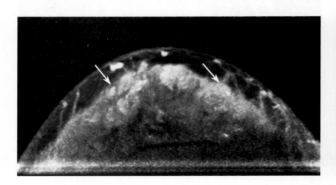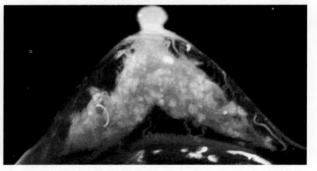

图 3-2-17　非肿块样强化病变(强化分布:多区域性分布)　　　　图 3-2-18　非肿块样强化病变(强化分布:弥漫性分布)

　　(二)内部强化特征

　　1. 斑片/网格样强化　非肿块样强化病变呈斑片、网格样表现(图 3-2-19)。

　　2. 斑片结节样强化　非肿块样强化病变呈斑片、细小结节样混杂表现(图 3-2-20)。

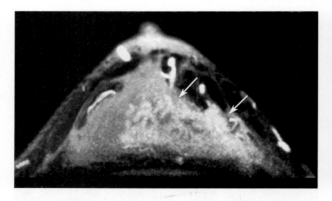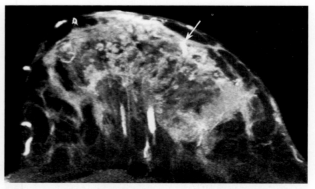

图 3-2-19　非肿块样强化病变(内部强化特征:斑片/网格样强化)　　　　图 3-2-20　非肿块样强化病变(内部强化特征:斑片结节样强化)

3. 集群卵石样强化 非肿块样强化病变呈大小不一、形态各异的集群鹅卵石样表现(图 3-2-21)。

4. 簇状小环样强化 非肿块样强化病变呈簇状细环样表现(图 3-2-22)。

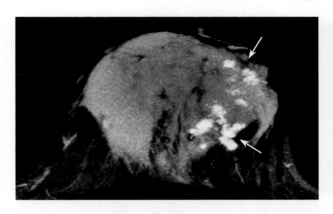

图 3-2-21 非肿块样强化病变(内部强化特征:集群卵石样强化)

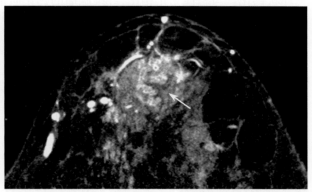

图 3-2-22 非肿块样强化病变(内部强化特征:簇状小环样强化)

三、钙化

良性钙化较恶性钙化更易于识别,其外形多较粗大,密度通常偏高,多以双侧、弥漫、散在分布和仅肿物(病灶)内分布为特点;而恶性钙化外形多较细小,密度通常偏低,多以集群分布、叶段样集群分布、线样分布、肿物(病灶)内外分布为特点。良、恶性钙化的鉴别要点见表 3-2-1。

表 3-2-1 乳腺良恶性钙化的鉴别要点

鉴别要点	良性钙化	可疑恶性钙化
大小形态	外形多较粗大;多表现为粗大斑点样、中空状、树枝状、蛋壳状、片状、爆米花样钙化	外形多较细小;多表现为细线样或细线样分枝状、细小多形性、不定形、粗糙不均质钙化
密度	偏高	偏低
分布	多以双侧、弥漫、散在分布和仅肿物(病灶)内分布为特点;大量或双侧集群分布的粗糙不均质钙化亦有可能是良性钙化	多以集群分布、叶段样集群分布、线样分布、肿物(病灶)内外分布为特点;沿导管走行的线样分布钙化恶性可能性最大

(一)良性钙化

良性钙化的主要类型及其形态学表现特征如下:

1. 皮肤钙化 钙化灶粗大,多发者呈散在分布(图 3-2-23)。

2. 血管钙化 钙化沿血管走行,呈平行轨道状或线样(图 3-2-24)。

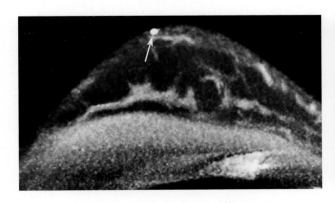

图 3-2-23 钙化(良性钙化:皮肤钙化)

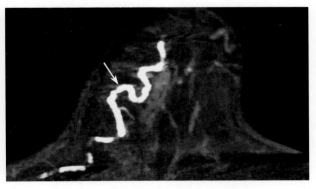

图 3-2-24 钙化(良性钙化:血管钙化)

3. 手术缝线钙化　手术后缝线钙化典型表现为线样或管状,并常可见线结。

4. 粗大爆米花样钙化　粗大爆米花样钙化多见于退化型纤维腺,部分退化型纤维腺的包膜边缘亦可见环状钙化。与恶性钙化相比,纤维腺瘤的钙化通常较粗大,多大于 2mm(图 3-2-25)。

5. 慢性乳腺炎导管钙化　又称杆状钙化,与导管扩张有关,沿着导管分布;钙化多较粗大,有时呈分枝状(图 3-2-26)。

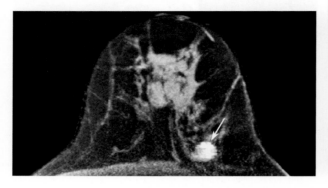

图 3-2-25　钙化(良性钙化:粗大爆米花样钙化)

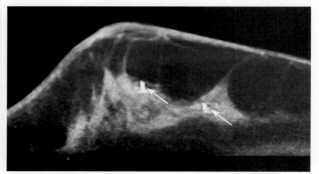

图 3-2-26　钙化(良性钙化:慢性乳腺炎导管钙化)

6. 圆形钙化　直径为 0.5~1.0mm,常见于终末导管小叶单元的腺泡(图 3-2-27)。

7. 空心钙化　又称中心透亮钙化,大小为 0.1~1.0cm,常见于营养不良性钙化,偶见于纤维腺瘤(图 3-2-28)。

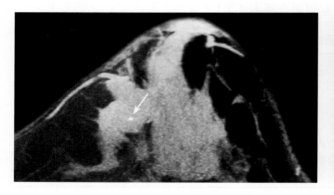

图 3-2-27　钙化(良性钙化:圆形钙化)

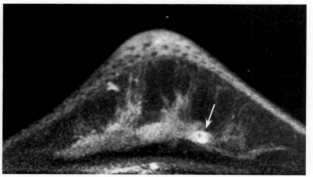

图 3-2-28　钙化(良性钙化:空心钙化)

8. 边缘型钙化　见于脂肪坏死或炎性囊壁的钙化。薄层钙化,有时呈"蛋壳"状(图 3-2-29)。

9. 钙乳　囊肿钙质沉积的表现,一般位于囊肿的底部。多呈半月形或弧形,钙化较小可呈沿囊壁的线样钙化。这类钙化最重要的特点是其形状可随体位不同而变化(图 3-2-30)。

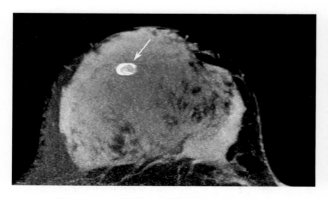

图 3-2-29　钙化(良性钙化:边缘型钙化)

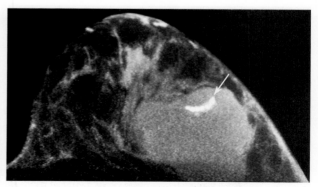

图 3-2-30　钙化(良性钙化:钙乳)

（二）可疑恶性钙化

恶性钙化的两大诊断依据分别是可疑恶性钙化的形态学表现特征和分布特征,二者相辅相成,对于恶性钙化的判断同等重要。《中国抗癌协会乳腺癌诊治指南与规范（2024 年版）》根据钙化的形态学特征,将可疑恶性钙化与 BI-RADS 分级相对应归类,将细线样或细线样分枝状钙化归为 4C 类,细小多形性钙化、不定形钙化和粗糙不均质钙化归为 4B 类。钙化灶呈线样分布和叶段样或非叶段样集群分布,为可疑恶性钙化的主要分布特征;此外,由于乳腺癌钙化是病变细胞变性坏死引起钙盐在导管内沉积,或肿瘤细胞分泌钙质而形成,坏死细胞本身或瘤灶边缘坏死细胞残屑均可发生钙化,因而乳腺癌的钙化可在瘤灶内,也可出现于瘤灶外的边缘区,此分布特征亦有别于良性钙化。综上所述,当乳腺内钙化灶同时具备上述可疑恶性钙化的形态学表现特征和分布特征时,方可考虑为恶性钙化。

可疑恶性钙化的类型及其形态学表现特征如下:

1. 细线样或细线样分枝状钙化 细而不规则线样钙化,直径小于 0.5mm,常不连续,有时也可见分支状,提示为乳腺癌侵犯导管在管腔内形成的钙化,是最可靠的恶性钙化,其恶性的阳性预测值（positive predictive value,PPV）约为 70%,BI-RADS 分类为 4C 类钙化（图 3-2-31）。

2. 细小多形性钙化 直径小于 0.5mm,较不定形钙化轮廓清晰,大小形态多样,缺乏细线样颗粒,其恶性的 PPV 约为 29%,BI-RADS 分类为 4B 类钙化（图 3-2-32）。

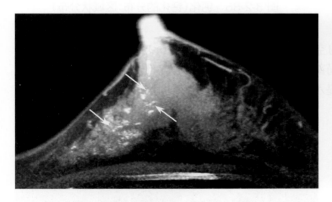

图 3-2-31 钙化(可疑恶性钙化:细线样或细线样分枝状钙化)

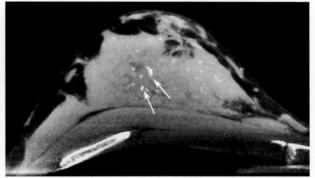

图 3-2-32 钙化(可疑恶性钙化:细小多形性状钙化)

3. 不定形钙化 通常太小或模糊不能判断其形状。其恶性的 PPV 约为 20%,BI-RADS 分类为 4B 类钙化（图 3-2-33）。

4. 粗糙不均质钙化 一般大于 0.5mm,不规则,有时可融合,但体积一般小于营养不良性钙化,其恶性的 PPV 约为 15%,BI-RADS 分类为 4B 类钙化（图 3-2-34）。

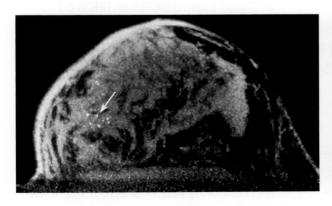

图 3-2-33 钙化(可疑恶性钙化:不定形钙化)

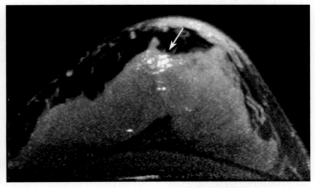

图 3-2-34 钙化(可疑恶性钙化:粗糙不均质钙化)

（三）钙化的分布

1. 弥漫散在分布　钙化随机分布于一侧或双侧整个乳腺或乳腺的较大范围区域。弥漫散在分布的钙化随访无变化且局部无强化病灶者,多为良性钙化（图 3-2-35）。

2. 区域状分布　钙化分布超过 1 个象限范围（分布范围长径 >2cm）,与导管走行不一致。良性、恶性钙化均可有此表现,其性质需结合钙化的形态学表现特征和局部有无强化病灶等综合考虑（图 3-2-36）。

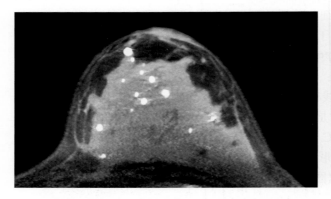
图 3-2-35　钙化（钙化的分布:弥漫散在分布）

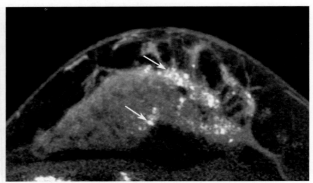
图 3-2-36　钙化（钙化的分布:区域状分布）

3. 集群分布　5 枚以上钙化分布在 1 个较小的空间内（分布范围长径 <1cm）。良性、恶性钙化均可有此表现,其性质需结合钙化的形态学表现特征和局部有无强化病灶等综合考虑（图 3-2-37）。

4. 线样分布　钙化排列成线形,可见分支点,提示来源于同一个导管;多为恶性钙化,若钙化局部有强化病灶则恶性可能性更大（图 3-2-38）。

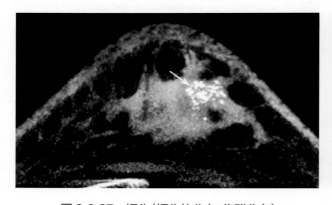
图 3-2-37　钙化（钙化的分布:集群分布）

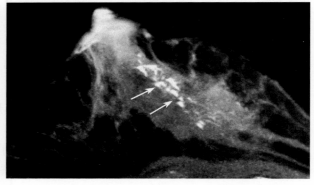
图 3-2-38　钙化（钙化的分布:线样分布）

5. 叶段样分布　钙化集群分布于一个腺叶或叶段区域,亦可呈多叶段集群分布。恶性居多、良性少见,若钙化局部有强化病灶则恶性可能性更大（图 3-2-39）。

四、结构扭曲

结构扭曲是指乳腺实质正常结构局部变形失常,但未见明确肿块影显示。结构扭曲多表现为以一点为中心,向外发出的细线状或放射状、星芒状影(局部无肿块,故与实性肿块的边缘毛刺存在区别),或乳腺实质局灶性边缘收缩、扭曲变形或者曲度消失。结构扭曲可能伴有结构不对称或钙化存在。如果患者无明确的创伤史或手术史,结构扭曲应考虑可疑恶性病变或放射性瘢痕,建议进一步活检处理。临床上大约有 12%~45% 的结构扭曲被漏诊（图 3-2-40）。

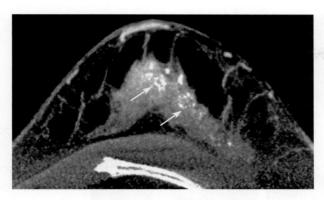

图 3-2-39　钙化(钙化的分布:叶段样分布)

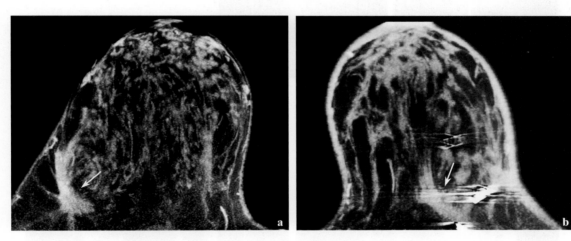

图 3-2-40　结构扭曲

a. 外伤术后 CBBCT 增强横断面;b. 乳腺癌术后 CBBCT 平扫横断面。

五、不对称致密

不对称致密通常表现为单侧的纤维腺体组织密度增高,无法确定三维占位特征,不足以诊断为高密度肿块的影像表现。不对称致密结构与真正的肿块相比,有不一样的边缘轮廓,并且没有肿块那么明显。事实上,不对称致密结构与良性纤维组织很相似,除了它们是单侧的,在对侧乳腺无对应的镜像结构。不对称致密结构的典型特征为具有凹面向外的边缘,其内常伴有散在脂肪密度影。主要包含以下 4 种不对称。

1. 结构不对称致密　仅在一个平面上可见的离散、不对称致密的一个乳腺纤维腺体组织结构区域。需要结合其他平面来排除是否为正常乳腺腺体组织的重叠所致。

2. 整体性不对称致密　两侧乳腺对比,乳腺整体或部分区域腺体组织量较对侧显著增多(至少一个象限),不合并肿物、结构扭曲或可疑恶性钙化。如果缺乏与触诊结果的一致性,整体不对称致密常为正常变异或由于对侧乳腺纤维腺体组织切除术后所致(图 3-2-41)。

3. 局限性不对称致密　通常指不对称致密的纤维腺体组织结构范围小于一个象限,且缺乏肿块所具备的显著突出的轮廓。局灶性不对称致密征象多为正常的乳腺组织的影像表现,但并非典型的良性征象,尤其是当局灶性不对称致密结构中脂肪组织成分较少的情况下,更需要进一步评价。局限性不对称致密与整体不对称致密的区别在于局限性不对称致密所涉及的乳腺组织范围小于一个象限,尽管它所涉及的范围更小,但不容忽视,小的局灶不对称致密(特别是小于 1cm),虽然可能触诊为阴性,但是仍有可能是恶性病变,因此需要短期内影像学或临床检查随访(图 3-2-42)。

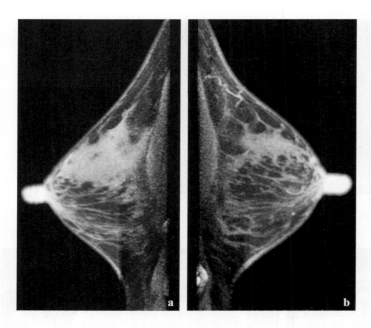

图 3-2-41　不对称致密（整体性不对称致密）
a. 右乳 CBBCT 增强矢状面；b. 左乳 CBBCT 增强矢状面。

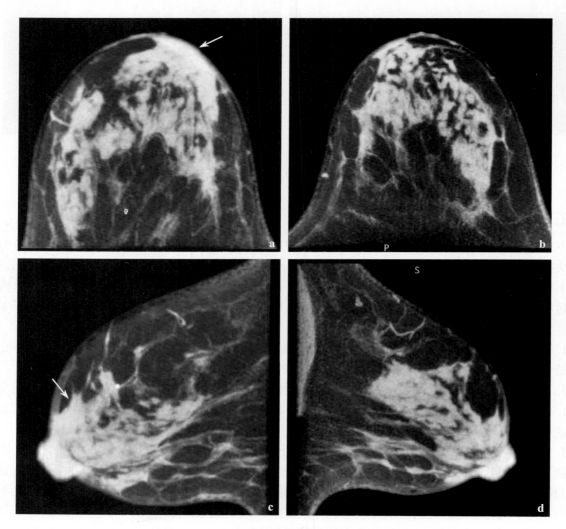

图 3-2-42　不对称致密（局限性不对称致密）
a. 右乳 CBBCT 增强横断面；b. 左乳 CBBCT 增强横断面；c. 右乳 CBBCT 增强矢状面；d. 左乳 CBBCT 增强矢状面。

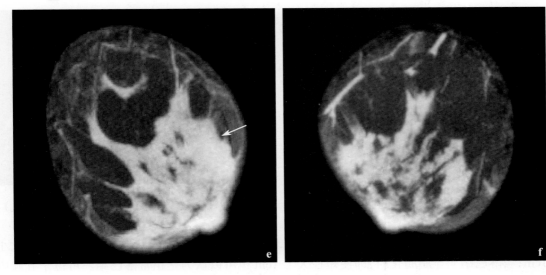

图 3-2-42（续）

e. 右乳 CBBCT 增强冠状面；f. 左乳 CBBCT 增强冠状面。箭头所示为局限性不对称致密的纤维腺体组织结构。

4. 进展性不对称致密　基于之前的影像学检查，当出现新发局灶性不对称致密，或其增大、显示更为明显，其恶性可能性会更高。进展性不对称致密部位如无手术史、受伤或感染等病史，应当完善其他影像学检查或结合组织学活检判断是否病变。

六、伴随征象

影像学描述时可与"肿块""不对称致密""钙化"等异常征象伴随使用；无其他异常发现时，可单独描述作为影像学发现。

1. 皮肤回缩　部分皮肤被异常牵拉回缩，可伴有局部皮肤增厚（图 3-2-43）。
2. 皮肤增厚　呈局灶性或弥漫分布的皮肤增厚，厚度 >3mm（图 3-2-44）。

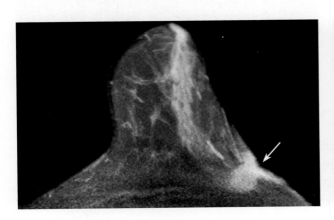

图 3-2-43　伴随征象（皮肤回缩）

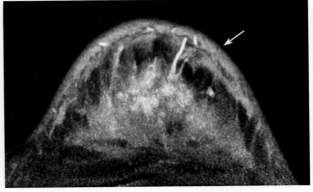

图 3-2-44　伴随征象（皮肤增厚）

3. 乳头回缩　乳头被牵拉内陷。先天性乳头回缩（内陷）常为双侧性，不伴随其他恶性征象，且影像表现长期稳定。炎症或手术后纤维瘢痕收缩所致的乳头回缩应有相应的病史。新发的乳头回缩，尤其是单侧、有进行性加重趋势或伴随其他恶性征象者，应注意乳晕后区是否有恶性病变，并紧密结合影像学和临床表现综合判断（图 3-2-45）。
4. 乳腺小梁增粗、紊乱　为乳腺纤维分隔增厚所致（图 3-2-46）。

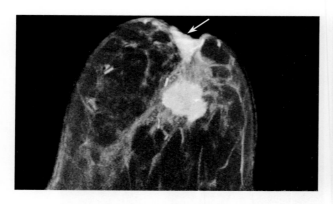

图 3-2-45 伴随征象(乳头回缩)

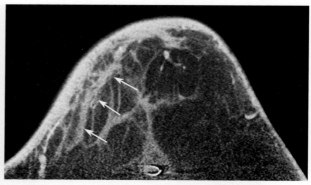

图 3-2-46 伴随征象(乳腺小梁增粗、紊乱)

5. 乳房内淋巴结 表现为边缘清晰的蚕豆形结节影,且淋巴结门处可见脂肪密度影。短径大小通常不超过 1cm;当淋巴结明显脂肪化时,即使短径大于 1cm 也可以认为是正常淋巴结。可位于乳腺内的任何位置,但通常见于乳腺的外上象限近腋窝处,常见于静脉附近,因为乳腺淋巴结引流与乳腺静脉引流相伴行(图 3-2-47)。

6. 孤立导管扩张 表现为单一管状、分枝管状低密度结构或长轴与乳导管走行一致的低密度囊样结构(图 3-2-48)。

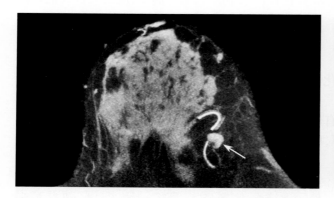

图 3-2-47 伴随征象(乳房内淋巴结)

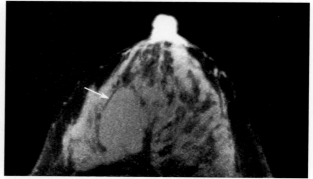

图 3-2-48 伴随征象(孤立导管扩张)

参 考 文 献

[1] 叶兆祥. 锥光束乳腺 CT 诊断图谱[M]. 北京:人民卫生出版社,2017.

[2] 徐克,龚启勇,韩萍,等. 医学影像学[M]. 8 版. 北京:人民卫生出版社,2018.

[3] 于春水,郑传胜. 王振常. 医学影像诊断学[M]. 5 版. 北京:人民卫生出版社,2022.

[4] WEI W,ZHONG W,KANG W,et al. Reference Range of CT Value in NC-CBBCT Based on Female Breast Structure[J]. Current Medical Imaging,2023,19(13):1523-1532.

[5] 赵欣,苏丹柯,康巍,等. 锥光束乳腺 CT 平扫下女性正常乳房结构 CT 值的初步研究[J]. 实用放射学杂志,2020,36(9):1474-1478.

[6] 中国抗癌协会乳腺癌专业委员会. 中国抗癌协会乳腺癌诊治指南与规范(2024 年版)[J]. 中国癌症杂志,2023,33(12):1092-1187.

[7] MA Y,LIU A,ZHANG Y,et al. Comparison of background parenchymal enhancement(BPE)on contrast-enhanced cone-beam breast CT(CE-CBBCT)and breast MRI[J]. European Radiology,2022,32(8):5773-5782.

[8] American College of Radiology(ACR). Breast imaging reporting and data system(BI-RADS)[M]. 3rd ed.Reston:

American College of Radiology,2016.

［9］ 蒙丽宇,苏丹柯,赵欣,等.锥光束乳腺 CT 与 MRI 对乳腺癌形态学描述的符合性分析［J］.临床放射学杂志,2020,39（10）:1952-1957.

［10］ 王娅菲,马悦,朱跃强,等.锥光束乳腺 CT 鉴别致密型乳腺内肿块良恶性的价值［J］.中华放射学杂志,2021,55（9）:961-967.

［11］ 赵欣,苏丹柯,康巍,等.锥光束乳腺 CT 在肿块型病变良恶性鉴别诊断价值［J］.放射学实践,2020,35（10）:1268-1273.

［12］ 康巍,黄向阳,金观桥,等.锥光束乳腺 CT 与 MRI、数字化乳腺 X 线摄影对乳腺非肿块样强化病变的诊断一致性分析［J］.实用放射学杂志,2021,37（5）:763-767.

［13］ KANG W,ZHONG W,SU D.The cone-beam breast computed tomography characteristics of breast non-mass enhancement lesions［J］.Acta radiologica,2021,62（10）:1298-1308.

［14］ WENDIE A. B. 乳腺影像诊断学［M］. 2 版. 彭卫军,顾雅佳,译. 北京:人民卫生出版社,2018.

［15］ 邵志敏,沈镇宙,徐兵河.乳腺肿瘤学［M］. 2 版. 上海:复旦大学出版社,2018.

［16］ 杜红文,张蕴.乳腺疾病影像诊断学［M］.西安:陕西科学技术出版社,2003.

［17］ UHLIG J,UHLIG A,BIGGEMANN L,et al. Diagnostic accuracy of cone-beam breast computed tomography:a systematic review and diagnostic meta-analysis［J］. European Radiology,2019,29（3）:1194-1202.

［18］ MA W M,LI J,CHEN S G,et al. Correlation between contrast-enhanced cone-beam breast computed tomography features and prognostic staging in breast cancer［J］. The British journal of radiology,2022,95（1132）:20210466.

第四章

乳腺良性病变的锥光束乳腺 CT 诊断

第一节　乳腺纤维腺瘤

一、概述

乳腺纤维腺瘤（breast fibroadenoma）是最常见的乳腺良性肿瘤，约占乳腺良性肿瘤的 75%。乳腺纤维腺瘤由腺上皮和纤维组织两种成分混合组成，可发生于青春期后任何年龄段的女性，发病高峰年龄为15~25 岁，肿瘤的发生与性激素关系密切。约 25% 的纤维腺瘤无症状，13%~20% 为多发病灶，多发纤维腺瘤患者多有家族史。纤维腺瘤病程较长，多数病变缓慢增大或无变化，少数可自然消退或快速增大。

二、临床表现及分型

纤维腺瘤好发于乳房外上象限，肿块往往是无意中、洗澡时或体检中被发现。多呈圆形或类圆形，境界清楚，边缘整齐，表面光滑，富有弹性，无压痛，活动度较大，与皮肤无粘连，临床常见者直径多为1~3cm，生长缓慢，很少伴有乳房疼痛或乳头溢液。临床上将纤维腺瘤分为 3 型：①普通型纤维腺瘤，最多见，瘤体小，生长缓慢，一般在 3cm 以下。②青春期纤维腺瘤，此型虽临床少见，但为青春期常见病，在青春期乳腺疾病中的占比达 67%~94%；多发生于月经初潮期（11~14 岁）。特点是生长较快，瘤体较大，1 年左右可占满整个乳房，最大径 1~13cm 不等。青春期纤维腺瘤易误为正常乳腺发育；快速生长的瘤体使乳房皮肤高度紧张，表浅静脉曲张，触诊时瘤体质硬，其旁可触及被挤压的、质地较软的腺体，乳头往往向腺体方向牵拉。③巨纤维腺瘤，为直径大于 5cm 的纤维腺瘤，占所有纤维腺瘤的 5%。青春期及中年妇女均可发生。特点是体积较大，可达 10cm 以上或更大，偶有肉瘤变，是导致年轻女性巨乳症最常见的原因。

三、病理表现

（一）大体病理

乳腺纤维腺瘤多为实性、卵圆形、界限清楚的肿物，触感质实至橡皮样，直径通常≤3cm；>5cm 的纤维腺瘤不常见，多发生于年轻女性。切面白色，实性，可见狭长裂隙，可有钙化。

（二）组织病理

乳腺纤维腺瘤起源于末梢导管的小叶单位,由上皮和间质构成。肿瘤边界清楚,无浸润性生长。罕见情况可出现梗死,尤其妊娠患者。乳腺纤维腺瘤有两种不同生长模式,即管周型和管内型生长模式,以管内型多见,其间质细胞增生挤压导管形成裂隙。间质细胞通常分布均匀、密度较低,缺乏非典型性,核分裂象不常见(可见于年轻或妊娠患者)。罕见情况下,间质可出现局灶性或弥漫性细胞增生、奇异的多核巨细胞、广泛的黏液样变,尤以年轻患者易见。间质偶见营养不良性钙化或透明变性;罕见情况下可出现骨化,尤其是绝经后患者。

幼年型乳腺纤维腺瘤常为管周型,间质细胞分布均匀、轻至中度增生,无核的非典型性,核分裂象较少。

（三）免疫组化

间质细胞 CD34 阳性,β-catenin 细胞核弱至强阳性。Ki-67 增殖指数一般低于 5%,但这一数值与叶状肿瘤有所重叠。

四、锥光束乳腺 CT 表现

实性肿块(或结节)边缘清晰光整、密度均匀、轻中度均匀强化,为乳腺纤维腺瘤最常见的 CBBCT 征象特点。

乳腺纤维腺瘤在 CBBCT 平扫图像上多表现为类圆形均匀等密度或稍高密度的肿块或结节,其边缘多清晰光整,增强扫描多呈轻中度均匀强化表现。3D-MIP 图像上,大部分纤维腺瘤的邻近血管无明显增多、增粗表现(少数纤维腺瘤的邻近血管可增多、增粗,但不如恶性病变者表现明显)。乳腺纤维腺瘤的强化时间密度曲线(time-density curve,TDC)多呈缓慢上升的单向型。16.5% 左右的纤维腺瘤边缘或中心可见钙化,多呈粗颗粒状或蛋壳状;退变纤维腺瘤的粗大钙化发生率更高,典型者钙化呈"爆米花"状。此外,纤维腺瘤还具有病灶可多发之特点。

少数乳腺纤维腺瘤可呈整体明显高强化表现或区域性明显高强化表现,此征象与瘤内整体腺上皮成分丰富或局部区域腺上皮成分丰富有关。纤维腺瘤由腺上皮和纤维组织构成,以纤维组织成分为主的区域多呈轻度强化表现,以腺上皮成分为主的区域可呈明显强化表现。

少数体积较大的乳腺纤维腺瘤增强后瘤内可见与叶状肿瘤表现相似的囊样或裂隙状低密度区,此征象与瘤内间质黏液变性或玻璃样变以及腺上皮成分和纤维组织成分分布不均等因素有关。

五、鉴别诊断

（一）叶状肿瘤

乳腺纤维腺瘤与叶状肿瘤均为纤维上皮性肿瘤,二者在临床表现及影像学特征方面有相似之处,故叶状肿瘤是鉴别诊断的重点。叶状肿瘤发病高峰年龄较纤维腺瘤晚(40~50 岁多见),CBBCT 多显示为单发巨大肿块,分叶表现较纤维腺瘤更明显,密度和强化相较于纤维腺瘤更不均匀,增强后肿块内更多见轮廓清晰的粗大裂隙状或囊样低密度区;3D-MIP 图像上,多数肿瘤邻近血管增多、增粗;肿瘤钙化较纤维腺瘤相对少见。叶状肿瘤的上述临床和影像特点均有助于其与乳腺纤维腺瘤相鉴别。

（二）乳腺癌

呈实性肿块表现者形态多不规则,边缘常见毛刺、分叶、不光整或模糊不清表现,多伴恶性钙化,实质强化多不均匀,周边区域强化多较明显;呈囊实性肿块表现者常见明显强化的壁结节(多见于乳头状癌),肿块边缘多模糊、不光整或伴毛刺表现(多见于黏液癌)。3D-MIP 图像上,多数肿块邻近血管增多、增粗。肿瘤实质的强化 TDC 多呈速升速降的流出型。可伴淋巴结及血行转移征象。乳腺癌的上述影像特征均有助于其与乳腺纤维腺瘤相鉴别。

（三）乳腺增生症

乳腺腺病(尤其是纤维腺病型和硬化性腺病型)可呈与乳腺纤维腺瘤类似的 CBBCT 表现。乳腺增生症发病高峰年龄大于乳腺纤维腺瘤(30~50 岁多见),患者常有周期性乳房胀痛表现或病史,CBBCT 常显示乳腺内实性肿物与囊性肿物伴存表现。乳腺增生症的上述临床和影像特点均有助于其与乳腺纤维腺瘤相鉴别。

(四)外周型导管内乳头状瘤

少数完全呈实性肿块(或结节)表现的外周型导管内乳头状瘤,其 CBBCT 表现可与乳腺纤维腺瘤类似。导管内乳头状瘤长轴多与乳导管走向一致、患侧乳头常见溢液表现等影像和临床特点,有助于其与乳腺纤维腺瘤相鉴别。

(五)慢性期乳腺导管扩张症

此病由于扩张导管内积聚物钙化和/或纤维组织增生,其 CBBCT 表现可与伴粗大钙化的退变纤维腺瘤非常相似。慢性期乳腺导管扩张症的肿物多位于乳晕后方,肿物多无强化,长轴多与乳导管走向一致,患侧乳腺常有红、肿、热、痛和乳头溢液表现。慢性期乳腺导管扩张症的上述临床和影像特点均有助于其与乳腺纤维腺瘤相鉴别。

六、病例分析

(一)病例 1

1. 简要病史及专科检查情况　患者,女,25 岁,自述于 1 个月余前无意间触及右乳房外下方肿物,大小约 3.0cm×3.0cm;无疼痛,无乳头溢液,无乳头(或乳晕)糜烂,无乳头内陷或抬高;此期间无妊娠或哺乳;无畏寒、发热。

专科检查:双侧乳房发育正常,皮肤色泽正常,无红肿、糜烂、破溃和橘皮征及酒窝征。乳头乳晕无糜烂,乳头无内陷或抬高。右乳外下象限可触及一大小约 3.0cm×3.0cm 肿物,表面光滑、质中、边界清、活动度好、无压痛。双侧乳头未触及肿物,无溢液。双侧锁骨上下窝及双侧腋窝未触及肿大淋巴结。左乳未触及肿物。

2. 锥光束乳腺 CT 表现　双侧乳腺大小形态基本对称,呈不均匀致密型,皮肤及乳头未见异常。平扫示右侧乳腺外下象限 7~8 点钟位置后份有一类圆形等密度肿块,大小约 3.5cm×3.0cm×2.5cm,前缘距乳头 3.9cm,距皮肤 0.9cm;肿块边缘清晰光整,其内外均未见钙化灶,周围组织结构呈受压推移表现。增强扫描示右乳肿块轻度均匀强化。右侧乳后间隙及胸壁结构未见异常。3D-MIP 未见肿块周围血管增多、增粗表现。左侧乳腺未见异常。

3. 锥光束乳腺 CT 诊断　右侧乳腺外下象限良性肿物,乳腺纤维腺瘤可能性大(BI-RADS 3 类)。

4. 大体病理及病理诊断　大体病理:(右乳肿物)灰白结节状肿物一个,表面凹凸不平,大小为 3.5cm×3.0cm×2.0cm,包膜完整,切面灰白,实性质韧,无出血、坏死。

病理诊断:(右乳肿物)乳腺纤维腺瘤。

5. 诊断要点分析　本例为 CBBCT 表现和患者年龄特点均典型的乳腺纤维腺瘤病例。本例右乳实性肿块边缘清晰光整、平扫密度均匀、增强后肿块轻度均匀强化、患者年轻等 CBBCT 征象特点和患者年龄特点,为诊断乳腺纤维腺瘤的主要依据。

6. 本例图片展示(图 4-1-1)

(二)病例 2

1. 简要病史及专科检查情况　患者,女,25 岁,自述于 3 个月余前体检发现右乳房外下方肿物,大小约 3.0cm×2.0cm×1.5cm,无疼痛,无乳头溢液,无乳头(或乳晕)糜烂,无乳头内陷或抬高;此期间无妊娠或哺乳;无畏寒、发热。

专科检查:双侧乳房发育正常,皮肤色泽正常,无红肿、糜烂、破溃、橘皮征及酒窝征。乳头乳晕无糜烂,乳头无内陷或抬高。右乳外下象限可触及一大小约 3.0cm×2.0cm 肿物,表面光滑、质中、边界清、活动度好、无压痛。双侧乳头未触及肿物,无溢液。双侧锁骨上下窝及双侧腋窝未触及肿大淋巴结。左乳未触及肿物。

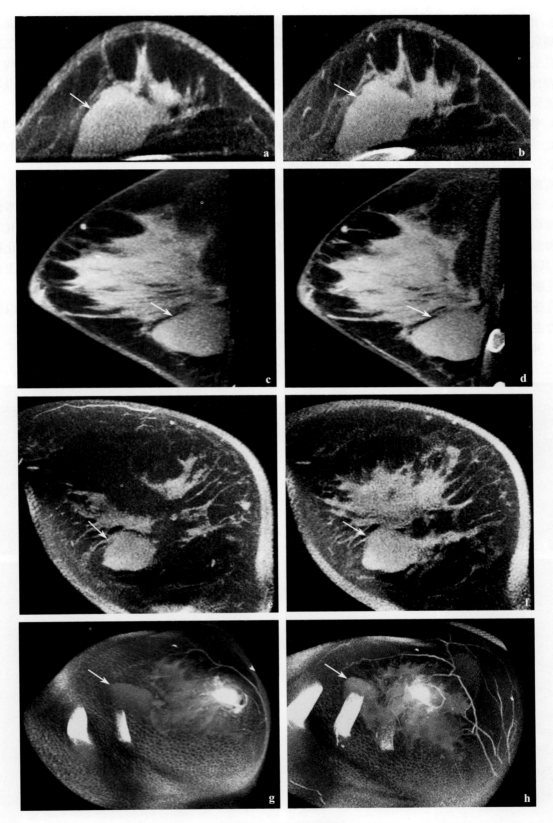

图 4-1-1　右乳纤维腺瘤

a. 右乳 CBBCT 平扫横断面；b. 右乳 CBBCT 增强横断面；c. 右乳 CBBCT 平扫矢状面；d. 右乳
CBBCT 增强矢状面；e. 右乳 CBBCT 平扫冠状面；f. 右乳 CBBCT 增强冠状面；g. 右乳平扫 3D-MIP
成像；h. 右乳增强 3D-MIP 成像。箭头所示为肿瘤灶。

2. 锥光束乳腺 CT 表现　双侧乳腺大小形态基本对称,呈极度致密型,皮肤及乳头未见异常。平扫示右侧乳腺外下象限约 8 点钟位置前中份有一类圆形等密度实性肿块,大小约 3.5cm×2.5cm×2.2cm,前缘距乳头 0.8cm,距皮肤 0.7cm;肿块边缘清晰光整、微分叶,其内外均未见钙化灶,周围组织结构呈受压推移表现。增强扫描示肿块大部分区域呈轻度均匀强化,局部区域呈明显强化;右侧乳后间隙及胸壁结构未见异常;3D-MIP 未见肿块周围血管增多、增粗表现。左侧乳腺未见异常。

3. 锥光束乳腺 CT 诊断　右侧乳腺外下象限良性肿物,乳腺纤维腺瘤可能性大(BI-RADS 3 类)。

4. 大体病理及病理诊断　大体病理:(右乳肿物)灰白结节状肿物一个,大小 3.5cm×2.7cm×1.5cm,表面带部分包膜,切面灰白,实性质韧,未见明显出血、坏死。

病理诊断:(右乳肿物)乳腺纤维腺瘤。

5. 诊断要点分析　本例亦为 CBBCT 表现和患者年龄特点均典型的乳腺纤维腺瘤病例。本例右乳实性肿块边缘清晰光整、平扫密度均匀、增强后肿块大部分区域轻度均匀强化、患者年轻等 CBBCT 征象特点和患者年龄特点,为诊断乳腺纤维腺瘤的主要依据。本例 CBBCT 虽显示肿块局部区域强化程度较高,但其余 CBBCT 表现和患者年龄特点均与乳腺纤维腺瘤的典型影像和临床特点相符,故诊断上仍应考虑为乳腺纤维腺瘤。

乳腺纤维腺瘤由腺上皮和纤维组织构成,以纤维组织成分为主的区域多呈轻度强化表现,以腺上皮成分为主的区域可呈明显强化表现;本例瘤灶局部区域呈明显强化表现应与此有关。

6. 本例图片展示(图 4-1-2)

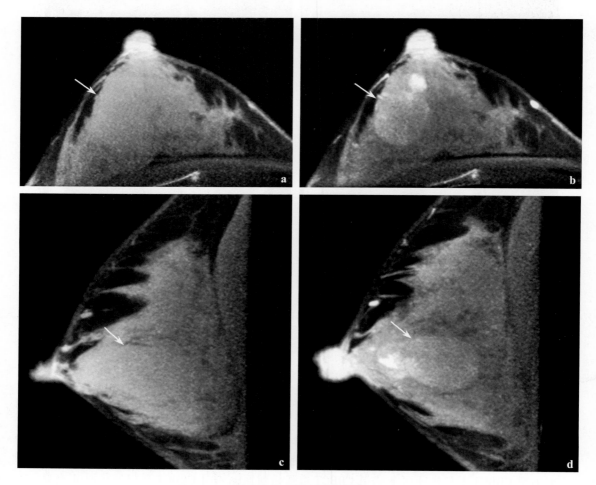

图 4-1-2　右乳纤维腺瘤

a. 右乳 CBBCT 平扫横断面;b. 右乳 CBBCT 增强横断面;c. 右乳 CBBCT 平扫矢状面;d. 右乳 CBBCT 增强矢状面。

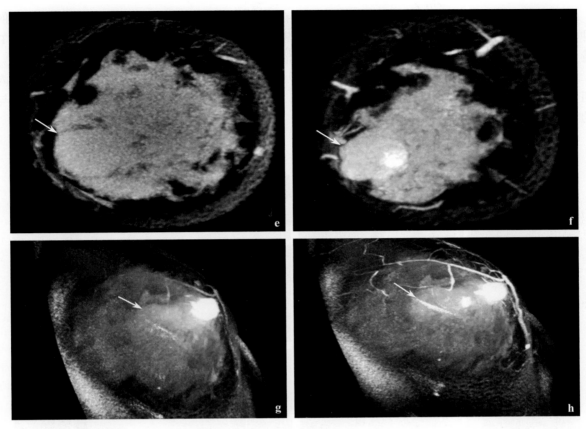

图 4-1-2(续)

e. 右乳 CBBCT 平扫冠状面;f. 右乳 CBBCT 增强冠状面;g. 右乳平扫 3D-MIP 成像;h. 右乳增强 3D-MIP 成像。
箭头所示为肿瘤灶。

(三)病例 3

1. 简要病史及专科检查情况　患者,女,17 岁,自述 11 天前无意间触及右乳腺肿物,大小约 2.0cm×
2.0cm,无疼痛,无乳头溢液,无乳头(或乳晕)糜烂,无乳头内陷或抬高,肿物增大与月经周期无关,此间无
妊娠或哺乳。

专科检查:双侧乳房发育正常,皮肤色泽正常,无红肿、糜烂、破溃、橘皮征及酒窝征。乳头乳晕无糜
烂,乳头无内陷或抬高。右乳房内上象限及乳晕后方各触及一肿物,大小分别约 3.0cm×2.5cm 及 2.5cm×
2.5cm,肿物表面光滑,质中,无压痛,边界清,活动度好。双侧乳头无溢液。双侧锁骨上下窝及双侧腋窝
未触及肿大淋巴结。左乳未触及肿物。

2. 锥光束乳腺 CT 表现　双侧乳腺大小形态基本对称,呈极度致密型,皮肤及乳头未见异常。平扫
示右侧乳腺上象限 11~1 点钟位置及乳晕后方有多发略高密度类圆形实性肿块和结节,最大者约 3.2cm×
2.7cm×2.5cm,其边缘有分叶表现;多发肿物内外均未见钙化灶;最前方结节前缘距乳头 0.2cm,与乳晕皮
肤紧贴,但未见皮肤增厚等异常表现。增强扫描示多发肿块和结节呈轻中度较均匀强化表现,其边缘均
较光整清晰。右侧乳后间隙及胸壁结构未见异常。3D-MIP 未见肿物周边血管增多、增粗表现。左侧乳
腺未见异常。

3. 锥光束乳腺 CT 诊断　右侧乳腺多发肿物,考虑为良性;以多发纤维腺瘤可能性大(BI-RADS
3 类)。

4. 大体病理及病理诊断　大体病理:(右乳多发肿物)灰白碎组织一堆,大小约 5.5cm×5.0cm×2.5cm。
病理诊断:右乳多发肿物(纤维腺瘤)。

5. 诊断要点分析 本例为 CBBCT 表现及患者年龄特点均典型的多发乳腺纤维腺瘤病例。本例右乳肿物(实性肿块和结节)多发、边缘清晰光整、平扫密度均匀、增强后均匀强化、患者年轻等 CBBCT 征象特点和患者年龄特点,为诊断乳腺纤维腺瘤的主要依据。

本例较大肿物边缘有分叶表现,需注意与叶状肿瘤相鉴别。叶状肿瘤多发病灶者极为少见,瘤内常见粗大裂隙状和/或囊样低密度区,患者年龄多偏大。叶状肿瘤的上述影像和临床特点均有助于其与本例的鉴别诊断。

6. 本例图片展示(图 4-1-3)

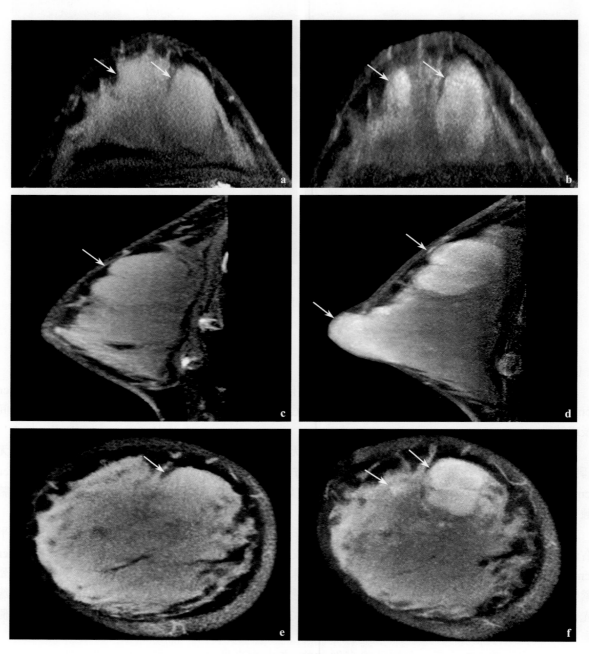

图 4-1-3 右乳多发纤维腺瘤

a. 右乳 CBBCT 平扫横断面;b. 右乳 CBBCT 增强横断面;c. 右乳 CBBCT 平扫矢状面;d. 右乳 CBBCT 增强矢状面;e. 右乳 CBBCT 平扫冠状面;f. 右乳 CBBCT 增强冠状面。

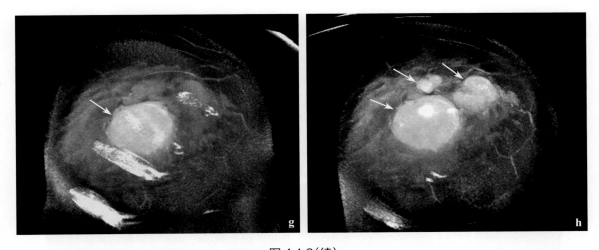

图 4-1-3（续）

g. 右乳平扫 3D-MIP 成像；h. 右乳增强 3D-MIP 成像。箭头所示为多发肿瘤灶。

（四）病例 4

1. 简要病史及专科检查情况　患者，女，15 岁，自述于 2 年前无意间触及右乳房外下方有一肿物，约 2.0cm×2.0cm 大小，偶有胀痛，无乳头溢液，无乳头（或乳晕）糜烂，无乳头内陷或抬高，无畏寒、发热。1 年前自觉肿物进行性增大，至今增大至 8.0cm×7.0cm，出现乳头内陷。

专科检查：双侧乳房发育正常，皮肤色泽正常，无红肿、糜烂、破溃和橘皮征及酒窝征。右乳乳头内陷，左乳乳头未见异常。右乳外下象限可触及一大小约 8.0cm×7.0cm 肿物，表面光滑、质中、边界清、活动度好、无压痛。双侧乳头未触及肿物，无溢液。双侧锁骨上下窝及双侧腋窝未触及肿大淋巴结。左乳未触及肿物。

2. 锥光束乳腺 CT 表现　双侧乳腺呈极度致密型；右乳稍增大、乳头内陷；双乳皮肤未见异常。平扫示右乳肿物呈等密度表现，其轮廓不清，未见钙化灶。增强扫描示右乳外象限有多个不同程度强化的实性肿块和结节，最大者位于 8~9 点钟区域，大小约 6.5cm×4.0cm×3.5cm，其边缘清晰光整，有明显分叶征象，实质强化较均匀；其余肿块和结节亦边缘清晰光整、强化均匀。最前方肿块前缘距乳头 0.2cm，部分肿块边缘与邻近皮肤分界不清，但未见皮肤皮下组织增厚表现。右侧乳后间隙及胸壁结构未见异常。3D-MIP 未见病灶区血管增多、增粗表现。左侧乳腺未见异常。

3. 锥光束乳腺 CT 诊断　右乳多发肿物，考虑乳腺纤维腺瘤可能性大（青春期巨纤维腺瘤伴多发瘤灶），叶状肿瘤待鉴别（BI-RADS　3/4A 类）。

4. 大体病理及病理诊断　大体病理：（右乳肿物）灰白结节状肿物 5 个，最小为 1.0cm×1.0cm×0.5cm，最大为 7.0cm×4.0cm×3.5cm，大部分包膜完整，切面灰白实性质韧，呈多结节融合，无出血、坏死。

病理诊断：（右乳多发肿物）乳腺纤维腺瘤。

5. 诊断要点分析　本例亦为 CBBCT 表现及患者年龄特点均较典型的多发乳腺纤维腺瘤病例。本例右乳肿物（实性肿块和结节）多发、边缘清晰光整、平扫密度均匀、增强后均匀强化、患者年轻等 CBBCT 征象特点和患者年龄特点，为诊断乳腺纤维腺瘤的主要依据。

本例较大肿块边缘分叶明显，需注意与叶状肿瘤相鉴别。叶状肿瘤多发病灶者极为少见、瘤内常见粗大裂隙状和/或囊样低密度区、患者年龄多偏大等 CBBCT 表现特点和好发年龄特点，为其与本例鉴别的主要依据。

6. 本例图片展示（图 4-1-4）

（五）病例 5

1. 简要病史及专科检查情况　患者，女，42 岁，自述 5 年前发现右乳肿物，大小约 0.5cm×0.5cm，无疼痛，无乳头溢液，无乳头（或乳晕）糜烂，无乳头内陷或抬高；此期间无妊娠或哺乳；无畏寒、发热。随后

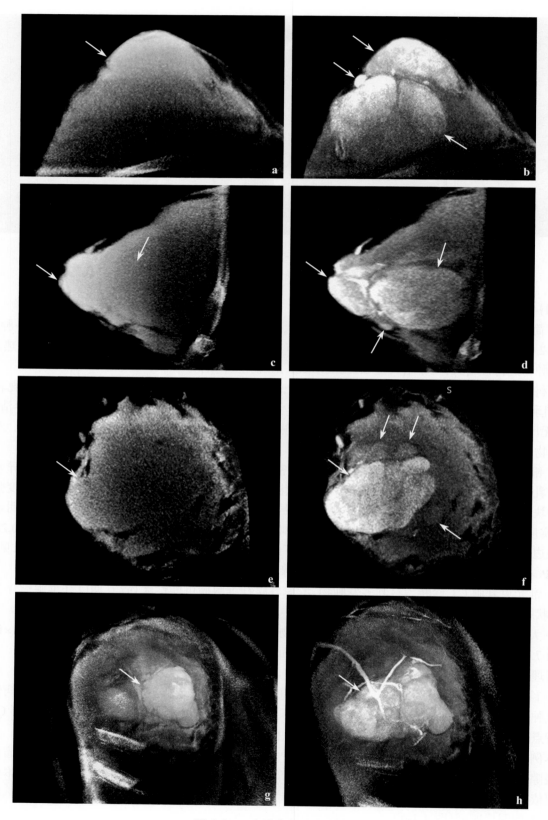

图 4-1-4　右乳多发纤维腺瘤
a. 右乳 CBBCT 平扫横断面；b. 右乳 CBBCT 增强横断面；c. 右乳 CBBCT 平扫矢状面；d. 右乳 CBBCT 增强矢状面；e. 右乳 CBBCT 平扫冠状面；f. 右乳 CBBCT 增强冠状面；g. 右乳平扫 3D-MIP 成像；h. 右乳增强 3D-MIP 成像。箭头所示为多发肿瘤灶。

患者定期复查,至今肿物明显增大。

专科检查:双侧乳房发育正常,皮肤色泽正常,无红肿、糜烂、破溃和橘皮征及酒窝征。乳头乳晕无糜烂,乳头无内陷或抬高。右乳内上象限可触及一大小约 10.0cm×8.0cm 肿物,表面光滑、质中、边界清、活动度好、无压痛,局部皮肤未见红肿、破溃,皮温正常。双侧乳头未触及肿物,无溢液。双侧锁骨上下窝及双侧腋窝未触及肿大淋巴结。左乳未触及肿物。

2. 锥光束乳腺 CT 表现　双侧乳腺呈不均匀致密型,右侧乳腺外形偏大。平扫示右侧乳腺内上象限及中央腺体区有一巨大不规则形等密度肿块,大小约 11.0cm×8.5cm×7.5cm,前缘贴乳头,与皮肤分界不清但未见皮肤增厚;肿块大部分边缘较清晰光整、分叶,肿块内外未见明确钙化灶。增强扫描肿块呈明显不均匀强化。右侧乳后间隙存在,胸壁结构未见异常。3D-MIP 示肿块周边血管明显增多、增粗。左侧乳腺未见异常。

3. CBBCT 诊断　右侧乳腺巨大肿物,巨纤维腺瘤与叶状肿瘤待鉴别,前者可能性稍大(BI-RADS 3/4A 类)。

4. 大体病理及病理诊断　大体病理:右乳肿物一个,大小 12.0cm×8.0cm×7.0cm,包膜完整,切面灰白灰黄实性。

病理诊断:(右乳肿物)乳腺纤维腺瘤,有完整纤维包膜,间质黏液变性伴玻璃样变。

5. 诊断要点分析　本例为 CBBCT 表现和患者年龄特点均不典型的病例。本例患者年龄偏大,且其右乳肿块巨大、边缘分叶、强化不均匀等 CBBCT 表现与叶状肿瘤相似,故需特别注意与叶状肿瘤相鉴别。少数乳腺纤维腺瘤由于间质黏液变性或玻璃样变以及局部腺上皮成分丰富等原因,亦可呈不均匀强化表现。本例肿块内无叶状肿瘤常见的轮廓清晰的粗大裂隙状或囊样低密度区表现,此为其诊断上倾向于纤维腺瘤的最重要依据。本例虽应首先考虑为乳腺巨纤维腺瘤,但由于其 CBBCT 表现不典型且患者年龄偏大,故难以完全排除叶状肿瘤。

6. 本例图片展示(图 4-1-5)

(六)病例 6

1. 简要病史及专科检查情况　患者,女,53 岁,自述于 2 天前体检 B 超发现左乳外上象限肿物,大小约 1.1cm×0.8cm,类圆形、边缘清;局部无疼痛,无乳头溢液,无乳头(或乳晕)糜烂,无乳头内陷或抬高;此期间无妊娠或哺乳;无畏寒、发热。

专科检查:双侧乳房发育正常,皮肤色泽正常,无红肿、糜烂、破溃和橘皮征及酒窝征。乳头乳晕无糜烂,乳头无内陷或抬高。左乳外上象限触及一大小 1.5cm×1.0cm 肿物,表面光滑、质中、边界清、活动度好、无压痛。双侧乳头未触及肿物,无溢液。双侧锁骨上下窝及双侧腋窝未触及肿大淋巴结。右乳未触及肿物。

2. 锥光束乳腺 CT 表现　双侧乳腺大小形态基本对称,呈散在纤维腺体型,双乳皮肤未见异常。平扫示左乳外上象限约 2 点钟位置后份有一类圆形、实质呈等密度表现的结节状肿物灶,大小约 1.0cm×1.0cm×0.9cm,前缘距乳头 5.8cm,距皮肤 2.0cm,肿物边缘较清晰,内见粗大"爆米花"样钙化灶,且钙化灶占据肿物大部分。增强扫描左乳肿物实质轻微强化(强化程度与周围腺体相似)。左侧乳后间隙及胸壁结构未见异常。3D-MIP 未见肿物周边血管增多、增粗表现。右侧乳腺未见异常。

3. 锥光束乳腺 CT 诊断　左乳外上象限后份肿物,考虑为良性病变;以退变的纤维腺瘤可能性大(BI-RADS 3 类)。

4. 大体病理及病理诊断　大体病理:(左乳肿物)灰白碎组织一堆,大小约 1.5cm×1.0cm×0.5cm。

病理诊断:(左乳肿物)乳腺纤维腺瘤伴钙化。

5. 诊断要点分析　本例为 CBBCT 表现典型的退变纤维腺瘤病例。本例左侧乳腺实性结节灶边缘清晰光整,内有粗大"爆米花"样钙化灶,增强后结节灶的非钙化部分实质轻微强化,其表现与乳腺退变纤维腺瘤的典型 CBBCT 征象特点相符,故诊断不难。本例需注意与伴钙化的乳腺腺病病灶相鉴别。乳腺腺病的实性病灶周围常见伴存的囊性增生症病灶、患者相对年轻且常有周期性乳房胀痛等影像和临床特点,有助于其与本例的鉴别诊断。

6. 本例图片展示(图 4-1-6)。

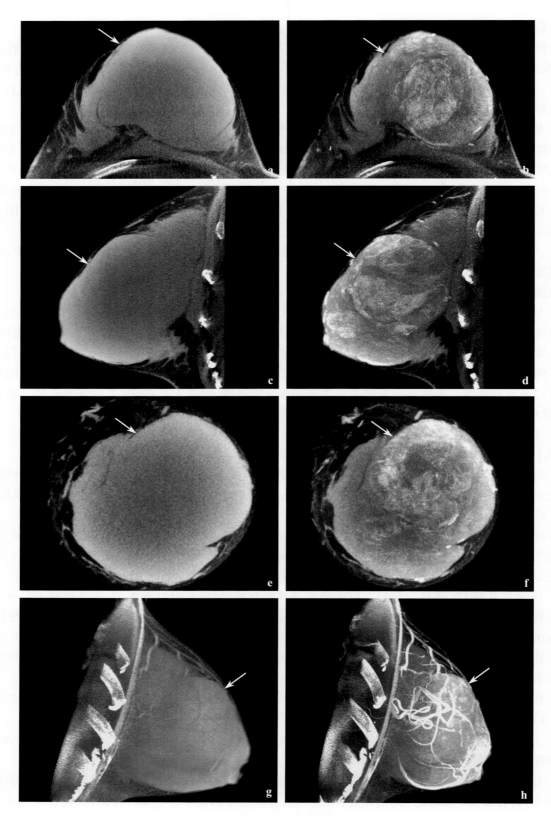

图 4-1-5 右乳纤维腺瘤

a. 右乳 CBBCT 平扫横断面；b. 右乳 CBBCT 增强横断面；c. 右乳 CBBCT 平扫矢状面；d. 右乳 CBBCT 增强矢状面；e. 右乳 CBBCT 平扫冠状面；f. 右乳 CBBCT 增强冠状面；g. 右乳平扫 3D-MIP 成像；h. 右乳增强 3D-MIP 成像。箭头所示为肿瘤。

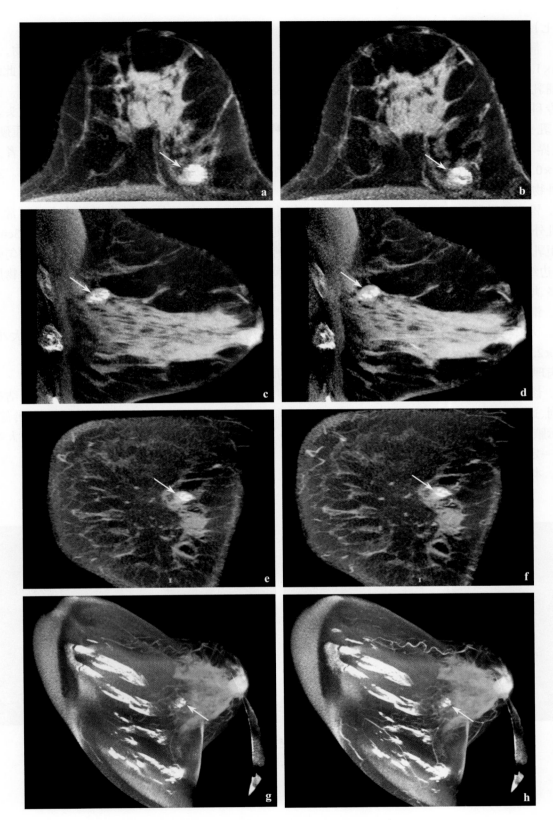

图 4-1-6 左乳纤维腺瘤（肿瘤退变伴钙化）

a. 左乳 CBBCT 平扫横断面；b. 左乳 CBBCT 增强横断面；c. 左乳 CBBCT 平扫矢状面；d. 左乳 CBBCT 增强矢状面；e. 左乳 CBBCT 平扫冠状面；f. 左乳 CBBCT 增强冠状面；g. 左乳平扫 3D-MIP 成像；h. 左乳增强 3D-MIP 成像。箭头所示为肿瘤。

（七）病例 7

1. 简要病史及专科检查情况　患者，女，41 岁，1 年前无意间触及右乳房外上方有一肿物，大小约 1.5cm×1.0cm，无疼痛，无乳头溢液，无乳头（或乳晕）糜烂，无乳头内陷或抬高，肿物无明显增大，此间无妊娠或哺乳。多次 B 超检查见肿物无增大：提示右乳良性肿物。

专科检查：双侧乳房发育正常，皮肤色泽正常，无红肿、糜烂、破溃和橘皮征及酒窝征。乳头乳晕无糜烂，乳头无内陷或抬高。右乳外上象限可触及一肿物，大小约 1.5cm×1.5cm，表面欠光滑，质硬，无压痛，边界不清，活动稍受限。双侧乳头未触及肿物，无溢液。右腋窝可触及数个淋巴结，最大者大小约 1.0cm×0.5cm；淋巴结质中，无压痛，活动度好。双侧锁骨上下窝及左侧腋窝未触及肿大淋巴结。左乳未触及肿物。

2. 锥光束乳腺 CT 表现　双乳大小形态基本对称，呈散在纤维腺体型，皮肤及乳头未见异常。平扫示右乳外上象限（约 9~10 点钟位置）后份有一不规则形稍高密度肿物，大小约 1.8cm×1.5cm×1.3cm，肿物前缘距乳头 4.6cm，距皮肤 0.5cm，肿物内外均未见钙化灶。增强扫描示肿物呈实性结节状不均匀强化表现，其边缘模糊呈微分叶并见可疑毛刺。右侧乳后间隙及胸壁结构未见异常。3D-MIP 未见肿物周围血管增多、增粗表现。左侧乳腺未见异常。

3. 锥光束乳腺 CT 诊断　右乳外上象限实性肿物，乳腺癌可能性较大（BI-RADS 4B 类）。

4. 大体病理及病理诊断　大体病理：（右乳肿物微创旋切标本）灰白碎组织一堆，大小共为 2.0cm×2.0cm×1.0cm。

病理诊断：符合乳腺纤维腺瘤，间质黏液变性。周围乳腺组织内部分导管呈囊状扩张。

5. 诊断要点分析　本例为 CBBCT 表现不典型的乳腺纤维腺瘤病例。由于本例右乳实性结节形态不规则、边缘不光整伴可疑毛刺等 CBBCT 表现更倾向于浸润性乳腺癌的征象特点，且患者年龄偏大，临床提示腋窝淋巴结肿大，故本例难与乳腺癌相鉴别。本例结节无恶性钙化、长期超声复查无增大等表现特点，一定程度上有助于乳腺纤维腺瘤的诊断。

6. 本例图片展示（图 4-1-7）

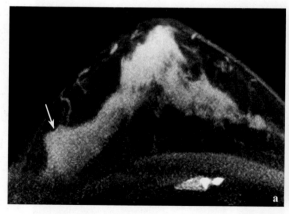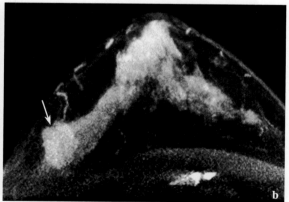

图 4-1-7　右乳纤维腺瘤

a. 右乳 CBBCT 平扫横断面；b. 右乳 CBBCT 增强横断面。

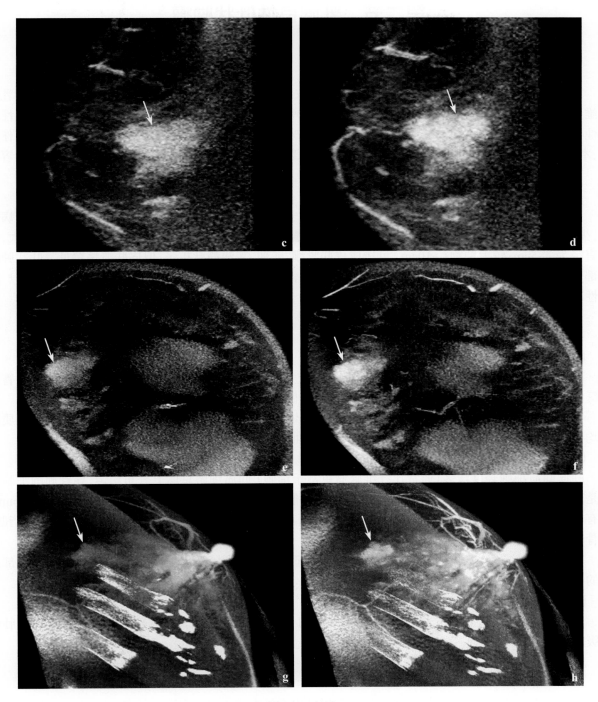

图 4-1-7(续)

c. 右乳 CBBCT 平扫矢状面;d. 右乳 CBBCT 增强矢状面;e. 右乳 CBBCT 平扫冠状面;f. 右乳 CBBCT 增强冠状面;g. 右乳平扫 3D-MIP 成像;h. 右乳增强 3D-MIP 成像。箭头所示为肿瘤。

第二节　乳腺良性叶状肿瘤

一、概述

乳腺叶状肿瘤（phyllodes tumor of breast，PTB），又名分叶状肿瘤，旧称叶状囊肉瘤，是一种少见的乳腺纤维上皮型肿瘤，其发病率仅占乳腺肿瘤的 0.3%~1.0%，占乳腺纤维上皮肿瘤的 2%~3%。良性、交界性及恶性叶状肿瘤分别占 60%~75%，12%~26% 和 10%~15%。恶性和交界性叶状肿瘤将在第五章第十一节作介绍，本节主要阐述良性叶状肿瘤的临床、病理、CBBCT 影像表现及其 CBBCT 诊断和鉴别诊断理论等内容。

二、临床表现

多发生于 40~50 岁中老年女性；临床表现多样，多表现为乳腺单发无痛性肿物；一般生长缓慢，病程长，少数可在短期内突然增大。肿物质硬，部分可有囊性感，多呈分叶状，边界清，可活动；肿物多较大，平均直径为 4~5cm；较大肿物（>10cm）可造成皮肤紧绷，菲薄，表浅静脉扩张，但皮肤溃疡罕见。叶状肿瘤大部分为良性，有恶性潜能，少部分为交界性及恶性，良恶性均可复发，复发后病理学恶性程度增加。交界性和恶性可经血行转移至肺、骨，淋巴结转移罕见。

三、病理表现

（一）大体病理

乳腺叶状肿瘤是一种真性纤维上皮性肿瘤，由上皮和间质共同组成，具有双相生长方式，类似于管内型纤维腺瘤；其中的上皮成分为双层，排列呈裂隙状，围绕着富于细胞的间质成分，形成叶状结构。

良性叶状肿瘤多呈类圆形分叶状，边界清楚，质地较硬，切面灰白、粉色或褐色，有旋涡状纹理，质地不均匀，常有大小不等的裂隙或囊腔，裂隙狭长而弯曲将肿块分隔成叶状。

（二）组织病理学

肿瘤间质细胞轻度增多（通常比纤维腺瘤更富于细胞），间质细胞总体上分布均匀，导管周围细胞密集是最常见的特征，但无间质过度增生。梭形间质细胞无明显异型性，核分裂象少，通常少于 2.5 个/mm²。偶有奇异或多核间质巨细胞，肿瘤大到一定程度时可有坏死，但均不应被视为恶性标志。可有良性脂肪、软骨和骨的化生。

良性叶状肿瘤多数边界清楚呈推挤性，肿瘤突起部分可伸入周围组织；手术切缘不净可能是局部复发的根源。

（三）免疫组化

良性叶状肿瘤多数凭 HE 切片即可诊断，免疫组化并非必不可少。CD34 和 β-catenin 的表达与肿瘤分级成反比。

四、锥光束乳腺 CT 表现

单发巨大分叶状肿块、边缘多较光整、增强后其内常见囊样或粗大裂隙状低密度区和内分叶表现，为良性、交界性及恶性叶状肿瘤的共性 CBBCT 征象特点。交界性和恶性叶状肿瘤除具有上述共性 CBBCT 征象特点外，多伴有其相应的恶性 CBBCT 征象特点（详见第五章第十一节）。

叶状肿瘤以单发肿块多见，平扫和增强图像多显示其外缘光整呈分叶状表现，有钙化者多为粗大钙化。良性叶状肿瘤在 CBBCT 增强图像上多表现为轻中度不均匀强化，增强后其瘤灶可呈两种表现类型。①囊实性肿块表现型（此类型较为常见）：此类肿块内的囊样低密度区范围较大，囊区边缘多清晰光整呈分叶状，囊区外缘多仍有瘤实质环绕，囊壁多无明显高密度强化的壁结节（此征象尤其有别于乳头状癌和恶性叶状肿瘤）；②实性肿块表现型（此类型相对少见）：此类肿块内多见边缘轮廓清晰的粗大裂隙状低密度区,且裂隙状低密度区将轻中度强化的瘤实质分隔形成内缘分叶状表现。鉴于上述叶状肿瘤的瘤实质内缘分叶状表现以及囊样区边缘分叶状表现(以下统称为内分叶表现)与其病理学特征相符,因此,内分叶表现亦为叶状肿瘤的重要 CBBCT 征象特点。此外,3D-MIP 显示肿块邻近血管增多、增粗、与肿块相连等表现亦有助于叶状肿瘤的诊断。

五、鉴别诊断

(一)乳腺纤维腺瘤

部分瘤体较大、强化不均匀、边缘呈分叶状的乳腺纤维腺瘤,其CBBCT表现可与"实性肿块表现型"良性叶状肿瘤相似,但乳腺纤维腺瘤多见于年轻患者,且瘤内少见囊样或边缘轮廓清晰的粗大裂隙状低密度区和相应的内分叶表现。

(二)乳腺癌

叶状肿瘤尤需与黏液癌和乳头状癌相鉴别。部分瘤体较大、边缘分叶、呈囊实性肿块表现的黏液癌和乳头状癌,其CBBCT表现可与"囊实性肿块表现型"良性叶状肿瘤相似。黏液癌多呈厚薄不均的环壁状和房隔样明显强化表现,肿块边缘多模糊不规则或伴毛刺征象;乳头状癌的囊区内常见轮廓清晰、明显高密度强化的乳头状壁结节;此外,黏液癌和乳头状癌多无叶状肿瘤常见的内分叶表现。黏液癌和乳头状癌的上述CBBCT征象特点,有助于其与良性叶状肿瘤相鉴别。

(三)交界性和恶性叶状肿瘤

鉴别诊断要点见第五章第十一节。

六、病例分析

(一)病例 1

1. 简要病史及专科检查情况　患者,女,30 岁,自述于 2 年半前无意间触及左乳房外上方有一肿物,约5.0cm×3.0cm 大小,偶有疼痛,无乳头溢液,无乳头或乳晕糜烂,无乳头内陷或抬高,无畏寒、发热;此期间有妊娠及哺乳;两年前开始口服中药(具体不详)治疗后疼痛有所缓解。1 年前肿物明显增大,伴经期左乳疼痛。

专科检查:双侧乳房发育正常,皮肤色泽正常,无红肿、糜烂、破溃和橘皮征及酒窝征。乳头乳晕无糜烂,乳头无内陷或抬高。左乳触及一大小约 11.0cm×9.0cm 肿物,表面光滑、质中、边界清、活动受限、无压痛。双侧乳头未触及肿物,无溢液。双侧锁骨上下窝及双侧腋窝未触及肿大淋巴结。右乳未触及肿物。

2. 锥光束乳腺 CT 表现　双侧乳腺大小不对称,左乳增大,双侧乳腺呈不均匀致密型,皮肤及乳头未见异常。平扫图像示左乳内有一大小约为 10.5cm×9.5cm×9.0cm 的巨大边缘分叶状混杂密度肿块,其内可见不规则粗大钙化灶;肿块边缘较光整,周围腺体等结构呈受压推移表现;肿块前缘距乳头 0.3cm,距皮肤 0.2cm。增强图像示肿块不均匀轻度强化,其内有边缘较清晰、外缘呈明显分叶状的大范围囊样低密度区,肿块内粗大钙化灶多分布于囊壁。左侧乳后间隙显示欠清,胸壁结构未见破坏征象;3D-MIP 图像示肿块周边血管稍增多、增粗。右乳未见异常。

3. 锥光束乳腺 CT 诊断　左乳巨大肿块,考虑为良性肿瘤;叶状肿瘤可能性大(BI-RADS 4A 类)。

4. 大体病理及病理诊断

(1)大体病理:左乳肿块大小约 10.0cm×10.0cm×8.0cm,有包膜,质地欠均匀,与表面皮肤稍有粘连,无胸肌粘连。

(2)病理诊断:(左乳肿物)良性叶状肿瘤伴局部显著玻璃样变性,灶性坏死及钙化。

5. 诊断要点分析　本例属 CBBCT 表现典型的"囊实性肿块表现型"良性叶状肿瘤病例。本例左乳单发巨大分叶状囊实性肿块边缘较光整,实性区不均匀轻度强化,大范围囊性区边缘呈明显分叶状表现(内分叶表现)且无明显强化的壁结节,肿块内钙化灶均较粗大。本例乳腺肿块的上述 CBBCT 表现均与"囊实性肿块表现型"良性叶状肿瘤的 CBBCT 征象特点相符,故虽患者年龄相对偏低,仍应首先考虑为良性叶状肿瘤。此外,由于本例瘤内可见较多形态轻微畸形的肿瘤血管,故仅凭影像表现较难完全排除交界性叶状肿瘤的可能性(详见第五章第十一节)。

6. 本例图片展示（图 4-2-1）

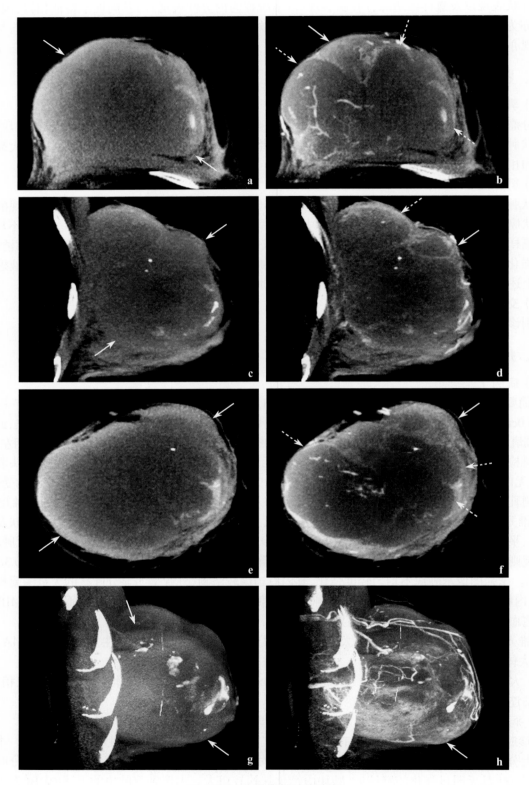

图 4-2-1　左乳良性叶状肿瘤

a. 左乳 CBBCT 平扫横断面；b. 左乳 CBBCT 增强横断面；c. 左乳 CBBCT 平扫矢状面；d. 左乳 CBBCT 增强矢状面；e. 左乳 CBBCT 平扫冠状面；f. 左乳 CBBCT 增强冠状面；g. 左乳平扫 3D-MIP 成像；h. 左乳增强 3D-MIP 成像。实线箭头所示为肿瘤，虚线箭头所示为瘤内呈边缘分叶状表现的大范围囊样低密度区。

（二）病例 2

1. 简要病史及专科检查情况　患者,女,13 岁,自述于 1 个月前体检彩超发现左乳外象限实质性肿块,大小约 7.0cm×5.0cm×5.0cm,BI-RADS 4A 类。

专科检查:双侧乳房发育正常,皮肤色泽正常,无红肿、糜烂、破溃和橘皮征及酒窝征。乳头乳晕无糜烂,乳头无内陷或抬高。左乳外象限可触及一大小约 7.0cm×5.0cm 肿物,表面光滑、质中、边界清、活动度好、无压痛。双侧乳头未触及肿物,无溢液。双侧锁骨上下窝及双侧腋窝未触及肿大淋巴结。右乳未触及肿物。

2. 锥光束乳腺 CT 表现　双侧乳腺大小不对称,左乳增大,呈不均匀致密型,皮肤及乳头未见异常。平扫图像示左乳外象限 1~6 点钟处有一巨大类圆形等密度肿块,大小约 6.8cm×6.0cm×5.7cm,边缘较光整、有浅分叶;肿块与乳头基底部及乳晕区皮肤关系密切,距乳头 0.2cm,距皮肤 0.2cm;肿块内外均未见钙化灶。增强图像示肿块不均匀轻中度强化,内有大范围囊样和粗大裂隙状低密度区,囊区边缘清晰呈分叶状表现。左侧乳后间隙及胸壁结构未见异常。3D-MIP 示肿块周边有一增粗、迂曲血管与肿块相连。右侧乳腺未见异常。

3. 锥光束乳腺 CT 诊断　左乳外象限巨大肿块,考虑为良性肿瘤;叶状肿瘤可能性大,青春期巨纤维腺瘤待排(BI-RADS 4A 类)。

4. 大体病理及病理诊断

（1）大体病理:(左乳肿物)分叶状肿物一个,大小 6.0cm×6.0cm×4.5cm,包膜完整,切面灰白、灰黄,实性,质韧。

（2）病理诊断:(左乳肿物)良性叶状肿瘤伴黏液变性、梗死。

5. 诊断要点分析　本例属 CBBCT 表现典型、患者年龄特点不典型的良性叶状肿瘤病例。本例为青少年患者,重点需与青春期巨纤维腺瘤相鉴别。巨纤维腺瘤在 CBBCT 图像上虽亦可呈强化不均的巨大分叶状肿块表现,但其内极少见到大范围的囊样低密度区;因此,本例虽为青少年患者,仍应首先考虑为叶状肿瘤。

6. 本例图片展示(图 4-2-2)

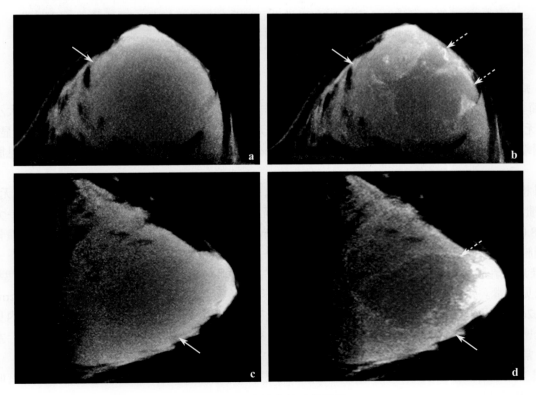

图 4-2-2　左乳良性叶状肿瘤

a. 左乳 CBBCT 平扫横断面;b. 左乳 CBBCT 增强横断面;c. 左乳 CBBCT 平扫矢状面;d. 左乳 CBBCT 增强矢状面。

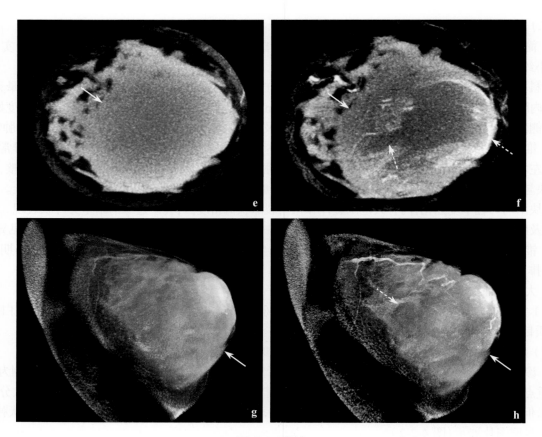

图 4-2-2（续）

e. 左乳 CBBCT 平扫冠状面；f. 左乳 CBBCT 增强冠状面；g. 左乳平扫 3D-MIP 成像；h. 左乳增强 3D-MIP 成像。实线箭头所示为肿瘤，虚线箭头所示为瘤内呈边缘分叶状表现的大范围囊样低密度区和粗大裂隙状低密度区。

（三）病例 3

1. 简要病史及专科检查情况　患者，女，11 岁，自述 2 年前无意间触及右乳房有一肿物，大小如小拇指头，无疼痛，无乳头溢液，无乳头（或乳晕）糜烂，无乳头内陷或抬高，近期发现右乳肿物明显增大，大小如握拳，无胀痛，B 超示右侧乳房 11.1cm×8.0cm×6.0cm 实性肿物，边界欠清，双侧腋下未见肿大淋巴结。

专科检查：双侧乳房发育无异常，但大小不对称，右侧明显增大；双侧乳房皮肤色泽正常，无红肿、糜烂、破溃。局部皮肤无橘皮征及酒窝征，乳头乳晕无糜烂，乳头无内陷或抬高。右乳可触及一大小约 10.0cm×8.0cm 肿物，表面光滑、质硬，活动度好，无压痛。双侧乳头未触及肿物，无溢液。双侧锁骨上下窝及双侧腋窝未触及肿大淋巴结。左乳未触及肿物。

2. 锥光束乳腺 CT 表现　双侧乳腺大小不对称，右侧乳腺明显增大，双侧乳腺呈不均匀致密型，皮肤及乳头未见异常。平扫示右侧乳腺内有一巨大类圆形等密度肿块影，大小约 10.0cm×8.5cm×6.0cm，前缘距乳头 0.2cm，紧贴皮肤，边界清晰，邻近腺体等结构呈受压改变。增强扫描示肿块不均匀强化，内见粗大裂隙状低密度区；右侧乳后间隙及胸壁结构未见异常；3D-MIP 肿块周边血管略增多、增粗、迂曲。左侧乳腺未见异常。

3. 锥光束乳腺 CT 诊断　右侧乳腺巨大肿块，考虑为良性肿物；青春期巨纤维腺瘤可能性大，叶状肿瘤待排查（BI-RADS 4A 类）。

4. 大体病理及病理诊断

（1）大体病理：右乳带完整包膜肿物一个，大小为 10.0cm×8.5cm×6.0cm，切面灰白灰红实性、质中、呈鱼肉样,可见出血和大量黏液,无坏死。

（2）病理诊断:(右乳肿物)良性叶状肿瘤。肿瘤包膜完整。镜下见肿瘤细胞轻度异型性,核分裂象 1~2 个/10HPF。

5. 诊断要点分析　本例属 CBBCT 表现典型、患者年龄特点不典型的实性肿块表现型良性叶状肿瘤 病例。本例为青少年患者,且其右乳肿块呈实性,肿块外缘无分叶表现,故重点需与青春期巨纤维腺瘤相 鉴别。巨纤维腺瘤增强后亦常见瘤实质密度不均匀表现,但瘤内少见边缘轮廓清晰的粗大裂隙状低密度 区及其周边瘤实质内缘呈分叶状表现(即前述内分叶表现)。鉴于本例瘤内粗大裂隙状低密度区表现和 内分叶表现均非常典型,故虽为青少年患者,仍应首先考虑为叶状肿瘤。

6. 本例图片展示(图 4-2-3)

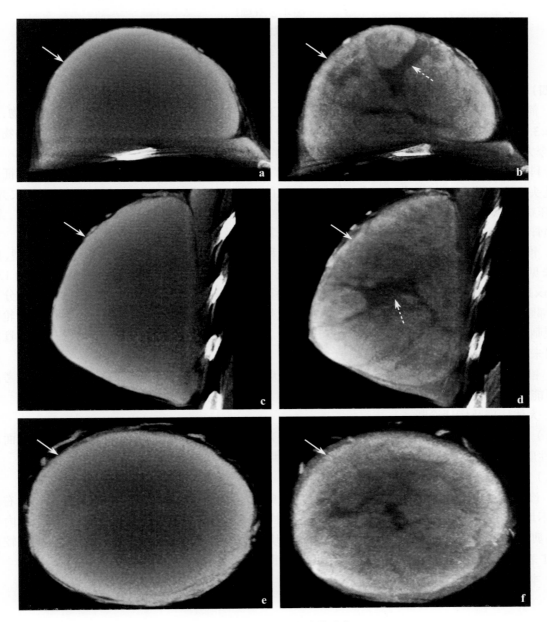

图 4-2-3　右乳良性叶状肿瘤

a. 右乳 CBBCT 平扫横断面;b. 右乳 CBBCT 增强横断面;c. 右乳 CBBCT 平扫矢状面;d. 右乳 CBBCT 增强矢状面;e. 右乳 CBBCT 平扫冠状面;f. 右乳 CBBCT 增强冠状面。

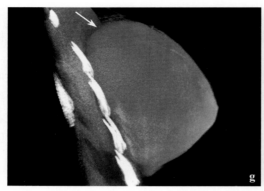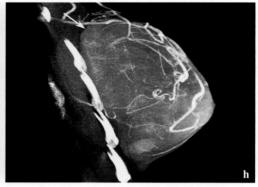

图 4-2-3（续）

g. 右乳平扫 3D-MIP 成像；h. 右乳增强 3D-MIP 成像。实线箭头所示为肿瘤，虚线箭头所示为瘤内粗
大裂隙状低密度区（注意粗大裂隙状低密度区周边瘤实质内缘呈内分叶表现）。

（四）病例 4

1. 简要病史及专科检查情况　患者，女，46 岁，自述 1 年前无意间触及右乳房外上有一肿物，大小约
3.0cm×3.0cm，无疼痛，无乳头溢液，无乳头（或乳晕）糜烂，无乳头内陷或抬高。近期发现右乳肿物迅速增
大，至今大小约 12.0cm×10.0cm，占据整个乳房，局部皮肤色素沉着。

专科检查：双侧乳房发育正常，右乳明显隆起。乳腺皮肤色素沉着，无糜烂及破溃，无橘皮征及酒窝
征。乳头无内陷或抬高。右乳可触及一大小约 12.0cm×12.0cm 肿物，占据整个右乳房，表面欠光滑，质
硬，无压痛，边界清，活动度好。右腋窝可触及 1 个肿大淋巴结，约 1.5cm×1.5cm，质中，活动度好，无压痛。
双侧锁骨上下窝及左侧腋窝未触及肿大淋巴结。左乳未触及肿物。

2. 锥光束乳腺 CT 表现　双侧乳腺大小不对称，右乳增大，双侧乳腺呈散在纤维腺体型，皮肤及
乳头未见异常。平扫示右乳内有一巨大类圆形浅分叶状等密度肿块占据整个腺体，大小约 13.8cm×
12.5cm×10.0cm，前缘距乳头基底部 0.2cm，肿块推移周围结构，与周围腺体内结构及胸壁结构分界尚清
晰，局部贴近皮肤但分界尚清，肿块内外均未见钙化灶。增强扫描示肿块不均匀强化，肿块内有轮廓不清
的不规则裂隙状低密度区。右侧胸壁结构未见异常。3D-MIP 示肿块周围血管明显增多、增粗、迂曲。左
侧乳腺未见异常。

3. 锥光束乳腺 CT 诊断　右乳内巨大肿块，叶状肿瘤与巨纤维腺瘤待鉴别；结合患者年龄，考虑叶状
肿瘤可能性较大（BI-RADS 4A 类）。

4. 大体病理及病理诊断

（1）大体病理：(右乳肿物)已剖肿物一个，大小为 14.0cm×13.0cm×10.0cm，带部分包膜，切面灰白灰
黄，实性质韧，局部呈黏液囊性变，有局灶出血，未见坏死。

（2）病理诊断：(右乳肿物)良性叶状肿瘤。

5. 诊断要点分析　本例属 CBBCT 表现相对不典型的叶状肿瘤病例。本例 CBBCT 虽显示右乳肿块
巨大、不均匀强化、边缘有浅分叶，但肿块内缺乏囊样低密度区表现，且裂隙状低密度区表现和内分叶表
现亦不典型，故较难与巨纤维腺瘤相鉴别。本例肿块强化极不均匀、其内裂隙状低密度区相对较宽大等
CBBCT 表现特点及其年龄偏大特点，一定程度上有助于叶状肿瘤的倾向性诊断。

6. 本例图片展示（图 4-2-4）

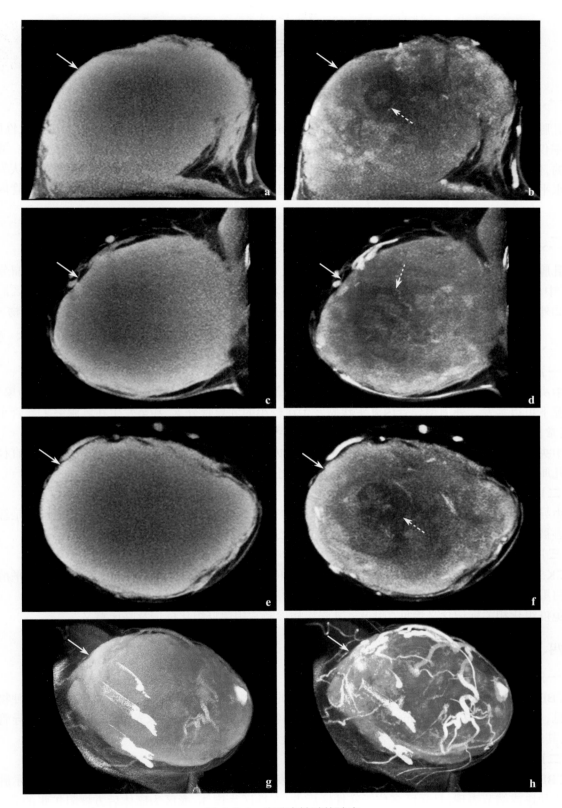

图 4-2-4　右乳良性叶状肿瘤

a. 右乳 CBBCT 平扫横断面；b. 右乳 CBBCT 增强横断面；c. 右乳 CBBCT 平扫矢状面；d. 右乳 CBBCT 增强矢状面；e. 右乳 CBBCT 平扫冠状面；f. 右乳 CBBCT 增强冠状面；g. 右乳平扫 3D-MIP 成像；h. 右乳增强 3D-MIP 成像。实线箭头所示为肿瘤，虚线箭头所示为瘤内表现不典型的裂隙状低密度区。

<h1 style="text-align:center">第三节　乳腺导管内乳头状瘤</h1>

一、概述

乳腺导管内乳头状瘤（intraductal papilloma of the breast）是一种起源于乳腺导管上皮的良性肿瘤，发病率仅次于乳腺纤维腺瘤。好发于青春期后任何年龄段的女性，发病高峰年龄为 30~50 岁。虽然是良性的，但存在一定的恶变率，多发生于中度和重度乳头状瘤病。发病原因尚不明确，多数学者认为与雌激素水平相对增高有关，由于雌激素的过度刺激引起乳腺导管扩张、上皮细胞增生，形成乳腺导管内乳头状瘤。

二、临床表现及分型

乳腺导管内乳头状瘤主要临床表现为乳头溢液及乳腺肿块。临床上将乳腺导管内乳头状瘤分为两型：①中央型导管内乳头状瘤，常表现为单侧无痛性乳头血性或浆液性溢液，多可在乳头、乳晕区扪及肿物。②外周型导管内乳头状瘤，常因无乳头溢液而临床隐匿；肿瘤较大者可在乳腺外周区扪及肿物。

三、病理表现

（一）大体病理

中央型导管内乳头状瘤的瘤体位于乳头或乳晕下的乳导管及其较大的分支导管内，多数为单发，很少情况下可以多发。外周型导管内乳头状瘤发生在较小的乳导管分支，甚至发生在乳腺终末导管小叶单位，通常多发。一些乳头状瘤生长在囊性扩张的乳导管内。

中央型导管内乳头状瘤表现为附着在扩张导管内壁上的外生性肿物。肿瘤体积大小不一，直径几毫米到几厘米不等。外周型导管内乳头状瘤体积多较小，大体病理上不易被发现。

（二）组织病理

由导管上皮细胞及间质增生形成的乳头状肿物突入由扩张导管围成的腔内。乳头的特征是纤维血管轴心被覆立方或柱状上皮细胞；间质纤维化或硬化是与之相关的另一个常见特征。

（三）免疫组化

CK5/6 显示增生导管上皮（斑驳状阳性），p63、p40、SMMHC、Calponin 显示肌上皮的存在。平滑肌肌球蛋白重链显示乳头轴心及导管周围肌上皮存在。

免疫组化相关标记含义参见"附录　乳腺疾病诊断常用免疫组化标记及临床意义"。

四、锥光束乳腺 CT 表现

（一）中央型导管内乳头状瘤

CBBCT 平扫多表现为位于乳头后方乳导管区的索条状或结节状等密度或稍高密度肿物，肿物以单发多见，横断面直径多小于 1cm；增强扫描多显示肿物均匀明显强化、边缘光整，其长轴多与乳导管走向一致，其后方常可见扩张的乳导管呈无强化的低密度管状或囊样表现。

（二）外周型导管内乳头状瘤

CBBCT 平扫图像上多表现为乳腺内单发或多发、等密度或稍高密度肿物。增强扫描多显示肿物呈囊实性肿块或结节表现，且囊区多位于实性区后方（实性区为瘤体，囊区为瘤体后方梗阻扩张的乳导管），囊壁多厚薄均匀、内外缘光整、无强化或强化轻微；囊实性肿块的实性部分多呈壁结节状均匀明显强化，其边缘多较光整，长轴多与乳导管走向一致。少数不伴乳导管扩张的外周型导管内乳头状瘤可呈完全实性的肿块或结节表现，其长轴亦多与乳导管走向一致。25% 的外周型导管内乳头状瘤有微钙化或粗大钙化。在 3D-MIP 图像上，部分肿瘤邻近血管可呈增多、增粗表现。

五、鉴别诊断

（一）导管内乳头状癌

导管内乳头状癌和中央型导管内乳头状瘤均可有自发的无痛性乳头血性溢液,均可扪及乳晕部肿物,且按压肿物时可自乳管开口处溢出血性液体。由于两者的临床表现和影像学表现都非常相似,故两者的影像学鉴别诊断十分困难。相较于导管内乳头状癌,中央型导管内乳头状瘤以单发病灶更多见,CBBCT 显示其肿物横断面直径多小于 1cm,多无同侧腋窝淋巴结肿大表现;导管内乳头状癌多发病灶更常见,病灶直径可大于 1cm,瘤灶较大者范围可超出乳晕区以外,部分病例可有同侧腋窝淋巴结肿大表现。

（二）包被性乳头状癌、浸润性乳头状癌、实性乳头状癌和黏液癌

包被性乳头状癌、浸润性乳头状癌、实性乳头状癌和黏液癌均可呈与外周型导管内乳头状瘤相似的囊实性肿块表现。包被性乳头状癌、浸润性乳头状癌和实性乳头状癌的壁结节强化程度更高、边缘分叶和乳头状表现更明显、多无长轴与乳导管走向一致表现、部分壁结节区囊壁外缘可见不光整和毛刺征象等表现特点,有助于其与外周型导管内乳头状瘤相鉴别;黏液癌的囊壁和房隔厚薄不均、实性部分不均匀强化、肿块边缘模糊不整和/或毛刺等表现特点,有助于其与外周型导管内乳头状瘤相鉴别。此外,包被性乳头状癌、浸润性乳头状癌、实性乳头状癌和黏液癌肿块多具有进行性增大、触诊质硬、活动受限等临床特点,亦有助于鉴别诊断。

（三）导管原位癌和小叶原位癌

导管原位癌和小叶原位癌的典型 CBBCT 表现均为非肿块样强化灶,但少数不典型病例亦可呈单发或散在多发实性肿块或结节表现,故需与少数不伴乳导管扩张表现的外周型导管内乳头状瘤相鉴别。导管原位癌和小叶原位癌的较大强化结节边缘可见分叶和/或毛刺表现,多无肿块或结节长轴与乳导管走向一致的表现特点,且导管原位癌多伴恶性钙化(病灶内外集群分布的 4B 或 4C 类钙化);上述征象特点均有助于导管原位癌、小叶原位癌与外周型导管内乳头状瘤相鉴别。

（四）纤维腺瘤

纤维腺瘤患者无乳头溢液表现,肿瘤无特定好发部位,无瘤灶长轴与乳导管走向一致和邻近的乳导管扩张表现。中央型导管内乳头状瘤患者多有乳头溢液表现,肿瘤好发于乳头后方,多表现为长轴与乳导管走向一致的索条状明显强化肿物,常伴邻近乳导管扩张表现。外周型导管内乳头状瘤多表现为囊实性肿块,少数呈实性肿块或结节表现者,其长轴多与乳导管走向一致。上述纤维腺瘤和两型导管内乳头状瘤的临床和 CBBCT 征象特点,均有助于纤维腺瘤与导管内乳头状瘤的鉴别诊断。

六、病例分析

（一）病例 1

1. 简要病史及专科检查情况　患者,女,42 岁,自述 2 个月前发现左乳溢液,呈透明清亮无黏性,乳房无疼痛,未触及肿物,无乳头(或乳晕)糜烂,无乳头内陷或抬高;此期间无妊娠或哺乳;无畏寒、发热。

专科检查:双侧乳房发育正常。皮肤色泽正常,无红肿、糜烂、破溃、橘皮征及酒窝征,乳头乳晕发育正常,乳头无内陷或抬高,左乳头溢液透明清亮无黏性。左乳头后方可触及一大小约 2.0cm×0.5cm×0.5cm 条状肿物,表面光滑、质中、边界清、活动度好,无压痛。双侧锁骨上下窝及双侧腋窝未触及肿大淋巴结。右乳未触及肿物。

2. 锥光束乳腺 CT 表现　双侧乳腺大小形态基本对称,呈不均匀致密型,皮肤及乳头未见异常。平扫示左乳晕区(左乳头后方偏内侧)有一索条状稍高密度肿物,其长轴与乳导管走向一致,大小约 2.0cm×0.6cm×0.6cm,肿物内及其周围未见钙化灶。增强扫描肿物呈均匀明显强化表现,边缘光整,其前缘与乳头后缘相连。3D-MIP 示肿物后方乳导管扩张;未见肿物周围血管增多、增粗表现。左侧乳后间隙及胸壁结构未见异常。右侧乳腺未见异常。

3. 锥光束乳腺 CT 诊断 左乳晕区（乳头后方偏内侧）索条状高强化灶，考虑为乳腺导管内良性占位；导管内乳头状瘤可能性大（BI-RADS 4A 类）。

4. 大体病理及病理诊断

（1）大体病理：（左乳肿物微创旋切标本）灰白碎组织，长 4.0cm×2.0cm×1.0cm。

（2）病理诊断：导管内乳头状瘤，伴普通型增生。

5. 诊断要点分析 本例为临床表现和 CBBCT 表现均非常典型的中央型导管内乳头状瘤病例。本例乳头后方索条状肿物单发、边缘光整、均匀强化、长轴与乳导管走向一致、肿物后方乳导管扩张、患者有乳头溢液史等 CBBCT 征象和临床表现特点，为诊断中央型导管内乳头状瘤的主要依据。本例重点需与导管内乳头状癌相鉴别（鉴别要点详见本节前述和第五章第六节）。

6. 本例图片展示（图 4-3-1）

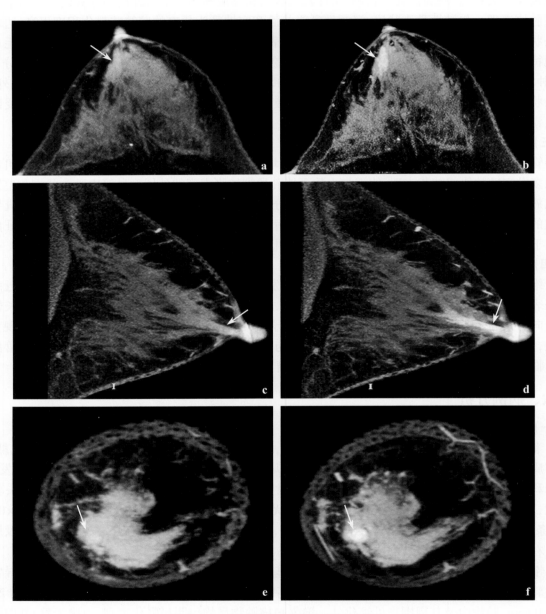

图 4-3-1 左乳导管内乳头状瘤（中央型）

a. 左乳 CBBCT 平扫横断面；b. 左乳 CBBCT 增强横断面；c. 左乳 CBBCT 平扫冠状面；d. 左乳 CBBCT 增强冠状面；e. 左乳 CBBCT 平扫冠状面；f. 左乳 CBBCT 增强冠状面。

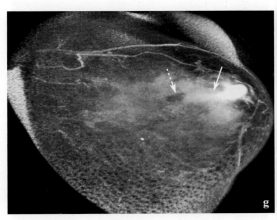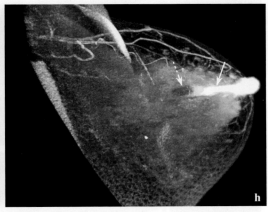

图 4-3-1(续)

g. 左乳平扫 3D-MIP 成像;h. 左乳增强 3D-MIP 成像。实线箭头所示为肿瘤灶,虚线箭头所示为 3D-MIP 显示的位于肿瘤后方的扩张乳导管。

(二) 病例 2

1. 简要病史及专科检查情况　患者,女,43 岁,自述 5 天前无意间触及右乳外方有一大小约 2.0cm× 2.0cm 肿物,无疼痛,无乳头溢液,无乳头(或乳晕)糜烂,无乳头内陷或抬高,肿物增大与月经周期无关,此期间无妊娠或哺乳;无畏寒、发热。

专科检查:双侧乳房发育正常,皮肤色泽正常,无红肿、糜烂、破溃、橘皮征及酒窝征,乳头乳晕无糜烂,乳头无内陷或抬高;双侧乳头未及明显肿物,无溢液。右乳外下象限可触及 2.3cm×2.0cm 肿物,表面欠光滑、质硬、边界欠清、活动度好、无压痛。双侧锁骨上下窝及双侧腋窝未触及肿大淋巴结。左乳未触及肿物。

2. 锥光束乳腺 CT 表现　双侧乳腺大小形态基本对称,呈不均匀致密型,皮肤及乳头未见异常。平扫示右乳外下象限 7~8 点钟位置后份有一类圆形等及稍高密度肿物,大小约 2.2cm×1.8cm×1.7cm,前缘距乳头基底部约 4.5cm,距皮肤最近距离约 0.7cm;肿物边缘较光整清晰,其内外均未见钙化灶。增强扫描示该肿物呈囊实性肿块样表现,其内有一明显均匀强化的实性壁结节,该实性结节位于囊区(考虑为扩张的乳导管结构)的前方且长轴与乳导管走向一致,肿物的囊壁厚薄均匀、内外缘光整、无明确强化表现。右侧乳后间隙及胸壁结构未见异常;3D-MIP 未见肿物周边血管明显增多、增粗表现。左侧乳腺未见异常。

3. 锥光束乳腺 CT 诊断　右乳囊实性肿物:考虑导管内乳头状瘤恶变可能性大(BI-RADS 4B 类)。

4. 大体病理及病理诊断

(1) 大体病理:(右乳肿物微创旋切标本)灰白碎组织,长 0.5~1.0cm,直径为 0.4~0.5cm。

(2) 病理诊断:导管内乳头状瘤。

5. 诊断要点分析　本例为 CBBCT 表现较典型的外周型导管内乳头状瘤病例。本例右乳外下象限肿物呈囊实性肿块样表现,其囊区位于实性区后方,囊壁厚薄均匀、内外缘光整、无明确强化,肿物实性部分呈壁结节状均匀明显强化,且其边缘较光整、长轴与乳导管走向一致。本例肿物的上述表现均与外周型导管内乳头状瘤的典型 CBBCT 征象特点相符,故诊断上应首先考虑为外周型导管内乳头状瘤。本例重点需与包被性乳头状癌、浸润性乳头状癌、实性乳头状癌和黏液癌相鉴别。包被性乳头状癌、浸润性乳头状癌和实性乳头状癌的壁结节强化程度更高,壁结节边缘分叶和乳头状表现更明显,多无长轴与乳导管走向一致表现;黏液癌的环壁多厚薄不均、内外缘多不光整,常伴边缘不规则分叶和毛刺表现。乳头状癌和黏液癌的上述 CBBCT 征象特点有助于与本例的鉴别诊断。

6. 本例图片展示(图 4-3-2)

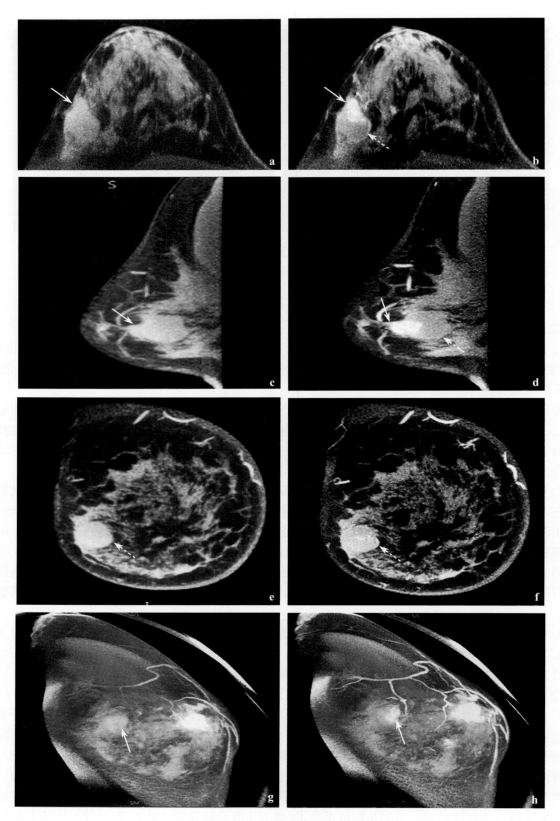

图 4-3-2 右乳导管内乳头状瘤（外周型）

a. 右乳 CBBCT 平扫横断面；b. 右乳 CBBCT 增强横断面；c. 右乳 CBBCT 平扫冠状面；d. 右乳 CBBCT 增强冠状面；e. 右乳 CBBCT 平扫冠状面；f. 右乳 CBBCT 增强冠状面；g. 右乳平扫 3D-MIP 成像；h. 右乳增强 3D-MIP 成像。实线箭头所示为肿瘤灶，虚线箭头所示为肿瘤后方囊样扩张的乳导管。

（三）病例 3

1. 简要病史及专科检查情况　患者,女,47 岁,外院检查发现右乳肿物半个月;无疼痛,无乳头溢液,无乳头(或乳晕)糜烂,无乳头内陷或抬高;此期间无妊娠或哺乳;无畏寒、发热。

专科检查:双侧乳房发育正常,皮肤色泽正常,无红肿、糜烂、破溃、橘皮征及酒窝征。乳头乳晕无糜烂,乳头无内陷或抬高。双侧乳腺未触及明显肿物。双侧乳头未触及肿物,无溢液。双侧腋窝及锁骨上下未触及肿大淋巴结。

2. 锥光束乳腺 CT 表现　双侧乳腺大小形态基本对称,呈不均匀致密型,皮肤及乳头未见异常。平扫示乳腺局部腺体组织增多、结构紊乱(相对于患者年龄),右乳内象限 3 点钟位置后份见一类圆形等密度肿物,大小约 1.0cm×1.0cm×0.7cm,前缘距乳头基底部 8.0cm,紧贴胸壁,边界清晰,边缘光整,肿物内外均未见钙化灶。增强扫描肿物呈实性结节样轻微均匀强化表现;右侧乳后间隙及胸壁结构未见异常;3D-MIP 未见肿物周围血管增多、增粗表现。左侧乳腺未见异常。

3. 锥光束乳腺 CT 诊断　右乳内象限肿物,考虑为良性肿瘤可能性大:纤维腺瘤? 乳头状瘤? (BI-RADS 3 类)。

4. 大体病理及病理诊断

（1）大体病理:(右乳肿物切除标本)灰白组织 1 块,大小为 1.0cm×0.6cm×0.2cm。

（2）病理诊断:导管内乳头状瘤。

5. 诊断要点分析　本例为 CBBCT 表现不典型的导管内乳头状瘤。本例右乳内象限后份实性结节边缘清晰光整、无钙化、轻微均匀强化,CBBCT 表现虽符合良性肿物的征象特点,但由于其强化程度低,缺乏长轴与乳导管走向一致表现,且不伴囊样或管状乳导管扩张表现,加之患者无乳头溢液病史,故其难与纤维腺瘤等其他良性肿物相鉴别。

6. 本例图片展示(图 4-3-3)

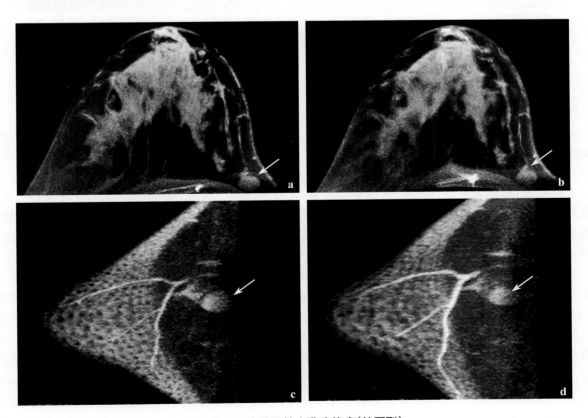

图 4-3-3　右乳导管内乳头状瘤(外周型)

a. 右乳 CBBCT 平扫横断面;b. 右乳 CBBCT 增强横断面;c. 右乳 CBBCT 平扫矢状面;d. 右乳 CBBCT 增强矢状面。

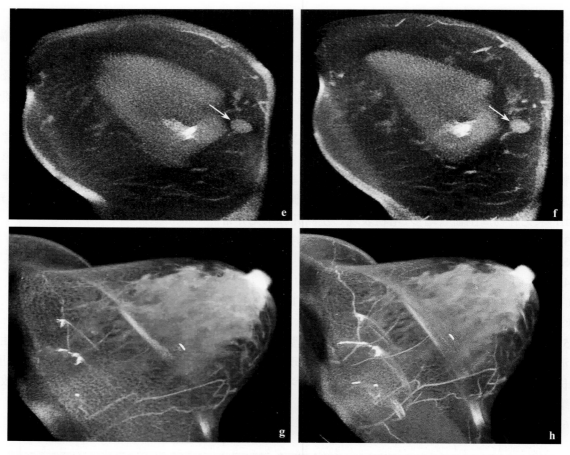

图 4-3-3(续)

e. 右乳 CBBCT 平扫冠状面;f. 右乳 CBBCT 增强冠状面;g. 右乳平扫 3D-MIP 成像;h. 右乳增强 3D-MIP 成像。箭头所示为肿瘤。

（四）病例 4

1. 简要病史及专科检查情况　患者,女,41 岁,自述发现双乳多个肿物 1 年余,最大者大小约 2.5cm×1.5cm;无疼痛,无乳头溢液,无乳头(或乳晕)糜烂,无乳头内陷或抬高;此期间无妊娠或哺乳;无畏寒、发热。

专科检查:双侧乳房发育正常,皮肤色泽正常,无红肿、糜烂、破溃。局部皮肤无橘皮征及酒窝征,乳头乳晕无糜烂,乳头无内陷或抬高。左乳 3 点钟、7 点钟位置,以及右乳外上、外下象限触及多个肿物,最大者约 2.5cm×1.5cm,肿物表面光滑、质中、边界清、活动度好、无压痛。双侧乳头未触及肿物,无溢液。双侧锁骨上下窝及双侧腋窝未触及肿大淋巴结。

2. 锥光束乳腺 CT 表现　双侧乳腺大小形态基本对称,呈不均匀致密型,皮肤及乳头未见异常。左乳头后方偏外上象限(2~3 点钟位置)中份见一长轴与乳导管走向一致的长椭圆形结节灶,边缘较清晰光整,平扫呈稍高密度,结节大小约 2.3cm×1.6cm×1.6cm,前缘距乳头 1.5cm,距皮肤 2.0cm;左乳内下象限 6~7 点钟位置后份另见一类圆形结节,平扫呈稍高密度,边缘亦较光整,大小约 1.3cm×1.0cm×1.0m,前缘距乳头 4.0cm,距皮肤 2.5cm。右乳外下象限 7 点钟位置中后份见一长轴与乳导管走向一致的长椭圆形结节,边缘较清晰,平扫呈等密度,结节大小约 1.8cm×0.9cm×0.9cm,前缘距乳头 3.6cm,距皮肤 2.5cm;右乳该结节邻近区域及外上象限另见更小的多发小结节,部分结节长轴与乳导管走向一致。双侧乳腺肿物内外均未见钙化灶。增强扫描双乳多发肿物均呈较明显的均匀强化表现。双侧乳后间隙及胸壁结构未见异常。3D-MIP 未见双乳肿物周围血管增多、增粗表现。

3. 锥光束乳腺 CT 诊断 双侧乳腺多发结节,考虑为良性肿瘤可能性大:导管内乳头状瘤?（BI-RADS 3/4A 类）。

4. 大体病理、免疫组化及病理诊断

（1）大体病理及免疫组化

1）（左乳 2 点钟、6 点钟位置多发肿物,灰白碎组织）导管内乳头状瘤,个别导管呈囊性扩张,尚见与囊壁脱离呈游离状的乳头状结构。乳头上皮细胞 CK5/6（斑驳 +）,ER 强弱不一表达,SMMHC 阳性且显示肌上皮完整。

2）（右乳多发肿物,灰白碎组织）导管内乳头状瘤,见囊及囊内乳头状瘤结构。PR 强阳性,Ki-67+3%,p63 及 SMMHC 阳性且显示肌上皮完整。

（2）病理诊断:（双乳,多发）导管内乳头状瘤。

5. 诊断要点分析 本例为双乳多发导管内乳头状瘤病例（左乳中央型伴外周型,右乳外周型）。本例 CBBCT 显示的双乳多发结节有如下表现特点:①左乳较大结节位于乳头后方乳导管区（或较大的分支导管区）;②双乳多发结节散在分布且多数长轴与乳导管走向一致;③结节边缘均较清晰光整,其内及周围无钙化灶,多数结节强化较均匀;④3D-MIP 未见结节周围血管增多、增粗表现。上述 CBBCT 表现与中央型合并外周型多发导管内乳头状瘤的 CBBCT 征象特点相符,故应首先考虑相应诊断。本例因未显示特征性的乳导管扩张表现,故需注意与乳腺多发纤维腺瘤、导管原位癌和小叶原位癌等相鉴别。本例的上述①、②表现特点有助于其与多发纤维腺瘤、导管原位癌和小叶原位癌相鉴别,③、④表现特点以及病灶散在分布特点有助于其与导管原位癌和小叶原位癌相鉴别。本例左侧乳腺为非优势侧乳腺,因增强扫描时间偏后,故有较明显的背景实质强化表现,需注意不要误认为强化病灶。

6. 本例图片展示（图 4-3-4）

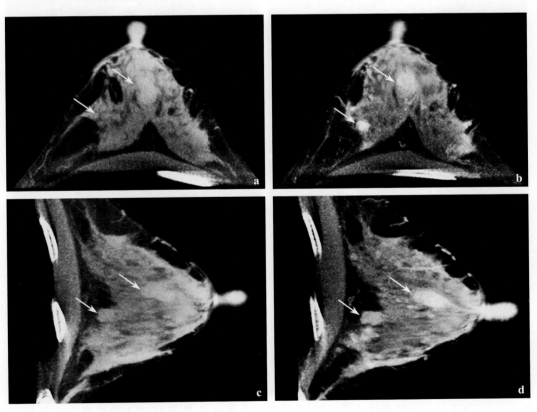

图 4-3-4 双乳多发导管内乳头状瘤（左乳中央型伴外周型,右乳外周型）

a. 左乳 CBBCT 平扫横断面;b. 左乳 CBBCT 增强横断面;c. 左乳 CBBCT 平扫冠状面;d. 左乳 CBBCT 增强冠状面。

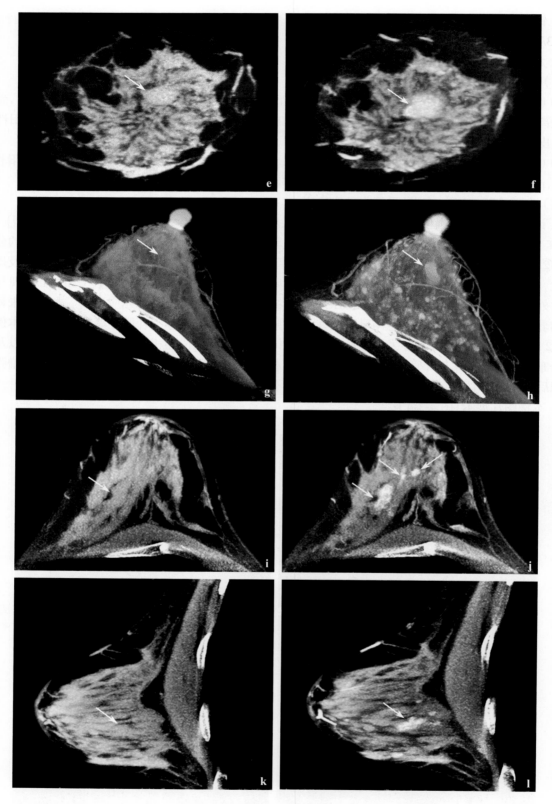

图 4-3-4（续）
e. 左乳 CBBCT 平扫冠状面；f. 左乳 CBBCT 增强冠状面；g. 左乳平扫 3D-MIP 成像；h. 左乳增强 3D-MIP 成像；i. 右乳 CBBCT 平扫横断面；j. 右乳 CBBCT 增强横断面；k. 右乳 CBBCT 平扫矢状面；l. 右乳 CBBCT 增强矢状面。

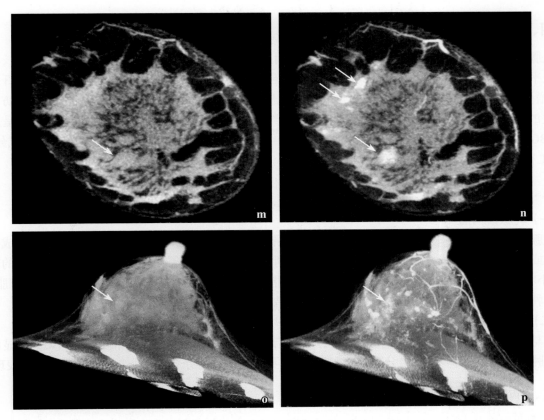

图 4-3-4（续）

m. 右乳 CBBCT 平扫冠状面；n. 右乳 CBBCT 增强冠状面；o. 右乳平扫 3D-MIP 成像；p. 右乳平扫 3D-MIP 成像。箭头所示为双乳多发肿瘤灶。

第四节　乳腺脂肪瘤

一、概述

乳腺脂肪瘤（lipoma of the breast）较少见，系由成熟、无异型的脂肪细胞构成的乳腺良性肿瘤；好发于中年以上、乳腺较大、脂肪丰富的女性。

二、临床表现

一般无明显症状，多发生于单侧乳腺，生长缓慢。触诊表现为柔软、光滑、易变形、可活动、界限清楚的肿块。肿瘤常呈圆形、卵圆形或分叶状，极少发生恶变。

三、病理表现及分型

（一）大体病理

乳腺脂肪瘤为圆形或盘状肿块，一般 <5cm。通常有包膜，切面灰黄色，类似正常脂肪组织，但色泽更黄。

（二）组织病理

乳腺脂肪瘤由分化成熟的脂肪细胞构成，其间有纤维组织分隔。乳腺脂肪瘤根据其组织结构不同，可分为单纯型乳腺脂肪瘤、血管型乳腺脂肪瘤、纤维型乳腺脂肪瘤及乳腺腺脂肪瘤，乳腺腺脂肪瘤实际属于错构瘤。

四、锥光束乳腺 CT 表现

乳腺脂肪瘤在 CBBCT 平扫图像上多表现为圆形、类圆形或分叶状脂肪密度肿块或结节,长轴往往与皮肤平行,边缘清晰光整,周围组织结构呈受压推移表现,肿块或结节包膜极薄,内有纤细的纤维分隔结构;增强扫描乳腺脂肪瘤多无明确强化表现。乳腺脂肪瘤的 CBBCT 诊断要点为:以均匀脂肪密度成分为主的肿块或结节,边缘清晰光整,其内仅见纤细的纤维分隔结构。单纯型乳腺脂肪瘤多呈上述典型 CBBCT 表现而易于诊断;血管型乳腺脂肪瘤、纤维型乳腺脂肪瘤因瘤内相应的非脂肪结构成分较多,CBBCT 征象可呈相对不典型表现。

五、鉴别诊断

(一)乳腺错构瘤

乳腺脂肪瘤重点需与乳腺错构瘤相鉴别。乳腺错构瘤于 CBBCT 图像上亦多呈以脂肪密度成分为主的肿块或结节表现,其与乳腺脂肪瘤的 CBBCT 鉴别要点为其肿物密度更不均匀,其内常见较多的乳腺导管样、小叶腺体样和纤维组织样强化结构。部分非脂肪成分占比较大的乳腺脂肪瘤(血管型乳腺脂肪瘤、纤维型乳腺脂肪瘤等)单凭 CBBCT 表现难与乳腺错构瘤相鉴别。

(二)创伤后油性囊肿

多与外伤、手术及放射治疗有关,触诊肿块较脂肪瘤质地硬,多与皮肤有粘连。CBBCT 常显示类脂肪密度肿块,但肿块内多无纤维分隔结构,其周围常见粗大的纤维条索影,可伴有局部皮肤增厚表现。

六、病例分析

1. 简要病史及专科检查情况　患者,女,55 岁,自述 6 天前无意间发现左乳内上方肿物,大小约 4.0cm×3.0cm;无疼痛,无乳头溢液,无乳头(或乳晕)糜烂,无乳头内陷或抬高;已绝经;无畏寒、发热。

专科检查:双侧乳房发育正常,皮肤色泽正常,无红肿、糜烂、破溃、橘皮征及酒窝征。无乳头(或乳晕)糜烂,乳头无内陷、抬高。左乳内下象限触及一大小约 4.0cm×3.0cm 肿物,表面光滑、质软、边界清、活动度好、无压痛。双侧乳头未触及肿物,无溢液。双侧锁骨上下窝及双侧腋窝未触及肿大淋巴结。右乳未见异常。

2. 锥光束乳腺 CT 表现　双侧乳腺大小形态基本对称,呈不均匀致密型,皮肤及乳头未见异常。平扫示左侧乳腺内下象限 8~9 点钟处有一卵圆形脂肪密度肿块,大小约 4.5cm×3.8cm×3.2cm,前缘距乳头 5.0cm,距皮肤 1.2cm;肿块边缘清晰光整,包膜极薄,内有细条状非脂肪密度分隔,肿块周围组织结构呈受压推移表现;肿块内外均未见钙化灶。增强扫描肿块未见明确强化。3D-MIP 未见肿块周围血管增多、增粗表现。右侧乳腺未见异常。

3. 锥光束乳腺 CT 诊断　左乳脂肪密度肿块,乳腺脂肪瘤可能性大(BI-RADS 2/3 类)。

4. 大体病理及病理诊断

(1)大体病理:(左乳肿物)带包膜肿物一个,大小为 5.0cm×4.5cm×2.5cm,肿物切面灰黄实质性,质软,有出血、坏死。

(2)病理诊断:(左乳肿物)乳腺脂肪瘤。

5. 诊断要点分析　本例为 CBBCT 表现典型的单纯型乳腺脂肪瘤病例。本例左乳肿块边缘清晰光整,包膜纤薄完整,肿块内除均匀脂肪密度成分外仅见少量纤细的纤维样分隔结构,肿块无明确强化表现;其 CBBCT 表现与乳腺脂肪瘤的典型 CBBCT 征象特点完全相符,故诊断不难。本例重点需与乳腺错构瘤相鉴别;乳腺错构瘤亦可表现为以脂肪密度成分为主的肿块,但由于乳腺错构瘤内有不同比例的乳腺导管、小叶腺体和纤维组织结构成分,故平扫和增强图像显示其肿块密度较乳腺脂肪瘤更不均匀,肿块内常见腺体样和/或导管样强化结构。

6. 本例图片展示(图 4-4-1)

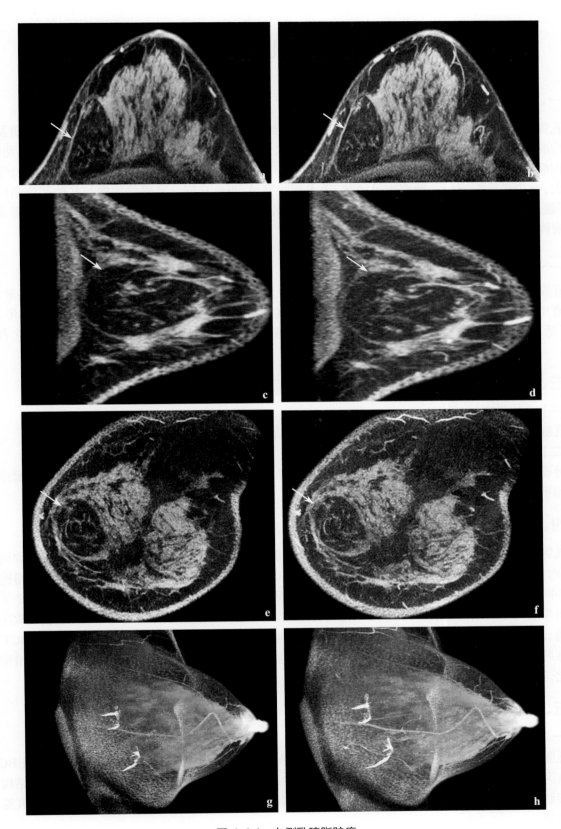

图 4-4-1　左侧乳腺脂肪瘤

a. 左乳 CBBCT 平扫横断面；b. 左乳 CBBCT 增强横断面；c. 左乳 CBBCT 平扫冠状面；d. 左乳 CBBCT 增强冠状面；e. 左乳 CBBCT 平扫冠状面；f. 左乳 CBBCT 增强冠状面；g. 左乳平扫 3D-MIP 成像；h. 左乳增强 3D-MIP 成像。箭头所示为肿瘤。

第五节　乳腺错构瘤

一、概述

乳腺错构瘤（hamartoma of the breast）是由乳腺组织中不同数量的乳腺导管、小叶腺体、脂肪及纤维组织构成的一种少见的乳腺良性肿瘤，根据其组织成分不同，分为纤维性/纤维囊性错构瘤、腺脂肪瘤、肌样错构瘤、软骨性错构瘤及伴骨化的错构瘤等亚型。乳腺错构瘤主要发生于分娩后或绝经妇女，年龄跨度较大，青少年也有发生。肿瘤边界清楚，手术切除完整，预后良好。乳腺错构瘤与其他部位错构瘤类似，可能是胚胎期乳腺组织结构错乱，出生后残留的乳腺导管胚芽及纤维、脂肪组织异常生长而形成的良性肿瘤样增生。

二、临床表现

好发于外上象限和乳晕后区，多为单发。多无明显的临床症状，少数可有局部疼痛及乳头溢液，患者常无意中发现乳腺肿物，其生长缓慢，但有妊娠期和哺乳期增大的特点。触诊肿块光滑，呈圆形、卵圆形，可活动，边界清，脂肪成分为主者质软、压迫时易变形、富有弹性，纤维腺体为主或伴有钙化者质地较硬。

三、病理表现

（一）大体病理

乳腺错构瘤多呈圆形或卵圆形，切面可似正常的乳腺组织、脂肪瘤或纤维腺瘤。

（二）组织病理

肿瘤内有不同比例的乳腺导管、小叶腺体和成熟的脂肪及纤维组织混杂存在，可有假血管瘤样间质增生和平滑肌成分。

四、锥光束乳腺 CT 表现

乳腺错构瘤在 CBBCT 图像上多表现为圆形、类圆形或分叶状边缘清晰光整的含脂肪密度肿块或结节，其内常见较多斑片结节状非脂肪密度结构，其周边常可见环绕的软组织密度假包膜。由于错构瘤内含有不同比例的脂肪、腺体、乳腺导管及纤维结缔组织（有"乳腺中的乳腺"之称），故其在 CBBCT 平扫和增强图像上均呈混杂密度表现，其密度不均匀程度、强化程度和非脂肪成分占比等 CBBCT 表现取决于瘤内脂肪、腺体、乳导管和纤维结缔组织的构成比。乳腺错构瘤主要需与乳腺脂肪瘤相鉴别：CBBCT 显示脂肪性肿物中非脂肪成分（纤维腺体和乳腺导管样结构）越多，越倾向乳腺错构瘤。此外，乳腺错构瘤可伴钙化，钙化表现多为不定形、圆形或斑块状。

五、鉴别诊断

（一）乳腺脂肪瘤

乳腺脂肪瘤和乳腺错构瘤均可表现为脂肪密度肿块或结节，乳腺脂肪瘤与乳腺错构瘤的 CBBCT 鉴别要点为前者（平扫和增强扫描）密度更均匀、瘤内除脂肪成分外多数仅见少量纤细的纤维分隔结构。部分非脂肪成分占比较大的乳腺脂肪瘤（血管型脂肪瘤、纤维型脂肪瘤等）单凭 CBBCT 表现难与乳腺错构瘤相鉴别。

（二）乳腺纤维腺瘤

乳腺纤维腺瘤肿块或结节内无脂肪成分，其密度与乳腺正常腺体相似或略高。极少数以纤维腺体或平滑肌成分为主的乳腺错构瘤（肌样错构瘤、纤维性错构瘤等）单凭 CBBCT 表现难与纤维腺瘤相鉴别。

患者年龄特点一定程度上有助于二者的鉴别诊断。

六、病例分析

(一)病例 1

1. 简要病史及专科检查情况　患者,女,49 岁,自述于 1 个月余前体检发现左乳外上方肿物,大小约 3cm×3cm×3cm;无疼痛,无乳头溢液,无乳头(或乳晕)糜烂,无乳头内陷或抬高;此期间无妊娠或哺乳;无畏寒、发热。

专科检查:双侧乳房发育正常,皮肤色泽正常,无红肿、糜烂、破溃、橘皮征及酒窝征。乳头乳晕无糜烂,乳头无内陷、抬高。左乳外象限可触及一大小约 3cm×3cm×3cm 肿物,表面光滑、质软、边界清、活动度好、无压痛。双侧乳头未触及肿物,无溢液。左侧腋窝可触及数个散在淋巴结,大者短径约 0.5cm,质中、活动度好、无压痛。右乳、右腋窝未见异常。

2. 锥光束乳腺 CT 表现　双侧乳腺大小形态基本对称,呈不均匀致密型,皮肤及乳头未见异常。平扫示左乳外下象限前中份有一类圆形肿块,其边缘清晰光整,其内以脂肪样密度结构为主,伴较多斑片状腺体样软组织密度成分,肿块内外均未见钙化灶;肿块大小约 4.3cm×3.5cm×3.0cm,前缘距乳头 0.2cm,距皮肤 0.2cm,其周围组织结构呈受压推移表现。增强扫描肿块内非脂肪成分呈类似正常纤维腺体样轻度强化。3D-MIP 未见肿块周围血管增多、增粗表现。右侧乳腺未见异常。

3. 锥光束乳腺 CT 诊断　左乳外下象限前中份肿块,乳腺错构瘤可能性大(BI-RADS 3 类)。

4. 大体病理及病理诊断

(1)大体病理:(左乳)肿物一个,大小 4.8cm×3.8cm×3.2cm,包膜完整,切面灰黄实性质软,呈分叶状,局部出血。

(2)病理诊断:(左乳肿物)乳腺错构瘤。

5. 诊断要点分析　本例为 CBBCT 表现典型的乳腺错构瘤病例。本例乳腺富脂肪肿块边缘光整清晰、周边可见环绕的软组织密度假包膜,内有较多斑片结节状非脂肪密度结构,增强后斑片结节状非脂肪密度结构轻度强化;上述表现与错构瘤的典型 CBBCT 征象特点相符,故诊断不难。本例重点需与脂肪瘤相鉴别;本例肿块内斑片结节状非脂肪密度结构占比较大、肿块内非脂肪结构呈正常纤维腺体样表现之特点,为其与脂肪瘤相鉴别的主要依据。

6. 本例图片展示(图 4-5-1)

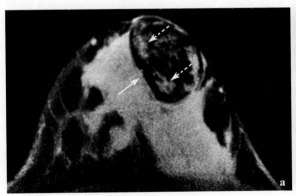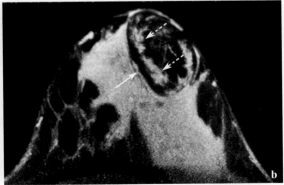

图 4-5-1　左侧乳腺错构瘤
a. 左乳 CBBCT 平扫横断面;b. 左乳 CBBCT 增强横断面。

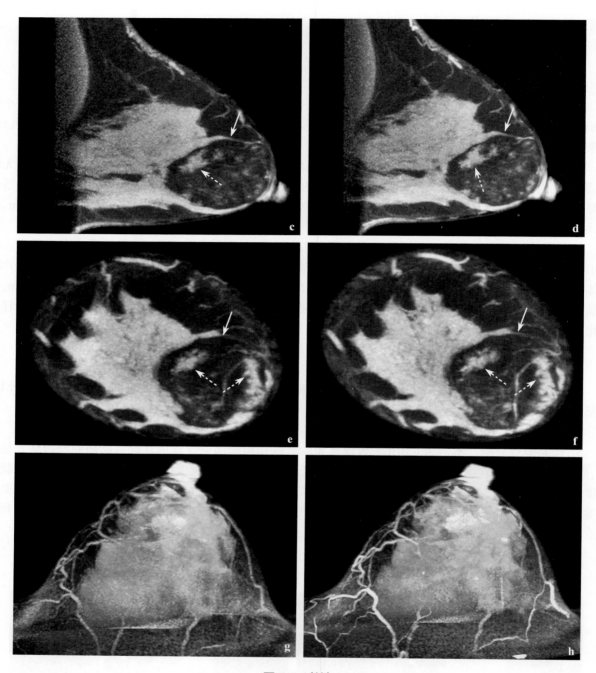

图 4-5-1(续)

c. 左乳 CBBCT 平扫冠状面;d. 左乳 CBBCT 增强冠状面;e. 左乳 CBBCT 平扫冠状面;f. 左乳 CBBCT 增强冠状面;g. 左乳平扫 3D-MIP 成像;h. 左乳增强 3D-MIP 成像。实线箭头所示为肿瘤,虚线箭头所示为瘤内纤维腺体样组织结构。

（二）病例 2

1. 简要病史及专科检查情况　患者,女,40 岁,自述 10 余年前无意间触及左乳内下方肿物,大小约 5.0cm×3.5cm;无疼痛,无乳头溢液,无乳头(或乳晕)糜烂,无乳头内陷或抬高;此期间无妊娠或哺乳;无畏寒、发热。

专科检查:双侧乳房发育正常,皮肤色泽正常,无红肿、糜烂、破溃、橘皮征及酒窝征。乳头乳晕无糜烂,乳头无内陷、抬高。左乳内下象限触及一大小约 5.0cm×3.5cm 的肿物,表面光滑、质软、边界清楚、活动度好、无压痛。双侧乳头未触及肿物,无溢液。双侧锁骨上下窝及双侧腋窝未触及肿大淋巴结。右乳未触及肿物。

2. 锥光束乳腺 CT 表现　双侧乳腺大小形态基本对称,呈不均匀致密型,皮肤及乳头未见异常。平扫示左乳(以内下象限为主)有一以脂肪密度为主的混杂密度肿块,大小约 5.5cm×4.5cm×3.0cm,其边缘光整清晰,其内可见大量粗大斑索状、结节状类似于纤维腺体组织密度的结构,其内外均未见钙化灶,肿块周围组织结构呈受压推移表现,其前缘距乳头 1.6cm,距皮肤 0.5cm。增强扫描示肿块内粗大斑索状、结节状非脂肪密度结构呈类似纤维腺体组织样强化表现。左侧乳后间隙及胸壁结构未见异常。3D-MIP未见肿块周边血管增多、增粗表现。右侧乳腺未见异常。

3. 锥光束乳腺 CT 诊断　左乳脂肪密度为主的混杂密度肿块,乳腺错构瘤可能性大(BI-RADS 3 类)。

4. 大体病理及病理诊断

(1)大体病理:(左乳)肿物一个,大小为 6.2cm×4.7cm×3.0cm,表面包膜完整,多切面切开,切面灰白实性质中。

(2)病理诊断:(左乳肿物)乳腺腺脂肪瘤(乳腺错构瘤)。

5. 诊断要点分析　本例与病例 1 类似,亦为 CBBCT 表现典型的乳腺错构瘤病例。本例左乳肿块内粗大斑索状和结节状纤维腺体样组织成分占比更大,且矢状位图像显示肿瘤呈典型的"乳腺中的乳腺"表现,故其更易与乳腺脂肪瘤相鉴别。

6. 本例图片展示(图 4-5-2)

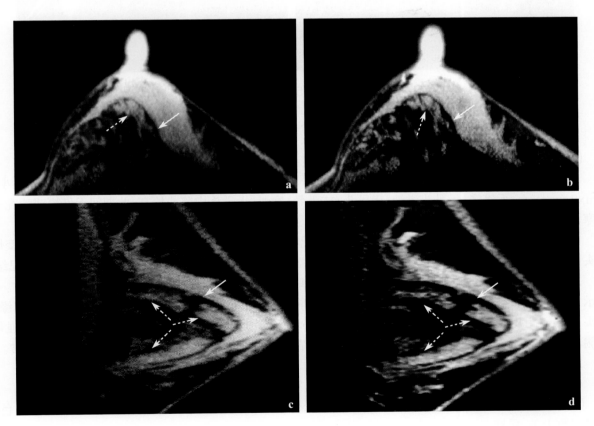

图 4-5-2　左侧乳腺错构瘤

a. 左乳 CBBCT 平扫横断面;b. 左乳 CBBCT 增强横断面;c. 左乳 CBBCT 平扫冠状面;d. 左乳 CBBCT 增强冠状面。

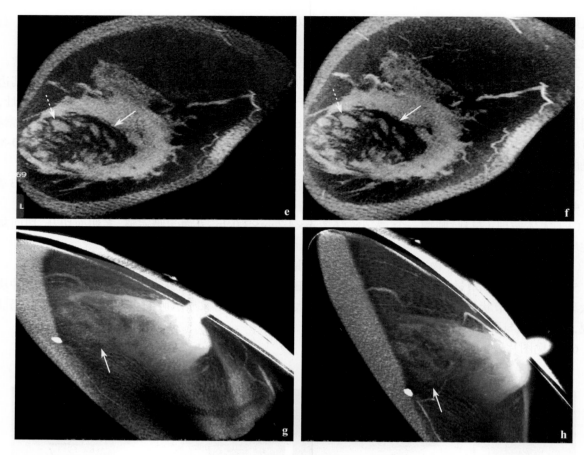

图 4-5-2(续)

e. 左乳 CBBCT 平扫冠状面；f. 左乳 CBBCT 增强冠状面；g. 左乳平扫 3D-MIP 成像；h. 左乳增强 3D-MIP 成像。实线箭头所示为肿瘤，虚线箭头所示为瘤内纤维腺体样组织结构。

（三）病例 3

1. 简要病史及专科检查情况　患者，女，32 岁，自述于 1 个月余前体检超声发现左乳肿物，大小约 1cm×1cm×1cm；无疼痛，无乳头溢液，无乳头（或乳晕）糜烂，无乳头内陷或抬高；此期间无妊娠或哺乳；无畏寒、发热。

专科检查：双侧乳房发育正常，皮肤色泽正常，无红肿、糜烂、破溃、橘皮征及酒窝征。乳头乳晕无糜烂，乳头无内陷、抬高。双乳及乳头未触及肿物，乳头无溢液。双侧锁骨上下窝及双侧腋窝未触及肿大淋巴结。

2. 锥光束乳腺 CT 表现　双侧乳腺大小形态基本对称，呈不均匀致密型，皮肤及乳头未见异常。平扫示左侧乳腺下象限 6 点钟位置中份有一卵圆形等密度实性结节，大小约 1.3cm×0.8cm×0.8cm，前缘距乳头 4.0cm，距皮肤 3.0cm，边缘清晰光整，结节内外均未见钙化灶。增强扫描示左乳结节轻度均匀强化；左侧乳后间隙及胸壁结构未见异常。3D-MIP 未见结节周围血管增多、增粗表现。右侧乳腺未见异常。

3. 锥光束乳腺 CT 诊断　左侧乳腺下象限肿物，乳腺纤维腺瘤可能性大（BI-RADS 3 类）。

4. 大体病理及病理诊断

（1）大体病理：肿物位于左乳下象限，约 1.5cm×1.0cm×1.0cm，质韧、边界清、光滑。旋切出灰白色条状组织数十条，质韧。

（2）病理诊断：(左乳肿物)乳腺肌样错构瘤，局部导管上皮普通型增生。

5. 诊断要点分析　本例乳腺错构瘤 CBBCT 表现不典型，与其病理类型的特殊性(乳腺肌样错构瘤)有关。极少数以纤维腺体或平滑肌成分为主、缺乏特征性脂肪成分的乳腺错构瘤，单凭 CBBCT 表现难与乳腺纤维腺瘤等其他良性病变相鉴别。

6. 本例图片展示（图 4-5-3 ）

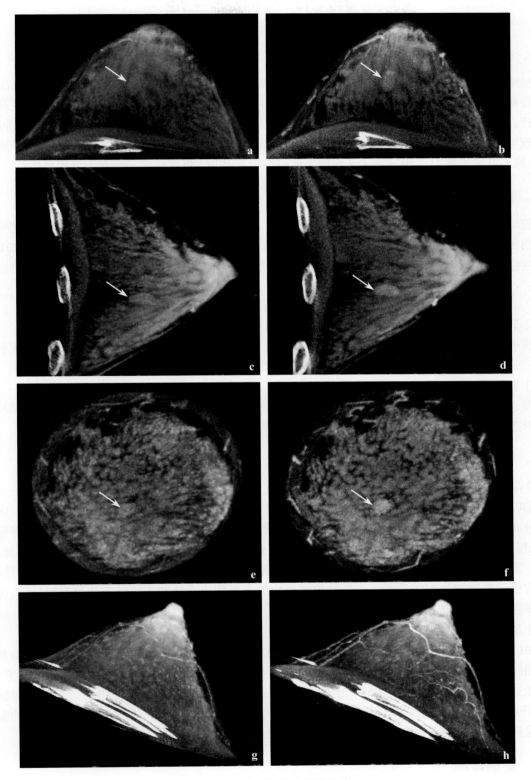

图 4-5-3　左侧乳腺肌样错构瘤

a. 左乳 CBBCT 平扫横断面；b. 左乳 CBBCT 增强横断面；c. 左乳 CBBCT 平扫冠状面；d. 左乳 CBBCT 增强冠状面；e. 左乳 CBBCT 平扫冠状面；f. 左乳 CBBCT 增强冠状面；g. 左乳平扫 3D-MIP 成像；h. 左乳增强 3D-MIP 成像。箭头所示为肿瘤。

第六节　乳腺增生症

一、概述

乳腺增生症（proliferative disease of the breast）是临床最常见的良性乳腺疾病，是乳腺组织在雌、孕激素周期性刺激下发生增生与退化共同作用的结果，主要发生于 30~50 岁女性，是女性乳腺多见的一类临床综合征。由于其病理学形态多样、复杂，其临床命名多而不统一，如乳腺腺病、纤维囊性乳腺病、乳腺纤维囊性改变、良性乳腺结构不良、硬化性腺病、乳腺囊肿、慢性囊性乳腺病、乳腺囊性增生病、乳房纤维硬化症、乳腺小叶增生症等。2016 年《乳腺增生症诊治专家共识》将本病统一命名为乳腺增生症。

二、临床表现及分类

乳腺增生症主要表现为乳腺胀痛和乳腺内肿块，部分患者可合并乳头溢液。疾病早期患者常主诉与月经周期相关的周期性乳腺胀痛；乳腺增生症后期常表现为定位明确的非周期性疼痛。根据 2016 年《乳腺增生症诊治专家共识》，乳腺增生症分为乳腺囊性增生症及乳腺腺病。

三、病理表现及分型

（一）乳腺囊性增生症

病理表现为导管上皮增生，管腔扩大，可形成大小不等的囊肿，囊肿内容物多为淡黄色、无色或乳白色浆液。分为 4 个亚型，即囊肿、导管上皮增生、盲管型腺病、大汗腺样化生。

（二）乳腺腺病

病理表现为乳腺腺泡和小导管明显地局灶性增生，并有不同程度的结缔组织增生，小叶结构基本失去正常形态。主要分为 3 个亚型，即小叶增生型、纤维腺病型、硬化性腺病型。

四、锥光束乳腺 CT 表现

（一）乳腺囊性增生症

CBBCT 平扫图像上多表现为单发或多发类圆形稍低密度肿物，多无分叶，边缘多较光整，多发肿物常散在分布；增强扫描肿物多呈单房囊性肿块（或囊性结节）表现，囊壁厚薄多较均匀、内外缘多较清晰光整、强化程度多较轻微，合并炎症感染时囊壁可明显强化。3D-MIP 图像上肿物邻近血管无明显增多、增粗表现。乳腺囊性增生症常与乳腺腺病伴存，故单房囊性肿块（或囊性结节）与实性肿块（或实性结节）伴存表现有助于乳腺增生症的诊断。少数乳腺增生症的多发细小囊灶和实性结节灶分布较局限，可类似于非肿块样强化病变表现。

（二）乳腺腺病

CBBCT 平扫图像上多表现为单发或多发等密度或稍高密度肿物，边缘多较光整，多发肿物常散在分布，部分肿物内可伴粗大的良性钙化；增强扫描肿物多呈轻中度均匀强化的实性肿块或实性结节表现，增强后病灶边缘多更清晰光整。3D-MIP 图像上肿物邻近血管无明显增多、增粗表现。部分乳腺腺病病灶（尤其是纤维腺病型和硬化性腺病型）的 CBBCT 表现可与纤维腺瘤表现非常相似。乳腺腺病的实性病灶常与乳腺囊性增生症的囊性病灶伴存，此为其与乳腺纤维腺瘤相鉴别的重要参考依据。

五、鉴别诊断

乳腺增生症需与以下疾病鉴别：

（一）乳腺纤维腺瘤

呈单纯实性肿块表现的乳腺腺病（不伴囊性增生症病灶者）CBBCT 表现常类似于纤维腺瘤。纤维腺瘤通常体积更大,平扫多密度更高,增强扫描强化相对更明显;乳腺腺病患者常合并囊性增生症,其病灶弥漫散在多发和囊性与实性病灶伴存等 CBBCT 征象特点有别于纤维腺瘤。此外,二者的临床表现特点亦有助于鉴别诊断。部分乳腺腺病病灶(尤其是纤维腺病型和硬化性腺病型)仅凭 CBBCT 表现难与乳腺纤维腺瘤相鉴别。

(二)乳腺癌

乳腺癌肿块形态更不规则,多伴边缘毛刺和分叶,肿块内外可见恶性钙化;呈实性肿块表现者强化多不均匀、肿块内的无强化坏死区多不规则;呈囊实性肿块表现者多见明显强化的壁结节;可见淋巴结及血行转移征象。

(三)乳腺导管扩张症

乳腺囊性增生症和乳腺腺病的 CBBCT 表现分别可与急性期乳腺导管扩张症的囊样病灶、亚急性期脓肿灶和慢性期乳腺导管扩张症的实性肿物灶相类似。乳腺导管扩张症的好发部位特点、病灶囊壁菲薄无强化特点、病灶长轴与乳导管走向一致特点、合并之脓肿灶的多房囊样和外缘不规则表现特点以及患侧乳头溢液特点等,均有助于其与乳腺增生症相鉴别。

(四)单纯化脓性和肉芽肿性乳腺炎

乳腺单纯化脓性和肉芽肿性炎症病灶多呈非肿块样强化表现且边缘多模糊不整,常伴邻近皮肤皮下组织广泛增厚和明显强化表现;乳腺炎脓肿多呈多房囊实性肿物表现,且囊壁厚薄不均匀。乳腺增生症病灶多呈单发或多发囊性或实性肿物表现,且多发肿物多呈散在分布,少见非肿块样强化灶和邻近皮肤皮下组织广泛增厚和明显强化表现,其囊性和实性肿物边缘多较炎性肿物清晰光整,其囊性肿物多呈单房表现且囊壁厚薄均匀;此外,乳腺增生症的周期性乳房胀痛与炎性病变的红、肿、热、痛等临床表现差异特点,亦有助于二者的鉴别诊断。

六、病例分析

(一)病例 1

1. 简要病史及专科检查情况 患者,女,43 岁,自述于 1 个月前无意间触及右乳外侧肿物,大小约 2.5cm×2.5cm;无疼痛,无乳头溢液,无乳头(或乳晕)糜烂,无乳头内陷或抬高;无畏寒、发热;此期间无妊娠或哺乳。

专科检查:双侧乳房发育正常,皮肤色泽正常,无红肿、糜烂、破溃、橘皮征及酒窝征。无乳头内陷或抬高。右乳外象限 9 点钟处可触及一大小约 2.5cm×2.5cm 的肿物,表面光滑、质中、边界清、活动度好、无压痛。双侧乳头未触及肿物,无溢液。双侧锁骨上下及双侧腋窝未触及肿大淋巴结。左乳未触及肿物。

2. 锥光束乳腺 CT 表现 双侧乳腺大小形态基本对称,呈不均匀致密型,皮肤及乳头未见异常。平扫示右侧乳腺外象限 9 点钟位置后份有一类圆形等密度肿物,大小约 3.0cm×2.5cm×2.5cm,前缘距乳头 3.5cm,距皮肤约 1.5cm,肿物部分边缘不清,其内外均未见钙化灶。增强扫描示肿物呈单房囊性肿块表现,边缘轻中度环壁样强化,环壁厚薄均匀,壁内外缘均较光整清晰,囊内无强化结构。乳后间隙及胸壁结构未见异常。3D-MIP 示肿物周围血管无增多、增粗表现。左侧乳腺未见异常。

3. 锥光束乳腺 CT 诊断 右乳外象限囊性肿物,考虑为良性病变;乳腺囊性增生症合并炎症可能性大(BI-RADS 3 类)。

4. 大体病理及病理诊断

(1)大体病理:(右乳肿物旋切标本)灰黄碎组织一堆,大小共为 3.2cm×3.0cm×0.6cm,镜下见纤维囊壁组织,局部可见较多泡沫样组织细胞反应及胆固醇结晶形成。

(2)病理诊断:(右乳肿物)乳腺囊性增生症。

5. 诊断要点分析 本例为 CBBCT 表现典型的乳腺囊性增生症病例,其右乳肿物呈单房囊性肿块表现、囊壁厚薄均匀、强化轻微、与周围腺体组织分界清晰等 CBBCT 征象特点,为诊断乳腺囊性增生症的主要依据。本例因临床表现不典型且缺乏囊性病灶与实性病灶伴存表现,故需注意与其他良性囊性病变相鉴别(鉴别依据详见前述)。

6. 本例图片展示（图 4-6-1）

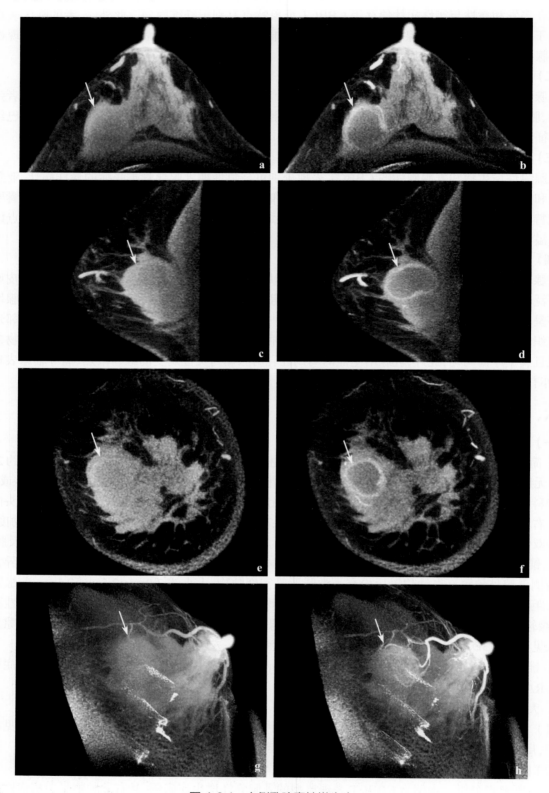

图 4-6-1　右侧乳腺囊性增生症

a. 右乳 CBBCT 平扫横断面；b. 右乳 CBBCT 增强横断面；c. 右乳 CBBCT 平扫矢状面；d. 右乳 CBBCT 增强矢状面；e. 右乳 CBBCT 平扫冠状面；f. 右乳 CBBCT 增强冠状面；g. 右乳平扫 3D-MIP 成像；h. 右乳增强 3D-MIP 成像。箭头所示为病灶。

（二）病例 2

1. 简要病史及专科检查情况　患者，女，47 岁，自述于 6 年余前无意间触及右乳房外下方肿物，大小约 2.0cm×2.0cm，无疼痛，无乳头溢液，无乳头（或乳晕）糜烂，无乳头内陷或抬高；无畏寒、发热；此期间无妊娠或哺乳。

专科检查：双侧乳房发育正常，皮肤色泽正常，无红肿、糜烂、破溃、橘皮征及酒窝征。无乳头内陷或抬高。右乳外下象限可触及一大小约 2.5cm×2.0cm 肿物，表面欠光滑、质硬、边界欠清、活动度好、无压痛。双侧乳头未触及肿物，无溢液。双侧锁骨上下及双侧腋窝未触及肿大淋巴结。左乳未触及肿物。

2. 锥光束乳腺 CT 表现　双侧乳腺大小形态基本对称，呈散在纤维腺体型，皮肤及乳头未见异常。平扫示右侧乳腺外下象限 7~8 点钟位置中份有一椭圆形略高密度实性肿物，大小约 2.8cm×2.0cm×2.0cm，边缘清晰光整、周围组织结构呈受压推移表现，肿物内可见斑片状粗大钙化灶，其前缘距乳头约 1.8cm，距皮肤约 0.8cm。增强扫描示右乳肿物呈均匀强化的实性结节表现。3D-MIP 未见肿物周围血管增多、增粗表现。左侧乳腺未见异常。

3. 锥光束乳腺 CT 诊断　右乳外下象限实性肿物，考虑良性；纤维腺瘤并退变可能性大（BI-RADS 3 类）。

4. 大体病理及病理诊断

（1）大体病理：(右乳肿物旋切标本)灰黄碎组织一堆，大小共为 4.0cm×3.0cm×1.0cm。

（2）病理诊断：(右乳肿物)乳腺增生症，主要表现为腺病、囊肿。

5. 诊断要点分析　本例为 CBBCT 表现较典型的乳腺腺病病例，其右乳实性肿物边缘光整清晰、均匀强化、内伴粗大良性钙化灶等 CBBCT 征象特点，为诊断乳腺腺病的主要依据。本例因 CBBCT 图像上未能显示病理提示合并的右乳囊肿灶（即乳腺囊性增生症病灶），加之临床表现不典型，故难与退变钙化的乳腺纤维腺瘤相鉴别。

6. 本例图片展示（图 4-6-2）

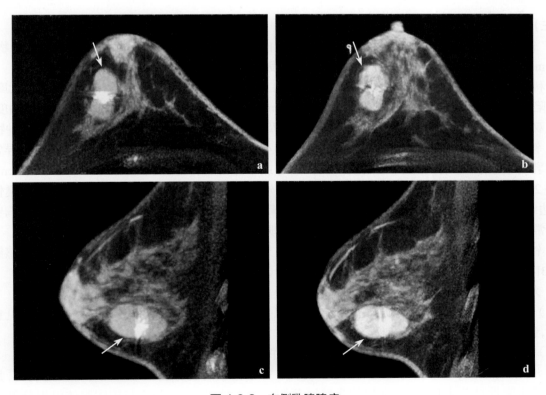

图 4-6-2　右侧乳腺腺病

a. 右乳 CBBCT 平扫横断面；b. 右乳 CBBCT 增强横断面；c. 右乳 CBBCT 平扫矢状面；d. 右乳 CBBCT 增强矢状面。

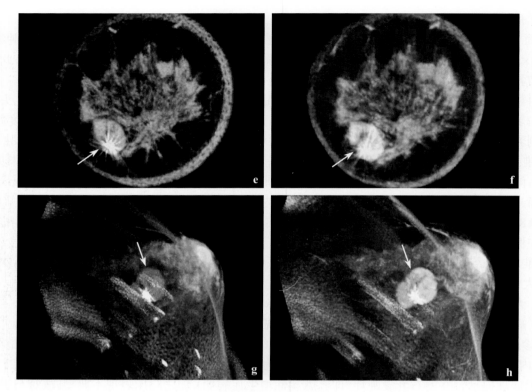

图 4-6-2（续）

e. 右乳 CBBCT 平扫冠状面；f. 右乳 CBBCT 增强冠状面；g. 右乳平扫 3D-MIP 成像；h. 右乳增强 3D-MIP 成像。箭头所示为病灶。

（三）病例 3

1. 简要病史及专科检查情况　患者，女，44 岁，自述于 2 个月余前无意中触及右乳内下方肿物，大小约 1.5cm×1.0cm，经期前疼痛，月经后缓解，无畏寒、发热；此间无妊娠或哺乳。

专科检查：双侧乳房发育正常，皮肤色泽正常，无红肿、糜烂、破溃、橘皮征及酒窝征。乳头乳晕无糜烂，乳头无内陷或抬高。右乳内下象限可触及一大小约 1.5cm×1.0cm 的肿物，表面光滑、质中、边界清、活动度好、轻压痛。双乳头未触及肿物，无溢液。双侧锁骨上下窝及双侧腋窝未触及肿大淋巴结。左乳未触及肿物。

2. 锥光束乳腺 CT 表现　双侧乳腺大小形态基本对称，呈不均匀致密型，皮肤及乳头未见异常。平扫示右乳内下象限 4 点钟位置中后份有一类圆形等或略高密度肿物，大小约 1.5cm×1.3cm×0.9cm，前缘距乳头 2.5cm，距皮肤 0.5cm，平扫边缘不清，肿物内外均未见钙化灶。增强扫描示肿物呈单房囊性结节表现，边缘环壁样明显强化，环壁厚薄均匀、壁内外缘光整清晰，囊内结构无强化。乳后间隙及胸壁结构未见异常。3D-MIP 未见肿物周围血管增多、增粗表现。左侧乳腺未见异常。

3. 锥光束乳腺 CT 诊断　右乳内下象限囊性结节，考虑为良性肿物；乳腺囊性增生症合并感染可能性大（BI-RADS 3 类）。

4. 大体病理及病理诊断

（1）大体病理：(右乳肿物旋切标本)灰黄碎组织一堆，大小共为 1.5cm×1.0cm×0.5cm，镜下见囊肿破溃感染，囊壁肉芽组织增生，急慢性炎细胞浸润。

（2）病理诊断：(右乳肿物)乳腺囊性增生症(合并炎症)。

5. 诊断要点分析　本例为临床表现和 CBBCT 征象典型的乳腺囊性增生症合并炎症病例，其右乳肿物呈单房囊性结节表现、明显强化的囊壁厚薄均匀且内外缘光整、肿物与周围腺体组织分界清晰等 CBBCT 征象特点，以及患者的周期性乳房疼痛病史，为诊断乳腺囊性增生症合并炎症的主要依据。本例的典型 CBBCT 征象特点和临床表现特点，有助于其与其他乳腺囊性病变相鉴别。

6. 本例图片展示（图 4-6-3）

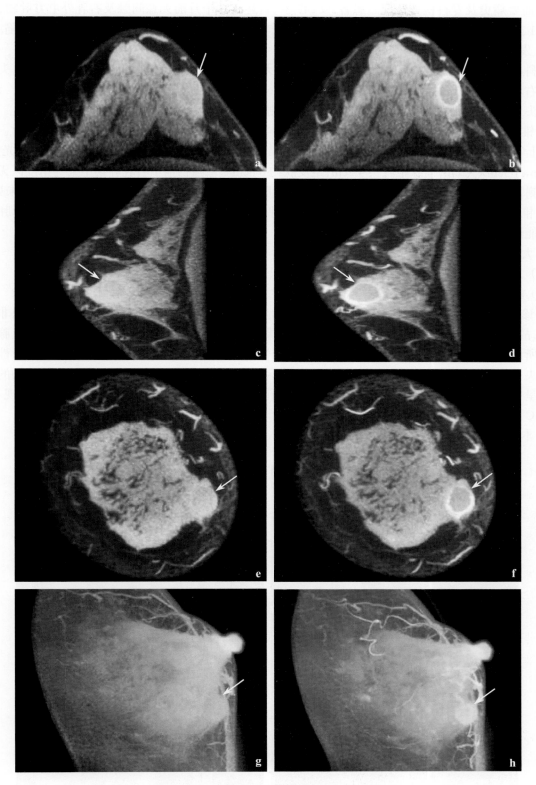

图 4-6-3　右侧乳腺囊性增生症（合并炎症）

a. 右乳 CBBCT 平扫横断面；b. 右乳 CBBCT 增强横断面；c. 右乳 CBBCT 平扫矢状面；d. 右乳 CBBCT 增强矢状面；e. 右乳 CBBCT 平扫冠状面；f. 右乳 CBBCT 增强冠状面；g. 右乳平扫 3D-MIP 成像；h. 右乳增强 3D-MIP 成像。箭头所示为病灶。

（四）病例 4

1. 简要病史及专科检查情况　患者，女，47 岁，自述于 2 个月前无意间触及右乳外上方肿物，大小约 1.5cm×1.3cm；肿物增大与月经周期无关，伴疼痛，无乳头溢液，无乳头（或乳晕）糜烂，无乳头内陷或抬高；无畏寒、发热；此期间无妊娠或哺乳。

专科检查：双侧乳房发育正常，皮肤色泽正常，无红肿、糜烂、破溃、橘皮征及酒窝征。无乳头内陷或抬高。右乳房外上象限可触及一大小约 1.5cm×1.3cm 肿物，表面光滑、质硬、边界清、活动度好、无压痛。双侧乳头未触及肿物，无溢液。双侧锁骨上下及双侧腋窝未触及肿大淋巴结。左乳未触及肿物。

2. 锥光束乳腺 CT 表现　双侧乳腺大小形态基本对称，呈不均匀致密型，皮肤及乳头未见异常。平扫示右乳外上象限 10 点钟位置后份有一类圆形伴环状蛋壳样钙化肿物，其中央呈等密度，边缘清晰、较光整，大小约 1.3cm×1.3cm×1.2cm，前缘距乳头 4.2cm，距皮肤约 0.8cm。增强扫描示右乳肿物中央等密度区无明确强化。右侧乳后间隙及胸壁结构未见异常。3D-MIP 示肿物周边无血管增多、增粗表现。左侧乳腺未见异常。

3. 锥光束乳腺 CT 诊断　右侧乳腺外上象限肿物，考虑为良性；油脂囊肿或陈旧性炎性囊肿并边缘钙化可能性大（BI-RADS 3 类）。

4. 大体病理及病理诊断

（1）大体病理：（右乳肿物旋切标本）灰黄碎组织一堆，大小共为 1.0cm×1.0cm×0.5cm。

（2）病理诊断：（右乳肿物 10 点）乳腺增生症，主要表现为硬化性腺病、乳腺纤维腺瘤样结构。

5. 诊断要点分析　本例由于 CBBCT 显示肿物呈环状蛋壳样钙化，且诊断医生判断肿物内非钙化区无强化，故误诊为油脂囊肿或陈旧性炎性囊肿并边缘钙化病灶。蛋壳样钙化多为钙化沉积于乳腺良性病变边缘所致，通常继发于脂肪坏死、油脂囊肿或陈旧性炎性囊肿的壁；脂肪坏死、油脂囊肿、陈旧性炎性囊肿的中央非钙化区多无强化，且前二者中央非钙化区多呈类似脂肪的极低密度表现。本例肿物的中央非钙化区呈等密度且伴轻微强化等表现特点，有助于乳腺硬化性腺病的诊断。此外，本例临床表现不典型，凭 CBBCT 表现亦较难与纤维腺瘤退变相鉴别。

6. 本例图片展示（图 4-6-4）

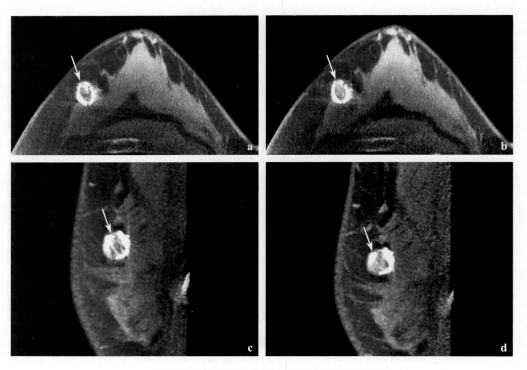

图 4-6-4　右侧乳腺腺病（硬化性腺病型）

a. 右乳 CBBCT 平扫横断面；b. 右乳 CBBCT 增强横断面；c. 右乳 CBBCT 平扫矢状面；d. 右乳 CBBCT 增强矢状面。

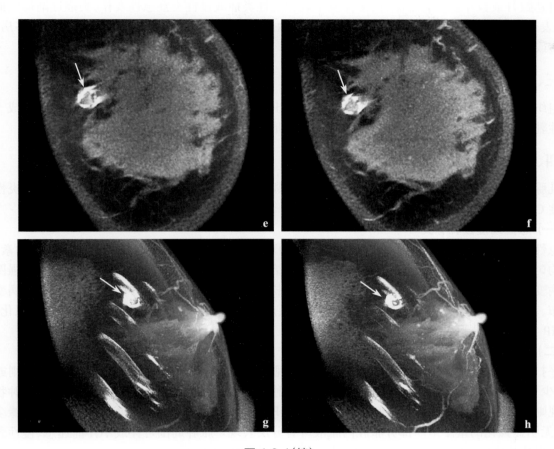

图 4-6-4（续）

e. 右乳 CBBCT 平扫冠状面；f. 右乳 CBBCT 增强冠状面；g. 右乳平扫 3D-MIP 成像；h. 右乳增强 3D-MIP 成像。箭头所示为病灶。

第七节　单纯性乳腺炎

一、概述

乳腺炎症是育龄妇女的常见疾病,发病率占乳腺疾病的 1/4。乳腺炎症分类复杂,按照发生时期分为哺乳期和非哺乳期乳腺炎,按照疾病缓急分为急性和慢性乳腺炎,按病因分为感染性、非感染性和恶性炎症,按照部位分为导管周围乳腺炎和小叶乳腺炎,按照病理类型分为单纯性乳腺炎(包括单纯炎性乳腺脓肿)、肉芽肿性乳腺炎和乳腺导管相关性炎性病变。

单纯性乳腺炎是各种原因引发的乳腺炎性反应,伴或不伴细菌感染。常见于 18~50 岁的妇女,以哺乳期乳腺炎最常见,因乳汁淤积继发细菌感染,常见的致病菌为金黄色葡萄球菌。非哺乳期乳腺炎是指发生在女性非哺乳期、病因不明、良性、非特异性炎症性疾病。

二、临床表现

单纯性乳腺炎按照病变发展变化分为三个阶段:①急性乳腺炎,是乳腺发病以来数天至一个月内的急性化脓性感染。表现为乳腺局部红肿热痛、皮温升高,随着炎症的发展患者可有寒战、高热、脉搏加快,常有患侧淋巴结肿大、压痛,白细胞增高。②慢性乳腺炎,急性乳腺炎未获适当治疗可转为慢性乳腺炎,病程可达数月或数年。③乳腺脓肿,多伴发于乳腺急性炎症或慢性炎症急性发作,炎症逐渐局限而形成脓肿;表现为乳腺局部红肿热痛和乳腺肿物,肿物触诊质软、可有波动感。脓肿可以是单房或多房,可向外破溃或破入乳腺管,至乳头排出脓液。

三、病理表现

组织病理:急性化脓性乳腺炎以中性粒细胞渗出为主,并有不同程度的组织坏死和脓液形成。慢性化脓性乳腺炎以淋巴细胞、浆细胞为主,伴肉芽组织形成和间质纤维增生。

四、锥光束乳腺 CT 表现

乳腺内弥漫、广泛分布的非肿块样强化病变伴邻近皮肤皮下组织广泛增厚和强化,为乳腺炎性病变的共性 CBBCT 征象特点。

(一)急性或慢性乳腺炎

急性或慢性乳腺炎不伴脓肿时,平扫多表现为乳头后方或乳腺外周区域广泛的腺体结构紊乱、密度不均匀,邻近皮肤、皮下组织、浅筋膜和悬韧带等结构广泛性增厚;病变区域多无钙化灶。增强图像多显示病变呈多种形态的非肿块样强化表现(多结节样、斑片状、网格状、簇状小环形强化等),且病变多弥漫分布、范围广泛、边界不清;邻近广泛增厚的皮肤、皮下组织、浅筋膜和悬韧带等亦呈不均匀强化表现。3D-MIP 常见患侧乳腺血管增多、增粗表现。

(二)乳腺脓肿

平扫多表现为乳腺内单发或多发类圆形或不规则形等或稍高密度肿物,肿物边缘多不规则或模糊不清,少见肿物内外钙化征象。增强图像多显示脓肿灶呈不均匀明显强化的囊实性肿物表现,肿物外缘多不规则,可伴边缘分叶和粗大毛刺,其内可见囊壁厚薄不均的单房或多房囊腔(脓腔),囊腔内缘多较光整、多无明显强化的壁结节。部分脓腔内脓液可有分层表现。脓肿周围可伴或不伴前述急、慢性乳腺炎表现。当脓肿伴窦道形成时表现为增强的条状管道连接皮肤和脓腔。

五、鉴别诊断

(一)炎性乳腺癌

急性或慢性乳腺炎不伴典型脓肿时需与炎性乳腺癌鉴别。炎性乳腺癌多见于老年人,病灶好发于乳腺中央腺体后部,在 CBBCT 平扫图像上多表现为腺体内边界不清的肿块样或片状稍高密度灶,病灶内外常可见恶性钙化;增强扫描多显示病灶呈单发或多发肿块样强化伴非肿块样强化表现;肿瘤侵犯皮肤及其引流淋巴管可致局部皮肤皮下组织广泛水肿增厚和强化;病灶常向后侵犯胸大肌,可伴腋窝淋巴结及其他部位转移表现。炎性乳腺癌多见于老年人、病灶常呈肿块样强化伴非肿块样强化表现、常伴恶性钙化灶、常见乳后间隙和胸壁结构受累等临床和 CBBCT 表现特点,有助于其与乳腺炎相鉴别。

(二)乳腺黏液癌和乳头状癌

乳腺脓肿重点需与黏液癌和乳头状癌鉴别。黏液癌和乳头状癌亦多呈囊实性肿物表现,但二者的囊壁内缘多数不光整,乳头状癌的囊壁内缘多见明显高密度强化的壁结节,黏液癌常因合并导管癌而可见恶性钙化灶,且黏液癌和乳头状癌多不伴患侧乳腺皮肤皮下组织广泛增厚强化表现;此外,黏液癌和乳头状癌多无患侧乳腺红、肿、热、痛表现,且乳头状癌患侧乳头常有溢液表现。上述黏液癌和乳头状癌的 CBBCT 征象特点和临床表现特点,有助于其与乳腺脓肿相鉴别。

(三)乳腺增生症

乳腺脓肿需与乳腺囊性增生症相鉴别(详见本章第六节)。

六、病例分析

（一）病例 1

1. 简要病史及专科检查情况　患者，女，38 岁，自述于 3 周前无意间触及左乳房下方肿物，大小约 15.0cm×6.0cm；有压痛，无乳头溢液，无乳头（或乳晕）糜烂，乳头稍回缩；此期间无妊娠或哺乳；无畏寒、发热。在当地医院按乳腺炎行消炎、针灸治疗后肿物较前缩小。

专科检查：双侧乳房发育正常。左侧乳晕及乳腺外象限皮肤增厚红肿，无糜烂、破溃、橘皮征及酒窝征。左侧乳头稍回缩。左乳外象限乳头乳晕周围可触及一大小约 10.0cm×5.0cm 肿物，表面波动感、压痛。乳头无溢液。左腋窝可触及 1 个大小约 1.0cm×1.0cm 淋巴结，质中、光滑、边界清、活动受限、无压痛；双锁骨上下窝及右腋窝未触及肿大淋巴结。右乳未触及肿物。

2. 锥光束乳腺 CT 表现　双侧乳腺大小形态基本对称，呈不均匀致密型。平扫示左乳头乳晕后方及中央腺体区大范围腺体结构紊乱、密度不均匀增高，病变范围和边界模糊不清（范围约 11.2cm×6.2cm×5.2cm），与乳头、乳晕及皮肤分界不清，邻近皮肤皮下组织广泛性增厚，左乳头略回缩；病变区域未见钙化灶。增强扫描示左乳腺内病灶呈弥漫斑片状、不规则类环状非肿块样轻中度强化，邻近广泛性增厚的乳晕和皮肤皮下组织亦明显强化，乳晕后方有环周强化的囊样灶。3D-MIP 示左乳血管明显增多、增粗，且部分血管与上述病灶相连。左侧乳后间隙和胸壁结构未见异常。右侧乳腺未见异常。

3. 锥光束乳腺 CT 诊断　左乳大范围非肿块样强化灶，考虑炎性病变可能性大，炎性乳癌待排除（BI-RADS 4A 类）；建议活检助诊。

4. 大体病理及病理诊断

（1）大体病理：镜下见乳腺局部组织坏死、出血，中性粒细胞浸润及小脓肿形成，伴淋巴细胞、浆细胞浸润；周围部分乳腺小叶萎缩。

（2）病理诊断：（左乳肿物）急性化脓性乳腺炎。

5. 诊断要点分析　本例为 CBBCT 表现较典型的急性化脓性乳腺炎病例，其左乳病变范围广泛、病灶呈多种形态非肿块样强化表现、病灶邻近皮肤皮下组织广泛增厚强化等 CBBCT 征象特点，为诊断急性化脓性乳腺炎的主要依据。由于本例患者无乳腺炎相关的主观症状，且患侧乳头有回缩表现，故重点需与炎性乳癌相鉴别。本例乳腺病变区未见肿块样强化灶、病灶内外均无乳癌常见的钙化灶、无炎性乳癌常见的乳后间隙和胸壁结构受累征象、病变区内可见环状强化的类囊样灶等 CBBCT 表现特点，以及患者较年轻、临床触诊乳腺局部有压痛和波动感体征、抗炎治疗后病灶有缩小等临床表现特点，有助于其与炎性乳癌相鉴别。

6. 本例图片展示（图 4-7-1）

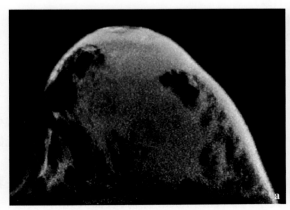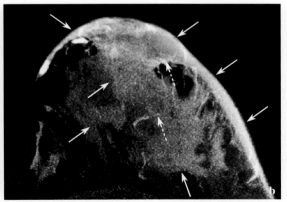

图 4-7-1　左乳急性化脓性乳腺炎

a. 左乳 CBBCT 平扫横断面；b. 左乳 CBBCT 增强横断面。

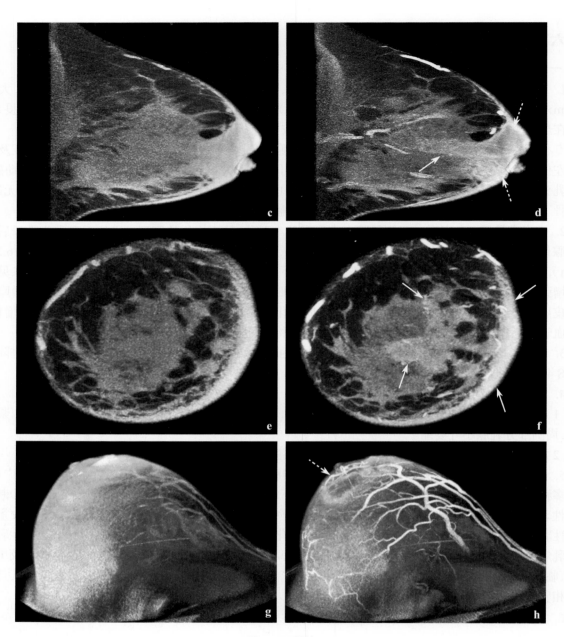

图 4-7-1(续)

c. 左乳 CBBCT 平扫矢状面；d. 左乳 CBBCT 增强矢状面；e. 左乳 CBBCT 平扫冠状面；f. 左乳 CBBCT 增强冠状面；g. 左乳平扫 3D-MIP 成像；h. 左乳增强 3D-MIP 成像。实线箭头所示为左乳范围广泛的非肿块样强化灶和明显增厚强化的皮肤皮下组织，虚线箭头所示为病变区域环状强化的类囊样灶。

（二）病例 2

1. 简要病史及专科检查情况　患者，女，41 岁，自述于 1 周前无意间触及左乳房外上肿物，大小约 5.0cm×5.0cm；经期前肿物有疼痛，无乳头溢液，无乳头（或乳晕）糜烂，无乳头内陷或抬高；此期间无妊娠或哺乳，无畏寒、发热。

专科检查情况：双侧乳房发育正常，皮肤色泽正常，无红肿、糜烂、破溃、橘皮征及酒窝征。乳头乳晕无糜烂，乳头无内陷或抬高。左乳外上象限可触及一大小约 5.0cm×4.0cm 肿物，表面欠光滑，质硬，边界不清，活动受限，无压痛。双侧乳头未触及肿物，无溢液。双侧锁骨上下窝及双侧腋窝未触及肿大淋巴结。左乳未触及肿物。

2. 锥光束乳腺 CT 表现 双侧乳腺大小形态基本对称,呈不均匀致密型。平扫示左乳整个腺体区广泛性结构紊乱、密度不均匀增高呈蜂窝状,病变范围和边界模糊不清,横断面图像示病变与乳晕区皮肤分界不清,伴乳晕皮肤及邻近皮下浅筋膜弥漫性增厚;病变区域未见钙化灶。增强扫描示病变区出现弥漫分布的多发小结节状、斑片状、网格状非肿块样强化灶,邻近增厚的乳晕皮肤和皮下浅筋膜亦较明显强化。3D-MIP 示左乳血管明显增多、增粗,且部分血管与上述病灶相连。左侧乳后间隙和胸壁结构未见异常。右侧乳腺未见异常。

3. 锥光束乳腺 CT 诊断 左乳腺体区广泛性多区域分布的弥漫性病变,炎性病变与恶性病变待鉴别(BI-RADS 4B 类)。

4. 大体病理及病理诊断

(1)大体病理:乳腺组织中大量中性粒细胞伴慢性炎细胞浸润。

(2)病理诊断:(左乳肿物)乳腺急性化脓性炎。

5. 诊断要点分析 本例亦为 CBBCT 表现较典型的急性化脓性乳腺炎病例。本例病变范围广泛、病灶呈多种形态非肿块样强化、病灶邻近皮下浅筋膜弥漫增厚强化等表现,虽与急性乳腺炎的 CBBCT 征象特点相符,但因临床表现不典型,故亦需注意与乳腺癌(尤其是呈非肿块样强化表现的原位癌)相鉴别。本例非肿块样强化病变范围极为广泛、病灶邻近皮下浅筋膜弥漫增厚强化、病灶区无乳癌常见的钙化灶、无乳后间隙和胸壁结构受累表现等 CBBCT 征象特点,有助于其与乳癌相鉴别。

6. 本例图片展示(图 4-7-2)

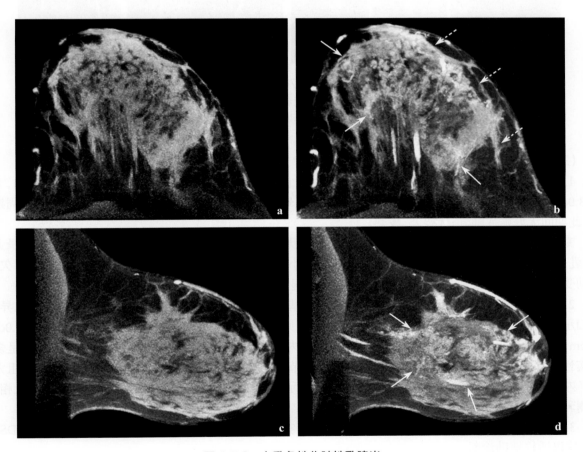

图 4-7-2 左乳急性化脓性乳腺炎

a. 左乳 CBBCT 平扫横断面;b. 右乳 CBBCT 增强横断面;c. 左乳 CBBCT 平扫矢状面;d. 左乳 CBBCT 增强矢状面。

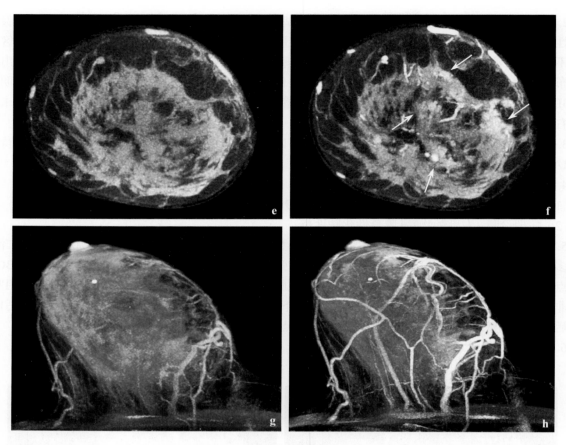

图 4-7-2(续)

e. 左乳 CBBCT 平扫冠状面;f. 左乳 CBBCT 增强冠状面;g. 左乳平扫 3D-MIP 成像;h. 左乳增强 3D-MIP 成像。实线箭头所示为右侧乳腺内范围广泛的非肿块样强化灶,虚线箭头所示为弥漫增厚的皮下浅筋膜。

(三) 病例 3

1. 简要病史及专科检查情况　患者,女,34 岁,自述于 1 个月余前无意间触及左乳房内侧肿物,大小约 3.0cm×3.0cm;有压痛,无乳头溢液,无乳头(或乳晕)糜烂,无乳头内陷或抬高,肿物增大与月经周期无关;此期间无妊娠或哺乳;无畏寒、发热。

专科检查:双侧乳房发育正常,皮肤色泽正常,无红肿、糜烂、破溃、橘皮征及酒窝征。乳头乳晕无糜烂,乳头无内陷或抬高。左乳内下象限可触及一大小约 3.0cm×3.0cm 肿物,表面欠光滑、质硬、边界欠清、活动受限、压痛。左腋窝及双侧锁骨上下未触及明显肿大淋巴结。右乳未触及肿物。

2. 锥光束乳腺 CT 表现　双侧乳腺大小形态基本对称,呈散在纤维腺体型,皮肤及乳头未见异常。平扫示左乳内下象限 8~9 点钟位置中后份有一不规则形等密度肿物,边缘不规则,大小约 4.1cm×3.0cm×2.6cm,前缘距乳头约 3.5cm,距皮肤约 0.8cm,肿物内外均未见钙化灶。增强扫描肿物明显强化,呈多房囊实性肿块表现,其囊壁厚薄不均匀,但未见壁结节;强化的肿物外缘分叶、不光整,局部外缘有粗大毛刺。左侧乳后间隙及胸壁结构未见异常。3D-MIP 示左乳血管稍增多、增粗,部分血管与上述病灶相连。右侧乳腺未见异常。

3. 锥光束乳腺 CT 诊断　左乳内下象限多房囊实性肿物:炎性病变与恶性肿瘤待鉴别(BI-RADS 4B 类);建议活检辅助诊断。

4. 大体病理及病理诊断

(1) 大体病理:(左乳肿物旋切标本)灰白碎组织一堆,大小共为 3.0cm×3.0cm×0.5cm。镜下见较多中性粒细胞、淋巴细胞及浆细胞浸润。

（2）病理诊断:(左乳肿物)慢性化脓性乳腺炎(脓肿形成)。

5. 诊断要点分析 本例为 CBBCT 表现较典型的乳腺脓肿病例,其左乳囊实性肿物内多房囊腔的内缘较光整、强化的囊壁虽厚薄不均但无明显强化的壁结节、肿物内外无恶性钙化灶、临床触诊局部有压痛等 CBBCT 征象和临床表现特点,为诊断乳腺脓肿的主要依据。本例肿物外缘呈分叶状伴粗大毛刺,且其周围未见炎性肿物常伴的非肿块样强化灶和皮肤皮下组织增厚表现,故重点需与乳腺癌(尤其是黏液癌和乳头状癌)相鉴别。本例肿物的囊腔内缘较光整、无明显强化的壁结节、肿物内外无恶性钙化灶、临床触诊局部有压痛等 CBBCT 征象和临床表现特点,有助于其与乳腺癌相鉴别。

6. 本例图片展示(图 4-7-3)

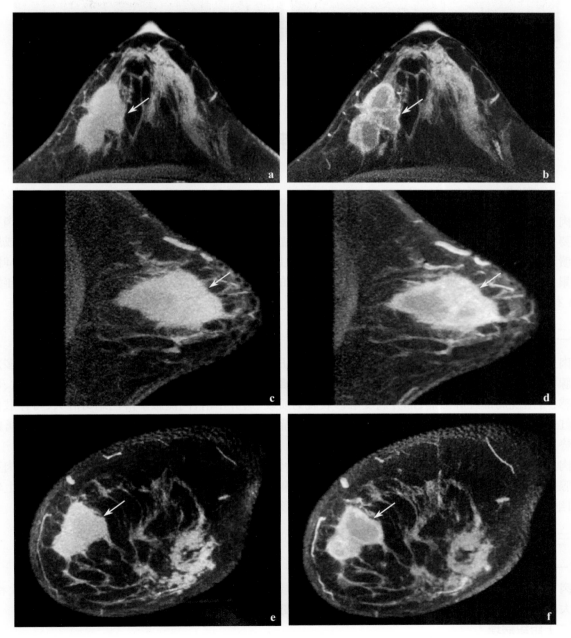

图 4-7-3 左乳腺脓肿

a. 左乳 CBBCT 平扫横断面;b. 左乳 CBBCT 增强横断面;c. 左乳 CBBCT 平扫矢状面;d. 左乳 CBBCT 增强矢状面;e. 左乳 CBBCT 平扫冠状面;f. 左乳 CBBCT 增强冠状面。

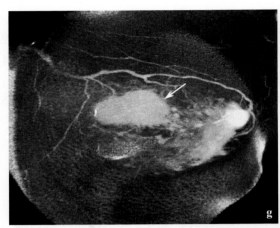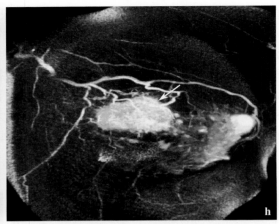

图 4-7-3(续)

g. 左乳平扫 3D-MIP 成像;h. 左乳增强 3D-MIP 成像。箭头所示为脓肿灶。

第八节 肉芽肿性乳腺炎

一、概述

肉芽肿性乳腺炎(granulomatous mastitis,GM)是一种以乳腺小叶为中心的非干酪性坏死、以肉芽肿为主要病理特征的慢性炎症性疾病。由非典型细菌感染所致,故抗生素治疗效果欠佳,易反复形成脓肿并破溃形成窦道、瘘管或溃疡。肉芽肿性乳腺炎以乳腺小叶为中心,呈多灶性分布。一般局限在小叶内,偶可累及小叶外。肉芽肿性乳腺炎好发于生育年龄的已婚经产女性,发病年龄为 19~47 岁,平均年龄约为 33 岁。

二、临床表现及分类

肉芽肿性乳腺炎临床表现多为短期内出现的乳房肿块和脓肿,进展迅速。常累及单侧乳腺,多发生在乳腺外周象限,沿象限发展,甚至蔓延至乳晕区。部分病变可表现为多发复杂性脓肿,触诊质软、可有波动感,可出现局部红肿热痛;部分病变触诊表现为质硬、边界不清;同侧腋下淋巴结可肿大,可伴肢体结节性红斑、皮疹、关节痛、咳嗽、头痛等全身症状。该症状随着有效的治疗而缓解或消失,但具有显著的复发趋势。

肉芽肿性乳腺炎按病理可分为:①特异性肉芽肿性乳腺炎,包括乳腺结核、真菌感染和韦格氏肉芽肿性乳腺炎;②特发性肉芽肿性乳腺炎。肉芽肿性乳腺炎中,以特发性肉芽肿性小叶性乳腺炎临床上较多见,可继发急性感染而形成脓肿,终末期脓肿破溃可形成窦道或溃疡。

三、病理表现

(一)大体病理

肉芽肿性乳腺炎病灶无包膜,多数切面色灰白、质硬、发污,病灶内可见散在烂肉馅状的坏死灶和/或多发大小不等的脓肿、米汤样或黄白色稠脓;总之病变表现多种多样。

(二)组织病理

肉芽肿性乳腺炎病灶区乳腺小叶有多灶可相互融合的肉芽肿,多伴有脓肿形成;病灶内可见异物型多核巨细胞、上皮样细胞、嗜酸性细胞、中性粒细胞、淋巴细胞等。特发性肉芽肿性乳腺炎结核杆菌抗酸染色和 PAS 霉菌染色阴性,特异性肉芽肿性乳腺炎则相应的染色呈阳性。

四、锥光束乳腺 CT 表现

乳腺内弥漫、广泛分布的非肿块样强化病变伴邻近皮肤皮下性组织广泛增厚和强化,为乳腺炎性病变的共性 CBBCT 征象特点,肉芽肿性乳腺炎亦不例外。

肉芽肿性乳腺炎可呈非肿块型、肿块型和混合型 CBBCT 表现。

(一)非肿块型(弥漫型)

大部分肉芽肿性乳腺炎以此型表现主;病变常位于外周腺体,累及范围广、常超过两个象限。CBBCT 平扫多呈大片状弥漫性腺体密度增高,病变无明显的占位效应,多不伴钙化。增强扫描病灶常呈多区域或多叶段分布的斑片状、网格状或小结节状非肿块样不均匀强化表现,早期脓肿形成者病灶区还可见单发或多发环状强化的小囊样灶,常伴邻近的皮肤、皮下组织、浅筋膜和乳房悬韧带等增厚、增粗、明显强化表现。

(二)肿块型(局限型)

病灶相对局限,平扫呈等或略高密度的单发或多发肿物表现。增强图像多显示肿物不均匀强化,脓肿形成者肿物呈单房或多房囊实性肿块样表现,肿物外缘多不规整,内有壁厚薄不均的脓腔,其特点是腔内壁较光整,少见明显强化的壁结节;病灶邻近皮肤、皮下组织、浅筋膜和悬韧带等可呈较广泛的水肿增厚和强化表现。单纯肿块型肉芽肿性乳腺炎较少见,临床上多数病例呈混合型表现。

(三)混合型

兼具上述两型 CBBCT 表现特点。

五、鉴别诊断

(一)单纯性乳腺炎

非肿块型及肿块型肉芽肿性乳腺炎 CBBCT 表现与单纯性乳腺炎均非常相似;影像学鉴别较困难。肉芽肿性乳腺炎多呈非肿块样强化灶与实性强化结节和脓肿样病灶伴存之 CBBCT 征象特点,一定程度上有助于鉴别诊断。

(二)炎性乳腺癌

肉芽肿性乳腺炎缺乏典型脓肿表现者需与炎性乳腺癌鉴别。炎性乳腺癌增强扫描表现可与炎性病变相似,亦可呈多发结节状和/或非肿块样强化表现。炎性乳腺癌多见于老年人,病灶好发于乳腺中央腺体后部、常向后侵犯乳后间隙和胸壁结构、病灶区内外常可见恶性钙化灶、可伴腋窝淋巴结及其他部位转移等表现,有助于其与炎性病变相鉴别。

(三)浆细胞性乳腺炎(乳腺导管扩张症)

肉芽肿性乳腺炎伴脓肿者需与浆细胞性乳腺炎伴脓肿相鉴别。浆细胞性乳腺炎主要累及乳晕下乳导管及其较大的分支导管,CBBCT 显示其病灶多位于乳晕后方,扩张导管形成的囊灶长轴多与乳导管走向一致,临床上常伴乳头溢液等表现特点,有助于二者的鉴别诊断。

六、病例分析

(一)病例 1

1. 简要病史及专科检查情况　患者,女,35 岁,自述 5 天前无诱因出现左侧乳腺疼痛,可触及大小约 2.5cm×1.5cm 的肿物,无乳头溢液,无乳头(或乳晕)糜烂,此期间无妊娠或哺乳,无畏寒、发热;未经治疗疼痛症状有所缓解,但肿块无明显缩小。

专科检查:双侧乳房发育正常,皮肤色泽正常,无红肿、糜烂、破溃、橘皮征及酒窝征。左乳外下象限可触及一大小约 2.5cm×1.5cm 的肿物,表面欠光滑、质中、边界清、活动度好、压痛。双侧乳头未触及肿物,无溢液。双侧锁骨上下及双侧腋窝未触及肿大淋巴结。右乳未及肿物。

2. 锥光束乳腺 CT 表现　双乳大小形态基本对称,呈不均匀致密型。CBBCT 平扫示左侧乳腺外下象限腺体密度略高于右侧乳腺,未见肿物和钙化灶。增强扫描示左乳外下象限(约 4~6 点钟位置)偏后方区域出现多叶段分布的斑片状和网格状非肿块样不均匀强化灶,范围约 5.0cm×3.1cm×2.2cm,距皮肤最近距离约 1.0cm,病灶邻近的皮下浅筋膜增厚、明显强化,未见乳后间隙和胸壁结构受累表现。3D-MIP 示左乳血管较对侧增粗、增多,且部分分支与上述病灶关系密切。右乳未见异常。

3. 锥光束乳腺 CT 诊断　左乳外下象限非肿块样强化病灶,炎性病变(肉芽肿性小叶炎?)与乳腺癌待鉴别,结合患者临床表现考虑前者可能性大(BI-RADS 4A 类)。

4. 大体病理及病理诊断

(1) 大体病理:(左乳肿物)灰白组织多块,大小均约为 1.5cm×0.5cm×0.3cm。

(2) 病理诊断:(左乳肿物)慢性化脓性肉芽肿性炎,不除外肉芽肿性小叶性乳腺炎。

5. 诊断要点分析　本例 CBBCT 平扫未见乳腺肿物和钙化灶,增强扫描示左乳外下象限偏后方出现范围较大、呈多叶段分布的斑片状、网格状非肿块样强化灶,病灶邻近的皮下浅筋膜较广泛增厚、明显强化,其表现与前述非肿块型肉芽肿性乳腺炎(不伴脓肿)的 CBBCT 征象特点相符,结合病灶内外均无钙化灶、患者近期乳房疼痛和局部压痛等影像和临床表现特点,应首先考虑肉芽肿性乳腺炎的可能性。

6. 本例图片展示(图 4-8-1)

(二)病例 2

1. 简要病史及专科检查情况　患者,女,41 岁,自述 2 年前无意间发现右乳肿物,约 3.0cm×2.0cm 大小。2 个月前出现右乳疼痛,皮肤发红,后破溃有液体流出,无乳头溢液,无乳头(或乳晕)糜烂,无乳头内陷或抬高,无畏寒、发热。

专科检查:双侧乳房基本对称,发育正常。乳头、乳晕无糜烂,乳头无内陷或抬高。右乳外上象限可触及一大小约 5.0cm×4.0cm 肿物,质硬,活动受限,边界不清,轻压痛,局部皮肤红肿、破溃,皮温稍高。乳头未触及肿物,无溢液,右侧腋窝可触及肿大淋巴结,较大者为 1.0cm×0.5cm。双侧锁骨上下未触及明显肿大淋巴结。左乳及左侧腋窝查体未见明显异常。

2. 锥光束乳腺 CT 表现　双侧乳腺呈极度致密型;右乳较对侧稍偏大。平扫示右侧乳腺外侧象限(以外上为主)密度稍偏高,未见明确肿物和钙化。增强扫描示右乳外侧象限出现多区域分布的多发斑片状非肿块样强化灶和囊实性肿块样环状强化灶,环状强化病灶的环壁厚薄不均匀、伴轮廓模糊的壁结节,但壁结节强化不明显;病变区边缘及其邻近的乳后间隙模糊不清,其范围约 6.8cm×6.0cm×3.5cm,前缘达乳头后缘,邻近乳腺皮肤和皮下浅筋膜增厚且明显强化。3D-MIP 示病变区周围血管明显增多、增粗。左侧乳腺未见异常。

3. 锥光束乳腺 CT 诊断　右侧乳腺外侧象限多发斑片状非肿块样强化病灶伴囊实性环状强化病灶,炎性病变与乳腺癌待鉴别,结合临床表现考虑前者可能性大(BI-RADS 4A 类)。

4. 大体病理及病理诊断

(1) 大体病理:(右乳肿物)灰白碎组织一堆,大小共为 3.0cm×3.0cm×0.5cm,符合小叶性肉芽肿性炎,部分小叶融合。周围乳腺组织间质增生变性。

(2) 病理诊断:(右乳肿物)小叶性肉芽肿性炎。

5. 诊断要点分析　本例右乳非肿块样强化灶及伴存的囊实性肿块样强化灶呈多区域弥漫分布表现,病灶邻近的乳晕区皮肤皮下组织和悬韧带明显增厚强化,兼具非肿块型和肿块型肉芽肿性乳腺炎(伴脓肿)的 CBBCT 表现特点(即混合型表现),结合患者右乳疼痛、压痛、局部皮肤红肿破溃、皮温高等临床表现特点,诊断上应首先考虑肉芽肿性乳腺炎之可能性。本例囊实性肿块伴有壁结节,乳后间隙受累,病变区血管明显增多增粗,故重点需与炎性乳癌相鉴别。本例病变区内外无钙化灶、囊实性肿物的壁结节强化不明显等影像特点,有助于其与炎性乳癌相鉴别。

6. 本例图片展示(图 4-8-2)

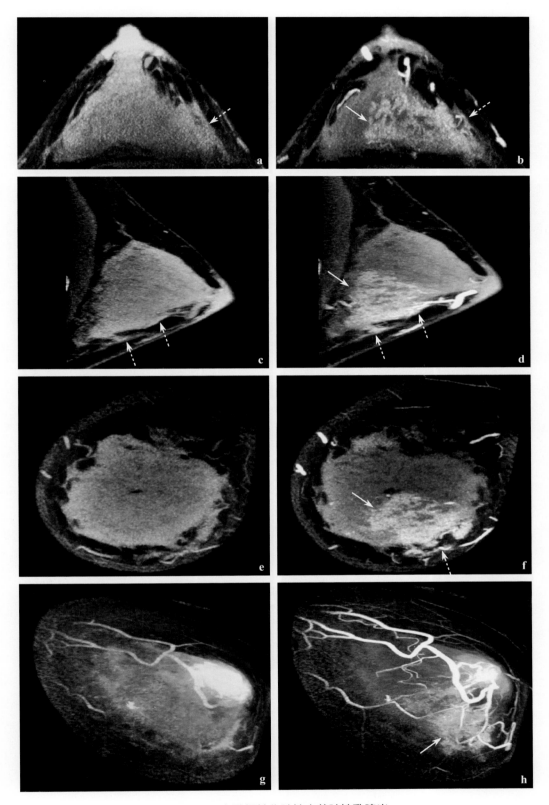

图 4-8-1 左乳慢性化脓性肉芽肿性乳腺炎

a. 左乳 CBBCT 平扫横断面;b. 左乳 CBBCT 增强横断面;c. 左乳 CBBCT 平扫矢状面;d. 左乳 CBBCT 增强矢状面;e. 左乳 CBBCT 平扫冠状面;f. 左乳 CBBCT 增强冠状面;g. 左乳平扫 3D-MIP 成像;h. 左乳增强 3D-MIP 成像。实线箭头所示为左乳范围较广泛的非肿块样强化病灶,虚线箭头所示为增厚强化的皮下浅筋膜。

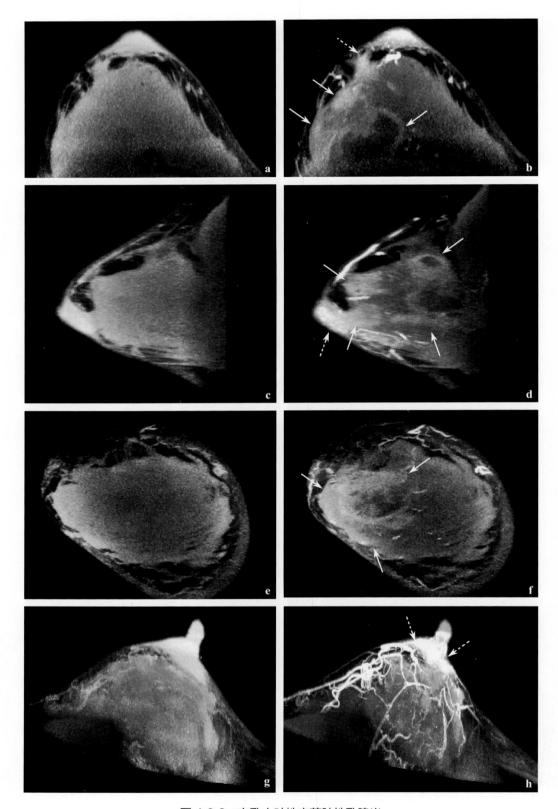

图 4-8-2　右乳小叶性肉芽肿性乳腺炎

a. 右乳 CBBCT 平扫横断面;b. 右乳 CBBCT 增强横断面;c. 右乳 CBBCT 平扫矢状面;d. 右乳 CBBCT 增强矢状面;e. 右乳 CBBCT 平扫冠状面;f. 右乳 CBBCT 增强冠状面;g. 右乳平扫 3D-MIP 成像;h. 右乳增强 3D-MIP 成像。实线箭头所示为乳腺内弥漫分布的病灶,虚线箭头所示为增厚强化的乳晕区皮肤皮下组织和悬韧带。

（三）病例 3

1. 简要病史及专科检查情况　患者，女，43 岁，自述半个月前无意间触及左乳头乳晕下方肿物，约拇指大小；无疼痛，无乳头溢液，无乳头（或乳晕）糜烂，无乳头内陷或抬高；此期间无妊娠或哺乳；无畏寒、发热。

专科检查：双侧乳房发育正常，皮肤色泽正常，无红肿、糜烂、破溃、橘皮征及酒窝征。乳头乳晕无糜烂，乳头无内陷或抬高。左乳乳头乳晕下方可触及一大小约 2.0cm×2.0cm 肿物，表面光滑、质中、边界清、活动度好、无压痛。双侧乳头无溢液。双侧锁骨上下窝及双侧腋窝未触及明显肿大淋巴结。右乳未及明显肿物。

2. 锥光束乳腺 CT 表现　双侧乳腺大小形态基本对称，呈不均匀致密型，双侧乳头和乳腺皮肤未见异常。平扫示左乳外下象限结构紊乱，未见明确肿物或钙化灶。增强扫描示左乳外下象限（约 4 点钟位置）有一囊样环壁强化肿物，大小约 2.0cm×2.0cm×1.7cm，环壁较薄、厚薄较均匀，囊内结构无强化；该囊灶周围和乳头后方可见多个散在分布的直径为 0.3~0.8cm 的强化结节；左侧乳腺外下区筋膜增厚、明显强化。左侧乳后间隙及胸壁结构未见异常。3D-MIP 示左侧乳腺血管稍增多、增粗。右侧乳腺未见异常。

3. 锥光束乳腺 CT 诊断　左乳外下象限环状强化肿物及其周围和乳头后方多发强化结节灶：炎性肉芽肿性病变与肿瘤待鉴别，前者可能性大（BI-RADS 4A 类）。

4. 大体病理及病理诊断

（1）大体病理：左乳外下象限肿物旋切标本，灰白色条状组织数十条，质韧。

（2）病理诊断：（左乳肿物）慢性化脓性肉芽肿性乳腺炎。

5. 诊断要点分析　本例 CBBCT 显示左乳外下象限环状强化肿物伴周围弥漫散在多发强化结节，可见左乳外下区皮下浅筋膜增厚和明显强化表现，符合肿块型肉芽肿性乳腺炎（伴脓肿形成）的表现特点。由于本例临床表现不典型，故需与乳腺癌、乳腺导管内乳头状瘤和乳腺增生症相鉴别。本例肿物内外无钙化灶、囊样灶的强化环壁无明显壁结节、实性强化结节无长轴与导管走向一致表现、病变区邻近皮下浅筋膜增厚和明显强化等 CBBCT 表现特点，有助于其与乳腺癌和导管内乳头状瘤相鉴别。本例病变区邻近皮下浅筋膜增厚和明显强化之 CBBCT 表现特点以及患者无周期性乳房胀痛之临床特点，有助于其与乳腺增生症相鉴别。

6. 本例图片展示（图 4-8-3）

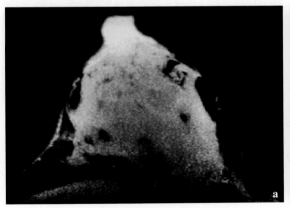
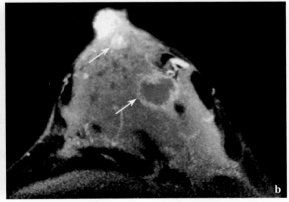

图 4-8-3　左乳慢性化脓性肉芽肿性乳腺炎
a. 左乳 CBBCT 平扫横断面；b. 左乳 CBBCT 增强横断面。

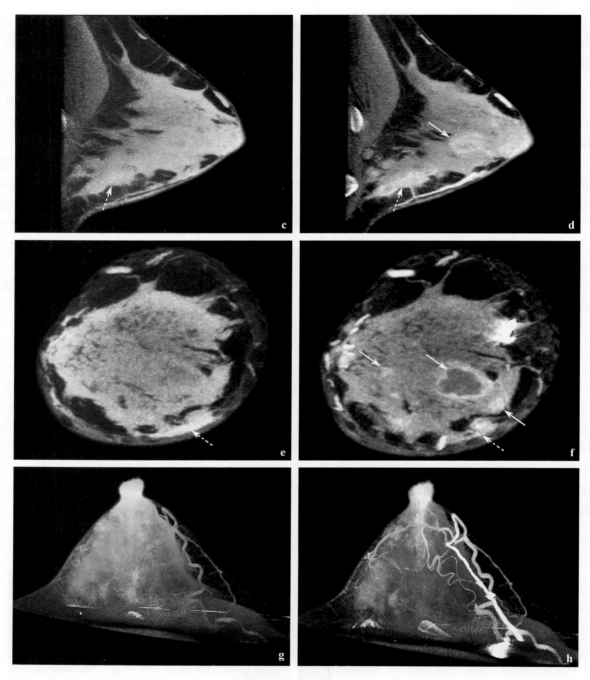

图 4-8-3(续)

c. 左乳 CBBCT 平扫矢状面;d. 左乳 CBBCT 增强矢状面;e. 左乳 CBBCT 平扫冠状面;f. 左乳 CBBCT 增强冠状面;g. 左乳平扫 3D-MIP 成像;h. 左乳增强 3D-MIP 成像。实线箭头所示为乳腺内多发强化肿物灶,虚线箭头所示为明显增厚强化的皮下浅筋膜。

第九节 乳腺导管扩张症

一、概述

乳腺导管扩张症（duct ectasia of the breast）又称为浆细胞性乳腺炎（plasma cell mastitis，PCM）。该病为一种无菌性的炎症，是由乳晕区乳导管上皮细胞萎缩，分泌功能丧失，上皮细胞碎屑及含脂性分泌物聚集并充满乳晕下乳导管（或较大的乳导管分支）使其扩张所致。病因尚不明，可能与先天性乳头畸形或发育不良有关。病变起始于乳晕区的乳导管，然后延乳导管及其分支导管扩展，最后形成肿块。早期常表现为乳头溢液，呈淡黄色、棕色或血性；晚期由于导管内积存的脂类分解产物渗出管壁，引起导管周围炎性反应。在炎性反应阶段，病变区可有浆细胞、淋巴细胞浸润，故有浆细胞性乳腺炎之称。

二、临床表现及分期

根据本病的病理改变和病程经过，其临床表现可分为三期：①急性期，乳头溢液，挤压时有分泌物溢出，溢液呈棕黄色或血性、脓性分泌物，乳晕范围内皮肤红、肿、发热、触痛。腋下可触及肿大的淋巴结并有压痛，全身可有寒战、高热等表现。②亚急性期，常因脓肿形成而表现为乳晕下肿块；肿块大小不一、边缘不清，穿刺常可抽出脓液；有时可触及增粗的条索状导管。③慢性期，乳晕范围内质地坚实的肿物，与皮肤粘连则局部皮肤呈橘皮样改变，可致乳头回缩。

三、病理表现

（一）大体病理

多为乳头乳晕下方界限不清的肿块，标本切面灰白相间，可见扩张的乳导管内充满黄褐色、奶油样或豆腐渣样黏稠物。管周可有纤维组织增生和透明变性。

（二）组织病理

镜检可见扩张的乳导管上皮细胞萎缩、变薄，脱落的上皮细胞与类脂物质充满和堵塞管腔，部分管壁破坏。管周组织内有大量浆细胞、组织细胞、中性粒细胞及淋巴细胞浸润，炎性反应性增生可致管壁变厚。

四、锥光束乳腺 CT 表现

乳腺导管扩张症病灶多位于乳晕后方乳导管区，可因病变不同的发展阶段而有不同的 CBBCT 表现。急性期无导管壁及其周围组织炎症者，CBBCT 常显示局限或广泛扩张的乳导管呈低密度管状、分支管状、单房或多房囊样表现，且囊壁菲薄无强化、长轴多与乳导管走向一致；当扩张的乳导管及其周围组织继发炎症时，扩张的乳导管壁（囊壁）常轻微强化，强化的管壁（囊壁）相对于脓肿壁较菲薄且厚薄均匀，其周围常伴有多种形态的非肿块样强化灶（可呈多区域性分布的斑片状、小结节状、网格状强化病灶表现），部分病例可伴病灶邻近乳腺皮肤皮下组织广泛增厚强化表现。亚急性期脓肿形成时，CBBCT 常显示乳晕后方病灶呈多房囊性或囊实性肿物表现，增强扫描脓肿壁和房隔可不同程度强化，强化的脓肿壁或房隔相对于扩张的导管壁更厚且厚薄更不均匀，其周围亦可伴有前述多种形态的非肿块样强化灶，部分脓肿可向皮肤表面破溃形成窦道，伴局部皮肤增厚和强化。慢性期由于扩张导管内积聚物伴钙化或纤维组织增生，CBBCT 可表现为乳晕后方高密度、伴或不伴钙化、无强化或轻微强化的实性肿物，需注意与纤维腺瘤等其他良性肿物相鉴别；慢性期乳腺导管扩张症形成的乳晕后方肿物，多有长轴与乳导管走向一致的表现特点。

五、鉴别诊断

（一）乳腺导管内乳头状瘤及导管内乳头状癌

导管内乳头状瘤、导管内乳头状癌、乳腺导管扩张症均可表现为乳晕后乳导管扩张,但前二者可累及各级导管,后者主要累及乳晕下的乳导管及其较大的分支导管。导管内乳头状瘤和导管内乳头状癌与乳腺导管扩张症最重要的影像区别,在于前二者扩张的乳导管内常见明显强化的壁结节,此为前二者与乳腺导管扩张症病灶及其脓肿灶相鉴别的重要依据。

（二）乳腺囊性增生症

乳腺囊性增生症的囊壁相对于乳腺导管扩张症的囊壁较厚,且多无乳腺导管扩张症的管状、分支管状表现和囊灶长轴与导管走向一致表现。

（三）乳晕下脓肿

乳晕下脓肿的壁多更厚且明显厚薄不均、外缘多更不光整、多伴有乳头回缩、周边少见扩张的乳导管等征象特点,有助于其与乳腺导管扩张症相鉴别。

（四）乳腺纤维腺瘤退变

退变的乳腺纤维腺瘤和慢性期乳腺导管扩张症均可表现为伴粗大钙化的实性肿物;乳腺纤维腺瘤无特定好发部位、无长轴与导管走向一致表现、非钙化区强化表现更明显等特点,有助于二者的鉴别诊断。

（五）单纯性乳腺炎和肉芽肿性乳腺炎

少部分缺乏乳导管扩张表现和乳头溢液特点,仅显示非肿块样强化病灶伴邻近皮肤皮下组织增厚强化表现(浆细胞性乳腺炎表现)的乳腺导管扩张症病例,仅凭 CBBCT 表现难与单纯性乳腺炎和肉芽肿性乳腺炎相鉴别,需结合病理检查明确诊断。

六、病例分析

（一）病例 1

1. 简要病史及专科检查情况　患者,女,44 岁,自述无意间触及左乳房内下方肿物,大小约 3.0cm×2.0cm;乳房无疼痛,无乳头溢液,无乳头(或乳晕)糜烂,无乳头内陷或抬高;此期间无妊娠或哺乳;无畏寒、发热。

专科检查:双侧乳房发育正常,皮肤色泽正常,无红肿、糜烂、破溃、橘皮征及酒窝征。乳头乳晕无糜烂,乳头无内陷或抬高。左乳内上象限可触及一大小约 4.0cm×3.0cm 肿物,表面光滑、质中、边界清、活动度好、无压痛。双侧乳头未触及肿物,无溢液。双侧锁骨上下窝及双侧腋窝未触及肿大淋巴结。右乳未触及肿物。

2. 锥光束乳腺 CT 表现　双侧乳腺大小形态基本对称,呈不均匀致密型,皮肤及乳头未见异常。左乳内见多发肿物,其中:①内上象限 9~10 点钟位置的低密度肿物最大,长轴与乳导管走向一致,约 3.5cm×2.2cm×2.0cm,边缘清晰光整,前缘距乳头 3.1cm,距皮肤 1.9cm,增强扫描肿物未见强化,呈囊壁菲薄的囊样表现;②该最大肿物周围多个较小的低密度结节灶边缘亦较光整,最大者直径约 0.8cm,平扫密度与该最大肿物一致,增强扫描亦呈无强化的囊样表现;③内下象限 7~8 点钟位置肿物大小约 3.0cm×2.0cm×2.0cm,前缘距乳头 2.5cm,距皮肤 0.6cm,边缘较光整,平扫呈稍高密度,增强扫描呈不均匀强化的实性肿块表现。上述肿物内、外均未见钙化灶。3D-MIP 未见肿物周围血管增多、增粗表现。右侧乳腺未见异常。

3. 锥光束乳腺 CT 诊断

（1）左乳内上象限 9~10 点钟处较大囊样肿物及其周围多发囊样小肿物,均考虑为良性病变:乳腺导管扩张症囊灶? 乳腺囊性增生症囊肿? （BI-RADS 2 类）。

（2）左乳内下象限实性肿物,纤维腺瘤? （BI-RADS 4A 类）。

4. 大体病理及病理诊断

（1）大体病理：

1）（左乳肿物，内上）灰白碎组织一堆，大小共为 2.5cm×2.0cm×0.5cm。

2）（左乳肿物，内下）灰白碎组织一堆，大小共为 4.5cm×3.5cm×0.6cm。

（2）病理诊断：

1）（左乳肿物，内上）乳腺导管扩张症，导管扩张呈囊，溢出内容物伴大量组织细胞反应。

2）（左乳肿物，内下）乳腺纤维腺瘤，周围乳腺组织呈纤维囊性变改变。

5. 诊断要点分析　本例为 CBBCT 表现较典型的急性期乳腺导管扩张症（不伴乳导管及其周围组织炎症）病例，其左乳多发囊样肿物的囊壁菲薄无强化亦无壁结节、较大囊样肿物长轴与乳导管走向一致等 CBBCT 表现特点，为诊断急性期乳腺导管扩张症的主要依据。本例虽缺乏乳头溢液和局部红、肿、热、痛等临床表现，但其囊灶的囊壁菲薄无强化、较大囊灶长轴与乳导管走向一致等表现较具特征性，有助于其与乳腺囊性增生症等其他囊样病变相鉴别。

本例左乳内下象限类圆形实性肿物虽强化不甚均匀，但其边缘光整且无恶性钙化表现，故应考虑纤维腺瘤之可能性。

6. 本例图片展示（图 4-9-1）

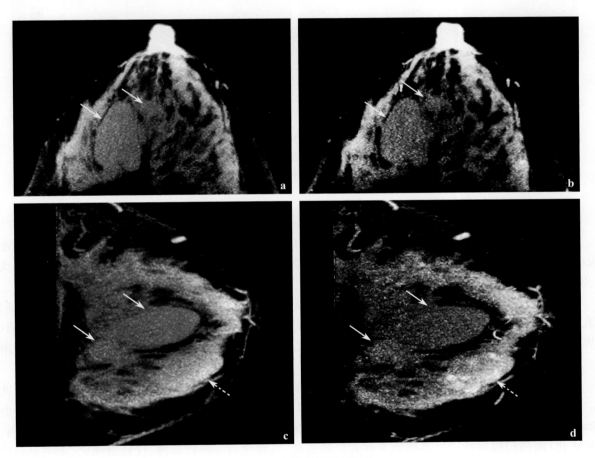

图 4-9-1　左乳腺导管扩张症

a. 左乳 CBBCT 平扫横断面；b. 左乳 CBBCT 增强横断面；c. 左乳 CBBCT 平扫矢状面；d. 左乳 CBBCT 增强矢状面。

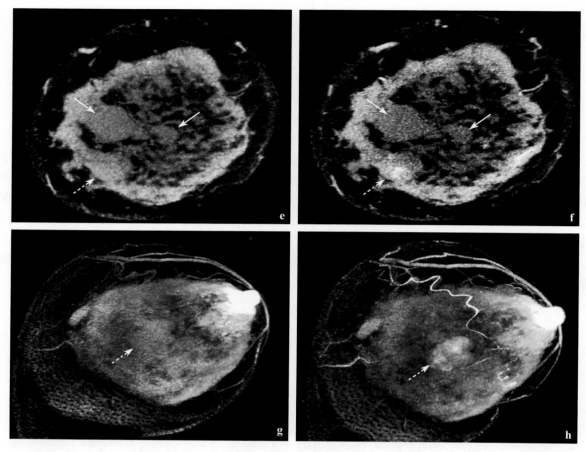

图 4-9-1(续)

e. 左乳 CBBCT 平扫冠状面；f. 左乳 CBBCT 增强冠状面；g. 左乳平扫 3D-MIP 成像；h. 左乳增强 3D-MIP 成像。
实线箭头所示为乳腺导管扩张症病灶，虚线箭头所示为伴发的纤维腺瘤病灶。

（二）病例 2

1. **简要病史及专科检查情况**　患者，女，32 岁，自述于 4 天前无意间触及左乳房内上方肿物，大小约 2.0cm×2.0cm；无疼痛，无乳头溢液，无乳头（或乳晕）糜烂，无乳头内陷或抬高；此期间无妊娠或哺乳；无畏寒、发热。

专科检查：双侧乳房发育正常，皮肤色泽正常，无红肿、糜烂、破溃。局部皮肤无橘皮征及酒窝征，乳头乳晕无糜烂，乳头无内陷或抬高。左乳内上象限可触及一大小约 3.0cm×2.5cm 肿物，表面光滑、质中、边界清、活动度好、无压痛。双侧乳头未触及肿物，无溢液。双侧锁骨上下窝及双侧腋窝未触及肿大淋巴结。右乳未触及肿物。

2. **锥光束乳腺 CT 表现**　双侧乳腺大小形态基本对称，呈不均匀致密型，皮肤及乳头未见异常。平扫示左乳内上象限 9~12 点位置腺体区前中份有一稍低密度、边缘较清晰的肿块，大小约 3.5cm×3.0cm×3.0cm，前缘距乳头 1.8cm，距皮肤 1.2cm，肿物周围组织结构呈受压推移表现，肿物内、外未见钙化；增强扫描示肿物呈多房囊实性肿块样表现，其囊壁和房隔较菲薄、仅轻微强化、无明显强化的壁结节，且多数囊灶长轴与乳导管走向一致（矢状面）；肿块周围可见多发斑片状、小结节状非肿块样强化灶。3D-MIP 未见肿块周围血管增多、增粗表现。左侧乳后间隙及胸壁结构未见异常。右侧乳腺未见异常。

3. **锥光束乳腺 CT 诊断**　左乳内上象限多房囊实性肿块，良性病变可能性大：乳腺导管扩张症？（BI-RADS 2/3 类）。

4. 大体病理及病理诊断

（1）大体病理：（左乳内上）灰白条索状组织共 5 条，长 1.0~1.5cm，直径为 0.5~0.7cm。

（2）病理诊断：（左乳内上）符合乳腺导管扩张症，继发炎症反应。

5. 诊断要点分析　　本例为 CBBCT 表现较典型的急性期多发性乳腺导管扩张症（伴乳导管及其周围组织炎症）病例，其 CBBCT 表现与前述乳腺导管扩张症伴导管及其周围组织炎症的 CBBCT 征象特点相符。由于本例多发性扩张的乳导管壁因继发炎症而轻微增厚和强化（形成囊实性肿块样病灶），且缺乏乳头溢液等典型临床表现，故需与乳腺脓肿、导管内乳头状瘤、乳头状癌、黏液癌等相鉴别。本例囊实性肿块的囊壁和房隔菲薄、厚薄均匀无壁结节、强化轻微，以及部分囊灶长轴与乳导管走向一致等 CBBCT 征象特点，有助于其与上述病变的鉴别诊断。

6. 本例图片展示（图 4-9-2）

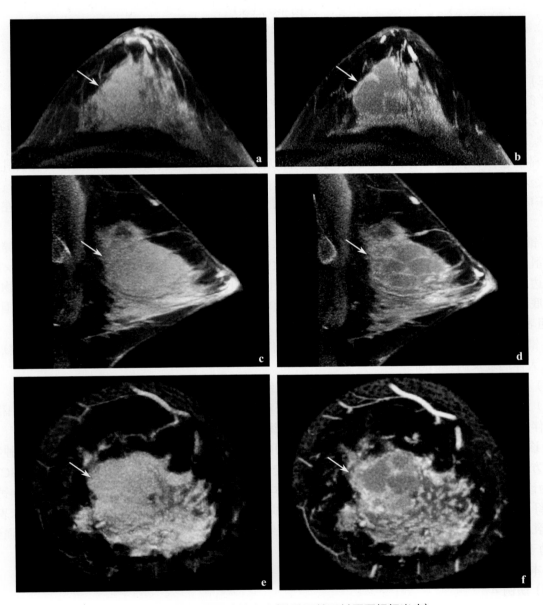

图 4-9-2　左乳腺导管扩张症（伴乳导管及其周围组织炎症）

a. 左乳 CBBCT 平扫横断面；b. 左乳 CBBCT 增强横断面；c. 左乳 CBBCT 平扫矢状面；d. 左乳 CBBCT 增强矢状面；e. 左乳 CBBCT 平扫冠状面；f. 左乳 CBBCT 增强冠状面。

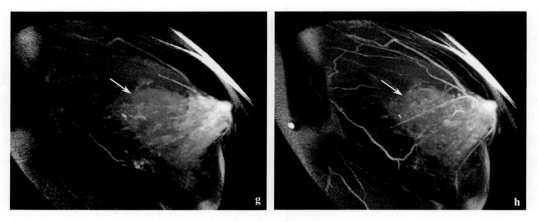

图 4-9-2（续）

g. 左乳平扫 3D-MIP 成像；h. 左乳增强 3D-MIP 成像。箭头所示为继发炎症反应的多发性乳腺导管扩张症病灶。

（三）病例 3

1. 简要病史及专科检查情况 患者,女,30 岁,自述体检超声发现右乳头后方肿物 1 周,大小约 2.5cm×2.0cm;无疼痛,无乳头溢液,无乳头（或乳晕）糜烂,无乳头内陷或抬高;此期间无妊娠或哺乳;无畏寒、发热。

专科检查:双侧乳房发育正常,皮肤色泽正常,无红肿、糜烂、破溃、橘皮征及酒窝征。乳头乳晕无糜烂,乳头无内陷或抬高。右乳晕下可触及一大小约 2.5cm×2.0cm 肿物,表面光滑、质硬、边界清、活动度好、无压痛。双侧乳头未触及肿物,无溢液。双侧锁骨上下窝及双侧腋窝未触及肿大淋巴结。左乳未触及肿物。

2. 锥光束乳腺 CT 表现 双侧乳腺大小形态基本对称,呈不均匀致密型,皮肤及乳头未见异常。平扫示右乳乳头后外上方有一长轴与乳导管走向一致的椭圆形极高密度实性肿物,大小约 2.5cm×2.0cm×2.0cm,边缘清晰光整,其内有周边环状分布为主的粗大钙化;增强扫描肿物无明确强化表现;肿物前缘距乳头基底部 1.0cm,与皮肤关系密切,但未见侵及征象,邻近皮肤未见增厚。3D-MIP 未见肿物周围血管增多、增粗表现。左乳未见明确异常。

3. 锥光束乳腺 CT 诊断 右乳头后外上方实性伴钙化肿物,考虑为良性肿物（BI-RADS 3 类）。

4. 大体病理及病理诊断

（1）大体病理:(右乳上象限肿物)灰白条索状组织共 2 条,长 1.6~1.9cm,直径 0.3~0.7cm。

（2）病理诊断:(右乳上象限肿物)乳腺导管扩张症,导管扩张,腔内有积聚物伴钙化,导管周围纤维组织增生伴淋巴细胞、浆细胞、嗜酸性粒细胞及泡沫组织细胞浸润。

5. 诊断要点分析 本例为 CBBCT 表现较典型的慢性期乳腺导管扩张症病例。本例实性肿物位于乳晕后方、密度极高且伴粗大钙化、长轴与乳导管走向一致、边缘清晰光整、基本无强化等 CBBCT 征象特点,为诊断慢性期乳腺导管扩张症的主要依据。本例肿物的上述表现与"扩张导管内积聚物伴钙化、导管周围纤维组织增生"等病理特点有关。由于本例缺乏乳头溢液和局部红、肿、热、痛等典型临床表现,故较难与乳腺纤维腺瘤退变相鉴别。本例肿物位于乳晕后方、长轴与乳导管走向一致及其基本无强化等特点,有助于其与乳腺纤维腺瘤相鉴别。

6. 本例图片展示（图 4-9-3）

（四）病例 4

1. 简要病史及专科检查情况 患者,女,35 岁,自述体检超声发现左乳肿物 5 天。彩超提示左乳晕区有多个囊肿,最大者大小约 1.4cm×1.2cm×1.2cm。无疼痛,无乳头溢液,无乳头（或乳晕）糜烂,无乳头内陷或抬高,此期间无妊娠或哺乳,无畏寒、发热。

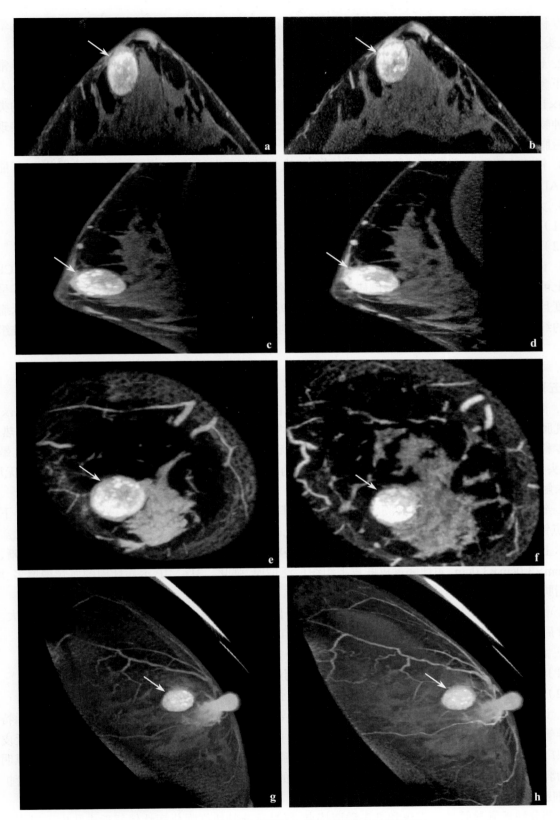

图 4-9-3 右乳腺导管扩张症（管腔内积聚物伴钙化）

a. 右乳 CBBCT 平扫横断面；b. 右乳 CBBCT 增强横断面；c. 右乳 CBBCT 平扫矢状面；d. 右乳 CBBCT 增强矢状面；e. 右乳 CBBCT 平扫冠状面；f. 右乳 CBBCT 增强冠状面；g. 右乳平扫 3D-MIP 成像；h. 右乳增强 3D-MIP 成像。箭头所示为病灶。

专科检查：双侧乳房发育正常，皮肤色泽正常，无红肿、糜烂、破溃、橘皮征及酒窝征。乳头乳晕无糜烂，乳头无内陷或抬高。双乳均未及明显肿物。双侧乳头未触及明显肿物，无溢液。

2. 锥光束乳腺 CT 表现　双侧乳腺大小形态基本对称，呈极度致密型；皮肤及乳头未见异常。左乳内下象限（约 8 点钟位置）乳晕附近见一类似脂肪密度（CT 值 -80Hu）、无强化的类圆形肿物，大小约 1.2cm×1.1cm×1.1cm，其边缘清晰光整，增强前后密度均匀；另于该肿物前方见一直径约 0.4cm 的类似表现小肿物。上述肿物前缘距乳头约 1.8cm，距皮肤 0.5cm；3D-MIP 示双侧乳腺无血管增多、增粗表现。双侧乳后脂肪间隙及胸壁结构未见异常。

3. 锥光束乳腺 CT 诊断　左侧乳腺内下象限乳晕后区多发结节，考虑为良性病变：脂肪瘤可能性大（BI-RADS 3 类）。

4. 大体病理及病理诊断

（1）大体病理：（左乳肿物）灰白灰黄碎组织 2 小块，大小共为 1.2cm×1.0cm×0.5cm。

（2）病理诊断：（左乳肿物旋切标本）乳腺导管扩张症，周围乳腺单位呈泌乳改变。

5. 诊断要点分析　乳腺导管扩张症导管内的内容物复杂多样，当其以脂性分泌物为主时，在 CBBCT 图像上可呈脂肪密度肿物表现。本例病灶虽位于乳晕附近且具备良性肿物的形态学特点，但因其呈脂肪样密度且无长轴与乳导管走向一致表现，故难与脂肪瘤相鉴别。脂肪瘤于 CBBCT 图像上常显示瘤内有纤细的纤维组织结构，此特点有助于其与本例的鉴别诊断（本例肿物密度非常均匀，其内未见纤维组织样结构）。

6. 本例图片展示（图 4-9-4）

（五）病例 5

1. 简要病史及专科检查情况　患者，女，34 岁，自述发现左乳外下方肿物 3 个月，大小约 5cm×5cm，伴左乳胀痛，无乳头溢液，无乳头、乳晕糜烂，无乳头内陷或抬高，此期间无妊娠或哺乳，无畏寒、发热。

专科检查：双侧乳房发育正常，皮肤色泽正常，无红肿、糜烂、破溃、橘皮征及酒窝征。乳头乳晕无糜烂，乳头无内陷或抬高。左乳外象限可触及一大小约 5cm×5cm 肿物，质中、边缘不清、活动受限，无压痛。乳头未触及肿物，乳头无溢液。右乳未及明显肿物。

2. 锥光束乳腺 CT 表现　双侧乳腺大小形态基本对称，呈不均匀致密型。平扫示左乳腺外下象限（3~5 点钟位置）乳晕后方有一不规则略高密度病灶，边界不清，与乳头关系密切，其内未见钙化灶。增强扫描示上述病灶呈斑片状、类环状、小结节状和网格状不均匀非肿块样强化，其边缘轮廓仍不清晰，大小约 4.0cm×3.0cm×3.0cm，病灶邻近皮肤皮下组织广泛增厚、强化。3D-MIP 示病灶周围血管稍增多、增粗。乳后脂肪间隙及胸壁结构未见异常。右乳未见异常。

3. 锥光束乳腺 CT 诊断　左乳外下象限乳晕下区非肿块样强化病变，考虑炎性病变可能性大，请抗炎治疗后复查除外肿瘤之可能性（BI-RADS 3/4A 类）。

4. 大体病理及病理诊断

（1）大体病理：（左乳肿物）灰白碎组织一堆，大小共为 5.0cm×3.0cm×1.0cm。

（2）病理诊断：（左乳肿物旋切标本）乳腺导管扩张症。

5. 诊断要点分析　本例为 CBBCT 仅显示乳腺导管扩张症继发的导管周围炎性病灶、未显示特征性的乳导管扩张表现的不典型乳腺导管扩张症病例。由于本例乳晕后方非肿块样强化病灶伴邻近皮肤皮下组织广泛增厚强化等 CBBCT 表现与其他类型乳腺炎表现类似，且患者无乳头溢液病史，故难以明确诊断其为乳腺导管扩张症（即浆细胞性乳腺炎）。本例的病灶位置特点，一定程度上有助于乳腺导管扩张症（即浆细胞性乳腺炎）的诊断。

少部分缺乏乳导管扩张表现和乳头溢液特点、仅显示非肿块样强化病灶伴邻近皮肤皮下组织增厚强化表现的乳腺导管扩张症病例，仅凭 CBBCT 表现难与其他类型乳腺炎相鉴别。

6. 本例图片展示（图 4-9-5）

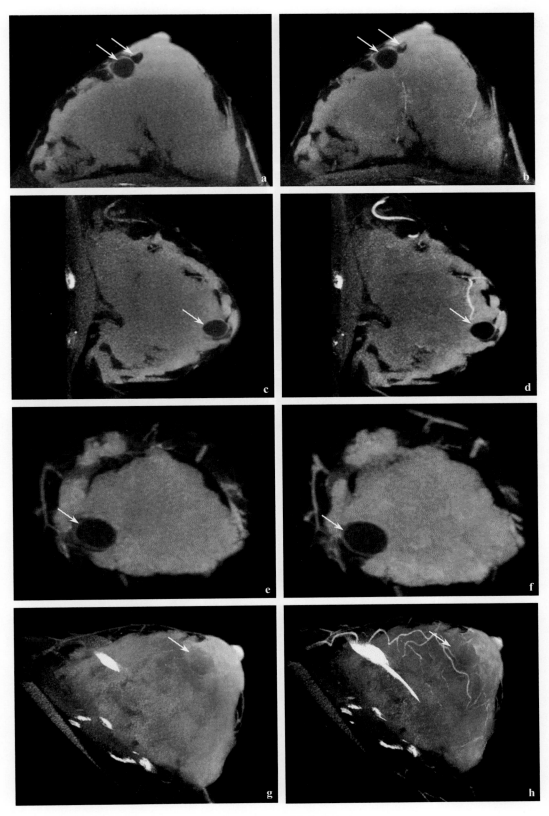

图 4-9-4 左乳腺导管扩张症

a. 左乳 CBBCT 平扫横断面；b. 左乳 CBBCT 增强横断面；c. 左乳 CBBCT 平扫矢状面；d. 左乳 CBBCT
增强矢状面；e. 左乳 CBBCT 平扫冠状面；f. 左乳 CBBCT 增强冠状面；g. 左乳平扫 3D-MIP 成像；h. 左
乳增强 3D-MIP 成像。箭头所示为病灶。

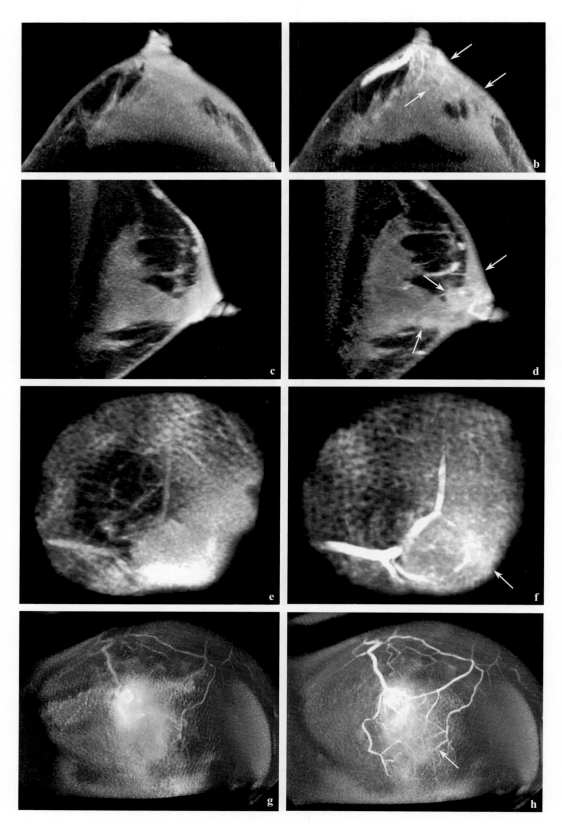

图 4-9-5　左乳腺导管扩张症

a. 左乳 CBBCT 平扫横断面；b. 左乳 CBBCT 增强横断面；c. 左乳 CBBCT 平扫矢状面；d. 左乳 CBBCT 增强矢状面；e. 左乳 CBBCT 平扫冠状面；f. 左乳 CBBCT 增强冠状面；g. 左乳平扫 3D-MIP 成像；h. 左乳增强 3D-MIP 成像。箭头所示为乳晕后方非肿块样强化病灶及其邻近增厚强化的皮肤皮下组织。

参 考 文 献

［1］ 陈玉兰,董江宁,王婷婷,等.乳腺青春期巨大纤维腺瘤全数字化 X 射线与磁共振成像影像表现研究［J］.中国医学装备,2020,17（5）:118-121.

［2］ 张祥盛.WHO（2012）乳腺肿瘤组织学分类［J］.诊断病理学杂志,2012,19（6）:477-478.

［3］ FRANK G A,DANILOVA N V,ANDREEVA I I,et al. WHO classification of tumors of the breast,2012［J］. Arkhiv patologii,2013,75（2）:53-63.

［4］ 马晓雯,张盛箭,彭卫军.影像学技术在乳腺叶状肿瘤中应用的研究进展［J］.肿瘤影像学,2021,30（3）:218-221.

［5］ ANNA SAPINO,JANINA KULKA. 乳腺病理学［M］.梅开勇,郭双平,译.北京:中国科学技术出版社,2021.

［6］ SYED A. HODA,EDI BROGI,FREDERICK C,KOERNER,et al. Rosen 乳腺病理学［M］.郭双平,薛德彬,魏兵,等译. 北京:中国科学技术出版社,2023.

［7］ 张嵘,李勇,任俊杰,等.乳腺叶状瘤的影像诊断［J］.中华放射学杂志,2004,38（7）:717-720.

［8］ 徐佳伟,黎晓星,余腾骅,等.乳腺叶状肿瘤诊疗现状与研究进展［J］.中国普通外科杂志,2022,31（11）:1527-1534.

［9］ TAN B Y,ACS G,APPLE S K,et al. Phyllodes tumours of the breast:a consensus review［J］. Histopathology,2016,68（1）: 5-21.

［10］ TIERNEY S N.Intraductal papillomas［J］. Surgical Clinics,2022,102（6）:965-972.

［11］ 阮玫,赵亚娥,汪登斌,等.乳腺导管内乳头状瘤的乳腺专用磁共振成像表现及其诊断价值［J］.放射学实践,2013,28 （3）:341-345.

［12］ ROWE J J,CHEAH A L,CALHOUN B C.Lipomatous tumors of the breast:a contemporary review［J］. Seminars in Diagnostic Pathology,2017,34（5）:453-461.

［13］ MURAT A,OZDEMIR H,YILDIRIM H,et al. Hamartoma of the breast［J］. Australasian Radiology,2007,51（s1）:37-39.

［14］ 刘涛,张兆祥,易慕华,等.乳腺肌样错构瘤 24 例临床病理分析［J］.中国普通外科杂志,2022,31（5）:587-596.

［15］ 赵健,林军,余新春,等.乳腺腺脂肪瘤的病理与超声特征分析［J］.浙江创伤外科,2011,16（5）:685-686.

［16］ 马薇,金泉秀,吴云飞,等.乳腺增生症诊治专家共识［J］.中国实用外科杂志,2016,36（7）:759-762.

［17］ 河南省肿瘤医院乳腺癌诊疗共识专家团队.河南省肿瘤医院乳腺良性疾病诊疗专家共识［J］.中华肿瘤防治杂志, 2019,26（24）:1859-1860.

［18］ LIN Q,FEI C,WU X,et al. Imaging manifestations of idiopathic granulomatous lobular mastitis on cone-beam breast computed tomography［J］. European Journal of Radiology,2022,154（9）:110389.

［19］ YUAN Q Q,XIAO S Y,FAROUK O,et al. Management of granulomatous lobular mastitis:an international multidisciplinary consensus（2021 edition）［J］. Military Medical Research,2022,9（1）:20.

［20］ WHO Classification of Tumours Editorial Board.Breast tumours［S］. Lyon:International Agency for Research on Cancer, 2019.

［21］ 杨兴霞,武彪.浆细胞性乳腺炎的诊治进展［J］.中华乳腺病杂志（电子版）,2015,9（2）:115-118.

［22］ 徐娜娜,贺科文,刘兆芸,等.乳腺导管扩张症研究进展［J］.中国现代普通外科进展,2017,20（1）:30-34.

［23］ JIANG L,LI X,SUN B,et al. Clinicopathological features of granulomatous lobular mastitis and mammary duct ectasia［J］. Oncology letters,2020,19（1）:840-848.

［24］ ZHAO X,YANG J,ZUO Y,et al. Contrast-Enhanced Cone-Beam Breast CT:An Analysis of Diagnostic Value in Predicting Breast Lesion with Rim Enhancement Malignancy［J］. Frontiers in Oncology,2022,12:868975.

［25］ 张雨,张艳君,李捷,等.锥光束乳腺 CT 与乳腺 MRI 对乳腺病变的诊断效能［J］.中国医学影像学杂志,2021,29（4）: 309-313.

［26］ 康巍,黄向阳,金观桥,等.锥光束乳腺 CT 与 MRI、数字化乳腺 X 线摄影对乳腺非肿块强化病变的诊断一致性分析［J］. 实用放射学杂志,2021,37（5）:763-767.

［27］ 王娅菲,马悦,朱跃强,等.锥光束乳腺 CT 鉴别致密型乳腺内肿块良恶性的价值［J］.中华放射学杂志,2021,55（9）: 961-967.

［28］KANG W，ZHONG W，SU D.The cone-beam breast computed tomography characteristics of breast non-mass enhancement lesions［J］. Acta Radiologica，2021，62（10）：1298-1308.

［29］MA J，HE N，YOON J H，et al. Distinguishing benign and malignant lesions on contrast-enhanced breast cone-beam CT with deep learning neural architecture search［J］. European Journal of Radiology，2021，142（7）：109878.

［30］赵欣，苏丹柯，康巍，等.锥光束乳腺 CT 在肿块型病变良恶性鉴别诊断价值［J］.放射学实践，2020，35（10）：1268-1273.

［31］刘爱迪，马悦，尹璐，等.锥光束乳腺 CT 增强检查对致密类乳腺内病灶的诊断价值研究［J］.中国癌症杂志，2018，28（11）：807-812.

［32］HE N，WU Y P，KONG Y，et al. The utility of breast cone-beam computed tomography，ultrasound，and digital mammography for detecting malignant breast tumors：a prospective study with 212 patients［J］. European journal of radiology，2016，85（2）：392-403.

［33］中国抗癌协会乳腺癌专业委员会. 中国抗癌协会乳腺癌诊治指南与规范（2024 年版)[J]. 中国癌症杂志.2023，33(12)：1092-1187.

［34］马薇，金泉秀，吴云飞，等.乳腺增生症诊治专家共识［J］.中国实用外科杂志，2016，36（7）：759-762.

［35］周飞，刘璐，余之刚.非哺乳期乳腺炎诊治专家共识［J］.中国实用外科杂志，2016，36（7）：755-758.

［36］张超杰，胡金辉，赵希.肉芽肿性小叶性乳腺炎诊治湖南专家共识（2021 版）［J］.中国普通外科杂志，2021，30（11）：1257-1273.

［37］叶兆祥.锥光束乳腺 CT 诊断图谱［M］.北京：人民卫生出版社，2017.

［38］刘万花.乳腺比较影像诊断学［M］.南京：东南大学出版社，2017.

［39］WENDIE A. B. 乳腺影像诊断学［M］. 2 版. 彭卫军，顾雅佳，译. 北京：人民卫生出版社，2018.

［40］邵志敏，沈镇宙，徐兵河.乳腺肿瘤学［M］. 2 版. 上海：复旦大学出版社，2018.

［41］DIANNE G S，THOMAS L. 乳腺影像与病理——基于病例分析［M］. 罗娅红，译. 沈阳：辽宁科学技术出版社，2018.

第五章

乳腺恶性病变的锥光束乳腺 CT 诊断

第一节 乳腺导管原位癌

一、概述

乳腺癌是危害妇女健康的常见恶性肿瘤,目前其已超过肺癌成为全球女性发病率第一的癌症。我国每年乳腺癌新发病例约 42 万,发病率已跃居我国女性恶性肿瘤的第一位,病死率仅次于肺癌及结肠癌,成为导致女性癌症死亡的第三大癌种。

乳腺导管原位癌(ductal carcinoma in situ of the breast,DCIS)定义为乳腺导管上皮细胞异型增生、癌变,但病变未突破导管基底膜(以下简称为"导管原位癌"或"DCIS")。20%~30% 的 DCIS 随着病情发展可进展成为浸润性乳腺癌。因 DCIS 在临床上难以触及肿物,早期不易确诊,1980 年以前其在新诊断的乳腺癌中仅占 3%~6%。随着对乳腺原位癌认识的逐步深入和影像学技术的发展,导管原位癌的检出率有了明显的提高;目前,美国的导管原位癌占乳腺癌新发病例的 25%,在所有乳腺癌中占 12%~15%。检查手段的进步和筛查的普及有助于进一步提高 DCIS 的发现率,在此基础上患者通过及时治疗,其 20 年相对生存率可达 90% 以上。

二、临床表现

大部分 DCIS 患者临床上触不到肿块,亦无疼痛、肿胀等其他临床症状,仅少部分患者可出现乳腺肿块或乳头溢液,故其常以体检影像检查发现。

三、病理表现及分级

(一)大体病理

因影像检查而被发现的 DCIS 在大体上往往没有明确的肿块,有时表现为质地较硬的纤维化区域,切面可见粉刺样坏死物。仅部分 DCIS 在大体上表现为肿块。

(二)组织病理及分级

DCIS 又称导管内癌,属非浸润性癌,其乳腺导管内异型增生、癌变的上皮细胞未超出导管基底膜,导管肌上皮完整。DCIS 主要发生在终末导管或腺泡化的小导管,多局限于导管-小叶单位内,亦可沿导管系统向乳头方向扩散。WHO 根据细胞核形态学对 DCIS 进行组织学分级,将其分为低、中、高核级(分别对应低级别、中级别和高级别导管原位癌)。低级别导管原位癌的肿瘤细胞具有低级别核的特征,通常无坏死,常有钙化;中级别导管原位癌的肿瘤细胞具有中级别核的特征,可无坏死或有点状坏死以及粉刺性坏死,常有钙化;高级别导管原位癌的肿瘤细胞具有高级别核的特征,常见广泛的粉刺性坏死,常有钙化,常伴管周纤维化、炎细胞浸润、黏液性水肿、毛细血管网和毛细淋巴管扩张或增生等。

(三)免疫组化

低级别 DCIS 与高级别 DCIS 的免疫组化特征不同,其 ER 和 PR 常呈弥漫阳性,细胞增殖指数较低,HER2 阴性,CK5/6、CK14 等阴性;多数高级别 DCIS 病例 ER 和 PR 阴性,HER2 过表达,细胞增殖指数较高。肌上皮标志物(p63、SMMHC、Calponin 等)显示导管肌上皮完整,为导管原位癌与浸润性癌相鉴别的主要依据。

四、锥光束乳腺 CT 表现

非肿块样强化病变伴恶性钙化、病灶呈叶段样或局限区域性分布,是导管原位癌最常见的 CBBCT 征象特点。

DCIS 在 CBBCT 平扫图像上多呈等或稍高密度表现,由于其与正常腺体对比密度差别小,故平扫图像多数难以分辨,平扫图像常常仅显示其钙化灶(此亦为部分 DCIS 在乳腺 X 线摄影图像上仅表现为钙化灶的原因)。增强图像上 DCIS 多呈非肿块样强化病变表现(此为 CBBCT 与乳腺 X 线摄影相比较的优势所在)。典型者表现为叶段样分布的细小集群卵石样非肿块样强化灶,少数病例亦可表现为局限区域性分布的斑片结节样、斑片网格样或簇状小环样非肿块样强化灶。需特别注意的是,DCIS 的集群卵石样强化结节多较细小,对于部分强化结节较大且伴结节边缘分叶和毛刺表现者,需考虑合并浸润性导管癌的可能性。目前,对于 DCIS 与浸润性导管癌结节灶大小的统计学差异和诊断临界值尚无定论。

DCIS 钙化发生率极高(80% 以上的 DCIS 伴有钙化),其钙化灶多具有恶性钙化的形态学表现特征和分布特征,即多呈叶段样集群分布、线样分布、强化灶内外分布的 4C 或 4B 类钙化(即细线样、细小多形性、不定形和粗糙不均质钙化)表现。

3D-MIP 常显示 DCIS 周围血管增多、增粗、与病灶相连表现。

总之,在 CBBCT 图像上,DCIS 多数呈非肿块样强化病变伴恶性钙化表现,呈孤立的肿块样强化及孤立的钙化表现者极为少见。

五、鉴别诊断

导管原位癌主要需与呈非肿块样强化表现的小叶原位癌、乳腺增生症(尤其是常伴钙化的硬化性腺病)、单纯性乳腺炎、肉芽肿性乳腺炎和炎性乳腺癌相鉴别。

(一)小叶原位癌

小叶原位癌极少伴钙化灶的 CBBCT 征象特点,是其与导管原位癌相鉴别的最重要依据。此外,小叶原位癌的多中心、多灶性分布特点,一定程度上亦有助于其与导管原位癌的鉴别诊断。小叶原位癌较难与少数缺乏钙化灶的导管原位癌相鉴别。

(二)乳腺增生症

乳腺增生症病灶多广泛散在分布(少见叶段样分布或局限区域性分布表现)、常见实性结节与囊性病灶伴存表现、强化结节边缘多较清晰光整、钙化多较粗大且散在分布(少见线样、叶段样集群分布的 4B 或 4C 类钙化)、患者多有周期性乳房疼痛史等 CBBCT 征象特点和临床表现特点,均有助于其与导管原位癌的鉴别诊断。

(三)单纯性乳腺炎和肉芽肿性乳腺炎

单纯性乳腺炎和肉芽肿性乳腺炎病变范围多更广泛、常伴脓肿样病灶、常见邻近皮肤皮下组织和浅筋膜广泛增厚和明显强化表现、钙化多较粗大且散在分布、患者常有炎性病变的临床症状和体征等。以上 CBBCT 征象特点和临床表现特点均有助于其与导管原位癌的鉴别诊断。

(四)炎性乳腺癌

炎性乳腺癌是一种临床分型,主要指乳腺癌弥漫浸润皮肤及皮肤内淋巴管网,引起淋巴管癌栓及淋巴回流障碍,导致皮肤红肿疼痛等类炎症样症状和体征,其癌灶常累及乳后间隙、胸壁结构和乳头,常伴腋下淋巴结转移。炎性乳腺癌在 CBBCT 影像上常可见肿块样强化病灶与非肿块样强化病灶伴存,常见恶性钙化灶,常伴有乳后间隙和胸壁结构受侵犯表现,邻近皮肤可广泛增厚、肿胀且强化明显,相应 Cooper 韧带可增粗呈网格样表现。

炎性乳腺癌的上述 CBBCT 征象特点和临床表现特点,均有助于其与导管原位癌的鉴别诊断。

六、病例分析

(一)病例 1

1. 简要病史及专科检查情况　患者,女,54 岁,自述半年前触及左乳外上方有一肿物,约 2.0cm×2.0cm,伴轻微刺痛,无乳头溢液,无乳头(或乳晕)糜烂,此间无妊娠或哺乳。当地医院 B 超诊断:左乳肿物(BI-RADS 1 类)。乳腺 X 线摄影诊断:左乳外上象限密度增高伴泥沙样钙化、左腋窝淋巴结肿大(1.3cm×1.2cm×1.0cm),考虑左乳腺癌可能性大(BI-RADS 5 类)。

专科检查:双侧乳房发育正常。皮肤色泽正常,无红肿、糜烂、破溃、橘皮征及酒窝征。乳头乳晕无糜烂,乳头无内陷或抬高。左乳外上象限距乳头 1cm 处可触及一大小约 3.0cm×3.0cm 肿物,边界不清,质硬,无压痛,活动受限。乳头未触及肿物,无溢液。双侧锁骨上下未触及肿大淋巴结。右乳、双侧腋窝未见异常。

2. 锥光束乳腺 CT 表现　双侧乳腺大小形态基本对称,呈不均匀致密型,皮肤及乳头未见异常。平扫图像示左侧乳腺外上象限及部分中央腺体区有多发细小线样、粗糙不均质和细小多形性钙化灶,钙化灶呈叶段样、集群样、线样分布,局部腺体密度偏高但平扫未见明确肿物轮廓。增强扫描示钙化分布区出现叶段样分布的集群卵石样非肿块样不均匀强化灶,强化灶边界不清,范围约 5.0cm×3.0cm×2.5cm;冠状位图像和 3D-MIP 图像示上述强化灶周围亦有少许钙化灶。3D-MIP 图像示病灶周围血管增多、增粗并与病灶相连;左侧乳后间隙及胸壁结构未见异常。右侧乳腺未见异常。

3. 锥光束乳腺 CT 诊断　左侧乳腺外上象限及部分中央腺体区非肿块样强化病变伴钙化,考虑为导管原位癌(BI-RADS 5 类)。

4. 大体病理及病理诊断

(1)大体病理:(左乳房)距乳头 0.8cm,皮下 0.6cm,基底 0.2cm 可见一质硬区,范围 3.0cm×1.0cm×0.5cm,切面灰白实性,质中,粗颗粒,无囊性变和出血、坏死,挤压可见牙膏样物,境界不清,无包膜。余乳腺组织切面灰白,未见明显占位。

(2)病理诊断:(左乳房)高级别导管原位癌(粉刺型,有钙化灶)。

(3)免疫组化:两张切片 p63、Calponin、SMMHC 显示肌上皮完整,支持导管原位癌,未见浸润灶。ER(5%,中等+),PR(-),CK5/6(-),Ki-67(40%+)。

5. 诊断要点分析　导管原位癌的 CBBCT 征象特点是乳腺内非肿块样强化病变伴恶性钙化灶,其非肿块样强化表现类型中,尤以叶段样分布的细小集群卵石样强化最具特征性。恶性钙化灶的两大诊断依据分别是钙化的形态学表现特征和分布特征,二者相辅相成,对于恶性钙化的判断同等重要(即:当病变区的钙化灶同时具备恶性钙化的形态学表现特征和分布特征时,方可考虑为恶性钙化)。《中国抗癌协会乳腺癌诊治指南与规范(2024 年版)》总结了可疑恶性钙化的四类形态学表现特征,并将其与 BI-RADS 分级相对应归类,即:细线样或细线样分枝状钙化归为 4C 类钙化,细小多形性钙化、不定形钙化和粗糙不均质钙化归为 4B 类钙化。钙化灶呈线样分布和叶段样或非叶段样集群分布、钙化同时出现于强化的病灶内和病灶外围,为恶性钙化的主要分布特征。

本例为 CBBCT 表现典型的导管原位癌病例。本例左乳集群卵石样非肿块样强化病变呈叶段样分布、卵石样强化结节均较细小、叶段样集群分布的 4B 和 4C 类钙化灶位于强化灶内及其外围（符合恶性钙化的形态学表现特征和分布特征）、3D-MIP 示强化灶周围血管增多增粗等 CBBCT 表现，为诊断导管原位癌的主要依据。本例 CBBCT 表现与导管原位癌的典型 CBBCT 征象特点完全相符，故诊断不难。

6. 本例图片展示（图 5-1-1）

（二）病例 2

1. 简要病史及专科检查情况　患者，女，34 岁，自述 1 年前无意间触及左乳房内上方有一肿物，大小约 4.0cm×2.5cm，伴乳头溢液，呈透明状，约 0.5ml/d，无疼痛，无乳头（或乳晕）糜烂，无乳头内陷或抬高，肿物增大与月经周期无关，此间无妊娠或哺乳，乳腺 X 线摄影检查未见明确病灶。自行中药敷贴治疗无效，B 超检查提示：①左乳实质性占位病变，血供不丰富（BI-RADS 3 类）；②双侧乳腺增生症。乳腺溢液病理检查提示：(乳头溢液) 找到成团及多量散在乳腺导管上皮细胞，细胞有异型性，但退变明显，不能除外恶性病变。左乳肿物穿刺活检病理考虑导管内癌可能。

专科检查：双侧乳房发育正常。皮肤色泽正常，无红肿、糜烂及破溃。局部皮肤无橘皮征及酒窝征。乳头乳晕无糜烂，乳头无内陷或抬高。左乳内上限可触及一大小约 7.0cm×5.5cm 肿物，表面欠光滑，质中，无压痛，边界不清，活动受限。乳头未触及肿物，乳头有溢液，呈透明色。左腋窝未触及肿大淋巴结。双侧锁骨上下未触及肿大淋巴结。右乳、右腋窝未见异常。

2. 锥光束乳腺 CT 表现　双侧乳腺大小形态基本对称，呈不均匀致密型，皮肤及乳头未见异常。平扫示左侧乳腺内象限和上象限密度不均匀偏高、结构紊乱、有集群分布的细小不定形钙化灶。增强图像示左侧乳腺内上象限至外上象限（约 9~2 点钟位置）出现叶段样分布的集群卵石样非肿块样强化灶，强化灶边缘模糊不规则，范围约 8.2cm×6.0cm×3.5cm。3D-MIP 示病灶周围血管增多、增粗、与之相连。左侧乳后间隙及胸壁结构未见异常。右乳未见异常。

3. 乳腺锥光束 CT 诊断　左侧乳腺非肿块样强化灶，考虑为乳腺癌（导管原位癌可能性大）(BI-RADS 5 类)。

4. 大体病理及病理诊断

（1）大体病理：(左乳房) 带梭形皮瓣无腋窝脂肪的全切乳腺组织一个，乳腺大小 13.0cm×11.0cm×4.5cm，无橘皮样外观，乳头直径 1.2cm，乳头无内陷、糜烂、结痂。距乳头 2.0cm，皮下 2.2cm，基底 0.2cm 可见一个大小 7.0cm×6.0cm×2.8cm 的肿物，切面灰白实性，质地中，粗颗粒/鱼肉样，有囊性变和出血、坏死，肿物境界不清，无包膜。余乳腺组织切面灰白，未见明显占位。

（2）病理诊断：(左乳房) 中级别导管原位癌（粉刺型），伴多灶性浸润。肿瘤大小 7.0cm×6.0cm×2.8cm，最大浸润灶范围约 0.4cm×0.3cm。片内有脉管内癌栓，未见神经侵犯。周围乳腺组织为乳腺增生症，个别导管囊性扩张。

（3）免疫组化：p63、SMMHC 示浸润灶肌上皮缺失，浸润性癌细胞 P120(膜 +)，ER(100%，中等 +)，PR(70%，中等 +)，HER2(2+，不确定，建议 FISH 检测)，AR(95%，强 +)，CK5/6(−)，EGFR(−)，Ki-67(10%+)。

5. 诊断要点分析　本例为 CBBCT 表现典型的导管原位癌病例，其左乳集群卵石样非肿块样强化灶呈叶段样分布、卵石样强化结节均较细小、强化灶内有集群分布的 4B 类钙化灶、3D-MIP 示强化灶周围血管增多增粗等 CBBCT 表现，为诊断导管原位癌的主要依据。

本例 CBBCT 表现与导管原位癌的典型 CBBCT 征象特点相符，故诊断导管原位癌不难。因本例卵石样强化结节均较细小且无边缘毛刺和分叶表现，故 CBBCT 难以作出导管原位癌合并局灶性浸润性导管癌（即导管原位癌伴多灶性浸润）之诊断。

6. 本例图片展示（图 5-1-2）

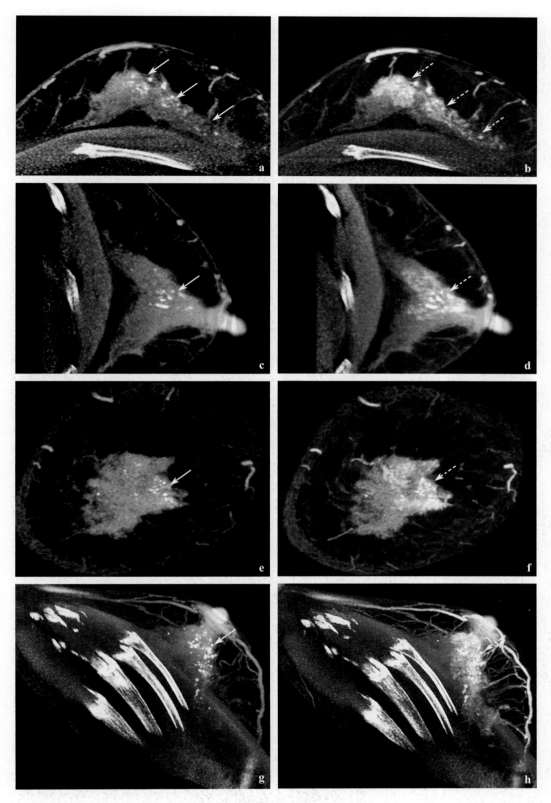

图 5-1-1 左乳高级别导管原位癌

a. 左乳 CBBCT 平扫横断面；b. 左乳 CBBCT 增强横断面；c. 左乳 CBBCT 平扫矢状面；d. 左乳 CBBCT 增强矢状面；e. 左乳 CBBCT 平扫冠状面；f. 左乳 CBBCT 增强冠状面；g. 左乳平扫 3D-MIP 成像；h. 左乳增强 3D-MIP 成像。实线箭头所示为平扫图像显示的肿瘤钙化灶，虚线箭头所示为增强图像显示的肿瘤强化灶（注意冠状面图像和 3D-MIP 图像显示肿瘤钙化灶分布于强化的瘤灶内及其外围）。

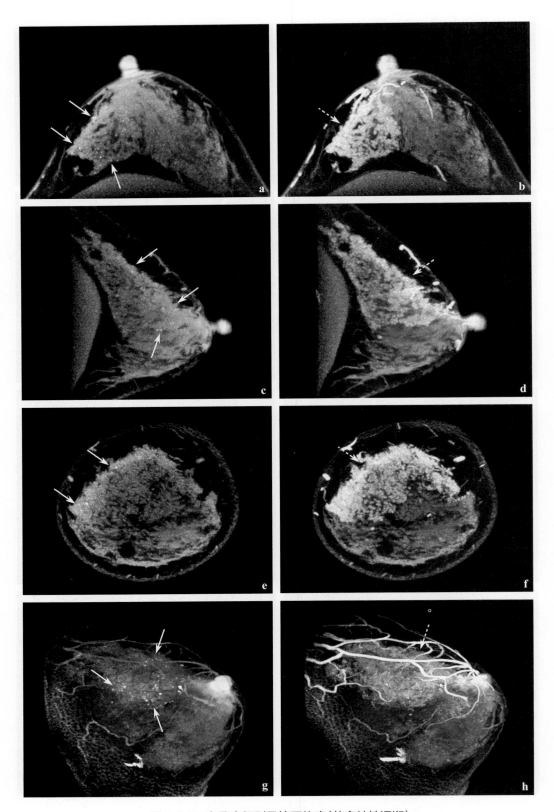

图 5-1-2　左乳中级别导管原位癌（伴多灶性浸润）

a. 左乳 CBBCT 平扫横断面；b. 左乳 CBBCT 增强横断面；c. 左乳 CBBCT 平扫矢状面；d. 左乳 CBBCT 增强矢状面；e. 左乳 CBBCT 平扫冠状面；f. 左乳 CBBCT 增强冠状面；g. 左乳平扫 3D-MIP 成像；h. 左乳增强 3D-MIP 成像。实线箭头所示为平扫图像显示的肿瘤钙化灶，虚线箭头所示为增强图像显示的肿瘤强化灶。

（三）病例 3

1. 简要病史及专科检查情况　患者，女，41 岁，自述发现右乳内上方无痛性肿物 9 个月，直径约 2.0cm，2 个月前出现右乳头糜烂结痂、脱痂，伴瘙痒、疼痛，4 天前发现乳头少量黄色溢液，无乳头内陷或抬高，此间无妊娠或哺乳。彩超检查结果提示：右侧乳腺低回声团 BI-RADS 4 级，右侧乳腺混合性回声团 BI-RADS 3~4 级；乳腺 X 线摄影检查提示：右乳内上象限肿块伴泥沙样钙化及右腋下淋巴结肿大，BI-RADS：5 类。

专科检查：双侧乳房发育正常。皮肤色泽正常，无橘皮征及酒窝征。右乳头糜烂，有黄色渗液，乳头无内陷或抬高。右乳外上象限 11 点钟方向可触及一大小约 2.5cm×1.0cm 肿物，边界清，表面光滑，质硬，活动度好。右乳内上限 1 点钟方向可触及另一大小约 2.5cm×1.5cm 肿物，表面欠光滑，质硬，无压痛，边界不清，活动受限。右腋窝可触及数个散在分布大小约 1.0cm×0.5cm 淋巴结，质软，无压痛，活动度好。双侧锁骨上下未触及肿大淋巴结。左乳、左腋窝未见异常。

2. 锥光束乳腺 CT 表现　双侧乳腺大小形态基本对称，呈不均匀致密型。平扫示右侧乳腺上象限（11~1 点钟区域）有叶段分布和集群分布的细小多形性和粗糙不均质钙化（4B 类钙化）。增强图像示右侧乳腺上象限及部分乳晕区后方出现叶段样分布的非肿块样强化灶，病灶区范围约 5.7cm×3.4cm×2.5cm，非肿块样强化灶内伴有大小约 2.0cm×1.5cm×1.5cm 之肿块样强化灶；非肿块样强化灶边界不清，肿块样强化灶边缘有小分叶和毛刺征象；病灶区钙化灶分布于强化灶内及其外缘。右侧乳头稍肿大，乳晕及局部皮肤稍增厚、强化。3D-MIP 示右乳上象限血管明显增多、增粗、与病灶相连。右侧乳后间隙及胸壁结构未见异常。左乳未见异常。

3. 乳腺锥光束 CT 诊断

（1）右侧乳腺上象限非肿块样强化灶及肿块样强化灶，考虑为乳腺癌（导管原位癌伴浸润性导管癌可能性大）（BI-RADS 5 类）。

（2）右侧乳晕皮肤增厚，考虑为肿瘤侵犯所致。

4. 大体病理及病理诊断

（1）大体病理：（右乳房）带梭形皮瓣无腋窝脂肪的全切乳腺组织一个，乳腺大小 19.0cm×16.0cm×3.0cm，乳头直径 1.2cm，乳头无内陷，有糜烂。于上象限距乳头 4.0cm，皮下 1.0cm，基底 0.5cm 可见一个大小 5.0cm×3.0cm×1.5cm 的粗颗粒区，切面灰白实性，质地硬，呈粗颗粒样，无囊性变和出血、坏死，肿物境界不清，无包膜。余乳腺组织切面灰白，未见明显占位。

（2）病理诊断：①（右乳房）非特殊类型浸润性癌（浸润性导管癌）Ⅲ级，伴高级别导管原位癌（约 50%）。肿瘤大小 5.0cm×3.0cm×1.5cm，间质多量纤维组织增生，局部有钙化形成。片内未见确切脉管癌栓和神经侵犯。周围乳腺组织未见特殊。右乳头真皮层有高级别导管原位癌累及。皮肤、上、下、内、外及基底切缘均未见癌。②右乳房佩吉特病（mammary Paget disease）。

（3）免疫组化：P120（膜 +），ER（-），PR（2%，弱 +），HER2（3+，阳性），CK5/6（-），EGFR（小部分 +），AR（70%，中等 +），Ki-67（30%+）。

5. 诊断要点分析　本例为 CBBCT 表现典型的导管原位癌（合并浸润性导管癌和乳房佩吉特病）病例，其右侧乳腺内集群卵石样非肿块样强化灶呈叶段样分布、卵石样强化结节多数较细小、强化灶内及其外缘有集群分布的 4B 类钙化灶等 CBBCT 表现，为诊断导管原位癌的主要依据。

20%~30% 的导管原位癌随着病情发展可进展成为浸润性乳腺癌。本例其他图像层面显示右乳非肿块样强化灶内伴有外形较大的肿块样强化灶，且肿块边缘有明显分叶和毛刺表现，其内亦可见恶性钙化，故本例在诊断导管原位癌的基础上，应考虑有浸润性导管癌合并存在。

乳房佩吉特病患侧乳腺内常合并导管原位癌和浸润性导管癌（相关内容详见本章第十三节）。

6. 本例图片展示（图 5-1-3）

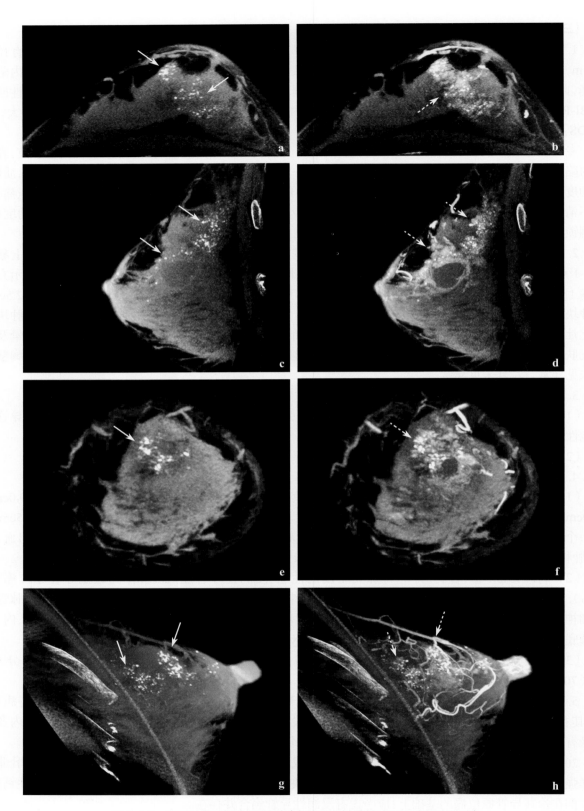

图 5-1-3 右乳高级别导管原位癌（合并浸润性导管癌和乳房佩吉特病）

a. 右乳 CBBCT 平扫横断面；b. 右乳 CBBCT 增强横断面；c. 右乳 CBBCT 平扫矢状面；d. 右乳 CBBCT 增强矢状面；e. 右乳 CBBCT 平扫冠状面；f. 右乳 CBBCT 增强冠状面；g. 右乳平扫 3D-MIP 成像；h. 右乳增强 3D-MIP 成像。实线箭头所示为平扫图像显示的肿瘤钙化灶，虚线箭头所示为增强图像显示的呈非肿块样强化表现的导管原位癌灶。

（四）病例 4

1. 简要病史及专科检查情况　患者,女,31 岁,自述发现右乳外上方无痛性肿物 2 年余,直径约 1.5cm,无疼痛,无乳头溢液,无乳头(或乳晕)糜烂,无乳头内陷或抬高,肿物增大与月经周期有关,此间有哺乳。首次乳腺彩超提示乳腺增生,予口服药物治疗。自觉肿物逐渐增大,再次行乳腺彩超提示:右乳腺多发片状低回声区(BI-RADS 4 类);右侧腋窝淋巴结肿大。近日第三次乳腺彩超提示右乳弥漫性病变(BI-RADS 4C 类);右侧腋窝多发实质性占位病变。

专科检查:双侧乳房发育正常。皮肤色泽正常,无红肿、糜烂、破溃、橘皮征及酒窝征。乳头乳晕无糜烂,乳头无内陷或抬高。右乳外上象限可触及约 6.0cm×5.0cm 肿物,表面欠光滑,质硬,无压痛,边界不清,活动受限。乳头未触及肿物,乳头无溢液。左乳未见异常。双侧腋窝、锁骨上下未触及肿大淋巴结。

2. 锥光束乳腺 CT 表现　双乳大小形态基本对称,呈不均匀致密型,皮肤及乳头未见异常。平扫示右乳外下象限至外上象限及内上象限结构紊乱、密度偏高,伴多区域集群样和线样分布的细小多形性、不定形和细线样钙化灶。增强扫描示右乳外下象限至外上象限(8~10 点钟位置)及内上象限(1~2 点钟位置)出现多区域、多灶性分布的集群卵石样非肿块样强化灶,病灶边界欠清,难以测量。3D-MIP 示右乳血管较对侧增粗、增多,且见增粗血管影与病灶相连。右乳后方脂肪间隙及胸壁结构未见异常。左乳未见异常。

3. 锥光束乳腺 CT 诊断　右乳外下至外上象限及内上象限非肿块样强化灶伴钙化,考虑导管原位癌可能性大(BI-RADS 4C 类)。

4. 大体病理及病理诊断

（1）大体病理:(右乳房)带梭形皮瓣无腋窝脂肪的全切乳腺组织一个,乳腺大小 21.0cm×15.0cm×3.5cm,皮瓣面积 7.5cm×3.2cm,无橘皮样外观/穿刺点,乳头直径 1.6cm,乳头无内陷/糜烂/结痂。外上象限约 11 点钟方向距乳头 4.0cm,皮下 1.0cm,紧贴基底可见一淡黄粗颗粒区 A,范围 6.0cm×5.0cm,可挤出牙膏样物,切面灰白灰黄实性,质偏硬,粗颗粒状,无出血、坏死。距该区 2.5cm 可见另一淡黄粗颗粒区 B,范围 2.5cm×2.5cm。余乳腺组织切面灰白,未见明显占位。

（2）病理诊断:(右乳房)高级别导管原位癌,伴有粉刺样坏死及钙化,局灶不除外微浸润(范围 <1mm),肿瘤大小约 10.0cm×8.0cm×3.5cm,补取内切缘(-)。上、下、外及基底切缘(-),周围乳腺组织未见特殊病变。乳头内导管见癌细胞,皮肤未见侵犯。

（3）免疫组化:CK5/6、p63 及 SMMHC 提示基底层细胞及肌上皮结构基本完整。ER(-),PR(-),HER2(3+,阳性),Ki-67(50%+)。

5. 诊断要点分析　本例亦为 CBBCT 表现较典型的导管原位癌病例,其右乳病灶呈集群卵石样非肿块样强化表现、卵石样强化结节多数较细小、强化灶内外均可见典型的恶性钙化灶(集群分布、线样分布、病灶内外分布的 4B 和 4C 类钙化)等 CBBCT 征象特点,为诊断导管原位癌的主要依据。

本例病灶呈多区域、多灶性分布,故需注意与小叶原位癌相鉴别。本例强化灶内外均见恶性钙化灶的表现特点,为其与小叶原位癌鉴别的主要依据。

6. 本例图片展示(图 5-1-4)

（五）病例 5

1. 简要病史及专科检查情况　患者,女,43 岁,自述 9 天前彩超检查提示右乳实质性结节,BI-RADS 4C 类;无疼痛,无乳头溢液,无乳头(或乳晕)糜烂,无乳头内陷或抬高。

专科检查:双侧乳房发育正常,皮肤色泽正常,无红肿、糜烂、破溃、橘皮征及酒窝征。乳头乳晕无糜烂,乳头无内陷或抬高。右乳外上象限可触及一大小约 2.0cm×1.5cm×1.0cm 肿物,表面不光滑、质硬、边界不清、活动受限、无压痛。乳头未及明显肿物,无溢液。左乳未见异常。双侧腋窝、锁骨上下未触及肿大淋巴结。

2. 锥光束乳腺 CT 表现　双乳大小形态基本对称,呈极度致密型,皮肤及乳头未见异常。平扫示右乳腺体密度不均匀增高,未见明确肿物灶,中央腺体区有散在细小多形性(或不定形)钙化灶。增强扫描

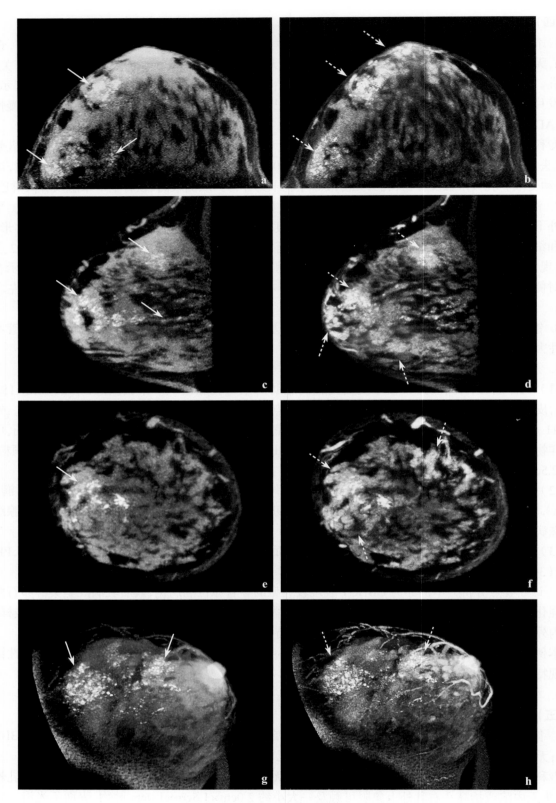

图 5-1-4　右乳高级别导管原位癌

a. 右乳 CBBCT 平扫横断面；b. 右乳 CBBCT 增强横断面；c. 右乳 CBBCT 平扫矢状面；d. 右乳 CBBCT 增强矢状面；e. 右乳 CBBCT 平扫冠状面；f. 右乳 CBBCT 增强冠状面；g. 右乳平扫 3D-MIP 成像；h. 右乳增强 3D-MIP 成像。实线箭头所示为平扫图像显示的肿瘤钙化灶，虚线箭头所示为增强图像显示的肿瘤强化灶（注意肿瘤钙化灶分布于强化的瘤灶内及其外围）。

示右乳外上象限（10~12 点钟位置）、中央腺体区（前中后份）、乳头乳晕后方均有多灶性集群卵石样非肿块样强化灶，上述病灶区范围共约 5.5cm×4.5cm×3.2cm，前缘与乳头乳晕相邻，距皮肤 0.2cm。3D-MIP 示右乳外上象限血管增多、增粗。右侧乳后间隙和胸壁结构未见异常。左乳未见异常。

3. 锥光束乳腺 CT 诊断　右乳多中心、多灶性非肿块样强化灶伴钙化，考虑乳腺癌（导管原位癌）可能性大（BI-RADS 4C 类）。

4. 大体病理及病理诊断

（1）大体病理：(右乳)已标记方位的灰黄组织一块，大小 16.0cm×11.0cm×3.0cm，无皮肤无乳头。上象限距内切缘 2.0cm，外切缘 5.0cm，皮下切缘 3cm，下切缘 6.5cm，基底切缘 0.5cm，可见一粗糙区，大小 2.0cm×2.0cm×1.7cm，切面灰白实性质硬，见较多灰黄细小结节。余乳腺组织切面灰白，未见明显占位。

（2）病理诊断：①(右乳)高级别导管原位癌，有无浸润性癌待免疫组化后报告。病变区主体大小约 2.0cm×2.0cm×1.7cm。片内未见脉管癌栓及神经侵犯。周围乳腺组织见多灶散在分布的导管癌组织，局灶有纤维腺瘤形成。②(乳头后方)乳头下方导管有原位癌，皮瓣未见癌。

（3）免疫组化：CK5/6 及 p63 提示导管基底细胞层及肌上皮结构完整，ER（-），PR（-），HER2（3+，阳性），Ki-67（40%+）。

5. 诊断要点分析　本例为 CBBCT 表现相对不典型的导管原位癌病例，其右乳非肿块样强化病变虽呈集群卵石样强化表现，但病灶有多中心、多灶性分布征象，且钙化灶稀少、散在，故需注意与小叶原位癌、导管内乳头状瘤和肉芽肿性乳腺炎相鉴别。小叶原位癌少见钙化，且其发病率远低于导管原位癌；导管内乳头状瘤常伴乳导管扩张和乳头溢液表现，且其强化的瘤灶边缘多清晰光整、长轴多与乳导管走向一致；肉芽肿性乳腺炎常伴邻近皮肤皮下组织增厚强化和红、肿、痛、热表现。有鉴于此，尽管本例钙化灶表现和强化灶分布表现均不甚典型，仍应首先考虑其为导管原位癌。

6. 本例图片展示（图 5-1-5）

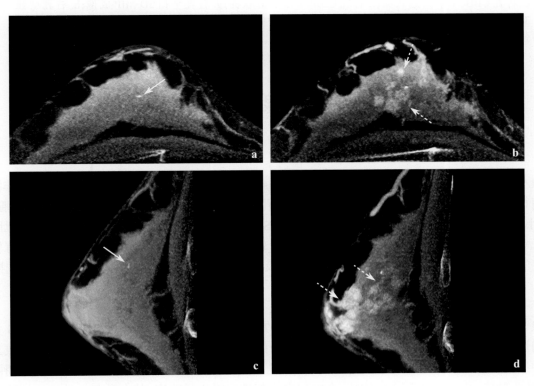

图 5-1-5　右乳高级别导管原位癌

a. 右乳 CBBCT 平扫横断面；b. 右乳 CBBCT 增强横断面；c. 右乳 CBBCT 平扫矢状面；d. 右乳 CBBCT 增强矢状面。

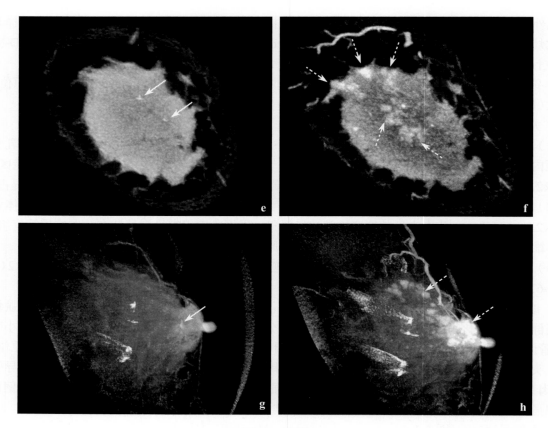

图 5-1-5(续)

e. 右乳 CBBCT 平扫冠状面;f. 右乳 CBBCT 增强冠状面;g. 右乳平扫 3D-MIP 成像;h. 右乳增强 3D-MIP 成像。实线箭头所示为平扫图像显示的肿瘤钙化灶,虚线箭头所示为增强图像显示的肿瘤强化灶。

第二节 乳腺小叶原位癌

一、概述

乳腺小叶原位癌(lobular carcinoma in situ of breast,LCIS)是起源于乳腺小叶和终末导管的非浸润性恶性肿瘤(以下简称"小叶原位癌"或"LCIS"),约占乳腺恶性肿瘤的 1%~5%,是一种较少见的乳腺肿瘤。LCIS 和小叶不典型增生统称为小叶肿瘤。乳腺 LCIS 的发病率低,起病隐匿,具有多中心性、多灶性、癌变周期长等特点。LCIS 发展为浸润性癌的风险相对较低。研究显示,仅部分小叶原位癌亚型有发展为浸润性癌的高风险而应选择手术切除,多数 LCIS 以及不典型小叶增生可选择随访,手术并非首选措施。

二、临床表现

乳腺 LCIS 多见于绝经前女性,平均年龄为 44~47 岁,发病率为 3.19/10 万人,研究显示 LCIS 女性患者中浸润性乳腺癌(包括浸润性导管癌和浸润性小叶癌)发生率是普通人群(未诊断乳腺 LCIS 或其他乳腺恶性肿瘤的女性)的 8~10 倍,且该风险涉及双侧乳腺。LCIS 可无任何临床症状,亦可无乳房肿块、乳头溢液、乳头肿胀、皮肤改变等临床体征,有时仅有类似乳腺增生样改变,其在乳腺良性疾病切除标本中的偶然检出率为 0.5%~4.3%,以多灶、多中心、双侧起病多见(约 85% 为多中心性,30%~67% 为双侧性)。LCIS 钙化发生率低,仅极少数 LCIS 病例在乳腺 X 线摄影检查时发现微小钙化。

116

三、病理表现及分型

（一）大体病理

LCIS 缺乏明确的大体病理特征,通常不形成明确肿块。

（二）组织病理

LCIS 特征性表现为小而一致的、缺乏黏附性的细胞群肿瘤样增生,至少充满一个终末导管小叶单位（TDLU）的 50%。LCIS 分三个亚型,即经典型、多形性型、旺炽型,其中最常见者为经典型。经典型 LCIS 特征是 A 型和/或 B 型上皮细胞的失黏附性增生;A 型细胞小,细胞核均匀深染,核仁不显著;B 型细胞具有大的泡状细胞核,明显的小核仁。多形性 LCIS 特征是有高级别的细胞核,通常 >4 倍淋巴细胞,伴多核;偶尔,细胞质表现为嗜酸性细颗粒状,类似大汗腺细胞外观;通常伴有中央粉刺样坏死。旺炽型 LCIS 特征是细胞呈失黏附性实性生长,伴有高级别或低级别核特征;中央坏死常见。病理学认为不典型小叶增生（atypical lobular hyperplasia,ALH）与小叶原位癌是小叶肿瘤连续发展过程的不同阶段,有时较难划分两者的明确界限,通常认为病灶累及小叶的 50% 及以下诊断为不典型小叶增生,>50% 诊断为 LCIS。不典型小叶增生和经典型小叶原位癌被认为是浸润性癌的危险因素和"潜在性"前驱病变,而旺炽型小叶原位癌和多形性小叶原位癌可能是浸润性癌的直接前驱病变。

（三）免疫组化

上皮钙黏素（E cadherin）膜表达缺失、p120 连环素（p120）膜表达缺失而细胞浆呈弥漫强阳性表达,是所有类型 LCIS 的免疫组化特征。E cadherin 和 p120 的免疫组化检测可作为鉴别 LCIS 和 DCIS 的可靠指标。经典型和旺炽型 LCIS 的 ER 呈强阳性表达,缺乏 HER2 过表达,Ki 67 指数通常较低;多形性 LCIS 则 ER 阴性,HER2 过表达或基因扩增,*TP53* 突变。

四、锥光束乳腺 CT 表现

非肿块样强化病变不伴钙化、病灶呈局限区域性或多区域多灶性分布,是小叶原位癌的常见 CBBCT 征象特点。

小叶原位癌在 CBBCT 图像上常呈类似于导管原位癌的非肿块样强化表现,但其病灶常有多中心、多灶性、多区域性分布特点。小叶原位癌与导管原位癌最重要的 CBBCT 征象差别是其钙化非常少见,原因是其肿瘤细胞不具备细胞外分泌功能且多无坏死,故受累小叶多无钙沉积。小叶原位癌非肿块样强化病灶内的结节灶亦多较细小,对于部分强化结节较大且伴边缘分叶和毛刺者,需考虑合并浸润性小叶癌的可能性。3D-MIP 常显示 LCIS 周围血管增多、增粗、与病灶相连表现。极少数小叶原位癌可表现为孤立的肿块样强化灶,此类病灶难与浸润性小叶癌和其他无钙化且呈实性肿块样表现的特殊类型浸润性乳腺癌相鉴别。

五、鉴别诊断

小叶原位癌主要需与呈非肿块样强化表现的导管原位癌、乳腺增生症、各种类型乳腺炎和炎性乳腺癌相鉴别。

（一）导管原位癌

鉴别诊断要点见本章第一节。

（二）乳腺增生症

乳腺增生症的非肿块样强化病灶多呈广泛散在分布、强化结节边缘多较清晰光整且常与囊性病灶伴存、患者多有周期性乳房疼痛史等 CBBCT 征象特点和临床表现特点,为其与小叶原位癌相鉴别的主要依据。

（三）乳腺炎

乳腺炎病灶分布更弥漫广泛、常伴邻近皮肤皮下组织和浅筋膜广泛增厚和明显强化表现、患者常有炎性病变的临床症状和体征等影像和临床表现特点,为其与小叶原位癌相鉴别的主要依据。

(四) 炎性乳腺癌

炎性乳腺癌多呈肿块样强化灶与非肿块样强化灶伴存表现、病变区常见恶性钙化灶、多伴乳后间隙和胸壁结构侵犯以及乳腺皮肤皮下组织广泛增厚和强化表现、患侧乳腺常有红肿疼痛等类似炎症的症状和体征等影像和临床表现特点,为其与小叶原位癌相鉴别的主要依据。

六、病例分析

(一) 病例 1

1. **简要病史及专科检查情况**　患者,女,46,自述 3 个月前发现左乳内上方肿物,大小约 2.0cm×1.0cm,无疼痛,无乳头溢液,无乳头、乳晕糜烂,无乳头内陷或抬高,无畏寒、发热,肿物无明显增大,此间无妊娠或哺乳,彩超检查提示左乳内上象限肿物(BI-RADS 4A 类)。

专科检查:双侧乳房发育正常,皮肤色泽正常,无红肿、糜烂、破溃、橘皮征及酒窝征。乳头乳晕无糜烂,乳头无内陷或抬高。左乳内上象限可触及一大小约 2.0cm×1.0cm 肿物,表面光滑、质中、边界清、活动度好、无压痛。双侧乳头未触及明显肿物,无溢液。双侧锁骨上下及双侧腋窝未触及肿大淋巴结。右乳未及肿物。

2. **锥光束乳腺 CT 表现**　双侧乳腺大小形态基本对称,呈极度致密型,皮肤、乳头未见异常。平扫示双侧乳腺均无明确肿物及钙化灶。增强图像示左乳内上象限至外上象限(10~2 点钟位置)前中后份腺体区出现多中心、多区域分布的集群卵石样和斑片结节样非肿块样高密度强化灶,其中较大结节位于内上象限,大小约 1.4cm×1.0cm×0.9cm,边缘模糊不规整伴分叶和毛刺。3D-MIP 示左侧乳腺上象限集群卵石样强化灶周围血管略增多、增粗。左侧乳后间隙及胸壁结构未见异常。右侧乳腺未见异常。

3. **锥光束乳腺 CT 诊断**　左乳腺上象限多中心、多灶性非肿块样强化灶,考虑乳腺癌可能性大,小叶原位癌?(BI-RADS 4C 类)。

4. **大体病理及病理诊断**

(1) 大体病理:左乳可见一个大小 3.0cm×1.7cm×1.2cm 的残腔(患者术前已行左乳肿物旋切活检术,活检病理考虑小叶原位癌与浸润性小叶癌伴存),残腔内可见较多血块,内壁粗糙。余乳腺组织切面灰白,未见明显占位。

(2) 病理诊断:(左乳)送检乳腺残腔周围取材多片,可见散在多灶小叶原位癌,累及导管,小区考虑存在浸润性小叶癌可能。

(3) 免疫组化:①SMMHC、CK5/6、p63 示腺体肌上皮均存在,不支持浸润性癌诊断;②癌细胞:E-cadherin(−),P120(浆 +),ER(95%,强 +),PR(90%,强 +),HER2(2+,不确定,建议做 FISH 检测),Ki-67(5%+)。

5. **诊断要点分析**　本例为 CBBCT 表现典型的小叶原位癌病例(术前活检病理已证实左乳小叶原位癌合并浸润性小叶癌)。由于本例乳腺腺体致密,且多中心性分布的非肿块样瘤灶多较细小,故平扫未能明确显示病灶。本例左乳集群卵石样和斑片结节样非肿块样强化病变呈多区域、多中心、多灶性分布(3D-MIP 表现尤为典型)以及非肿块样强化病变内外均未见钙化灶等 CBBCT 征象特点,为诊断小叶原位癌的主要依据。此外,根据本例左乳内上象限部分强化结节相对较大且结节边缘模糊、分叶、伴毛刺等征象特点,应考虑其合并浸润性小叶癌之可能性。

本例病变区无钙化、强化病灶呈多区域、多中心、多灶性分布等表现特点,是其与导管原位癌相鉴别的主要依据;其病灶强化特别明显、较大结节灶边缘模糊且有分叶和毛刺、乳腺内无囊性病灶伴存等表现特点,有助于其与乳腺增生症相鉴别;其病变区无脓肿样病灶、无邻近皮肤皮下组织或浅筋膜广泛增厚和强化表现,以及患者无炎性病变的临床症状体征等特点,有助于其与炎性病变相鉴别。

6. **本例图片展示**(图 5-2-1)

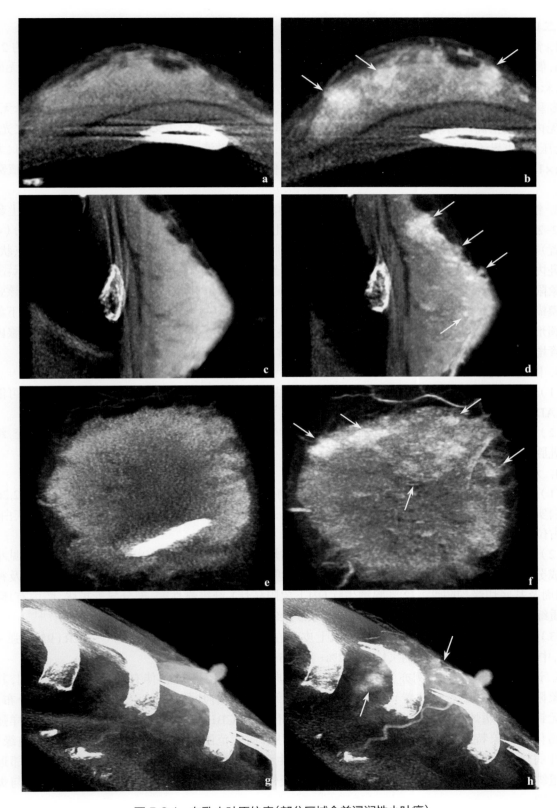

图 5-2-1　左乳小叶原位癌（部分区域合并浸润性小叶癌）

a. 左乳 CBBCT 平扫横断面；b. 左乳 CBBCT 增强横断面；c. 左乳 CBBCT 平扫矢状面；d. 左乳 CBBCT 增强矢状面；e. 左乳 CBBCT 平扫冠状面；f. 左乳 CBBCT 增强冠状面；g. 左乳平扫 3D-MIP 成像；h. 左乳增强 3D-MIP 成像。箭头所示为多中心、多灶性分布的非肿块样强化瘤灶（3D-MIP 显示其多中心、多灶性分布和集群卵石样强化表现尤为典型；a~h 均为活检和手术前图像）。

（二）病例 2

1. 简要病史及专科检查情况　患者,女,44 岁,自述 3 个月前发现右乳外上方肿物,大小约 2.0cm×1.5cm,偶有疼痛,无乳头溢液,无乳头(或乳晕)糜烂,无乳头内陷或抬高,肿物无明显增大,此间无妊娠或哺乳,彩超提示右乳实质性占位,BI-RADS 4A 类。

专科检查:双侧乳房发育正常。皮肤色泽正常,无红肿、糜烂、橘皮征及酒窝征。乳头乳晕无糜烂,乳头无内陷或抬高。右乳内上象限 12~1 点钟位置可触及一大小约 2.5cm×2.0cm 肿物,表面欠光滑,质硬,无压痛,边界不清,活动受限。乳头未触及肿物,乳头无溢液。右腋窝可触及数个散在分布、大小约 1.0cm×1.0cm 淋巴结,质硬,无压痛,活动度好。双侧锁骨上下未触及肿大淋巴结。左乳、左腋窝未见异常。

2. 锥光束乳腺 CT 表现　双乳大小形态基本对称,呈散在纤维腺体型。平扫示:①右乳内上象限后份(12~2 点钟位置)腺体密度略增高,局部结构紊乱,该区域未见钙化灶;②右乳内下象限前份(4~5 点钟位置)有一 1.8cm×1.2cm×1.2cm 略高密度卵圆形肿物,其边缘光整清晰,内有一个较粗大的点状钙化;③右乳内下和外上象限后份有散在分布的多个直径约 0.3cm 的略高密度小结节灶。增强扫描示:①右乳内上象限后份(12~2 点钟位置)出现区域性分布的集群卵石样、斑片结节样非肿块样强化病灶,该强化灶边缘模糊不规则,大小范围约 3.5cm×3.5cm×2.5cm,前缘距乳头 4.9cm,距皮肤 1.8cm;②右乳内下象限前份卵圆形实性肿物以及其他散在小结节灶边缘光整,呈轻微均匀强化表现。3D-MIP 示右侧乳腺内上象限血管增多、增粗。右乳后间隙及胸壁结构未见异常。左侧乳腺未见异常。

3. 锥光束乳腺 CT 诊断

（1）右乳内上象限后份(12~2 点钟位置)非肿块样强化病变,考虑为乳腺癌(小叶原位癌)可能性大(BI-RADS 4C 类)。

（2）右乳内下象限前份(4~5 点钟位置)实性肿物以及其他区域多发小结节,考虑良性病变,纤维腺瘤或乳腺腺病可能性大(BI-RADS 3 类)。

4. 大体病理及病理诊断

（1）大体病理:右乳内上象限线扎处可见一肿物,大小为 4.8cm×3.0cm×2.0cm,肿物距基底 2.2cm,切面灰白实性,质地硬,粗颗粒,无囊性变和出血、坏死,肿物境界不清,无包膜。余乳腺组织切面灰白,未见明显占位。

（2）病理诊断:①右乳小叶原位癌(内上象限病灶),病变范围约 4.8cm×3.0cm×2.0cm,镜下见小叶原位癌成分,周围导管上皮非典型增生排列呈乳头及筛孔状,片内未见浸润性癌,未见脉管癌栓及神经侵犯,四周及基底切缘均阴性。②乳腺增生症(内下象限病灶),纤维囊性变,部分导管扩张,腔内有坏死,周围间质纤维组织明显增生,伴淋巴细胞浸润,局部有纤维腺瘤形成趋势。

（3）免疫组化:①p63 及 SMMHC 示肌上皮存在;②P120(浆 +),E-cadherin（-）,ER（95%,强 +）,PR（70%,中~强 +）,HER2（0,阴性）,Ki-67（2%+）,CK5/6（+）。

5. 诊断要点分析　本例亦为 CBBCT 表现较典型的小叶原位癌(伴有乳腺增生症)病例,其右乳内上象限后份(12~2 点钟位置)集群卵石样、斑片结节样非肿块样强化病变呈局限区域性分布,病变区域无钙化灶,病灶周围血管增多增粗,与小叶原位癌的 CBBCT 征象特点相符。该非肿块样强化病变无钙化的征象特点有助于其与导管原位癌相鉴别;病变范围相对局限、病灶内强化结节边缘模糊、无囊性病灶伴存等征象特点,有助于其与乳腺增生症病灶相鉴别;病变区无脓肿样病灶、无邻近皮肤皮下组织或浅筋膜广泛增厚和强化表现、患者无炎性病变的临床症状体征等特点,有助于其与炎性病变相鉴别。

本例右乳内下象限前份(4~5 点钟位置)伴有粗大钙化的类圆形实性肿物和其他散在小结节灶的平扫和增强表现,与乳腺增生症(尤其是有纤维腺瘤形成趋势的乳腺腺病)的 CBBCT 征象特点相符。

6. 本例图片展示(图 5-2-2)

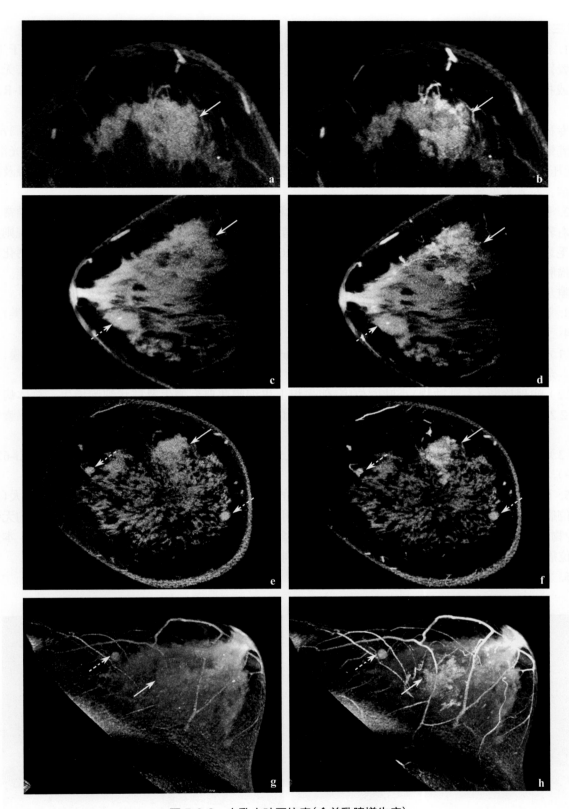

图 5-2-2　右乳小叶原位癌（合并乳腺增生症）

a. 右乳 CBBCT 平扫横断面；b. 右乳 CBBCT 增强横断面；c. 右乳 CBBCT 平扫矢状面；d. 右乳 CBBCT 增强矢状面；e. 右乳 CBBCT 平扫冠状面；f. 右乳 CBBCT 增强冠状面；g. 右乳平扫 3D-MIP 成像；h. 右乳增强 3D-MIP 成像。实线箭头所示为小叶原位癌病灶，虚线箭头所示为有纤维腺瘤形成趋势的乳腺增生症病灶。

（三）病例 3

1. **简要病史及专科检查情况** 患者,女,46 岁,自述 3 个月前体检彩超发现右乳结节(相当于 12 点钟位置),大小约 2.0cm×1.5cm×0.9cm,BI-RADS 3 类;无疼痛,无乳头溢液,无乳头(或乳晕)糜烂,无乳头内陷或抬高,此间无妊娠或哺乳。近期因双乳胀痛行 MRI 检查提示右乳占位,考虑乳腺癌,BI-RADS 5 类。

专科检查:双侧乳房发育正常。皮肤色泽正常,无红肿、糜烂及破溃。局部皮肤无橘皮征及酒窝征。乳头乳晕无糜烂,乳头无内陷或抬高。右乳内上象限可触及一大小约 2.0cm×1.5cm 肿物,表面欠光滑,质硬,无压痛,边界不清,活动受限。乳头未触及肿物,乳头无溢液。双侧腋窝及双侧锁骨上下未触及肿大淋巴结。左乳未见异常。

2. **锥光束乳腺 CT 表现** 双乳大小形态基本对称,呈不均匀致密型;乳头及乳腺皮肤未见异常。平扫示右乳内上象限(约 12~1 点钟位置)中后份有一稍高密度、边界模糊不清的肿物灶,其边缘不规则并见粗长毛刺征,大小约 2.0cm×1.8cm×1.3cm,距皮肤 2.0cm,距乳头后缘 3.5cm,肿物内、外均未见钙化。增强扫描肿物呈实性结节状不均匀明显强化。3D-MIP 图像示肿物灶周围血管增多、增粗、与之相连。右乳后间隙及胸壁结构未见异常。左侧乳腺未见异常。

3. **锥光束乳腺 CT 诊断** 右乳内上象限肿物,考虑乳腺浸润性小叶癌可能性大(BI-RADS 5 类)。

4. **大体病理及病理诊断**

（1）大体病理:右乳见一肿物,大小 2.2cm×1.0cm×1.0cm,切面灰白实性质中,有出血,无包膜,边界不清。余乳腺组织切面灰白,未见明显占位。

（2）病理诊断:(右乳肿物)小叶原位癌,伴平坦上皮细胞非典型增生及柱状细胞增生。总体病变范围约 2.2cm×1.0cm×1.0cm,边界不清,片内未见脉管内癌栓及神经侵犯。周围乳腺组织符合乳腺囊性增生症。

（3）免疫组化:E-cadherin(-),P120(膜+),CK5/6(-),ER(95%,强+),PR(98%,强+),Ki-67(约 10%+)。

5. **诊断要点分析** 本例属 CBBCT 表现不典型的小叶原位癌病例。根据其右乳孤立肿物较大(相较于原位癌非肿块样强化灶内的强化结节而言)、强化明显、边缘模糊不规则伴粗长毛刺、肿物内外均无钙化灶、肿物周围血管增多增粗并与之相连等 CBBCT 征象特点,应首先考虑浸润性小叶癌之可能性。本例小叶原位癌仅凭 CBBCT 表现难与浸润性小叶癌相鉴别。

6. **本例图片展示**(图 5-2-3)

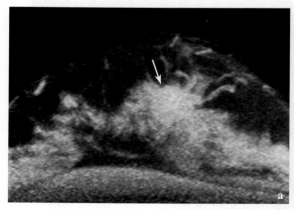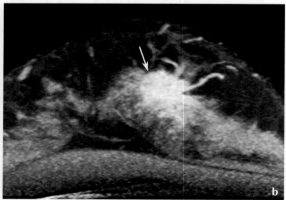

图 5-2-3 右乳小叶原位癌
a. 右乳 CBBCT 平扫横断面;b. 右乳 CBBCT 增强横断面。

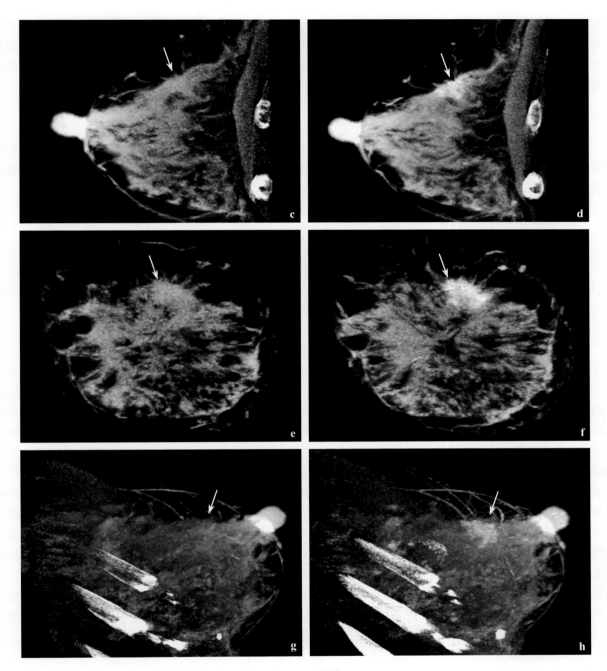

图 5-2-3(续)

c.右乳 CBBCT 平扫矢状面；d.右乳 CBBCT 增强矢状面；e.右乳 CBBCT 平扫冠状面；f.右乳 CBBCT 增强冠状面；g.右乳平扫 3D-MIP 成像；h.右乳增强 3D-MIP 成像。箭头所示为肿瘤灶。

第三节　乳腺浸润性导管癌(非特殊类型浸润性乳腺癌)

一、概述

乳腺浸润性导管癌(invasive ductal carcinoma of breast,IDC)是乳腺癌中最常见的病理类型(以下简称为"浸润性导管癌"或"IDC"),占乳腺癌的 70%~75%。目前我国 IDC 发生率呈上升趋势,且发病年龄呈年轻化,严重威胁患者生命健康。近年来随着病理学发展,病理学家发现该病理类型不单纯起源于乳腺导管上皮,故 WHO 乳腺肿瘤分类(2012 版)推荐用"非特殊类型浸润性乳腺癌"的名称取代"浸润性导管癌——非特殊类型"这个名称,强调其非特殊本质,但因"导管"概念仍广泛使用,故本书仍沿用浸润性导管癌这一名称。

二、临床表现

浸润性导管癌患者多以扪及肿块就诊。肿物常位于乳房的外上象限,常为单发,一般活动性较差,边缘不清晰,质较硬韧;肿瘤已侵犯胸壁时肿物固定。肿瘤邻近的局部皮肤可回缩,有时皮肤回缩可在临床扪及肿物之前出现。肿瘤可导致两侧乳头不对称,患侧乳头可有偏位、回缩、血性溢液等表现。

三、病理表现及分级

(一)大体病理

IDC 多表现为肿块,肿瘤可从临床不能扪及至巨大、浸润整个乳房,甚至浸润皮肤及胸肌。肿瘤的大小、形态、边缘、硬度不一,肉眼观肿瘤多呈灰白色,质硬,切面有砂粒感,无包膜,与周围组织分界不清。常可见癌组织呈树根状侵入邻近组织内。大的肿瘤内可有区域性的坏死、出血、囊变。

(二)组织病理及分级

WHO 乳腺肿瘤分类(2012 版)将"浸润性导管癌——非特殊类型"改为"非特殊类型浸润性癌",包括了原发于乳腺的、排除了所有已知的特殊类型浸润性乳腺癌之外的腺癌。非特殊类型浸润性癌是乳腺癌中最常见的类型,占浸润性乳腺癌的 75%,其少见亚类包括多形性癌、伴有破骨样间质巨细胞的癌、伴有绒癌特征的癌和伴有黑色素特征的癌四类。WHO 乳腺肿瘤分类(2019 版)又将"浸润性导管癌——非特殊类型"与"浸润性导管癌"定义为同一肿瘤,并将嗜酸细胞性、富于糖原透明细胞、皮脂腺癌等组织学亚型,以及多形性癌、伴有破骨样间质巨细胞的癌、伴有绒癌特征的癌、伴有色素特征的癌、髓样癌、非典型髓样癌等均归类为非特殊类型浸润性癌中的不同形态学表型,不再作为独立的亚型进行区分。IDC 镜下表现具有高度的异质性,即肿瘤的生长方式、细胞学特质、核分裂象、促结缔组织反应性间质以及伴随的导管原位癌范围等均有差异,同一病例可见多种组织学特征,肿瘤细胞排列呈腺样、巢状、索状、小梁状或实性片状。细胞学上肿瘤细胞从轻微不同于正常乳腺上皮细胞到明显的细胞多形性和核异型性,镜下边缘可为浸润性、推挤性、有边界或混合性。WHO 乳腺肿瘤分类(2012 版)推荐的分级系统是经 Elston 和 Ellis 改良的 Bloom-Richardson 分级法,即根据腺管的多少、细胞核的多形性及核分裂象数,定量计分确定组织学级别。分为 I 级(分化好)、Ⅱ级(中等分化)、Ⅲ级(分化差)。当肿瘤存在异型时,应评估分化最差的区域。乳腺浸润性癌的危险评估体系中,I 级是低度危险指标,Ⅱ级和Ⅲ级是中度危险指标。I 级浸润性乳腺癌的无复发生存率和总生存率均优于Ⅲ级浸润性乳腺癌。

(三)免疫组化

雌激素受体(ER)、孕激素受体(PR)、HER2 是临床上乳腺癌最具代表性的受体基因,根据雌激素受体(ER)、孕激素受体(PR)、HER2 的检测结果,IDC 可分为不同的分子亚型。ER、PR 是正常乳腺上皮细胞中存在的性激素受体,当细胞发生癌变时,ER 和 PR 可出现部分和全部缺失;如果细胞仍保留 ER 和 PR,称为激素依赖性乳腺癌。ER 和 PR 阳性时病变预后较好,同时提示临床上可以使用内分泌治疗。HER2 是一种络氨酸蛋白原癌基因,在调控癌细胞生长、增殖及分化中有重要作用,其在正常乳腺中呈低表达,它的过度表达提示预后不佳,同时提示临床上可进行生物靶向治疗。因此,ER、PR 和 HER2 检测可指导乳腺癌的临床治疗选择。IDC 常表达上皮钙依赖性细胞黏附蛋白(E-cadherin),可用于与浸润性小叶癌的鉴别诊断。另外,Ki-67 和 p53 检测也有报道与治疗和预后有关。

四、锥光束乳腺 CT 表现

实性肿块(或结节)伴恶性钙化、肿块边缘短硬毛刺、肿块不均匀明显强化,为浸润性导管癌最常见的

CBBCT 征象特点。

IDC 在 CBBCT 平扫图像上多呈稍高或等密度肿块表现,其形态多不规则,边缘常见模糊、分叶、毛刺等提示恶性的征象,其边缘毛刺以密集、短细、僵硬表现(下称"短硬毛刺")为特征。IDC 的边缘毛刺特征与其生长方式及其促纤维结缔组织增生反应等病理特性有关。在 CBBCT 增强扫描图像上,IDC 多呈明显强化的实性肿块表现,且以单发强化肿块最为常见;少数 IDC 也可呈多个肿块表现或肿块伴非肿块样强化病变表现(后者多见于合并导管原位癌的病例)。IDC 较大的肿块强化常不均匀,以边缘强化较显著;IDC 的非肿块样强化病灶与 DCIS 类似,亦可呈集群卵石样强化表现,但其强化结节多较大,且其边缘多有分叶和毛刺征象。IDC 累及乳头或皮肤者,常可见乳头回缩、乳头后漏斗状或倒锥形肿物及乳腺局部皮肤增厚强化等表现。3D-MIP 图像常显示 IDC 病灶周围血管增多、增粗、迂曲、与肿物相连表现。

IDC 的钙化发生率较高(65% 以上的 IDC 伴有钙化),钙化可位于强化的肿块内和肿块外围,常呈集群分布和/或线样分布,多表现为 4C、4B 类钙化(即细线样钙化、细小多形性钙化、不定形钙化、粗糙不均质钙化)。少数 IDC 可呈无钙化的实性肿块表现。

动态增强扫描获得的病灶血流动力学信息可为 IDC 的定性诊断提供更多依据。赵欣等的初步研究表明,IDC 和 DCIS 与纤维腺瘤和乳腺增生症等良性病变的时间密度曲线(TDC)形态不同,其差异主要集中在 TDC 的第 1 段(即增强前 0s 至增强第 1 期的 60s),恶性组 CT 值上升迅速,表现为曲线的第 1 段斜率大,以快速上升型为主,而良性组 CT 值上升缓慢,表现为曲线的第一段以缓慢上升型为主,这一结论与 MRI 的时间-信号强度曲线上升段斜率对病变具有良恶性鉴别意义的结论相同;良性组与恶性组 TDC 的第 2 段曲线(增强第 1 期的 60s 至增强第 2 期的 110s)差异并不明显,均变化较平缓、以平台型为主。赵欣等研究的另一发现是恶性组增强第 1 期的 CT 值和强化率高于良性组、增强第 2 期的强化率稍低于良性组,且差异均有统计学意义。该研究表明,以上增强参数中,增强第 1 期强化率诊断效能最高,其受试者工作特征曲线(ROC)下面积为 0.994,最佳诊断阈值为 53.81%,其病理学基础可能与良、恶性病变的微血管密度和通透性不同有关。

总之,IDC 在 CBBCT 图像上多表现为伴有恶性钙化和边缘短硬毛刺征象的不均匀明显强化的实性肿块或结节;其中,"实性肿块伴恶性钙化"和"肿块边缘短硬毛刺"表现为最有助于 IDC 诊断的 CBBCT 征象特点。少数 IDC 病灶可不伴钙化,若其边缘有典型的短硬毛刺征象,仍应首先考虑 IDC 可能性。

五、鉴别诊断

具有前述典型 CBBCT 征象特点的 IDC 诊断不难,但少数不伴钙化的 IDC 和呈非肿块样强化病变表现的 IDC 需注意与下列相应病变相鉴别。

(一) 不伴钙化的 IDC

不伴钙化的 IDC 较少见,需与浸润性小叶癌、混合型黏液癌等特殊类型浸润性癌甚至炎性肿物和纤维腺瘤等相鉴别。

1. 浸润性小叶癌 浸润性小叶癌多表现为边缘模糊、分叶、伴毛刺的实性无钙化肿块(与不伴钙化的 IDC 表现相似),但其边缘毛刺多为稀疏、粗长、扭曲的"长软毛刺"(与 IDC 常见的"短硬毛刺"表现不同);此外,20%~40% 的浸润性小叶癌还具有一侧或双侧乳腺多中心、多灶性分布("跳跃性多中心病灶")的表现特点。浸润性小叶癌的上述 CBBCT 征象特点为其与不伴钙化的 IDC 相鉴别的主要依据。

2. 混合型黏液癌等特殊类型浸润性癌 混合型黏液癌等特殊类型浸润性癌(包括表现不典型的化生性癌、腺样囊性癌、筛状癌等)亦可表现为边缘模糊、分叶、伴毛刺的实性无钙化肿块,但均少见短硬毛刺征象(合并 IDC 者除外),故肿块的边缘毛刺特点是混合型黏液癌等特殊类型浸润性癌与不伴钙化的 IDC 相鉴别的主要依据。

值得注意的是,浸润性微乳头状癌(亦属特殊类型浸润性癌)的 CBBCT 征象特点(肿块边缘短硬毛刺特点和钙化特点等)常与表现典型的 IDC 完全相同。二者的 CBBCT 鉴别诊断非常困难,但浸润性微乳头状癌的发病率远低于 IDC。

3. 炎性肿物　炎性肿物少见短硬毛刺征象、肿物周围常见非肿块样强化病灶、常伴邻近乳腺皮肤皮下组织和浅筋膜广泛增厚和强化表现、患侧乳腺多有炎性病变的症状和体征等 CBBCT 征象特点和临床表现特点,均有助于其与不伴钙化的 IDC 相鉴别。

4. 纤维腺瘤　纤维腺瘤边缘光整清晰无毛刺、肿物实质密度及强化均匀、患者多较年轻等 CBBCT 征象特点和临床表现特点,均有助于其与不伴钙化的 IDC 相鉴别。

（二）呈非肿块样强化病变表现的 IDC

极少数呈非肿块样强化病变表现的 IDC 需与导管原位癌、小叶原位癌及乳腺炎性病变(尤其是肉芽肿性炎症)相鉴别。

1. 导管原位癌和小叶原位癌　导管原位癌和小叶原位癌非肿块样强化病灶内的强化结节多更细小、结节边缘多无分叶和毛刺、小叶原位癌极少伴钙化等 CBBCT 征象特点,有助于二者与呈非肿块样强化表现的 IDC 相鉴别。

2. 乳腺炎性病变　乳腺炎性病灶分布多更弥漫和散在、钙化灶常较粗大(少见集群分布或线样分布的 4B、4C 类钙化)、常伴邻近皮肤皮下组织和浅筋膜广泛增厚和强化表现、患侧乳腺多有炎性病变的症状和体征等 CBBCT 征象特点和临床表现特点,均有助于其与呈非肿块样强化表现的 IDC 相鉴别。

六、病例分析

（一）病例 1

1. 简要病史及专科检查情况　患者,女,55 岁,自述半年前无意间触及右乳晕下肿物,约拇指头大小,无疼痛,无乳头溢液,无乳头(或乳晕)糜烂,无乳头内陷或抬高,此间无妊娠或哺乳。近来肿物缓慢增大,并出现右乳头轻度内陷。B 超检查提示右乳实质性肿块。

专科检查:双侧乳房发育正常。皮肤色泽正常,无红肿、糜烂、破溃、橘皮征及酒窝征。右侧乳头轻度内陷,乳头乳晕无糜烂。右乳晕下可触及一大小约 4.0cm×3.0cm 肿物,表面欠光滑,质硬,无压痛,边界不清,活动受限。乳头未触及肿物,乳头无溢液。双侧锁骨上下未触及肿大淋巴结。左乳、双侧腋窝未见异常。

2. 锥光束乳腺 CT 表现　双侧乳腺大小形态基本对称,呈散在纤维腺体型。平扫示右侧乳晕区及乳头后方有一不规则形高密度实性肿块,大小约 3.3cm×3.0cm×2.6cm,与乳晕皮肤及乳头分界不清,乳头、乳晕稍回缩,乳晕区皮肤及皮下组织局限性增厚;肿块内见线样分布和集群分布的细小多形性钙化和细线样钙化(4B、4C 类钙化)。增强扫描示肿块不均匀明显强化,边缘可见不规则分叶及短硬毛刺。肿块后上缘及后方中央腺体区另见数个散在的轻微强化小结节,大者约 0.8cm×0.6cm×0.6cm,部分小结节灶边缘有分叶和可疑毛刺。3D-MIP 未见肿块邻近血管增粗、增多表现。左乳未见异常。

3. 锥光束乳腺 CT 诊断

（1）右乳晕区后方实性肿块,考虑乳腺癌(浸润性导管癌)可能性大(BI-RADS 5 类)。肿瘤侵犯乳头乳晕区皮肤和皮下组织。

（2）右乳晕区后方实性肿块,上缘及中央腺体区多个小结节灶,考虑为肿瘤子灶可能性较大(BI-RADS 4B 类)。

4. 大体病理及病理诊断

（1）大体病理:(右乳房)带梭形皮瓣及腋窝脂肪的全切乳腺组织一个,乳腺大小 20.0cm×17.0cm×3.5cm,皮瓣面积 14.0cm×7.0cm,无橘皮样外观,乳头直径 1.5cm,乳头稍内陷。紧贴乳头及皮瓣,距基底 3.5cm 见一稍硬区,范围 4.0cm×3.0cm×1.5cm。

（2）病理诊断:(右乳房)非特殊类型浸润性癌(浸润性导管癌)Ⅱ级,伴低级别导管原位癌(约占 5%)。肿物大小 4.0cm×3.0cm×1.5cm,癌组织成片巢状,弥漫浸润周围脂肪组织,侵犯皮肤真皮层,境界不清。

有广泛脉管癌栓及神经侵犯。周围乳腺组织乳腺增生症。右乳头、四周切缘及基底切缘未见癌。

（3）免疫组化：E-cadherin（＋），P120（膜＋），CK5/6（－），EGFR（－），AR（60%，强＋），ER（90%，强＋），PR（50%，强＋），HER-2（2+，不确定），Ki-67（50%+）。CD34 及 D2-40（示有脉管内癌栓），S100（示神经受侵犯）。

5. 诊断要点分析　实性肿块伴恶性钙化、肿块边缘短硬毛刺、肿块不均匀明显强化，为浸润性导管癌最常见的 CBBCT 征象特点；三个征象特点中尤以前两个征象（即实性肿块伴恶性钙化和肿块边缘短硬毛刺征象）更具特征性，为浸润性导管癌诊断及其与浸润性小叶癌等其他类型浸润性乳腺癌相鉴别的重要依据。

本例为 CBBCT 表现典型的浸润性导管癌病例，其右乳肿块兼具浸润性导管癌的上述 CBBCT 征象特点，故诊断不难。

本例肿块周围和中央腺体区散在分布的轻微强化小结节灶 CBBCT 表现不典型，较难明确其为癌灶或乳腺增生症病灶。

6. 本例图片展示（图 5-3-1）

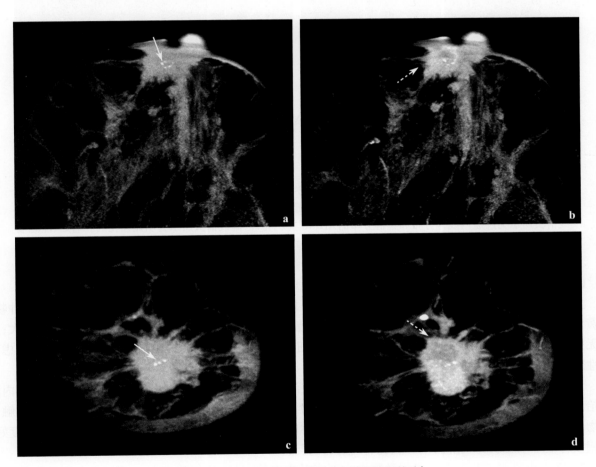

图 5-3-1　右乳浸润性导管癌（合并导管原位癌）

a. 右乳 CBBCT 平扫横断面；b. 右乳 CBBCT 增强横断面；c. 右乳 CBBCT 平扫矢状面；d. 右乳 CBBCT 增强矢状面。

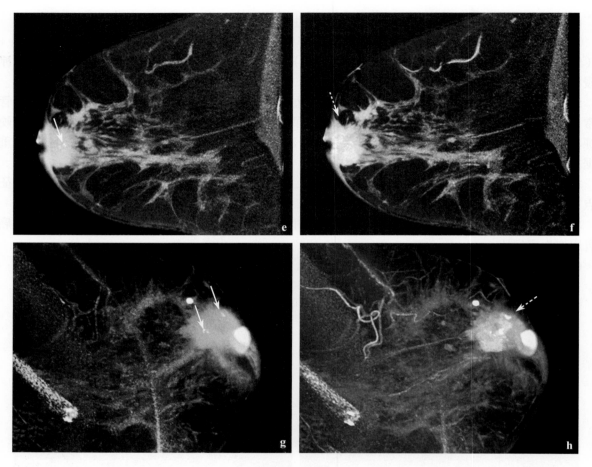

图 5-3-1（续）

e. 右乳 CBBCT 平扫冠状面；f. 右乳 CBBCT 增强冠状面；g. 右乳平扫 3D-MIP 成像；h. 右乳增强 3D-MIP 成像。实线箭头所示为肿瘤内线样分布和集群分布的 4B、4C 类钙化灶，虚线箭头所示为明显强化的肿瘤灶（注意瘤灶边缘密集、短细、僵硬的"短硬毛刺"征象和瘤内恶性钙化征象）。

（二）病例 2

1. **简要病史及专科检查情况**　患者，女，53 岁，自述于 10 个月前无意间触及右乳外上部有一肿物，约黄豆大小，无疼痛，无乳头溢液，无乳头（或乳晕）糜烂，无乳头内陷或抬高。未治疗，肿物逐渐增大；此间无妊娠或哺乳。近期行右乳肿物细针穿刺活检，细胞学报告见大量肿瘤细胞，部分细胞有异型，考虑为恶性肿瘤。

专科检查：乳腺皮肤色泽正常，无红肿、糜烂、破溃、橘皮征及酒窝征。乳头乳晕无糜烂，乳头无内陷或抬高。右乳外上象限触及一个 3.0cm×3.0cm 肿物，表面欠光滑，质中，无压痛，活动受限。乳头未触及肿物，乳头无溢液。右腋窝可触及数个散在分布的淋巴结，大者约 1.0cm×1.0cm，质硬，无压痛，活动度好。双侧锁骨上下未触及肿大淋巴结。左乳、左腋窝无异常。

2. **锥光束乳腺 CT 表现**　双侧乳腺大小形态基本对称，呈不均匀致密型。平扫示右侧乳腺外上象限中后份（9~11 点钟位置）有一不规则形稍高密度实性肿块，其内有多发细小不定形钙化呈集群分布。增强扫描示肿块不均匀明显强化，大小约 3.0cm×2.8cm×2.7cm，边缘可见分叶及短硬毛刺；肿块前缘距乳头 3.5cm。3D-MIP 示右乳外上象限血管增多、与肿块相连。右侧乳后间隙未见异常。左乳未见异常。

3. **锥光束乳腺 CT 诊断**　右乳外上象限肿块，考虑乳腺癌（浸润性导管癌）可能性大（BI-RADS 5 类）。

4. 大体病理及病理诊断

（1）大体病理：(右乳肿物)带梭形皮瓣及腋窝脂肪的全切乳腺组织一个,乳腺大小 18.5cm×11.0cm×4.0cm,皮瓣面积 12.0cm×6.0cm,无橘皮样外观/穿刺点,乳头直径 1.4cm,乳头无内陷、糜烂、结痂;距乳头3.5cm,距皮下 0.8cm、基底 0.7cm 可见一个大小 3.0cm×2.5cm×2.5cm 的肿块,切面灰白实性,质地硬,无囊性变和出血、坏死,肿物境界不清,无包膜。

（2）病理诊断：(右乳肿物)非特殊类型浸润性癌(浸润性导管癌)Ⅱ级,伴中级别导管原位癌(约占6%)。肿物大小 3.0cm×2.5cm×2.5cm,片内未见确切脉管癌栓及神经侵犯。乳头、皮肤、四周切缘及基底切缘未见癌。

（3）免疫组化：E-cadherin(+),AR(20%,弱 +),ER(90%,中等～强 +),PR(90%,强 +),HER2(2+,不确定,建议做 FISH 检测),Ki-67(约 10%+,热点区域 20%+)。

5. 诊断要点分析　本例亦为 CBBCT 表现典型的浸润性导管癌病例,其右乳肿物亦兼具浸润性导管癌的典型 CBBCT 征象特点(即实性肿块伴恶性钙化、肿块边缘短硬毛刺、肿块不均匀明显强化等征象),故诊断不难。

6. 本例图片展示(图 5-3-2)

（三）病例 3

1. 简要病史及专科检查情况　患者,女,57 岁。自述 6 个月前发现右乳内上方肿物,大小约 2.0cm×1.0cm,无疼痛,无乳头溢液,无乳头(或乳晕)糜烂,无乳头内陷或抬高,后肿物增大至 3cm×2cm,查彩超提示:右侧乳腺实质性肿块(BI-RADS 5 类),右侧腋窝淋巴结肿大。

专科查体：双侧乳房发育正常,皮肤色泽正常,无红肿、糜烂、破溃、橘皮征及酒窝征。乳头乳晕无糜烂,乳头无内陷或抬高。右乳内上象限可触及一大小约 3.0cm×2.0cm 肿物,表面欠光滑,质硬,无压痛,边界不清,活动受限。乳头未触及肿物,乳头无溢液。右腋窝可触及 3 个大小约 1.5cm×1.0cm 淋巴结,质软、光滑、边界清、活动度好、无压痛。双侧锁骨上下未触及肿大淋巴结。左乳、左腋窝未见异常。

2. 锥光束乳腺 CT 表现　双乳基本对称,呈不均匀致密型,乳腺皮肤未见增厚,乳头未见内陷。平扫示右乳内上象限(12～3 点钟位置)有一形态不规则的高密度实性肿块,大小约 4.5cm×3.7cm×3.0cm,其内见多发细小线样钙化、粗糙不均质钙化和多形性钙化呈线样、集群样和肿块内外分布。增强扫描示肿块不均匀明显强化,其边缘不光整、分叶、伴毛刺,其前缘与乳头基底部及乳晕分界不清。3D-MIP图像示右乳血管较对侧增粗、增多,且部分分支与病灶相连。肿块后方乳后间隙清晰。左侧乳腺未见异常。

3. 锥光束乳腺 CT 诊断　右乳内上象限肿块,考虑乳腺癌(浸润性导管癌)可能性大(BI-RADS 5 类)。

4. 大体病理及病理诊断

（1）大体病理：(右乳肿物)灰白穿刺物 6 条,长 0.5～2.5cm,直径 0.05cm。

（2）病理诊断：(右乳肿物)非特殊类型浸润性癌(浸润性导管癌)Ⅱ级,伴高级别导管原位癌,可见粉刺样坏死、钙化。

（3）免疫组化：E-cadherin(+),CK5/6(散在 +),EGFR(+),AR(95%+),ER(-),PR(5%,弱 +),HER2(3+,阳性),Ki-67(30%+)。

5. 诊断要点分析　本例亦为 CBBCT 表现较典型的浸润性导管癌病例。本例瘤灶除"边缘短硬毛刺"征象不典型外,其他形态学表现和强化表现(不规则实性肿块伴恶性钙化、肿块边缘模糊分叶伴毛刺、肿块明显强化且强化不均等)均与浸润性导管癌的 CBBCT 征象特点相符,故诊断上亦应首先考虑为浸润性导管癌。

本例冠状位和矢状位图像显示强化肿块的后下方另有呈细小线样表现的非肿块样强化灶,可能为伴存的导管原位癌灶。

6. 本例图片展示(图 5-3-3)

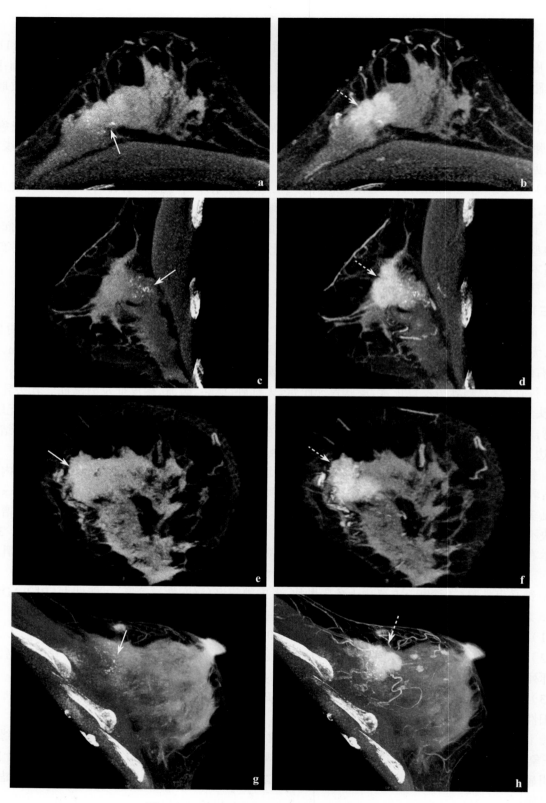

图 5-3-2 右乳浸润性导管癌（合并导管原位癌）

a. 右乳 CBBCT 平扫横断面；b. 右乳 CBBCT 增强横断面；c. 右乳 CBBCT 平扫矢状面；d. 右乳 CBBCT
增强矢状面；e. 右乳 CBBCT 平扫冠状面；f. 右乳 CBBCT 增强冠状面；g. 右乳平扫 3D-MIP 成像；h. 右
乳增强 3D-MIP 成像。实线箭头所示为肿瘤内集群分布的 4B 类钙化灶，虚线箭头所示为明显强化的
肿瘤灶（注意肿瘤边缘"短硬毛刺"征象和瘤内恶性钙化征象）。

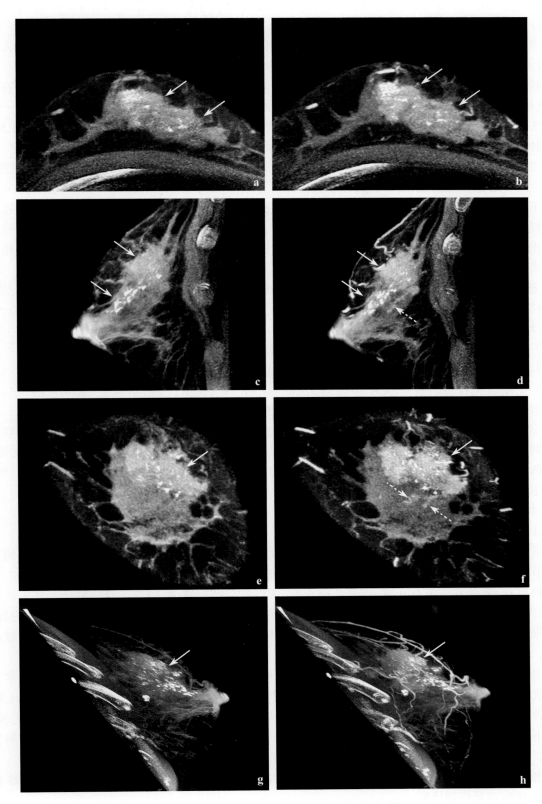

图 5-3-3 右乳浸润性导管癌(合并导管原位癌)

a. 右乳 CBBCT 平扫横断面;b. 右乳 CBBCT 增强横断面;c. 右乳 CBBCT 平扫矢状面;d. 右乳 CBBCT 增强矢状面;e. 右乳 CBBCT 平扫冠状面;f. 右乳 CBBCT 增强冠状面;g. 右乳平扫 3D-MIP 成像;h. 右乳增强 3D-MIP 成像。实线箭头所示为浸润性导管癌灶及肿瘤钙化灶(注意钙化灶分布于强化的肿瘤内及其外缘),虚线箭头所示有可能为合并的导管原位癌灶。

（四）病例 4

1. 简要病史及专科检查情况　患者，女，64 岁，自述发现右乳肿物伴疼痛 1 年余，右乳头、乳晕破溃出血 10 天，当地医院拟诊乳腺癌并右侧腋窝淋巴结和两肺转移可能性大。

专科检查：右乳头、乳晕溃烂，周围皮肤稍红肿，局部见 3.0cm×3.0cm 溃疡面，伴化脓、渗血，右侧乳头内陷、乳晕周围皮肤凹陷，质硬，轻压痛，边界不清，无橘皮样变及酒窝征。右乳内上象限可触及一大小约 3.5cm×3.0cm 肿物，表面欠光滑，质硬，压痛，边界不清，活动受限。右侧腋窝可触及多个直径为 1.5~2.5cm 的质硬肿大淋巴结；两侧锁骨上下、左侧腋窝均未触及肿大淋巴结。左乳腺未见异常。

2. 锥光束乳腺 CT 表现　双侧乳腺呈散在纤维腺体型。平扫图像示右乳内上象限腺体密度增高、结构紊乱，未见乳腺内钙化灶。增强图像示右乳内上象限（2~3 点钟位置）有一大小约 3.7cm×3.2cm×3.0cm、不规则形、不均匀明显强化的实性肿块（周边强化明显），肿块边缘模糊不整，可见边缘分叶及短硬毛刺；肿块与邻近皮肤分界不清，局部乳腺皮肤增厚、内陷、明显强化；右侧乳头结构显示不清；肿块累及胸壁肌肉结构，局部乳后脂肪间隙消失。3D-MIP 图像示肿块周围有增多、增粗、迂曲血管与其相连。左侧乳腺未见异常。

3. 锥光束乳腺 CT 诊断　右乳内上象限实性肿块，考虑为乳腺癌（BI-RADS 5 类）；肿瘤侵犯皮肤、乳头、乳后间隙及邻近胸壁肌肉等结构。

4. 大体病理及病理诊断

（1）大体病理：(右乳内上象限肿物)灰白组织一块，大小为 1.5cm×0.7cm×0.5cm。

（2）病理诊断：(右乳内上象限肿物)非特殊类型浸润性癌(浸润性导管癌)。

（3）免疫组化：P120(膜＋)，CK5/6(强＋)，ER(－)，PR(－)，HER2(2+，不确定)，Ki-67(约 30%+)。补充免疫组化 P40(部分细胞＋)，GATA-3(+++)，结果支持非特殊类型浸润性癌。

5. 诊断要点分析　不伴钙化的浸润性导管癌相对少见，需注意与浸润性小叶癌和其他类型浸润性癌相鉴别。本例右乳实性肿块内外虽无钙化灶，但其边缘短硬毛刺征象和不均匀强化(边缘强化显著)表现非常典型，故诊断上仍应首先考虑浸润性导管癌的可能性。浸润性小叶癌的边缘毛刺多稀疏、粗长、扭曲，呈"长软毛刺"表现；其他类型浸润性乳腺癌亦少见典型的短硬毛刺征象。

6. 本例图片展示(图 5-3-4)

（五）病例 5

1. 简要病史及专科检查情况　患者，女，48 岁，自述 21 天前体检发现左乳肿物，B 超示：左侧乳腺低回声结节(BI-RADS 4B 类)。偶发双乳隐痛，月经前加重。

专科检查：双侧乳房发育正常，皮肤色泽正常，无红肿、糜烂、破溃、橘皮征及酒窝征。乳头乳晕无糜烂，乳头无内陷或抬高。左乳外上象限可触及一大小约 2.5cm×2.0cm 肿物，表面欠光滑、质硬、边界欠清、活动受限、无压痛。双侧乳头未及肿物，无溢液。左腋窝未扪及肿大淋巴结。双侧锁骨上下未触及肿大淋巴结。右乳、右腋窝未见异常。

2. 锥光束乳腺 CT 表现　双侧乳腺大小形态对称，呈散在纤维腺体型；皮肤及乳头未见异常。平扫示左侧乳腺中央区中份有一类圆形等密度肿物，大小约 2.0cm×1.8cm×1.8cm，前缘距乳头 3.5cm，距皮肤 3.2cm；肿物及其周围未见钙化灶。增强扫描肿物呈周边明显环形强化、中央区轻微不均匀强化表现；肿物边缘不光整、稍模糊，呈不规则分叶状伴可疑毛刺；3D-MIP 重建图像示肿物周围血管增多、增粗并与肿物相连。左侧乳后间隙及胸壁结构未见异常。右侧乳腺未见异常。

3. 锥光束乳腺 CT 诊断　左侧乳腺中央腺体区肿物，考虑乳腺癌可能性大：黏液癌？（BI-RADS 4C 类）。

4. 大体病理及病理诊断

（1）大体病理：(左乳肿物)距皮下 3.5cm，基底 1.0cm 见一肿块，大小 1.8cm×1.5cm×1.3cm，切面灰白实性，质地硬。余乳腺组织切面灰白，未见明显占位。

（2）病理诊断：(左乳肿物)非特殊类型浸润性癌(浸润性导管癌)Ⅲ级。肿瘤大小 1.8cm×1.5cm×1.3cm，中心部分坏死，间质纤维组织增生，有脉管内癌栓，未见确切神经侵犯。

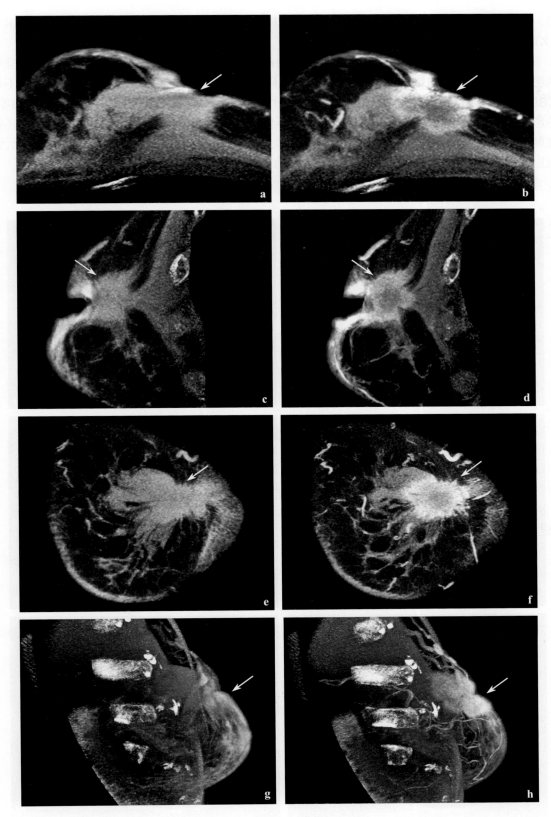

图 5-3-4　右乳浸润性导管癌

a. 右乳 CBBCT 平扫横断面；b. 右乳 CBBCT 增强横断面；c. 右乳 CBBCT 平扫矢状面；d. 右乳 CBBCT 增强矢状面；e. 右乳 CBBCT 平扫冠状面；f. 右乳 CBBCT 增强冠状面；g. 右乳平扫 3D-MIP 成像；h. 右乳增强 3D-MIP 成像。箭头所示肿瘤灶（注意肿瘤边缘典型的"短硬毛刺"征象）。

（3）免疫组化：P120（膜 +），ER（-），PR（-），HER2（3+，阳性），CK5/6（-），EGFR（部分 +），AR（90%，强 +），Ki-67（40%+）。

5. 诊断要点分析　本例为 CBBCT 表现不典型的浸润性导管癌病例。根据本例肿物周边呈不均匀厚环状明显强化，强化环内缘不光整、外缘模糊不规则伴分叶和可疑毛刺，肿物中央区亦有轻微不均匀强化等 CBBCT 征象特点，应首先考虑乳腺黏液癌可能性，故本例仅凭 CBBCT 表现较难与黏液癌相鉴别（黏液癌的影像特征详见后述）。由于本例肿物呈边缘环状强化表现且肿物内外均无恶性钙化灶，故还需注意与炎性肿物相鉴别；炎性肿物的强化环厚薄多较均匀、内缘多较光整，肿物中央坏死区多无强化，常伴邻近乳腺皮肤皮下组织增厚强化表现等征象特点，有助于其与本例的鉴别诊断。

6. 本例图片展示（图 5-3-5）

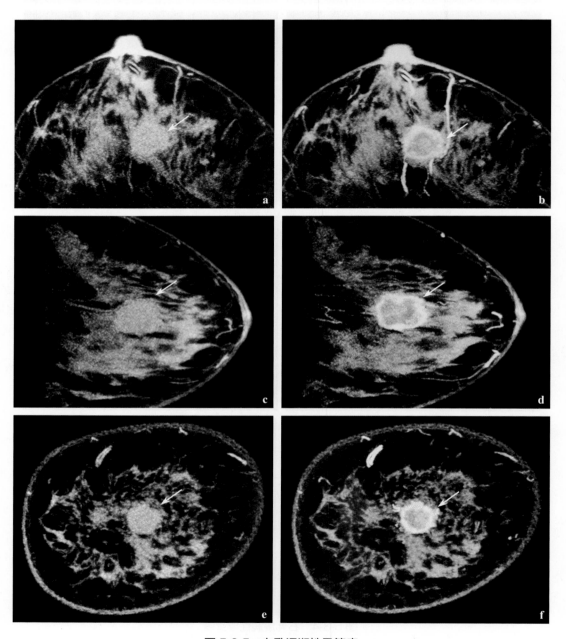

图 5-3-5　左乳浸润性导管癌

a. 左乳 CBBCT 平扫横断面；b. 左乳 CBBCT 增强横断面；c. 左乳 CBBCT 平扫矢状面；d. 左乳 CBBCT 增强矢状面；e. 左乳 CBBCT 平扫冠状面；f. 左乳 CBBCT 增强冠状面。

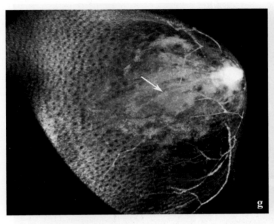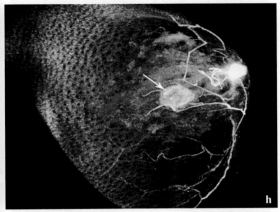

图 5-3-5（续）

g. 左乳平扫 3D-MIP 成像；h. 左乳增强 3D-MIP 成像。箭头所示为肿瘤灶。

（六）病例 6

1. 简要病史及专科检查情况　患者，女，43 岁，自述 3 年前发现左乳外上方肿物，大小约 2.0cm×
1.5cm，无疼痛，无乳头溢液，无乳头（或乳晕）糜烂，无乳头内陷或抬高，肿物增大与月经周期无关，此间无
妊娠或哺乳，近期左乳肿物进行性增大，行 B 超检查提示：左乳实质性肿块（BI-RADS 5 类）。

专科检查：双侧乳房发育正常。皮肤色泽正常，无红肿、糜烂、破溃、橘皮征及酒窝征。乳头无内陷或
抬高。左乳外上象限可触及大小约 6.0cm×3.0cm 肿物，表面欠光滑，质硬，无压痛，边界不清，活动受限。
乳头未触及肿物，乳头无溢液。左腋窝可触及一个大小约 2.0cm×1.0cm 淋巴结，质硬，无压痛，活动度好。
双侧锁骨上下未触及肿大淋巴结。右乳、右腋窝未见异常。

2. 锥光束乳腺 CT 表现　双乳基本对称，腺体呈不均匀致密型。平扫示左乳外上象限 12~3 点钟处
前中后份有多发等密度或稍高密度结节状肿物，病灶区（肿物内及其邻近）有较多集群和散在分布的粗糙
不均质和不定形钙化灶。增强扫描示多发实性结节状肿物明显强化，多数结节直径在 1.0~2.5cm 之间，较
大结节边缘有毛刺及分叶征象；病变区范围约 6.3cm×3.5cm×3.0cm。3D-MIP 图像示左乳病灶区血管增
多、增粗、与肿物相连。肿物后方乳后间隙清晰。右侧乳腺未见异常。

3. 锥光束乳腺 CT 诊断　左乳外上象限多发实性结节均考虑为乳腺癌（浸润性导管癌伴多发子灶）
可能性大（BI-RADS 5 类）。

4. 大体病理及病理诊断

（1）大体病理：（左乳肿物）灰白穿刺物 6 条，长 0.2~1.6cm，直径为 0.1cm。

（2）病理诊断：（左乳肿物）非特殊类型浸润性癌（浸润性导管癌）Ⅱ级。

（3）免疫组化：E-cadherin（+），ER（5%，弱 +），PR（30%，中等 +），HER2（2+，不确定，建议做 FISH 检测），
EGFR（+），CK5/6（-），AR（95%，强 +），Ki-67（30%+）。

5. 诊断要点分析　浸润性导管癌虽以单发强化肿块最为常见，少数亦可呈多发肿块/结节样强化表
现或肿块伴非肿块样强化表现。本例病灶呈多发结节样强化表现；根据其多数结节外形偏大（相较于原
位癌结节）、强化明显、较大结节边缘有分叶和毛刺、结节内外均可见集群分布的 4B 类钙化等征象特点，
应首先考虑浸润性导管癌（而非导管原位癌）的可能性。需注意的是，本例少部分小结节病灶呈类似于导
管原位癌的"集群卵石样非肿块样强化"表现（且临床仅实施穿刺活检病理检查），故本例难以完全排除
合并导管原位癌的可能性。

6. 本例图片展示（图 5-3-6）

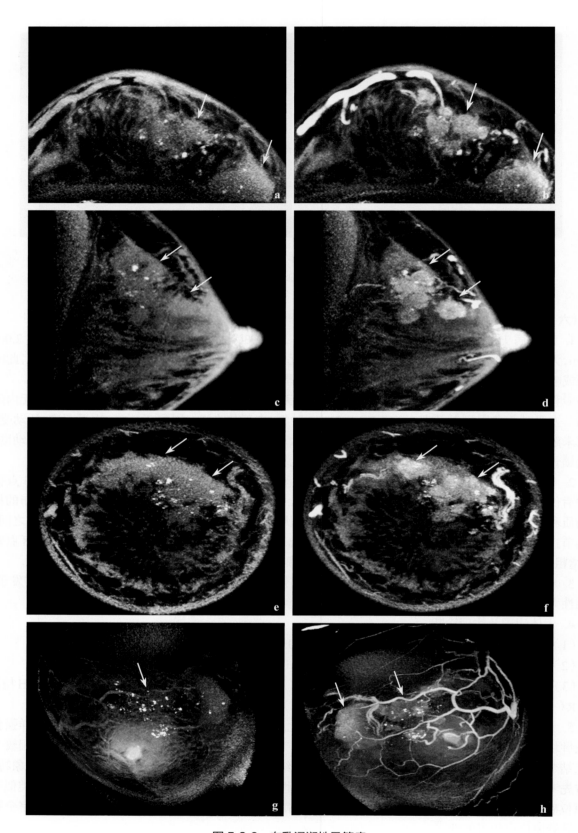

图 5-3-6　左乳浸润性导管癌

a. 左乳 CBBCT 平扫横断面；b. 左乳 CBBCT 增强横断面；c. 左乳 CBBCT 平扫矢状面；d. 左乳 CBBCT 增强矢状面；e. 左乳 CBBCT 平扫冠状面；f. 左乳 CBBCT 增强冠状面；g. 左乳平扫 3D-MIP 成像；h. 左乳增强 3D-MIP 成像。箭头所示为多发肿瘤灶。

（七）病例 7

1. 简要病史及专科检查情况　患者，女，45 岁，自述 1 个月前发现左乳内上方肿物，大小约 1.5cm×1.0cm，无乳房疼痛，无乳头溢液，无乳头（或乳晕）糜烂，无乳头内陷或抬高，当地医院超声检查提示：左乳内上象限 9~10 点钟方向肿物（BI-RADS 4A 类），双侧乳腺导管扩张，双侧腋窝未见肿大淋巴结。

专科检查：双侧乳房发育正常，皮肤色泽正常，无红肿、糜烂及破溃，局部皮肤无橘皮征及酒窝征，乳头、乳晕无糜烂，乳头无内陷或抬高。左乳内上象限可触及一大小约 1.5cm×1.0cm 肿物，表面光滑、质中、边界清、活动受限、无压痛。双侧乳头未触及肿物，无溢液。双侧锁骨上下及双侧腋窝未触及肿大淋巴结。右乳未及肿物。

2. 锥光束乳腺 CT 表现　左乳较右乳稍大，双乳腺体呈不均匀致密型。平扫示左乳上象限腺体结构紊乱，有叶段样分布的多发稍高密度结节和散在细小钙化灶。增强扫描示左乳上象限前、中、后份 10~2 点钟处出现多发结节状和集群卵石样非肿块样强化灶，最大结节直径约 0.8cm；病灶区边界不清，范围约 7.9cm×4.2cm×3.2cm，病灶与乳头基底部分界欠清，距皮肤约 0.2cm。3D-MIP 图像示左乳病灶区周围血管增多、增粗。左乳后间隙及胸壁结构未见异常。右侧乳腺未见异常。

3. 锥光束乳腺 CT 诊断　左乳上象限多发结节及非肿块样强化灶，考虑乳腺癌（导管原位癌）可能性大（BI-RADS 4C 类）。

4. 大体病理及病理诊断

（1）大体病理：左乳房内可见一个大小 7.5cm×5.5cm×3.2cm 的肿块，切面灰白灰黄实性，质地中，无囊性变，可见出血、坏死，可见牙膏样物，无包膜，肿物境界不清，呈多结节融合。

（2）病理诊断：(左乳房)非特殊类型浸润性癌(浸润性导管癌)Ⅲ级，合并高级别导管原位癌(约 30%)。肿瘤大小 7.5cm×5.5cm×3.2cm，间质纤维组织增生伴少量淋巴细胞浸润。见脉管内癌栓，未见神经侵犯。

（3）免疫组化：E-cadherin（膜＋），ER（－），PR（－），CK5/6（－），EGFR（弱＋），AR（90%，强＋），Ki-67（30%＋），HER2（3+，阳性）。

5. 诊断要点分析　本例为 CBBCT 表现相对不典型的浸润性导管癌为主、合并导管原位癌（约 30%）的病例。本例左乳上象限病灶呈叶段样分布，呈多发结节状和集群卵石样非肿块样强化表现，其多数卵石样强化结节较小且缺乏边缘毛刺征象，故应首先考虑为乳腺原位癌（而非浸润性癌），并根据其病灶区存在可疑恶性钙化之特点而进一步考虑为导管原位癌。

本例病变区钙化灶散在、稀少（缺乏典型恶性钙化征象），故需注意与小叶原位癌和炎性肉芽肿相鉴别。以下小叶原位癌和炎性肉芽肿的影像和临床特点有助于二者与本例的鉴别诊断：①小叶原位癌少见钙化且发病率远低于导管原位癌；②炎性肉芽肿常伴病灶邻近皮肤皮下组织广泛增厚和强化表现，且患者常有红、肿、热、痛等临床表现或病史。

6. 本例图片展示（图 5-3-7）

（八）病例 8

1. 简要病史及专科检查情况　患者，女，40 岁，自述 6 年前发现右乳内侧和左乳外上方各有一肿物，直径均约 1.0cm，无疼痛，无乳头溢液，无乳头、乳晕糜烂，无乳头内陷或抬高。右乳肿物逐渐增大，现大小约 5.0cm×4.0cm，伴刺痛；乳腺 X 线摄影检查提示右乳内象限肿物（BI-RADS 4C 类），左乳外上象限不定形钙化灶（BI-RADS 5 类）；彩超提示右乳内象限肿物（BI-RADS 5 类）。

专科检查：双侧乳房发育正常，皮肤色泽正常，无红肿、糜烂、破溃、橘皮征及酒窝征。乳头无内陷或抬高。右乳内象限触及一约 4.0cm×3.0cm 肿物，表面不平、质硬、边不清、活动受限、轻压痛；左乳外上象限触及多发肿物，较大者约 1.0cm×1.0cm，表面不平、质硬、边尚清、活动度好，无压痛。双侧乳头未触及肿物，无溢液。双侧锁骨上下及双侧腋窝未触及肿大淋巴结。

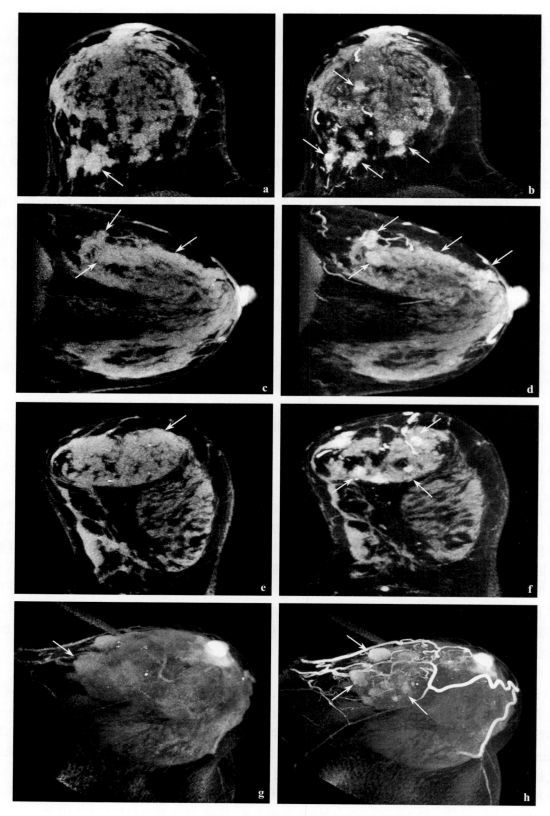

图 5-3-7　左乳浸润性导管癌（合并导管原位癌）

a. 左乳 CBBCT 平扫横断面；b. 左乳 CBBCT 增强横断面；c. 左乳 CBBCT 平扫矢状面；d. 左乳 CBBCT
增强矢状面；e. 左乳 CBBCT 平扫冠状面；f. 左乳 CBBCT 增强冠状面；g. 左乳平扫 3D-MIP 成像；h. 左
乳增强 3D-MIP 成像。箭头所示为肿瘤灶。

2. 锥光束乳腺 CT 表现　双乳基本对称,腺体呈极度致密型。右乳平扫示内下象限有多发集群分布的细小不定形钙化灶;右乳增强扫描示内下象限(约 3~5 点钟区域)出现肿块样强化灶和段样分布的集群卵石样非肿块样强化灶;偏上方(3 点钟区域)最大强化肿物大小约 2.5cm×2.3cm×1.7cm,其边缘模糊不规整伴可疑细小毛刺;上述病变范围约 5.5cm×4.5cm×4.0cm,前缘距乳头基底部约 0.8cm,距皮肤最近距离约 0.1cm,未见皮肤增厚表现;乳后间隙和胸壁结构未见异常。3D-MIP 示病灶周围血管稍增多、增粗,且部分分支与病灶关系密切。

左乳平扫示外上象限(1 点钟区域)有多发集群分布的粗糙不均质和细线样钙化灶;左乳增强扫描示上述钙化分布区域出现细小的集群卵石样和斑片状非肿块样强化灶,其边界不清,范围约 3.0cm×2.5cm×1.5cm,前缘距乳头基底部约 2.7cm,距皮肤最近距离约 0.2cm。3D-MIP 示左乳血管无明显增多、增粗表现。上述病灶与乳后间隙及胸壁结构分界不清。

3. 锥光束乳腺 CT 诊断

(1)右乳内下象限病灶考虑为导管原位癌,不除外合并浸润性导管癌(BI-RADS 5 类)。

(2)左乳外上象限病灶考虑为导管原位癌(BI-RADS 5 类)。

4. 大体病理及病理诊断

(1)大体病理:右乳房内下象限距乳头 0.8cm、皮下 1.0cm、基底 0.4cm 可见一个肿物,大小 2.6cm×2.0cm×1.7cm,切面灰白实性质偏硬,可见囊性变及少许出血,边界不清,无包膜。余乳腺组织切面灰白,未见明显占位。

左乳房可见一个残腔(左乳术前曾于本院做局部旋切活检术,病理为导管原位癌),大小 2.0cm×1.6cm×1.5cm,内含暗红色陈旧血液。余乳腺组织切面灰白,未见明显占位。

(2)病理诊断:右乳房非特殊类型浸润性癌(浸润性导管癌)Ⅱ级,伴少量中级别导管原位癌(<5%)。肿瘤大小 2.6cm×2.0cm×1.7cm,镜下癌组织呈腺管状、小巢状、实片状及条索状浸润生长,边界不清,片内见脉管癌栓,未见确切神经侵犯。周围乳腺纤维囊性变,伴囊肿形成。乳头下方导管可见癌浸润及脉管内癌栓。

左乳房残腔周围取材,可见多灶中级别导管原位癌残留,镜下测量最大范围约 0.6cm×0.6cm,乳头下方个别导管内见中级别导管原位癌残留。周围乳腺组织见出血、纤维组织增生,符合术后改变。

(3)免疫组化:(右乳房)E-cadherin(膜 +),ER(100%,中等 +),PR(20%,弱 − 中等 +),HER2(2+,不确定),Ki-67(20%+),CK5/6(−),EGFR(−),EMA(+)。FISH 结果:*HER2* 基因未见扩增(阴性)。

5. 诊断要点分析　本例为表现相对较典型的双侧乳腺导管癌病例(右乳浸润性导管癌伴导管原位癌,左乳导管原位癌)。

本例右乳内下象限偏上方病灶呈肿块样强化表现,内下象限偏下方病灶呈段样分布的集群卵石样非肿块样强化表现;偏上方的强化肿块形态和边缘极不规则且伴细小毛刺,偏下方的非肿块样强化灶内有较典型的恶性钙化(集群分布的 4B 类钙化)。上述表现与浸润性导管癌伴导管原位癌的 CBBCT 征象特点相符,故作出相应诊断不难。

本例左乳外上象限病变呈细小的集群卵石样和斑片状非肿块样强化表现,病变区有典型恶性钙化灶(集群分布和线样分布的 4B、4C 类钙化),其表现与导管原位癌的 CBBCT 征象特点相符,故亦不难作出相应诊断。

需注意的是,本例的左乳腺为 CBBCT 非优势侧扫描乳腺(其增强后扫描时间迟于右侧乳腺),该侧乳腺的腺体背景强化可一定程度影响病灶的观察和诊断。腺体背景强化多表现为广泛散在分布的均匀细小斑点状轻微强化影,有别于瘤灶的集群卵石样非肿块样强化表现。

6. 本例图片展示(图 5-3-8、图 5-3-9)

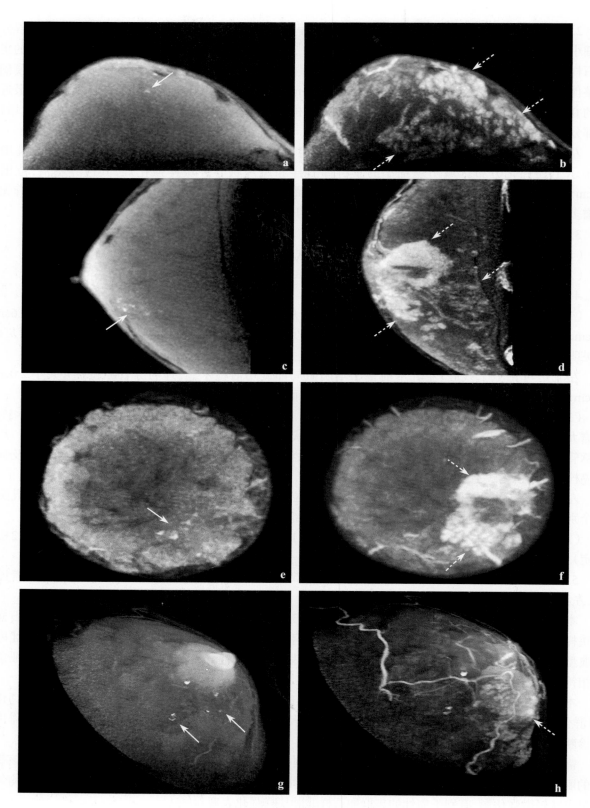

图 5-3-8 右乳浸润性导管癌（合并导管原位癌）

a. 右乳 CBBCT 平扫横断面；b. 右乳 CBBCT 增强横断面；c. 右乳 CBBCT 平扫矢状面；d. 右乳 CBBCT 增强矢状面；e. 右乳 CBBCT 平扫冠状面；f. 右乳 CBBCT 增强冠状面；g. 右乳平扫 3D-MIP 成像；h. 右乳增强 3D-MIP 成像。实线箭头所示为平扫图像显示的肿瘤钙化灶，虚线箭头所示为增强图像显示的肿瘤强化灶（注意内下象限偏上方的较大肿物边缘有不规则分叶和细小毛刺，内下象限偏下方病灶呈典型的集群卵石样非肿块样强化伴恶性钙化表现）（图 a~h 均为活检和术前图像）。

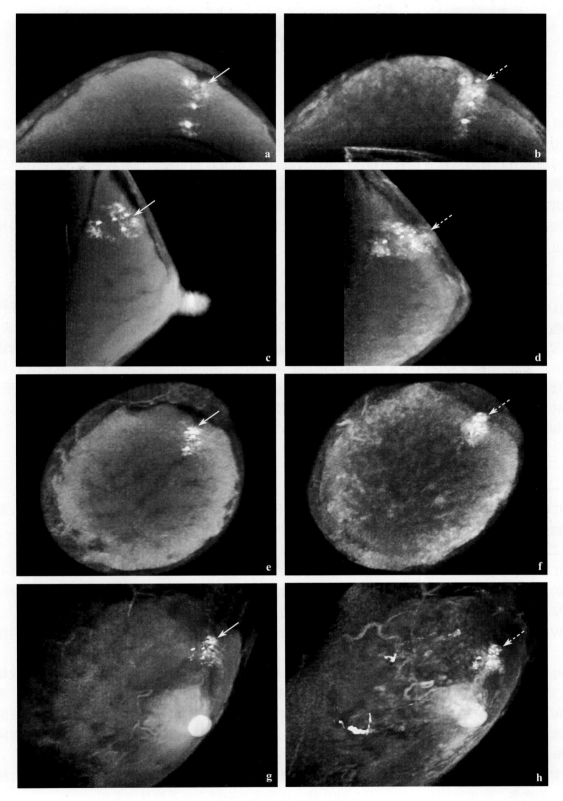

图 5-3-9　左乳导管原位癌

a. 左乳 CBBCT 平扫横断面；b. 左乳 CBBCT 增强横断面；c. 左乳 CBBCT 平扫矢状面；d. 左乳 CBBCT 增强矢状面；e. 左乳 CBBCT 平扫冠状面；f. 左乳 CBBCT 增强冠状面；g. 左乳平扫 3D-MIP 成像；h. 左乳 增强 3D-MIP 成像。实线箭头所示为平扫图像显示的肿瘤钙化灶，虚线箭头所示为增强图像显示的肿瘤 强化灶（图 a~h 均为活检和术前图像）。

第四节　乳腺浸润性小叶癌

一、概述

乳腺浸润性小叶癌（invasive lobular carcinoma of breast，ILC）是第二大常见乳腺癌组织学亚型（以下简称为"浸润性小叶癌"或"ILC"）。据统计，在西方国家 ILC 约占浸润性乳腺癌的 5%~15%，而在非洲和亚洲等地区 ILC 在浸润性乳腺癌中所占比例均较低；在我国 ILC 约占浸润性乳腺癌的 3.2%，在绝经后妇女发病率中呈逐年上升趋势。除激素暴露、饮酒、超重等危险因素外，遗传因素也在 ILC 的发生、发展中发挥着重要作用。研究表明，在遗传性弥漫性胃癌或 CDH1 基因突变患者或家系中，女性患 ILC 的累积风险较高（约为 39%）。ILC 患者一级亲属乳腺癌及胃癌家族史较 IDC 患者更多见。ILC 的预后相对于IDC 更差。

二、临床表现

ILC 主要发生于 50~60 岁绝经后女性，平均发病年龄较 IDC 患者大 1~3 岁。ILC 由于其上皮钙依赖性细胞钙黏着蛋白（E-cadherin）表达缺乏，从而导致肿瘤细胞间黏附性差而呈弥漫浸润性生长方式；由于其通常不会破坏解剖结构或引起实质性结缔组织反应，因此临床上触诊常类似正常腺体或表现为边界不清的肿块，有时虽触及肿块但在 X 线上较少形成肿块样改变，因此难以通过乳房触诊和乳腺 X 线摄影检查确诊。与 IDC 相比，ILC 体积偏大，病灶更常见呈多中心、多灶性表现；有报道称其双乳发病率更高，淋巴结转移率较高。大量的研究表明，ILC 的转移部位和 IDC 不同，ILC 更易侵犯骨、胃肠道、子宫、脑膜、卵巢和浆膜；而 IDC 多转移至肺、胸膜及中枢神经系统。

三、病理表现及分型

（一）大体病理

ILC 的大体病理表现常为不规则肿块，界限常不明显，病变区域质地硬，切面呈纤维性外观；部分病例肿物不明显，仅病变区有沙砾感；部分病例大体无明显改变，易与良性病变混淆。

（二）组织病理

ILC 镜下多见体积小、均匀一致且缺乏黏附性的癌细胞，可单个、散在弥漫于纤维间质中，可不破坏正常的组织结构，很少引起纤维结缔组织的反应性增生；癌细胞可围绕导管或小叶呈同心圆或靶样结构，也可呈单行线状、靶样、片状、实性巢状或腺泡状等方式排列，故其表现形式多样。

WHO 乳腺肿瘤分类（2019 版）将 ILC 进一步分为经典型、实性型、腺泡状型、小管状型、多形性及混合型。

经典型 ILC 癌细胞小而一致，缺乏黏附性，常呈单排列兵样浸润间质，并常围绕正常导管形成靶心样排列，这是 ILC 最经典的生长方式。肿瘤细胞圆形或卵圆形，核小、一致，常偏位，核分裂象较少。有时胞质内可见黏液样物质或嗜酸性小球，当腔内黏液多时细胞甚至可呈印戒样，但经典型 ILC 中印戒细胞仅占肿瘤细胞的小部分。ILC 可浸润间质或脂肪组织，但较少引起间质的纤维结缔组织增生。经常同时伴有小叶原位癌区域。

实性型 ILC 肿瘤细胞小，缺乏黏附性，但与经典型 ILC 的细胞相比，具有明显的细胞多形性，核分裂象也显著增多。肿瘤细胞互相融合，呈实性片状。该型需与淋巴造血系统肿瘤鉴别。

腺泡状型 ILC 肿瘤细胞排列呈腺泡型，即≥20 个的细胞排列呈小巢状，巢之间为纤细的纤维血管间隔，形态与小叶原位癌相似，但缺乏肌上皮细胞和基底膜包绕。

小管状型 ILC 由管状生长模式和线性模式排列的均匀小细胞混合组成，肿瘤细胞排列呈小管状，细胞形态与经典型 ILC 相似。

多形性 ILC 细胞具有明显的异型性和多形性,细胞核大(几乎是淋巴细胞核的 4 倍),不规则,偏位,有多个明显的核仁;胞质丰富,可有颗粒或空泡;可能出现顶浆分泌,常出现印戒样细胞或多形性细胞,并可见大汗腺或组织细胞样分化。

(三)免疫组化

E-cadherin 缺失是 ILC 最主要的免疫组化特征,此特征常用于 ILC 与其他类型乳腺癌的鉴别诊断。经典型 ILC 的 E-cadherin 几乎完全丢失,其他亚型可以是部分丢失(癌细胞仅显示部分残留的膜阳性)。ILC 的另一个免疫组化特征是其细胞浆表达 P120。联合 E-cadherin 和 P120 检测,有助于正确诊断 ILC。

ILC 最常见的情况是 ER 阳性和 HER2 阴性。经典型 ILC 的 ER 阳性率约为 95%,PR 阳性率约为 70%;腺泡状型 ILC 的 ER 阳性率最高,可达 100%;多形性 ILC 的 ER 阳性率则较低,约为 76%。ILC 的 AR 阳性率较高,约为 90.0%~97.8%。ILC 多不表达 HER2,HER2 的过表达几乎只见于多形性 ILC。ILC 的 Ki-67 表达指数多低于非特殊类型浸润性癌,Ki-67 高表达仅见于 3 级 ILC 或具有侵袭生物学行为的特殊亚型。

四、锥光束乳腺 CT 表现

实性肿块(或结节)不伴钙化、肿块边缘长软毛刺、肿块不均匀强化,为浸润性小叶癌的常见 CBBCT 征象特点。

浸润性小叶癌在 CBBCT 图像上多表现为无钙化、不均匀强化、边缘有明显分叶和毛刺的实性肿块或结节,其边缘毛刺以稀疏、粗长、扭曲的“长软毛刺”表现为特点;浸润性小叶癌的边缘毛刺特点,与其弥漫浸润生长、较少引起间质的纤维结缔组织增生反应、肿瘤细胞环绕乳腺导管呈窄长型浸润生长并常保留导管正常结构等因素有关;边界清晰光整的浸润性小叶癌较为少见。此外,20%~40% 的 ILC 还具有一侧或双侧乳腺多中心、多灶性分布(跳跃性多中心病灶)的特点。部分浸润性小叶癌可呈实性肿块(或结节)与非肿块样强化病灶伴存表现(多见于小叶原位癌与浸润性小叶癌伴存的病例)。钙化在浸润性小叶癌中很少见,仅占 1%~25%,多表现为散在不定形钙化。浸润性小叶癌周围常见血管增多、增粗、迂曲表现。

五、鉴别诊断

ILC 需与浸润性导管癌(非特殊类型浸润性癌)、其他特殊类型浸润性癌、小叶原位癌、放射状瘢痕等相鉴别。

(一)浸润性导管癌(非特殊类型浸润性癌)

CBBCT 表现典型的 IDC(即具有“实性肿块伴恶性钙化”和“肿块边缘短硬毛刺”征象特点的 IDC)与 ILC 鉴别不难,因此,ILC 重点需与缺乏钙化表现的 IDC 相鉴别(鉴别诊断要点见本章第三节)。

(二)其他特殊类型浸润性癌

CBBCT 表现典型的黏液癌、腺样囊性癌、化生性鳞癌和筛状癌(均为特殊类型浸润性癌,其典型 CBBCT 征象特点详见后续章节)与 ILC 鉴别不难,但部分 CBBCT 表现不典型者亦可呈“实性肿块伴粗大毛刺”表现而与 ILC 鉴别困难,故表现不典的其他特殊类型浸润性癌与 ILC 的鉴别诊断仍依赖于病理检查。值得注意的是,上述特殊类型浸润性癌的发病率均远低于 ILC。

(三)小叶原位癌

少数 ILC 可呈非肿块样强化或多发肿块伴非肿块样强化表现而与 LCIS 的影像学表现有一定的重叠。ILC 的强化肿块或结节外形多较大且边缘多有毛刺和分叶表现,此为 ILC 与 LCIS 相鉴别的主要依据。

(四)放射状瘢痕

放射状瘢痕多呈结构扭曲和放射星芒状表现且无明显强化肿物,此为其与 ILC 相鉴别的主要依据。

六、病例分析

（一）病例 1

1. 简要病史及专科检查情况　患者,女,56 岁,自述 4 个月前发现右乳外上方肿物,大小约 1.0cm×
1.0cm,轻压痛,无乳头溢液,无乳头(或乳晕)糜烂,无乳头内陷或抬高。肿物进行性增大,B 超检查提示
右乳低回声团(BI-RADS 4C 类)。

专科检查:双侧乳房发育正常。乳头乳晕无糜烂,乳头无内陷或抬高。右乳外上象限可触及 1 个大
小约 2.0cm×2.0cm 肿物,表面呈结节状,质硬,无压痛,边界欠清,活动受限,局部皮肤无橘皮样改变,皮肤
色泽正常,无红肿、糜烂、破溃。锁骨上下及腋窝均未触及肿大淋巴结。左乳未见异常。

2. 锥光束乳腺 CT 表现　双乳基本对称,呈散在纤维腺体型,皮肤及乳头未见异常。平扫示右乳上
象限(12 点钟方向)中份有一不规则形等密度肿物,边缘分叶、模糊,可见稀疏、粗长、扭曲的边缘毛刺;肿
物大小约 2.3cm×1.5cm×1.5cm,前缘距乳头基底部约 1.5cm,距离皮肤最近距离约 1.5cm;肿物内外均未
见钙化灶。增强扫描示肿物呈实性结节状明显强化,实质强化不甚均匀;3D-MIP 未见肿物周围血管增
多、增粗表现。右侧乳后间隙及胸壁结构未见异常。左侧乳腺未见异常。

3. 锥光束乳腺 CT 诊断　右乳上象限(12 点钟方向)肿物,浸润性小叶癌可能性大(BI-RADS 5 类)。

4. 大体病理及病理诊断

(1)大体病理:右乳腺见肿物大小 2.2cm×1.0cm×1.0cm,切面灰白实性,质地硬,细腻,无囊性变和出
血、坏死。

(2)病理诊断:右乳腺浸润性小叶癌,经典型,合并少量(5%)小叶原位癌。肿瘤大小为 2.2cm×1.0cm×
1.0cm,呈条索状、单个细胞浸润性生长,间质极少量淋巴细胞浸润。片内未见脉管癌栓及神经侵犯。周
围邻近乳腺可见多个小癌灶。

(3)免疫组化:E-cadherin(-),ER(100%,强+),PR(100%,强+),Ki-67(约 8%+),HER2(0,阴性)。

5. 诊断要点分析　本例为 CBBCT 表现典型的浸润性小叶癌病例,其右乳实性结节无钙化、不均匀
强化、边缘有明显分叶和"长软毛刺"等表现,与浸润性小叶癌的 CBBCT 征象特点完全相符,故其虽无浸
润性小叶癌较常见的多中心、多灶性表现(CBBCT 未能显示病理报告中的"肿物周围多个小癌灶"),诊
断上仍应首先考虑其为浸润性小叶癌。本例瘤灶的边缘"长软毛刺"特点,为其与无钙化的浸润性导管
癌相鉴别的重要依据。

6. 本例图片展示(图 5-4-1)

（二）病例 2

1. 简要病史及专科检查情况　患者,女,60 岁,自述 1 个月前发现左乳内上方肿物,直径约 3.0cm,无
疼痛,无乳头溢液,无乳头(或乳晕)糜烂,无乳头内陷或抬高,因肿物增大行 B 超检查提示:左乳实质性占
位并左腋窝多发实质性团块。

专科检查:双侧乳房发育正常。皮肤色泽正常,无红肿、糜烂、破溃、橘皮征及酒窝征。乳头乳晕无糜
烂,乳头无内陷或抬高。左乳内上象限可触及一大小约 4.0cm×3.0cm 肿物,表面欠光滑,质硬,无压痛,边
界不清,活动受限。乳头未触及肿物,乳头无溢液。左腋窝可触及数个散在分布大小约 1.0cm×1.0cm 淋巴
结,质硬,无压痛,活动度好。双侧锁骨上下未触及肿大淋巴结。右乳、右腋窝未见异常。

2. 锥光束乳腺 CT 表现　双乳大小形态基本对称,呈散在纤维腺体型或脂肪型,皮肤及乳头未见
异常。平扫示左乳内上象限 9~10 点和 11~12 点中后份处各有一个稍高密度肿物,9~10 点肿物较大,约
3.2cm×3.0cm×2.5cm;两个肿物形态均极不规则且边缘均有粗长毛刺,肿物内外均未见钙化灶。增强图
像示左乳两个肿物呈实性肿块和结节状不均匀强化。上述病灶最前缘距乳头 4.5cm,距皮肤最近距离
2.5cm。3D-MIP 示左侧乳腺上象限血管明显增多、增粗,部分与病灶相连。左乳后脂肪间隙及胸壁结构
未见异常。右侧乳腺未见异常。

3. 锥光束乳腺 CT 诊断　左乳内上象限浸润性小叶癌可能性大(BI-RADS 4C 类)。

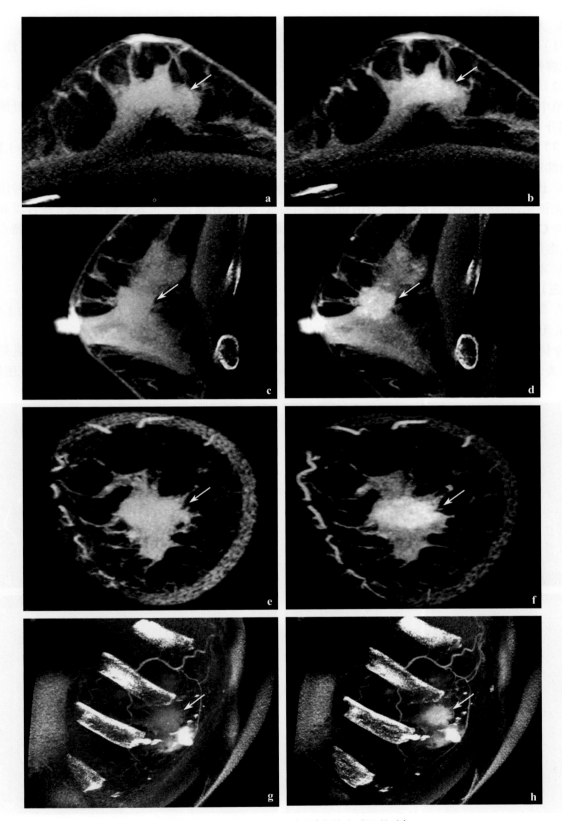

图 5-4-1　右乳浸润性小叶癌（合并小叶原位癌）

a. 右乳 CBBCT 平扫横断面；b. 右乳 CBBCT 增强横断面；c. 右乳 CBBCT 平扫矢状面；d. 右乳 CBBCT 增强矢状面；e. 右乳 CBBCT 平扫冠状面；f. 右乳 CBBCT 增强冠状面；g. 右乳平扫 3D-MIP 成像；h. 右乳增强 3D-MIP 成像。箭头所示为肿瘤灶（注意肿瘤边缘典型的"长软毛刺"征象）。

4. 大体病理及病理诊断

（1）大体病理:(左乳房)内上象限肿块,大者大小为 3.5cm×3.0cm×2.5cm,切面灰黄灰红实性,质地硬,无囊性变,见出血,无坏死,无包膜,肿物境界不清。余乳腺组织切面灰白,未见明显占位。

（2）病理诊断:(左乳房)浸润性小叶癌Ⅱ级,经典型。肿瘤大小为 3.5cm×3.0cm×2.5cm,镜下见癌细胞呈单个或单行条索状排列,部分间质黏液样变,未见确切脉管内癌栓及神经侵犯。周围乳腺纤维囊性变,部分导管上皮大汗腺化生。

（3）免疫组化:P120(浆 +),E-cadherin(－),ER(95%, 强 +),PR(99%, 强 +),Ki-67(20%+),HER2(0,阴性)。

5. 诊断要点分析　本例为 CBBCT 表现典型的浸润性小叶癌病例,其左乳多中心、多灶性肿块和结节均无钙化,不均匀强化,肿块和结节的边缘毛刺稀疏、粗长、扭曲(呈"长软毛刺"表现),符合浸润性小叶癌的 CBBCT 征象特点,故诊断上应首先考虑为浸润性小叶癌。本例瘤灶的边缘"长软毛刺"特点和多中心、多灶性特点,有助于其与缺乏钙化灶的浸润性导管癌相鉴别。

6. 本例图片展示(图 5-4-2)

（三）病例 3

1. 简要病史及专科检查情况　患者,女,65 岁,自述 1 周前发现右乳外下方肿物,大小约 1.5cm×1.5cm,无疼痛,无乳头溢液,无乳头(或乳晕)糜烂,无乳头内陷或抬高。

专科检查:双侧乳房发育正常。皮肤色泽正常,无红肿、糜烂、破溃、橘皮征及酒窝征。乳头乳晕无糜烂,乳头无内陷或抬高。右乳外下象限可触及一大小约 1.5cm×1.5cm 肿物,表面欠光滑,质硬,无压痛,边

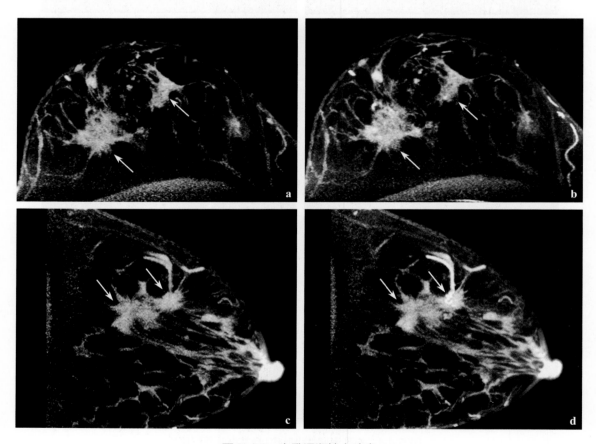

图 5-4-2　左乳浸润性小叶癌

a. 左乳 CBBCT 平扫横断面;b. 左乳 CBBCT 增强横断面;c. 左乳 CBBCT 平扫矢状面;d. 左乳 CBBCT 增强矢状面。

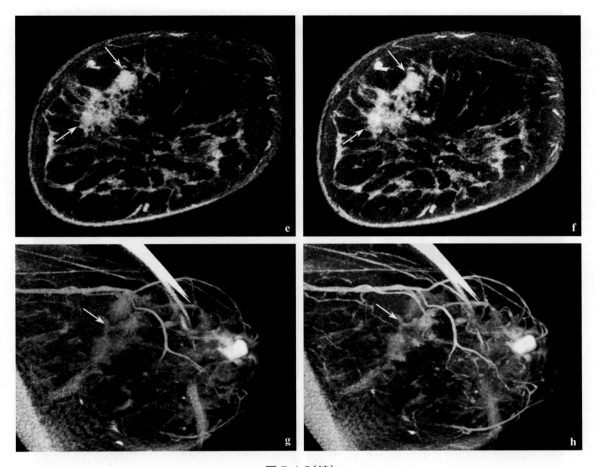

图 5-4-2（续）

e. 左乳 CBBCT 平扫冠状面；f. 左乳 CBBCT 增强冠状面；g. 左乳平扫 3D-MIP 成像；h. 左乳增强 3D-MIP 成像。箭头所示为肿瘤灶（注意肿瘤边缘典型的"长软毛刺"征象）。

界不清，活动受限。乳头未触及肿物，乳头无溢液。右腋窝可触及肿大淋巴结，最大约 0.8cm×0.5cm，质中，无压痛，活动度好。双侧锁骨上下未触及肿大淋巴结。左乳、左腋窝未见异常。

2. 锥光束乳腺 CT 表现　双乳大小形态基本对称，呈脂肪型，乳头及皮肤未见异常。平扫示右乳外下象限（7~8 点钟位置）后份有一不规则形高密度肿物，其内、外均未见钙化灶，肿物边缘模糊不整、可见分叶和粗大毛刺。增强扫描示右乳肿物呈实性结节状不均匀明显强化，大小约 1.8cm×1.3cm×1.3cm，其前缘距乳头 4.1cm，距皮肤 0.6cm；3D-MIP 示右乳肿物周围血管稍增多、增粗。肿物邻近乳后间隙模糊，但胸壁结构未见异常。左侧乳腺未见异常。

3. 锥光束乳腺 CT 诊断　右乳外下象限肿物，考虑乳腺癌可能性大，浸润性小叶癌？（BI-RADS 5 类）。

4. 大体病理及病理诊断

（1）大体病理：右乳外下象限见一灰白质硬区，大小 1.8cm×1.5cm×1.0cm，切面灰白实性，质稍硬，无囊性变和出血、坏死。余乳腺组织切面灰白，未见明显占位。

（2）病理诊断：右乳浸润性小叶癌。肿物大 1.8cm×1.5cm×1.0cm，镜下癌组织呈实性小巢或条索状浸润乳腺组织及周围脂肪组织，见神经侵犯，未见确切癌栓。周围乳腺组织未见特殊。

5. 诊断要点分析　本例亦为 CBBCT 表现较典型的浸润性小叶癌病例，根据其右乳实性肿物无钙化、不均匀明显强化、边缘明显分叶伴粗大毛刺等 CBBCT 表现特点，应首先考虑为浸润性小叶癌。

6. 本例图片展示（图 5-4-3）

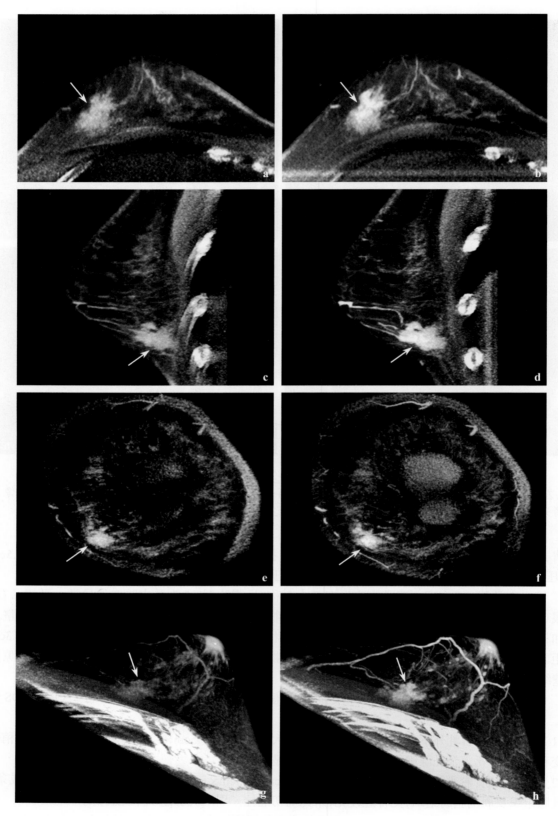

图 5-4-3　右乳浸润性小叶癌

a. 右乳 CBBCT 平扫横断面；b. 右乳 CBBCT 增强横断面；c. 右乳 CBBCT 平扫矢状面；d. 右乳 CBBCT 增强矢状面；e. 右乳 CBBCT 平扫冠状面；f. 右乳 CBBCT 增强冠状面；g. 右乳平扫 3D-MIP 成像；h. 右乳 增强 3D-MIP 成像。箭头所示为肿瘤灶。

（四）病例 4

1. 简要病史及专科检查情况　患者,女,54 岁,自述 1 天前 B 超检查发现右乳外上象限肿物,大小约 1cm×1cm×1cm,距乳头约 1.5cm,无自觉症状,无疼痛,无乳头溢液,无乳头（或乳晕）糜烂,无乳头内陷或抬高。10 年前曾行右乳纤维腺瘤切除术。

专科检查:双侧乳房发育正常。皮肤色泽正常,无红肿、糜烂、破溃、橘皮征及酒窝征。乳头无内陷或抬高。右乳外上限可见一长约 1.0cm 手术瘢痕,外上象限可触及一大小约 3.0cm×2.0cm 肿物,表面欠光滑,质硬,无压痛,边界不清,活动受限。乳头未触及肿物,乳头无溢液。右腋窝可触及数个散在分布大小约 0.5cm×0.5cm 淋巴结,质硬,无压痛,活动度好。双侧锁骨上下未触及肿大淋巴结。左乳、左腋窝未见异常。

2. 锥光束乳腺 CT 表现　双乳大小形态基本对称,呈不均匀致密型;双侧乳头未见异常。平扫示右乳外上象限（约 11 点钟位置）中后份局部腺体结构扭曲、紊乱,局部似见形态不规则、边缘模糊的稍高密度肿物,未见病灶区钙化灶。增强图像示病灶呈不均匀类肿块样明显强化,大小约 3.0cm×2.0cm×2.0cm;增强后肿物边缘轮廓仍模糊不清,边缘有粗大毛刺表现;强化病灶与邻近增厚强化的皮肤分界不清。病变区前缘距乳头 4.5cm。3D-MIP 示右乳外上象限血管增多迂曲并与病灶关系密切。乳后间隙模糊,胸壁结构未见异常。左侧乳腺未见异常。

3. 锥光束乳腺 CT 诊断　右乳外上象限病灶,考虑乳腺癌侵及邻近皮肤可能性大（BI-RADS 4C 类）。

4. 大体病理及病理诊断

（1）大体病理:(右乳房)外上象限见一个大小 2.5cm×2.0cm×1.0cm 的肿物,切面灰白实性,质地硬,无囊性变和出血、坏死,肿物境界不清,无包膜。余乳腺组织切面灰白,未见明显占位。

（2）病理诊断:(右乳房)浸润性小叶癌。肿物大小为 2.5cm×2.0cm×1.0cm,肿瘤细胞小,线性排列,在纤维组织中浸润性生长。未见确切脉管癌栓及神经侵犯。周围乳腺未见特殊。

（3）免疫组化:P120（浆＋）,E-cadherin（－）,D2-40 未示脉管内癌栓。

5. 诊断要点分析　本病例 CBBCT 表现不甚典型（与局部手术史有关）,其右乳外上象限不均匀强化病灶的肿块轮廓不清晰,与周围非肿块样强化病灶分界不清,且伴邻近皮肤皮下组织增厚和强化表现,故需注意与炎性病变和术后改变相鉴别。根据本例无炎性病变的临床表现,病灶明显强化与陈旧性术后改变不相符,部分病灶边缘有毛刺等征象特点,应考虑乳腺癌之可能性。本例病灶区无钙化的特点有助于浸润性小叶癌的诊断。

6. 本例图片展示（图 5-4-4）

（五）病例 5

1. 简要病史及专科检查情况　患者,女,51 岁,自述 2 天前发现左乳内上方肿物,大小约 2.0cm×1.0cm,无疼痛,无乳头溢液,无乳头乳晕糜烂,无乳头内陷或抬高;B 超检查提示:左乳实质性肿物（BI-RADS 4C 类）,双侧腋窝淋巴结肿大。

专科检查:左乳内上限可触及一大小约 2.0cm×1.0cm 肿物,表面欠光滑、质硬、无压痛、边界不清、活动受限,双侧腋窝可触及数个散在分布大小约 1.0cm×1.0cm 淋巴结,质硬、光滑、边界清、无压痛、活动度好。双侧锁骨上下未触及明显肿大淋巴结。右乳未及明显肿物。

2. 锥光束乳腺 CT 表现　双乳大小形态基本对称,呈散在纤维腺体型,乳腺皮肤和乳头未见异常。平扫图像示左乳内上象限至外上、下象限（10~4 点钟位置）前中份腺体结构紊乱,并见其间有多区域性集群分布的等和略高密度结节,病变区域未见明确钙化灶。增强扫描示上述多区域分布的多发结节灶明显强化,部分病灶呈集群卵石样非肿块样强化表现,其中较大结节灶边缘有“短硬毛刺”（冠状面 2 点钟位置）,其大小约 1.0cm×0.8cm×0.8cm;上述病灶分布范围约 5.5cm×4.5cm×2.5cm。3D-MIP 示左乳外上象限血管稍增多、增粗,部分血管与结节灶相连;乳后间隙和胸壁结构未见异常。右侧乳腺未见异常。

3. 锥光束乳腺 CT 诊断　左乳内上象限至外上、下象限多发实性结节,考虑乳腺癌可能性大（BI-RADS 4C 类）。

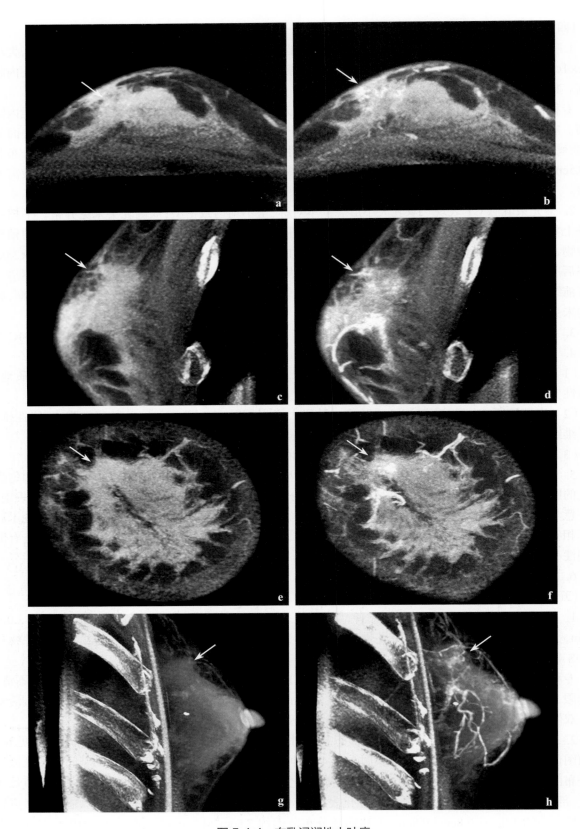

图 5-4-4　右乳浸润性小叶癌

a. 右乳 CBBCT 平扫横断面；b. 右乳 CBBCT 增强横断面；c. 右乳 CBBCT 平扫矢状面；d. 右乳 CBBCT
增强矢状面；e. 右乳 CBBCT 平扫冠状面；f. 右乳 CBBCT 增强冠状面；g. 右乳平扫 3D-MIP 成像；h. 右乳
增强 3D-MIP 成像。箭头所示为肿瘤灶。

4. 大体病理及病理诊断

（1）大体病理:(左乳房)上象限可见一个大小 4.0cm×2.5cm×1.0cm 的肿块,切面灰白实性,质地硬,无囊性变和出血、坏死,肿物境界不清,无包膜。余乳腺组织切面灰白,未见明显占位。

（2）病理诊断:(左乳房)浸润性小叶癌,经典型。肿瘤大小 4.0cm×2.5cm×1.0cm,累及周围脂肪组织。皮瓣真皮层有癌细胞累及。片内未见确切脉管内癌栓和神经侵犯。左乳头,上下内外及基底切缘均阴性。

（3）免疫组化:P120(浆弱 +),ER（99%,强 +),PR（50%,中等～弱 +）,AR（90%,中等 +）,CK5/6（-）,EGFR（-）,Ki-67（1%+）,HER2（0,阴性）。

5. 诊断要点分析　　本例为 CBBCT 表现相对不典型的浸润性小叶癌病例。根据本例病灶强化明显、较大结节有边缘分叶和毛刺等征象特点,虽诊断乳腺癌不难,但因部分病灶呈原位癌常见的非肿块样强化表现,且冠状面图像显示较大结节边缘毛刺较短硬(缺乏浸润性小叶癌常见的"长软毛刺"征象),故较难与无钙化的浸润性导管癌合并导管原位癌相鉴别。本例病灶呈多中心、多灶性分布和病灶区无钙化等表现特点,一定程度上有助于浸润性小叶癌的诊断。

6. 本例图片展示(图 5-4-5)

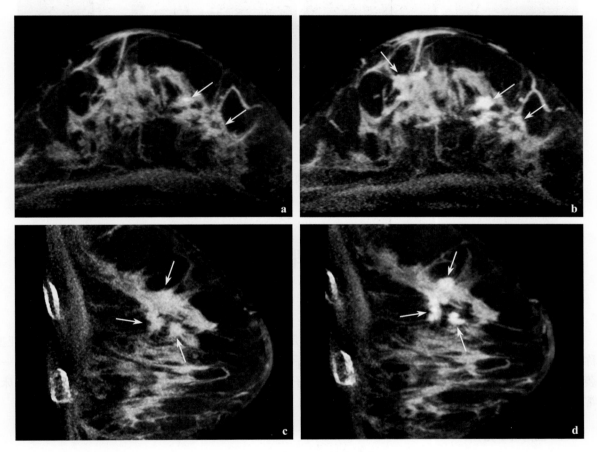

图 5-4-5　左乳浸润性小叶癌

a. 左乳 CBBCT 平扫横断面;b. 左乳 CBBCT 增强横断面;c. 左乳 CBBCT 平扫矢状面;d. 左乳 CBBCT 增强矢状面。

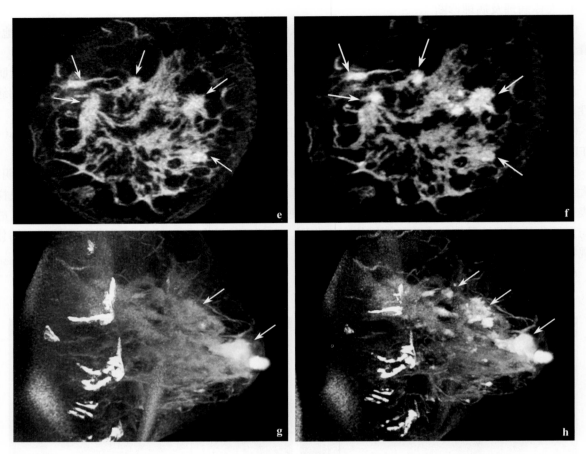

图 5-4-5(续)
e. 左乳 CBBCT 平扫冠状面；f. 左乳 CBBCT 增强冠状面；g. 左乳平扫 3D-MIP 成像；h. 左乳增强 3D-MIP 成像。
箭头所示为多发肿瘤灶。

第五节　乳腺黏液癌

一、概述

乳腺黏液癌（breast mucinous carcinoma，BMC）是一种发生于乳腺导管上皮的较特殊的乳腺癌亚型，也称为乳腺黏液样癌或胶样癌，常见于老年和绝经后女性，占所有乳腺癌病例的 1%~7%。BMC 是一种侵袭性肿瘤，但预后明显较其他类型浸润性乳腺癌好，10 年生存率超过 90%，其淋巴结转移率低，临床上通常采用保乳手术治疗。

二、临床表现

临床上多因触及乳房肿块就诊。肿块生长缓慢。BMC 触诊常表现为无痛性活动度较大的肿块，病变的质地取决于细胞外黏液与纤维间质的比例，一般而言，黏液癌质地中等或较软，甚至有囊性感。临床上 BMC 多见于 50 岁以上的绝经后女性，绝经后 BMC 患者占 BMC 总数的 80% 以上，35 岁以下患者所占比例不足 1%。黏液癌好发于外上象限，其次为外下象限，乳头溢液不常见。与 IDC 相比，因其缓慢生长的生物学特性及类似良性肿瘤的影像学表现常致误诊。

三、病理表现及分型

（一）大体病理

BMC 大体病理常表现为有光泽的含有黏液成分的凝胶样病变，有一定的张力，肿瘤边界清楚、可推动。BMC 以产生大量的细胞外黏液为主要特征，肿瘤细胞群漂浮在细胞外黏液池中。

（二）组织病理

黏液癌由悬浮于丰富的细胞外黏液中的成簇或成片的肿瘤细胞组成，并由含毛细血管的纤细的纤维间隔所分隔。肿瘤细胞簇的大小和形状各不相同，核级别通常为低-中等。极少数病例有显著的核不典型性及核分裂象。

（三）病理分型

病理学根据细胞外黏液成分的多少，将 BMC 分为单纯型乳腺黏液癌（pure mucinous breast carcinoma，PMBC）和混合型乳腺黏液癌（mixed mucinous breast carcinoma，MMBC）。临床上以 PMBC 较多见，其特征是肿瘤组织中细胞外黏液成分的占比大于 90%；PMBC 分 A、B 两型：A 型细胞少，具有大量的细胞外黏液；B 型则相对富于细胞，并通常表现出神经内分泌分化。MMBC 的特征是肿瘤组织中细胞外黏液成分的占比在 50%~90% 之间，常混合浸润性导管癌成分。PMBC 预后较 MMBC 好，而 MMBC 的预后取决于其非黏液癌成分。

（四）免疫组化

BMC 的免疫表型特点为 ER、PR 阳性，HER2 阴性，Ki-67 阳性指数通常不高。

四、锥光束乳腺 CT 表现

黏液癌在 CBBCT 平扫图像上多表现为等或稍高密度肿块，较少伴有钙化灶（合并导管癌者除外）。PMBC 增强后多呈囊实性肿块表现，其 CBBCT 征象多较典型；MMBC 增强后多呈实性肿块表现，其 CBBCT 表现多缺乏特征性。

1. PMBC 增强后多呈单房或多房囊实性肿块表现，以厚薄不均的环壁样和/或房隔样强化表现最常见并具特征性；多数 PMBC 可见边缘分叶、模糊不整和/或毛刺征象。与乳头状癌相比较，黏液癌的壁结节相对少见，且其壁结节常轮廓不清、强化程度多低于乳头状癌的壁结节。

2. MMBC 增强后多呈实性肿块表现，肿块多强化较明显且强化不均，其边缘常见分叶、模糊不整和/或毛刺等征象。MMBC 多因缺乏特征性 CBBCT 表现而难与浸润性小叶癌等其他特殊类型浸润性乳腺癌相鉴别，合并浸润性导管癌成分者则难与浸润性导管癌相鉴别。

五、鉴别诊断

单纯型黏液癌主要需与呈囊实性肿块表现的乳头状癌、叶状肿瘤、乳腺囊性增生症伴感染、乳腺炎性脓肿等相鉴别。混合型黏液癌主要需与呈实性肿块表现的浸润性导管癌、浸润性小叶癌和其他特殊类型浸润性乳腺癌相鉴别。

1. 乳头状癌　乳头状癌好发于乳晕旁乳导管区，常伴乳头溢液表现，其囊实性肿块内更常见轮廓清晰、明显强化的乳头状壁结节，其囊壁的无壁结节部分多厚薄均匀、强化轻微。乳头状癌的上述临床和 CBBCT 征象特点，均有助于其与单纯型黏液癌相鉴别。

2. 叶状肿瘤　叶状肿瘤肿块多更巨大，肿块外缘多较清晰光整，瘤内常见边缘轮廓清晰的粗大裂隙状和/或囊样低密度区及其形成的"内分叶"表现。叶状肿瘤的上述 CBBCT 征象特点有助于其与单纯型黏液癌相鉴别。

3. 乳腺囊性增生症伴感染及乳腺炎性脓肿　乳腺囊性增生症伴感染灶的强化环壁多厚薄均匀且内外缘光整；乳腺炎性脓肿的囊壁内缘较光整，常见病灶邻近皮肤皮下组织增厚强化表现，患者常有炎性病变的临床症状体征。上述乳腺囊性增生症和乳腺炎性脓肿的 CBBCT 征象特点有助于二者与单纯型黏液癌相鉴别。

4. 浸润性导管癌、浸润性小叶癌和其他特殊类型浸润性乳腺癌 浸润性导管癌多伴恶性钙化、常见边缘短硬毛刺等 CBBCT 征象特点,有助于其与不伴浸润性导管癌成分的混合型黏液癌相鉴别。混合型黏液癌仅凭 CBBCT 表现较难与浸润性小叶癌、腺样囊性癌等其他特殊类型浸润性乳腺癌相鉴别,鉴别诊断须依靠病理学检查。

六、病例分析

(一)病例 1

1. 简要病史及专科检查情况 患者,女,45 岁,自述 2 年前发现右乳下方肿物,大小约 1.5cm×1.0cm,无疼痛,无乳头溢液,无乳头(或乳晕)糜烂,无乳头内陷或抬高,首次 B 超检查提示:双乳腺增生声像,BI-RADS 1 类;后患者妊娠,右乳肿物逐渐增大至 5.0cm×4.0cm,无其他不适,再次 B 超检查提示:右侧乳腺实质占位,BI-RADS 4C 类,右侧腋窝多发形态异常淋巴结,考虑乳腺癌。

专科检查:双侧乳房发育正常。皮肤色泽正常,无红肿、糜烂、破溃、橘皮征及酒窝征。乳头乳晕无糜烂,乳头无内陷或抬高。右乳下象限可触及一大小约 5.0cm×4.5cm 肿物,表面欠光滑,质硬,无压痛,边界不清,活动受限,与皮肤粘连。乳头未触及肿物,无溢液。右腋窝可触及数个散在分布的约 1.0cm×1.0cm 淋巴结,质硬,无压痛,活动度好。双侧锁骨上下未触及肿大淋巴结。左乳、左腋窝未见异常。

2. 锥光束乳腺 CT 表现 双乳基本对称,呈散在纤维腺体型。平扫示右乳下象限 6 点位置中后份有一不规则形等密度肿块,大小约 5.5cm×4.5cm×3.8cm,未见钙化灶。增强扫描示肿块呈多房囊实性表现,其边缘模糊、不规则分叶,未见毛刺,囊壁和房隔厚薄不均、明显强化;肿块后缘与胸壁结构分界不清,前缘与皮肤皮下组织分界不清。3D-MIP 图像示肿块周围血管略增粗、增多,部分分支与肿块相连。左乳未见明确异常。

3. 锥光束乳腺 CT 诊断 右乳下象限肿块考虑为乳腺癌,以黏液癌可能性大(BI-RADS 5 类)。肿瘤累及邻近胸壁和皮肤皮下组织结构。

4. 大体病理及病理诊断

(1)大体病理

1)右乳肿物穿刺标本:灰白穿刺物 6 条,长 0.8~2.4cm,直径 0.1cm。

2)右乳癌改良根治术标本:大体瘤床大小 4.8cm×4.7cm×2.9cm。

(2)病理诊断

1)右乳肿物穿刺标本:浸润性癌,Ⅱ级,片内全为黏液癌成分。

2)右乳癌改良根治术标本:符合黏液癌,新辅助治疗后 MP 分级 4 级。镜下癌组织大部分消退,大量无细胞黏液湖形成,符合治疗后改变。片内未见脉管内癌栓及神经侵犯。

(3)免疫组化:E-cadherin(+),ER(90%,强 +),PR(80%,强 +),AR(约 80%,中 +),CK5/6(-),EGFR(-),Ki-67(50%+),HER2(3+,阳性)。

5. 诊断要点分析 本例为 CBBCT 表现典型的黏液癌病例,其右乳多房囊实性肿块边缘明显分叶且模糊不整、强化的囊壁和房隔明显厚薄不均且无壁结节等表现,与单纯型黏液癌的典型 CBBCT 征象特点相符,故诊断不难。本例肿块边缘模糊不整、与胸壁结构分界不清等 CBBCT 征象特点,有助于其与叶状肿瘤相鉴别(叶状肿瘤边缘多较光整、极少累及胸壁等邻近结构)。本例肿块的强化囊壁整体厚薄不均且无壁结节等 CBBCT 征象特点,有助于其与乳头状癌相鉴别(乳头状癌多见明显强化的壁结节,且其囊壁的无壁结节部分多厚薄均匀、强化轻微)。

6. 本例图片展示(图 5-5-1)

(二)病例 2

1. 简要病史及专科检查情况 患者,女,55 岁,自述 2 年前发现右乳外上方肿物,大小约 2.0cm×2.0cm,局部可见皮肤色素沉着,无疼痛,无乳头溢液,无乳头(或乳晕)糜烂,无乳头内陷或抬高。近 2 个月肿物进行性增大,超声检查提示:右乳不均质回声区(BI-RADS 3 类)。

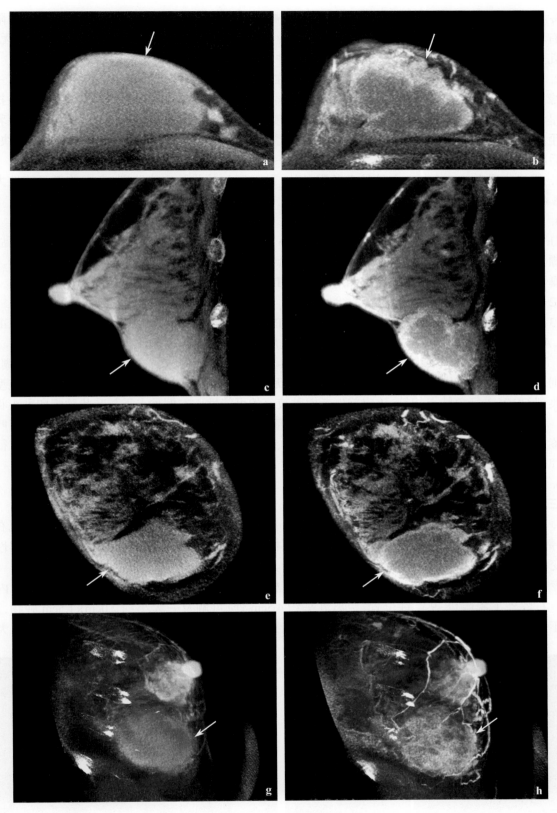

图 5-5-1 右乳黏液癌

a. 右乳 CBBCT 平扫横断面；b. 右乳 CBBCT 增强横断面；c. 右乳 CBBCT 平扫矢状面；d. 右乳 CBBCT 增强矢状面；e. 右乳 CBBCT 平扫冠状面；f. 右乳 CBBCT 增强冠状面；g. 右乳平扫 3D-MIP 成像；h. 右乳增强 3D-MIP 成像。箭头所示为肿瘤灶。

专科检查：皮肤色泽正常，无红肿、糜烂、破溃、橘皮征及酒窝征。乳头乳晕无糜烂，乳头无内陷或抬高。右乳外上象限可触及一大小约 5.0cm×5.0cm 肿物，表面欠光滑、质硬、边界欠清、活动受限、无压痛。双侧乳头未及肿物，无溢液。双侧锁骨上下未触及肿大淋巴结。左乳、双腋窝未见异常。

2. 锥光束乳腺 CT 表现　双乳基本对称，呈散在纤维腺体型。平扫示右乳外上象限前中份有一类圆形边缘分叶的稍高密度肿块，大小约 5.5cm×5.0cm×4.5cm，其内可见散在分布的粗大钙化。增强扫描示肿块呈囊实性表现，其厚薄不均的环壁和房隔轻中度强化，其部分边缘模糊不光整。肿块前缘距乳头基底部距离约 0.9cm，局部与皮肤紧邻。3D-MIP 示右乳血管较对侧稍增粗、增多，且部分分支与肿块相连。右乳后间隙稍模糊。左乳未见异常。

3. 锥光束乳腺 CT 诊断　右乳外上象限肿块，黏液癌与叶状肿瘤待鉴别，考虑前者可能性大（BI-RADS 4C 类）。

4. 大体病理及病理诊断

（1）大体病理：右乳单纯切除术标本，肿瘤大小 5.5cm×5.0cm×4.0cm，镜下见丰富的细胞外黏液，黏液湖漂浮肿瘤细胞，呈乳头状或筛状排列，伴有少量钙化形成。片内未见神经侵犯及脉管内癌栓。周围乳腺囊性增生症。乳头及皮肤未见癌，四周及基底切缘均阴性。

（2）病理诊断：(右乳肿物)黏液癌。

（3）免疫组化：E-cadherin（＋），ER（80%，强＋），PR（30%，强＋），Ki-67（20%＋）。CK5/6（－），EGFR（部分＋），AR（80%，强＋），HER2（2+，不确定），EMA（呈反转模式）。

5. 诊断要点分析　本例亦为 CBBCT 表现较典型的黏液癌病例，其右乳囊实性肿块边缘模糊不整、不规则分叶，大部分强化的囊壁和房隔厚薄不均且无轮廓清晰明显强化的壁结节等表现，与单纯型黏液癌的典型 CBBCT 征象特点相符，故应首先考虑黏液癌的可能性。本例重点需与叶状肿瘤和乳头状癌相鉴别。本例肿块短期内明显增大、部分边缘模糊不整等临床和影像特点，一定程度上有助于其与叶状肿瘤相鉴别；本例囊实性肿块的大部分囊壁厚薄不均、无轮廓清晰且明显强化的壁结节等 CBBCT 征象特点，有助于其与乳头状癌相鉴别。

6. 本例图片展示（图 5-5-2）

（三）病例 3

1. 简要病史及专科检查情况　患者，女，61 岁，自述 4 个月前发现右腋窝肿物，1 个月前发现右乳肿物，局部无红肿热痛，无潮热盗汗，无咳嗽、咳痰，无体重下降等。乳腺彩超检查提示：右侧乳腺实性占位性病变（BI-RADS 4B 类）；右侧腋窝实性占位性病变。

专科检查：皮肤色泽正常，无红肿、糜烂、破溃、橘皮征及酒窝征。乳头乳晕无糜烂，乳头无内陷或抬高。右乳外下象限（8~9 点钟位置，距离乳头约 4.5cm 处）可触及一大小约 2.0cm×1.5cm 肿物，质硬，边界不清，活动受限，无压痛。右乳头未触及肿物，无溢液。右腋窝可触及一肿大融合淋巴结，大小约

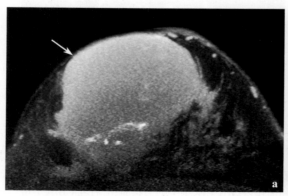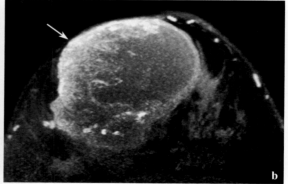

图 5-5-2　右乳黏液癌

a. 右乳 CBBCT 平扫横断面；b. 右乳 CBBCT 增强横断面。

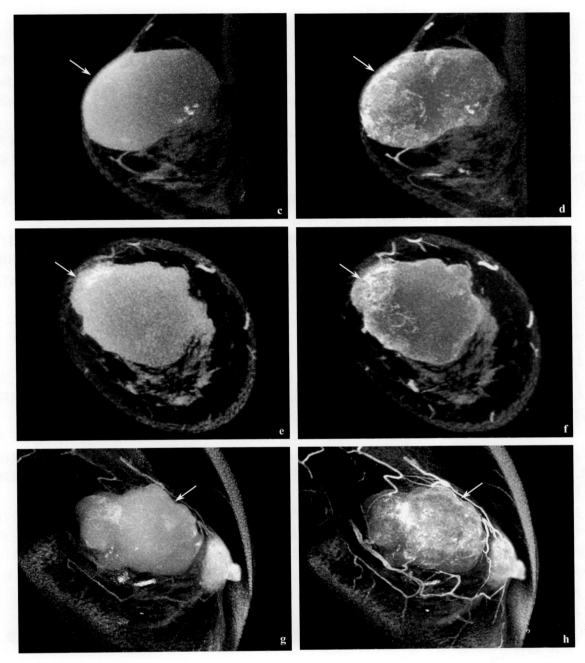

图 5-5-2(续)

c. 右乳 CBBCT 平扫矢状面;d. 右乳 CBBCT 增强矢状面;e. 右乳 CBBCT 平扫冠状面;f. 右乳 CBBCT 增强冠状面;g. 右乳平扫 3D-MIP 成像;h. 右乳增强 3D-MIP 成像。箭头所示为肿瘤灶。

3.0cm×2.5cm×2.5cm,质硬,无压痛,活动受限。双侧锁骨上下未触及肿大淋巴结。左乳、左腋窝未见异常。

2. 锥光束乳腺 CT 表现 双乳基本对称,腺体呈脂肪型。平扫示右乳外下象限(8~9 点钟处)中后份有一不规则形稍高密度肿块,大小约 3.8cm×3.0cm×2.8cm,前缘距乳头基底部约 4.5cm,距皮肤约 1.5cm;肿块内及其外缘均有集群和散在不定形钙化。增强扫描示肿块以实性成分为主,强化不均匀,其中央有不规则低密度区;肿块边缘模糊不整,可见分叶、毛刺征象。3D-MIP 图像示右乳血管较对侧增粗、增多,且部分分支与肿块相连。平扫和增强图像另示右乳头乳晕后方有斑片和结节状非肿块样强化灶,范围约 4.2cm×3.0cm×2.0cm,其内可见散在粗糙不均质钙化。左乳未见异常。

3. 锥光束乳腺 CT 诊断 右乳肿块及非肿块样强化病变,均考虑为乳腺癌(BI-RADS 5 类)。

4. 大体病理及病理诊断

(1)大体病理:本院穿刺活检后,右乳癌改良根治术标本:带梭形皮瓣及腋窝脂肪的全切乳腺组织一个,乳腺大小 24.0cm×19.5cm×3.0cm,距乳头 1.7cm、皮下 1.7cm、基底 3.0cm 可见一个大小 4.0cm×2.5cm×2.0cm 的肿块,切面灰白实性质中,无囊性变,可见出血、坏死,无包膜,边界尚清,表面附有黏液。余乳腺组织切面灰白,未见明显占位。

(2)病理诊断:(右乳肿物)黏液癌,伴中级别导管原位癌(约 10%,有粉刺样坏死及钙化)。肿瘤大小 4.0cm×2.5cm×2.0cm,癌细胞有大量细胞外黏液并形成黏液湖,细胞团漂浮于黏液湖中。片内未见确切脉管内癌栓及神经侵犯。

(3)免疫组化:E-cadherin(+),ER(95%,强 +),PR(10%,中等~弱 +),CK5/6(−),EGFR(−),AR(70%,强~中等 +),Ki-67(5%+),HER2(4B5)(2+,不确定)。

5. 诊断要点分析 本例为 CBBCT 表现不甚典型的黏液癌(合并导管原位癌)病例。根据本例右乳外下象限肿块强化不均、边缘模糊且有分叶和毛刺、肿块内及其周边有集群分布的 4B 类钙化等 CBBCT 表现,虽诊断乳腺癌不难,但由于肿块以实性成分为主(中央低密度区缺乏囊样表现),故其难与浸润性导管癌、腺样囊性癌、化生性癌等相鉴别。

结合病理诊断,本例右乳头乳晕后方斑片结节状非肿块样强化灶应考虑为合并的导管原位癌灶。

6. 本例图片展示(图 5-5-3)

(四)病例 4

1. 简要病史及专科检查情况 患者,女,37 岁,自述 2 年前发现右乳内上方肿物,约核桃大小,无疼痛,无乳头溢液,无乳头(或乳晕)糜烂,无乳头内陷或抬高,此期间无妊娠或哺乳,无畏寒、发热;近期肿物进行性增大,行彩超检查提示右乳肿块,提示 BI-RADS 4B 类。

专科检查:双侧乳房发育正常,右乳外形略偏大;双乳皮肤色泽正常,无红肿、糜烂、破溃、橘皮征及酒窝征。乳头乳晕无糜烂,乳头无内陷或抬高。右乳内上象限可触及一大小约 8.0cm×7.0cm 肿物,表面不规则、质硬、边不清、活动受限、无压痛。双侧乳头未触及明显肿物,无溢液。双侧锁骨上下及双侧腋窝未触及明显肿大淋巴结。左乳未及肿物。

2. 锥光束乳腺 CT 表现 双乳呈散在纤维腺体型;右乳肿大。平扫图像示右乳内上象限中后份有一分叶状等密度肿块,大小约 6.5cm×6.0cm×4.5cm,前缘距乳头基底部约 4.5cm,与邻近皮肤及胸肌关系密切;肿块内外均未见钙化。增强图像示肿块呈多房囊实性表现,强化的部分囊壁和房隔厚薄不均,肿块的部分外缘模糊不整、局部有可疑毛刺。3D-MIP 图像示右乳血管无明确增多、增粗表现。左乳未见异常。

3. 锥光束乳腺 CT 诊断 右乳内上象限肿块,考虑为黏液癌可能性大(BI-RADS 4C 类)。

4. 大体病理及病理诊断

(1)大体病理:(右乳)可见一个大小 5.5cm×4.5cm×4.0cm 的肿块,切面灰白实性质韧,有囊性变,无出血、坏死,肿物境界较清,无包膜。

(2)病理诊断:(右乳肿物)黏液癌。瘤床大小 5.5cm×4.5cm×4.0cm,镜下瘤组织大部分为黏液湖。未见脉管内癌栓及神经侵犯。

5. 诊断要点分析 本例为表现较典型的黏液癌病例,其右乳分叶状多房囊实性肿块的部分囊壁和房隔厚薄不均、强化较明显,肿块部分边缘不光整、局部有可疑毛刺,符合单纯型黏液癌的 CBBCT 征象特点,故应首先考虑为黏液癌。本例肿块的部分边缘模糊不整、瘤内无叶状肿瘤常见的"内分叶"表现等特点,有助于其与叶状肿瘤相鉴别(叶状肿瘤内的分叶状囊灶外方仍存在肿瘤的实性部分,此为形成"内分叶"表现的前提);本例肿块内无轮廓清晰且明显强化的乳头状壁结节之特点,有助于其与乳头状癌相鉴别。

6. 本例图片展示(图 5-5-4)

(五)病例 5

1. 简要病史及专科检查情况 患者,女性,43 岁,5 个月前发现左乳晕后上方一肿物,直径约 1.0cm,无疼痛,无乳头溢液,无乳头(或乳晕)糜烂,无乳头内陷或抬高,此期间无妊娠或哺乳,无畏寒、发热,曾两

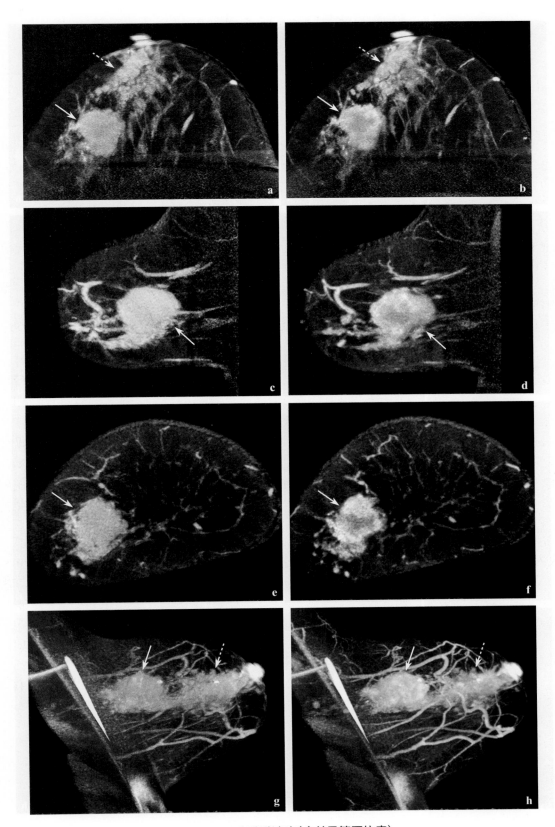

图 5-5-3　右乳黏液癌（合并导管原位癌）

a. 右乳 CBBCT 平扫横断面；b. 右乳 CBBCT 增强横断面；c. 右乳 CBBCT 平扫矢状面；d. 右乳 CBBCT 增强矢状面；e. 右乳 CBBCT 平扫冠状面；f. 右乳 CBBCT 增强冠状面；g. 右乳平扫 3D-MIP 成像；h. 右乳增强 3D-MIP 成像。实线箭头所示为黏液癌灶，虚线箭头所示为合并的导管原位癌灶。

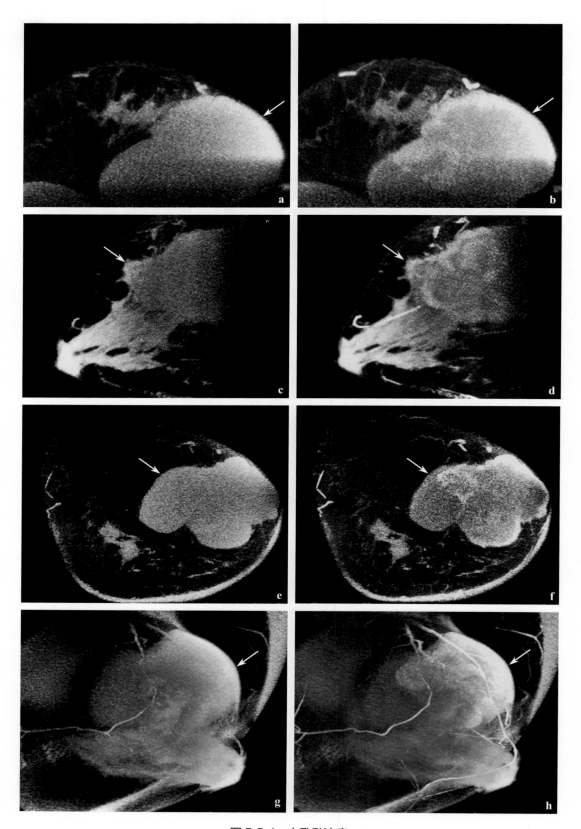

图 5-5-4　右乳黏液癌

a. 右乳 CBBCT 平扫横断面；b. 右乳 CBBCT 增强横断面；c. 右乳 CBBCT 平扫矢状面；d. 右乳 CBBCT 增强矢状面；e. 右乳 CBBCT 平扫冠状面；f. 右乳 CBBCT 增强冠状面；g. 右乳平扫 3D-MIP 成像；h. 右乳增强 3D-MIP 成像。箭头所示为肿瘤灶。

次彩超检查均提示左乳 12 点钟方向混合回声团。

专科检查：双侧乳房发育正常，皮肤色泽正常，无红肿、糜烂及破溃，局部皮肤无橘皮征及酒窝征，乳头、乳晕无糜烂，乳头无内陷或抬高。左乳晕后上方可触及一大小约 1.5cm×1.5cm 肿物，表面光滑、质中、边界清、活动度好、无压痛。双侧乳头未触及肿物，无溢液。双侧锁骨上下及双侧腋窝未触及肿大淋巴结。右乳未及肿物。

2. 锥光束乳腺 CT 表现　双乳基本对称，呈不均匀致密型，双侧乳腺皮肤及乳头未见异常。平扫示左乳内上象限（11 点钟位置）中份有一类圆形等密度肿物，其轮廓不清，边缘处见一小圆点状钙化。增强扫描示肿物呈多房囊实性肿块样表现，大小约 1.5cm×1.5cm×1.3cm，其边缘有小分叶，部分边缘模糊不规整，其环壁和房隔厚薄不均、明显强化。肿物前缘距乳头基底部约 2.8cm，距皮肤最近距离约 0.8cm。3D-MIP 示左乳血管无明显增多、增粗表现。右侧乳腺未见异常。

3. 锥光束乳腺 CT 诊断　左乳内上象限囊实性肿物，考虑为黏液癌可能性大（BI-RADS 4C 类）。

4. 大体病理及病理诊断　左乳肿物微创旋切标本：(左乳 11 点钟位置肿物)黏液癌。

5. 诊断要点分析　本例 CBBCT 表现较典型，其左乳肿物呈多房囊实性表现，囊壁和房隔厚薄不均、明显强化、部分囊壁外缘模糊不整(横段面图像)，符合黏液癌的 CBBCT 征象特点，诊断上应首先考虑为乳腺黏液癌。本例黏液癌病灶较小、仍有部分外缘相对较光整、囊壁有粗大钙化，故需与伴炎症的乳腺囊性增生症病灶相鉴别：伴炎症的乳腺囊性增生症病灶虽可有囊壁增厚及明显强化表现，但其囊壁厚薄多更均匀、内外缘多更光整、多无房隔样实性强化结构，且患者多有周期性乳房胀痛或红肿热痛等临床表现。

6. 本例图片展示（图 5-5-5）

（六）病例 6

1. 简要病史及专科检查情况　患者，女，49 岁，自述 2 年前发现右乳外下方肿物，始约其拇指大小，无疼痛，无乳头溢液，无乳头(或乳晕)糜烂，无乳头内陷或抬高，2 周前因右乳肿物明显增大伴皮肤破溃，行右乳肿物穿刺活检，病理诊断为黏液癌。

专科检查：双侧乳房发育正常，乳头无内陷或抬高。右乳外象限触及一 7.0cm×6.0cm 肿物，质硬、边界欠清、活动受限、无压痛；肿物表面皮肤破溃。右侧腋窝可触及多个散在分布、大小约 1.0cm×1.0cm 淋巴结。双侧锁骨上下未触及肿大淋巴结。左乳未及肿物。

2. 锥光束乳腺 CT 表现　右乳呈散在纤维腺体型。平扫示右乳外侧象限及中央腺体区有一巨大分叶状囊实性肿块，大小约 9.5cm×8.0cm×6.0cm，其内有呈实性密度表现的不规则形壁结节。增强扫描示肿块内壁结节轻中度强化、轮廓较模糊，肿块内缘不规则呈锯齿状，前外缘与邻近皮肤结构分界不清伴局部皮肤内陷。3D-MIP 示右乳外上象限血管稍增多、增粗。由于患者右乳肿块巨大且皮肤破溃导致体位受限，右侧乳后脂肪间隙及胸壁结构未扫及，亦无法进行左乳 CBBCT 扫描。

3. 锥光束乳腺 CT 诊断　右乳巨大肿块符合黏液癌表现（BI-RADS 6 类）。肿瘤侵犯邻近皮肤皮下组织，不除外侵犯胸壁结构。

4. 大体病理及病理诊断

（1）大体病理：(右乳肿物)肿物大小为 10.0cm×7.0cm×5.0cm。

（2）病理诊断：(右乳肿物)黏液癌(约 70%)，合并浸润性导管癌 II 级。肿瘤大小约 10.0cm×7.0cm×5.0cm，癌组织浸润至胸壁横纹肌组织。

（3）免疫组化：P120(膜＋)，EMA(＋)，CgA(－)，Syn(－)，ER(100%，强＋)，PR(－)，AR(100%，中等＋)，CK5/6(－)，EGFR(－)，Ki-67(<10%＋)，HER2(0，阴性)。

5. 诊断要点分析　本例为 CBBCT 表现相对不典型的黏液癌病例。本例右乳囊实性肿块位于乳头乳晕后方，肿块的囊腔巨大，有强化的壁结节，且壁结节区以外的囊壁厚薄均匀无强化，故本例(若无病理依据)重点需与包被性乳头状癌相鉴别。包被性乳头状癌的壁结轮廓多更清晰且强化程度更高、壁结节呈乳头状表现更明显、患者常有乳头溢液史等影像和临床特点，有助于其与本例的鉴别诊断。

6. 本例图片展示（图 5-5-6）

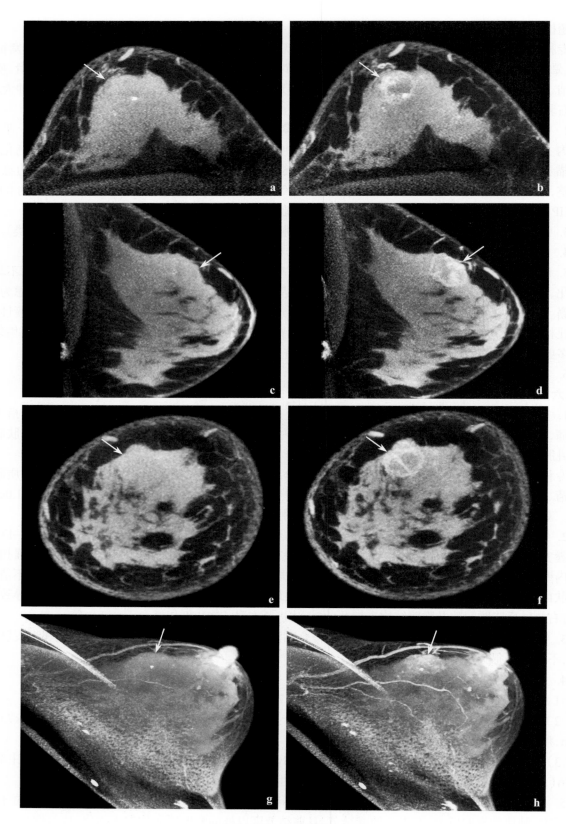

图 5-5-5　左乳黏液癌

a. 左乳 CBBCT 平扫横断面;b. 左乳 CBBCT 增强横断面;c. 左乳 CBBCT 平扫矢状面;d. 左乳 CBBCT
增强矢状面;e. 左乳 CBBCT 平扫冠状面;f. 左乳 CBBCT 增强冠状面;g. 左乳平扫 3D-MIP 成像;h. 左
乳增强 3D-MIP 成像。箭头所示为肿瘤灶。

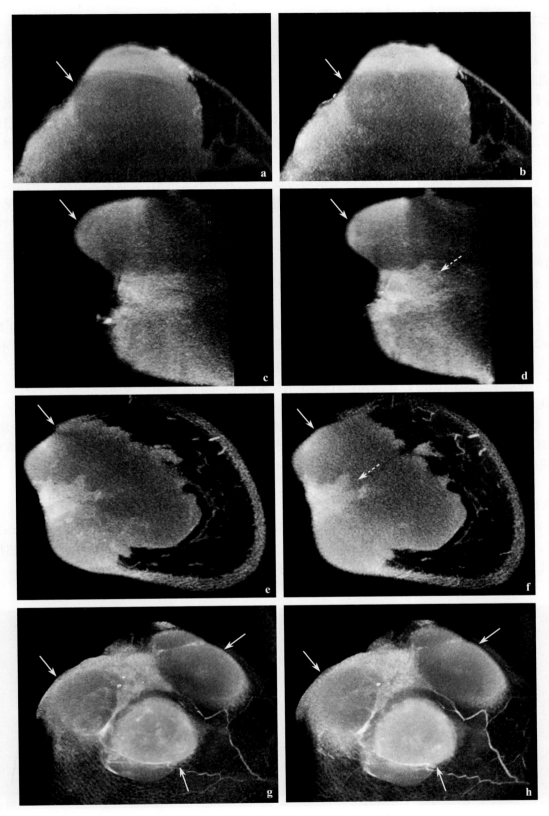

图 5-5-6　右乳黏液癌（合并浸润性导管癌）

a. 右乳 CBBCT 平扫横断面；b. 右乳 CBBCT 增强横断面；c. 右乳 CBBCT 平扫矢状面；d. 右乳 CBBCT 增强矢状面；e. 右乳 CBBCT 平扫冠状面；f. 右乳 CBBCT 增强冠状面；g. 右乳平扫 3D-MIP 成像；h. 右乳增强 3D-MIP 成像。实线箭头所示为肿瘤灶，虚线箭头所示为瘤内的强化壁结节（注意壁结节具有轮廓不清晰、强化程度不高等特点）。

（七）病例 7

1. 简要病史及专科检查情况　患者,女,43 岁,自述 1 个月前发现左乳外上方肿物,大小约 4.0cm×3.0cm,无疼痛,无乳头溢液,无乳头（或乳晕）糜烂,无乳头内陷或抬高,肿物在月经期间增大,月经结束后减小,此间无妊娠或哺乳。B 超提示:左侧乳腺低回声肿块（BI-RADS 4C 类）。

专科检查:双侧乳房发育正常。皮肤色泽正常,无红肿、糜烂、破溃、橘皮征及酒窝征。乳头乳晕无糜烂,乳头无内陷或抬高。左乳外上象限可触及一大小约 4.0cm×3.0cm 肿物,表面欠光滑,质硬,无压痛,边界不清,活动受限。乳头未触及肿物、无溢液。左侧腋窝未触及肿大淋巴结。双侧锁骨上下未触及肿大淋巴结。右乳、右腋窝未见异常。

2. 锥光束乳腺 CT 表现　双乳腺体呈不均匀致密型,乳头未见内陷,皮肤未见增厚。平扫示左侧乳腺外上象限（约 2 点钟处）中份有一不规则形稍高密度肿块,大小约 4.5cm×3.5cm×3.0cm,其内见集群分布的细小多形性和不定形钙化灶;肿块前缘距乳头 3.5cm,距皮肤 1.5cm。增强扫描示肿块呈实性,不均匀强化,边缘模糊、分叶、有可疑毛刺。3D-MIP 示左乳外上象限血管稍增多、增粗,与肿块相连。左侧乳后脂肪间隙及胸壁结构未见异常。右侧乳腺未见异常。

3. 锥光束乳腺 CT 诊断　左侧乳腺外上象限肿块,考虑为乳腺癌（BI-RADS 5 类）。

4. 大体病理及病理诊断

（1）大体病理:(左乳)乳腺外上象限距乳头 3.0cm,皮下 2.5cm,基底 1.5cm 可见一个大小为 5.0cm×5.0cm×2.5cm 的肿块,切面灰红灰白实性,呈质硬胶冻状,无出血,有淡黄色坏死状,肿物境界不清,无包膜。

（2）病理诊断:(左乳肿物)黏液癌。肿物内有大量黏液;周围乳腺组织萎缩。上、下、内、外及基底切缘,皮肤及乳头均阴性。

5. 诊断要点分析　本例为 CBBCT 表现不典型的黏液癌病例。MMBC 增强后多呈实性肿块表现,其 CBBCT 表现多缺乏特征性。本例左乳外上象限肿块呈实性表现,强化不均,边缘模糊、分叶、有可疑毛刺,肿块内有集群分布的 4B 类钙化,虽诊断乳腺癌不难,但难与浸润性导管癌相鉴别。

6. 本例图片展示（图 5-5-7）

（八）病例 8

1. 简要病史及专科检查情况　患者,女,66 岁,自述 1 周前发现右乳外下方肿物,大小约 3.5cm×3.5cm,无疼痛,伴有乳头血性溢液,无乳头（或乳晕）糜烂,无乳头内陷或抬高,此间无妊娠或哺乳,彩超检查提示:右乳见实性低回声团约 3.5cm×3.5cm×2.2cm,BI-RADS 5 类。

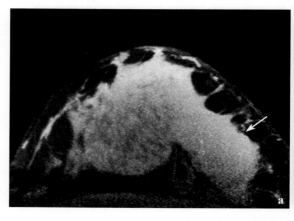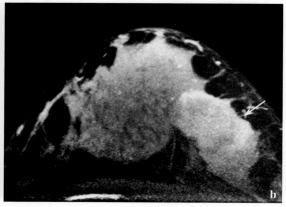

图 5-5-7　左乳黏液癌
a. 左乳 CBBCT 平扫横断面;b. 左乳 CBBCT 增强横断面。

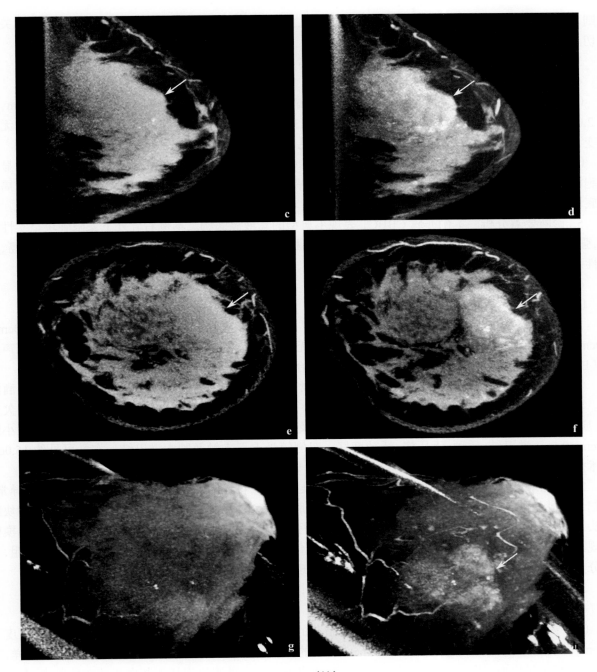

图 5-5-7(续)

c. 左乳 CBBCT 平扫矢状面；d. 左乳 CBBCT 增强矢状面；e. 左乳 CBBCT 平扫冠状面；f. 左乳 CBBCT 增强冠状面；g. 左乳平扫 3D-MIP 成像；h. 左乳增强 3D-MIP 成像。箭头所示为肿瘤灶。

专科检查：双侧乳房发育正常。皮肤色泽正常，无红肿、糜烂、破溃、橘皮征及酒窝征。乳头乳晕无糜烂，乳头无内陷或抬高。右乳外下限可触及一大小约 3.5cm×3.5cm 肿物，表面欠光滑，质硬，无压痛，边界不清，活动受限。乳头未触及肿物，乳头无溢液。右腋窝未触及肿大淋巴结。双侧锁骨上下未触及肿大淋巴结。左乳、左腋窝未见异常。

2. 锥光束乳腺 CT 表现　双乳基本对称，呈散在纤维腺体型。平扫示右乳外下象限（7 点钟方向）后份有一不规则形稍高密度肿块，大小约 3.5cm×3.2cm×3.0cm，前缘距乳头基底部约 9.0cm，后缘与胸壁结构分界不清，肿块内外未见钙化。增强扫描示肿块不均匀强化，内见斑片状不均匀低密度区；肿块边缘不规则,可见分叶征和少许粗长毛刺。3D-MIP 示右乳血管较对侧增多、增粗,且部分分支与上述病灶关系密切。左侧乳腺未见异常。

3. 锥光束乳腺 CT 诊断　右乳外下象限肿块,考虑为乳腺癌可能性大(BI-RADS 4C 类)。

4. 大体病理及病理诊断

(1)大体病理:(右乳)无方位标记的带梭形皮瓣无腋窝脂肪的全切乳腺组织一个,距乳头 8.0cm,皮下 2.0cm,紧贴一侧最近切缘,可见一个大小 4.0cm×3.5cm×3.0cm 的肿块,切面黏液胶冻状,有出血,无囊性变,无包膜,境界不清。余乳腺组织切面灰白,未见明显占位。

(2)病理诊断:(右乳肿物)黏液癌。肿瘤大小 4.0cm×3.5cm×3.0cm,细胞量较丰富,间质未见明显炎细胞浸润。片内可见神经侵犯,未见脉管内癌栓。周围乳腺未见特殊病变。乳头及皮肤未见癌,四周及基底切缘阴性。

5. 诊断要点分析　本例亦属 CBBCT 表现不典型的黏液癌病例。本例右乳外下象限肿块呈实性表现,强化不均、边缘不规则、有分叶和可疑毛刺,虽诊断乳腺癌不难,但难与浸润性小叶癌、腺样囊性癌、化生性癌等相鉴别。

6. 本例图片展示(图 5-5-8)

(九)病例 9

1. 简要病史及专科检查情况　患者,女,65 岁,自述 3 天前发现左乳外下方肿物,大小约 4.0cm×3.0cm,无疼痛,无乳头溢液,无乳头(或乳晕)糜烂,无乳头内陷或抬高;B 超检查提示:左侧乳腺低回声肿块(BI-RADS 4A 类)。19 年前曾接受"右乳癌综合治疗"。

专科检查:双侧乳房发育正常。皮肤色泽正常,无红肿、糜烂及破溃。局部皮肤无橘皮征及酒窝征。乳头乳晕无糜烂,乳头无内陷或抬高。左乳外下限可触及一大小约 4.0cm×3.0cm 肿物,表面欠光滑,质硬,无压痛,边界不清,活动受限。乳头未触及肿物,乳头无溢液。左腋窝可触及数个散在大小约 1.0cm×0.5cm 淋巴结,质硬,无压痛,活动度好。双侧锁骨上下未触及肿大淋巴结。右乳可见约 15.0cm 手术瘢痕,右腋窝未见异常。

2. 锥光束乳腺 CT 表现　双侧乳腺呈散在纤维腺体型(右乳术后改变),左乳皮肤及乳头未见异常。平扫示左乳偏外下象限中后份有一不规则稍高密度肿块,大小约 4.0cm×3.0cm×2.5cm,未见钙化,肿块距乳头基底部约 4.0cm,距皮肤最短距离约 2.2cm。增强扫描示该肿块呈实性,不均匀明显强化,边缘模糊不规则,可见分叶和粗长毛刺;该肿块周围有多发强化小结节灶。3D-MIP 示左侧乳腺血管增多、增粗,且部分分支与肿块相连。右侧乳腺未见肿物等病变表现。

3. 锥光束乳腺 CT 诊断　左乳肿块伴多发结节,考虑为乳腺癌伴子灶(BI-RADS 5 类)。

4. 大体病理及病理诊断

(1)大体病理:(左乳)带梭形皮瓣及腋窝脂肪的全切乳腺组织一个,外下象限及乳头后方,距皮下 2.5cm,基底 1.0cm,见一大小 5.0cm×4.0cm×2.5cm 的肿块,切面灰白灰褐实性,质地中,细腻/鱼肉样,无囊性变,有明显出血、坏死,局部有黏液,无包膜,边界不清。余乳腺组织切面灰白灰黄实性质中,有散在结节。

(2)病理诊断:(左乳肿物)黏液癌(富细胞型)。肿块大小为 5.0cm×4.0cm×2.5cm,边界不清,未见癌栓及神经侵犯。肿块周边有少量中级别导管原位癌。上、下、内、外、基底切缘,乳头,表面皮瓣均阴性。周围乳腺组织为乳腺纤维囊性变。

5. 诊断要点分析　本例亦属 CBBCT 表现不典型的黏液癌病例。本例左乳外下象限肿块呈实性表现,强化不均、边缘模糊、分叶、有粗长毛刺,虽诊断乳腺癌不难,但难与浸润性小叶癌、腺样囊性癌、化生性癌等相鉴别。本例左乳外下象限肿块周围的多发强化小结节应为合并的导管原位癌灶。

6. 本例图片展示(图 5-5-9)

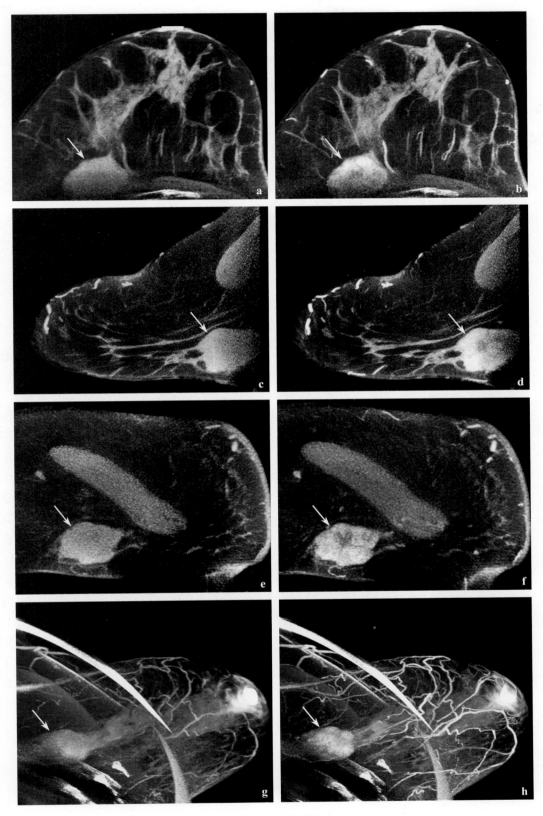

图 5-5-8　右乳黏液癌

a. 右乳 CBBCT 平扫横断面;b. 右乳 CBBCT 增强横断面;c. 右乳 CBBCT 平扫矢状面;d. 右乳 CBBCT 增强矢状面;e. 右乳 CBBCT 平扫冠状面;f. 右乳 CBBCT 增强冠状面;g. 右乳平扫 3D-MIP 成像;h. 右乳增强 3D-MIP 成像。箭头所示为肿瘤灶。

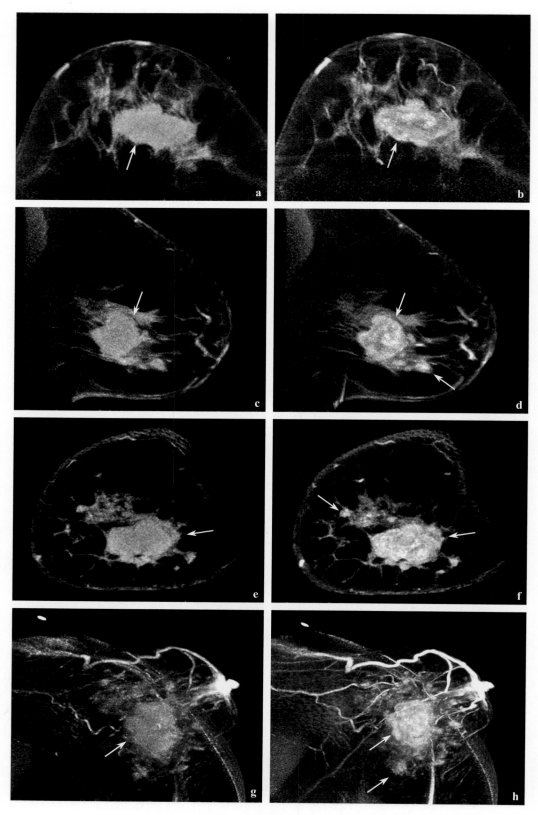

图 5-5-9　左乳黏液癌（合并导管原位癌）

a. 左乳 CBBCT 平扫横断面；b. 左乳 CBBCT 增强横断面；c. 左乳 CBBCT 平扫矢状面；d. 左乳
CBBCT 增强矢状面；e. 左乳 CBBCT 平扫冠状面；f. 左乳 CBBCT 增强冠状面；g. 左乳平扫 3D-MIP
成像；h. 左乳增强 3D-MIP 成像。箭头所示为肿瘤灶。

（十）病例 10

1. 简要病史及专科检查情况　患者，女，64 岁，自述 1 个月前发现左乳外上方肿物，大小约 2.3cm×2.0cm，无疼痛，无乳头溢液，无乳头（或乳晕）糜烂。B 超检查提示：左侧乳腺内实质性低回声团，BI-RADS 4A 类。

专科检查：双侧乳房发育正常，皮肤色泽正常，无红肿、糜烂、破溃、橘皮征及酒窝征。乳头乳晕无糜烂，乳头无内陷或抬高。左乳外上象限可触及一大小约 2.5cm×2.0cm 肿物，表面光滑、质中、边界清、活动度好、无压痛，右侧乳房未触及肿物。双侧乳头未触及肿物，无溢液。左腋窝可触及约 1.0cm×0.9cm 淋巴结，质中，表面光滑，无压痛，活动度好，双侧锁骨上下及右侧腋窝未触及肿大淋巴结。右侧乳腺未及肿物。

2. 锥光束乳腺 CT 表现　双乳基本对称，呈散在纤维腺体型，皮肤及乳头未见异常。平扫示左乳外上象限 12~2 点钟位置中后份有一不规则稍高密度肿块，大小约 3.5cm×3.5cm×3.0cm，其内见多发粗糙不均质和细线样钙化灶呈集群样和线样分布。增强扫描示肿块明显不均匀强化，边缘模糊不规则，有较多分叶、尖角及粗大毛刺；肿块前缘距乳头基底部约 3.0cm，距离皮肤约 2.5cm；3D-MIP 示左乳血管较对侧增多、增粗，且部分分支与肿块相连。左乳后间隙清晰。右侧乳腺未见异常。

3. 锥光束乳腺 CT 诊断　左乳外上象限肿块，考虑为乳腺癌（BI-RADS 5 类）。

4. 大体病理及病理诊断

（1）大体病理：（左乳）带梭形皮瓣无腋窝脂肪的全切乳腺组织一个，距乳头 2.0cm，皮下 1.3cm，基底 0.5cm，距四周最近切缘 4.5cm，可见一肿物，肿物部分被临床挖除，剩余大小 3.2cm×2.8cm×2.0cm，切面灰白灰红实性，质稍韧，无囊性变，可见出血、坏死，无包膜，肿物境界不清。余乳腺组织切面灰白，未见明显占位。

（2）病理诊断：（左乳肿物）混合性浸润性癌，部分为黏液癌（约 50%），部分为非特殊类型浸润性癌（浸润性导管癌）Ⅱ级（约 30%），另见部分中级别导管原位癌（粉刺型，有钙化，约 20%）。

肿瘤大小 3.2cm×2.8cm×2.0cm，镜下见黏液湖形成，黏液湖内漂浮癌细胞，余癌组织呈腺管状及条索状浸润周围组织，间质纤维组织增生伴淋巴细胞浸润，片内可见脉管内癌栓，未见神经侵犯。周围乳腺组织导管稍扩张，内含分泌物。四周及基底切缘阴性，乳头及皮瓣未见癌。

5. 诊断要点分析　本例为伴有黏液癌、浸润性导管癌和导管原位癌成分的混合性浸润性乳腺癌病例，其左乳外上象限肿块的 CBBCT 征象特点（肿块内可见集群和线样分布的 4B、4C 类钙化，肿块不均匀明显强化，形态不规则，边缘有分叶和毛刺等征象）更倾向于浸润性导管癌。

MMBC 的特点是多呈实性肿块表现且常伴浸润性导管癌成分，此类 MMBC 病例仅凭 CBBCT 表现难与浸润性导管癌相鉴别。

6. 本例图片展示（图 5-5-10）

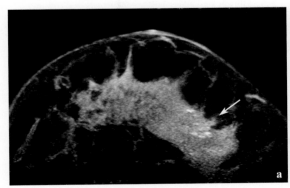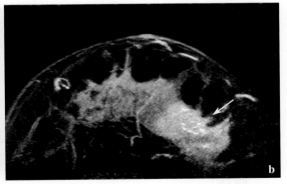

图 5-5-10　左乳以黏液癌成分为主的混合性浸润性癌

（黏液癌 50%，浸润性导管癌 30%，导管原位癌 20%）

a. 左乳 CBBCT 平扫横断面；b. 左乳 CBBCT 增强横断面。

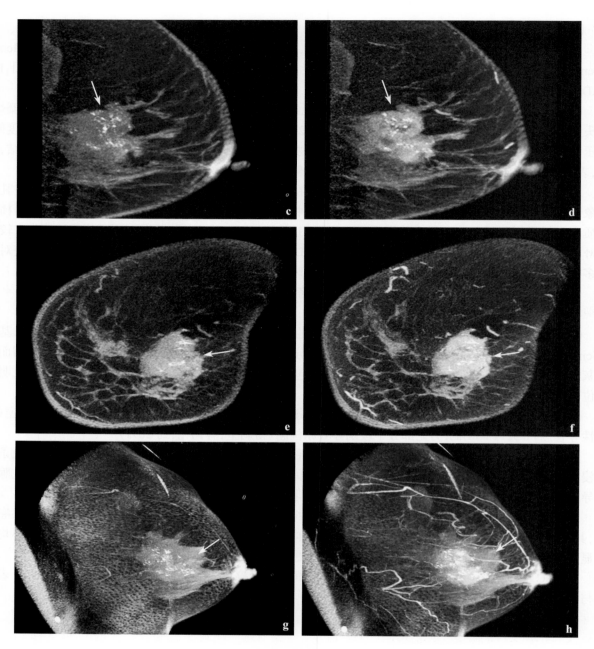

图 5-5-10(续)

c. 左乳 CBBCT 平扫矢状面；d. 左乳 CBBCT 增强矢状面；e. 左乳 CBBCT 平扫冠状面；f. 左乳 CBBCT 增强冠状面；g. 左乳平扫 3D-MIP 成像；h. 左乳增强 3D-MIP 成像。箭头所示为肿瘤灶。

第六节　乳腺乳头状癌

一、概述

乳腺乳头状癌（papillary carcinoma of breast）较少见，是乳腺乳头状肿瘤中的恶性肿瘤（以下简称"乳头状癌"），在乳腺癌中占 1%~2%，但在老年女性（65 岁以上）乳腺癌中则占比较大，其组织学特点是癌细胞依附一纤维血管核心生长,其多数发生在乳晕旁管腔较大的乳导管内或乳导管扩张形成的囊腔内,单发多见,亦可累及数条乳导管。乳头状癌生长缓慢,恶性程度较低。

二、临床表现

乳头状癌好发于乳晕旁,往往无意中触及肿块而发现,部分则因为发现乳头溢液就诊。肿块多呈圆形或卵圆形,极少部分可呈不规则形,多数边界清楚,部分边界欠规则者可与皮肤粘连,多数柔软无压痛,腋下淋巴结肿大等情况较少见。

三、病理表现及分型

(一)大体病理

大体解剖可见癌实质以乳头状结构为主,多位于乳晕旁管腔较大的乳导管内或乳导管扩张形成的囊腔内,形成腔内肿块,形态多为乳头状或分叶状,颜色多为紫红或灰白,易脱落且质软,常伴有出血、坏死,切面多呈灰白色或灰黄色。若癌组织突破基底膜或周围组织浸润,则为浸润型乳头状癌或乳头状癌伴浸润。有研究提出,乳头状瘤病可能是乳腺癌的癌前病变之一;当病变处于囊内期时,导管内乳头状瘤病与导管内乳头状癌鉴别诊断较为困难。

(二)组织病理

镜检光镜下癌细胞排列呈带纤维脉管束的乳头状结构,细胞呈明显异形,排列极性紊乱,肌上皮细胞消失,有的可见肿瘤性坏死或筛状结构。在包被性乳头状癌中,大多数肿瘤局限于囊内,且囊壁较厚。

(三)病理分型

病理上乳头状癌分为导管内乳头状癌、浸润性乳头状癌、包被性乳头状癌和实性乳头状癌。

1. 导管内乳头状癌(intraductal papillary carcinoma,IDPC) 又称为乳头状导管原位癌,多见于中老年女性,平均年龄65岁,多位于乳头乳晕下方,是一种发生于导管-小叶系统管腔的恶性、非浸润性、肿瘤性上皮细胞增生。其具有乳头状肿瘤的特征,即导管内增生上皮呈乳头状突出物突入管腔内。病灶可沿导管系统扩散。根据IDPC的诊断标准,只有当患者全病灶90%以上区域的肌上皮层完全缺失和/或低级别导管原位癌占病变全部成分的90%以上时,才能被诊断为该癌。

2. 导管内乳头状癌伴浸润 或称浸润性乳头状癌(invasive papillary carcinoma,InPC),发生率低,不足乳腺恶性肿瘤的1.5%。多见于绝经后女性,平均年龄59~68岁。约半数病例肿瘤位于乳头乳晕下方,触诊常表现为实性肿物。癌实质以有纤维脉管束或无纤维脉管束的乳头状结构为主,具有乳头状肿瘤伴浸润的特征,即导管内乳头状突出物突入管腔内,并突破导管及其纤维囊壁浸润周围组织。肿瘤细胞胞质呈嗜碱性,可伴有大汗腺化生或顶浆分泌。其经常与导管内乳头状癌或其他类型乳腺癌同时存在,单纯的浸润性乳头状癌罕见。但值得注意的是包被性乳头状癌伴浸润、实性乳头状癌伴浸润均不归于浸润性乳头状癌中。

3. 包被性乳头状癌(encapsulated papillary carcinoma,EPC) 又称包裹性乳头状癌,WHO将其定义为乳头状癌的一种特殊类型,其发生率较低,约占乳腺癌的1%~2%,以往被称为囊性乳头状癌或者囊内乳头状癌,WHO乳腺肿瘤分类(2012版)指出其可能是一种惰性、低级别的浸润癌或者最低限度的浸润癌,因此将其更正为包被性乳头状癌。乳晕下方为EPC的好发部位,多无癌症家族史,其病理特征为恶性的乳头样组织位于扩张导管形成的囊腔内,肿块呈乳头状或不规则形的部分常以宽基底与囊壁相连。

4. 实性乳头状癌(solid papillary carcinoma in situ,SPC) WHO将其定义为乳头状癌的一种特殊类型,其发生率相对更低,占乳腺恶性肿瘤的比例小于1%,是一种罕见的乳腺导管内乳头状病变。主要发生于绝经后的妇女,平均年龄为70岁。预后良好,罕见有淋巴结转移。其常伴有神经内分泌分化和黏液分泌的特征,肿瘤结节常被黏液所掩盖,因此,也可称为内分泌型导管原位癌。此外,SPC还常伴其他类型的增生或肿瘤性病变,如导管内乳头状瘤、导管原位癌、神经内分泌癌和黏液癌等,其中以黏液癌和神经内分泌癌最为多见。如果肿瘤大体上呈"地图样、锯齿状"边缘,并且缺乏肌上皮细胞,应该视为实性乳头状癌伴浸润。

（四）免疫组化

多数乳头状癌表现为 ER、PR 阳性，HER2 阴性，Ki-67 增殖指数较低。其中 SPC 通常表达神经内分泌标志物 Syn、CgA，但不是诊断所必需的。肌上皮标志物 p63、SMMHC、Calponin 存在（＋）或缺失（－），为判断原位癌或浸润性癌的依据；IDPC 肿瘤主体肌上皮标志物阴性、包绕肿瘤的导管壁肌上皮标志物可为阳性；InPC 和 EPC 肿瘤主体及周围纤维囊壁肌上皮标志物均为阴性；传统认为 SPC 肿瘤主体及周围纤维囊壁都有壁肌上皮标志物连续或断续表达，但是近年文献陆续有报道 SPC 肿瘤主体及周围纤维囊壁肌上皮标志物均为阴性。

四、锥光束乳腺 CT 表现

（一）导管内乳头状癌（乳头状导管原位癌）

影像学表现与中央型导管内乳头状瘤相似，但呈多发结节表现者较中央型导管内乳头状瘤更常见。CBBCT 平扫多表现为乳晕区后方指向乳头的条索状或多结节状等密度或高密度肿物（或表现为扩张导管内多发或单发实性结节灶），可伴有细小钙化。增强后索条状或多结节状肿物常明显强化，索条状肿物长轴或多结节灶排列方向与乳导管走向一致，其后方常可见扩张的乳导管呈无强化的低密度管状或囊样表现。

（二）导管内乳头状癌伴浸润（浸润性乳头状癌）

CBBCT 平扫多表现为乳晕后方等或稍高密度肿块（但部分病例肿块亦可远离乳头乳晕区）。增强后肿瘤多呈单房或多房囊实性肿块表现，常见自肿块囊壁突入囊内的单个或多个乳头状壁结节，壁结节多数轮廓清晰且呈非常明显的强化表现，部分壁结节可突出于囊壁外致肿块的局部外缘模糊不光整或伴毛刺表现（此为 InPC 与 EPC 的重要影像表现差别），囊壁和房隔的无壁结节部分（实为未受肿瘤侵犯的扩张的乳导管壁）多厚薄均匀、内外缘光整、强化轻微。少数肿块可伴不定形或多形性钙化。在 3D-MIP 图像上可见肿块邻近血管增多、增粗表现。浸润性乳头状癌常因合并其他病理类型乳腺癌而表现多样；表现不典型的浸润性乳头状癌中，呈囊实性肿块表现者主要需与黏液癌相鉴别，呈实性肿块表现者主要需与浸润性小叶癌相鉴别。

（三）包被性乳头状癌

CBBCT 平扫多表现为乳晕后方单发、体形较大、边缘较光整清晰的等或稍高密度肿块。增强后肿瘤多呈边缘光整清晰的单房囊实性肿块表现（少数可呈多房囊实性肿块表现），常见自肿块囊壁突入囊内的单个或多个乳头状壁结节，壁结节多数轮廓清晰且多呈非常明显的强化表现（乳头状癌为壁结节强化最明显的乳腺肿物，尤以包被性乳头状癌最为明显），壁结节的囊壁侧外缘多数较光整（此为 EPC 与 InPC 的重要影像表现差别，但极少数伴囊壁外浸润的 EPC 其壁结节的囊壁侧外缘亦可呈模糊不光整或伴毛刺表现），囊壁的无壁结节部分（实为未受肿瘤侵犯的扩张的乳导管壁）多厚薄均匀、内外缘光整、强化轻微。在 3D-MIP 图像上可见肿块邻近血管增多、增粗表现。极少部分包被性乳头状癌缺乏囊性成分，呈明显强化的实性肿块或结节样表现，边缘可有模糊、分叶、毛刺等恶性征象。

（四）实性乳头状癌

CBBCT 平扫图像上常表现为等或稍高密度的单发或多发肿块（或结节）。增强图像上，表现典型的 SPC 多呈伴有壁结节的囊实性肿块表现，且其壁结节多数轮廓清晰、强化非常明显，其非壁结节区囊壁（实为未受肿瘤侵犯的扩张的乳导管壁）多厚薄均匀、内外缘光整、强化轻微。表现不典型的 SPC 增强后可呈缺乏上述典型壁结节表现的囊实性肿块样、实性肿块样、多发小结节样或集群卵石样非肿块样强化表现。呈囊实性肿块、实性肿块（或结节）表现的 SPC 边缘均常见分叶和毛刺征象。表现不典型的 SPC 病例中，呈囊实性肿块表现者（尤其是缺乏轮廓清晰且高密度强化的壁结节表现者）可与黏液癌的 CBBCT 表现相似，呈实性肿块表现者可与浸润性小叶癌的 CBBCT 表现类似，呈多发小结节样或集群卵石样非肿块样强化表现者可与导管原位癌或小叶原位癌的 CBBCT 表现类似。此外，SPC 的瘤灶周围常可见"地图样、锯齿状"无强化或轻微强化的病灶包绕(病理上为肿瘤浸润区,亦可能与 SPC 分泌黏液或伴黏液癌和神经内分泌癌等病理特性有关)。在 3D-MIP 图像上,SPC 周围常见血管增多、增粗表现。

综上所述,囊实性肿块伴轮廓清晰且明显高密度强化的壁结节,囊壁的无壁结节部分厚薄均匀、内外缘光整、强化轻微,为各类型乳头状癌(尤其是 EPC、InPC 和 SPC)的共性 CBBCT 征象特点。

五、鉴别诊断

(一)导管内乳头状癌(乳头状导管原位癌)主要需与中央型导管内乳头状瘤及乳腺导管扩张症相鉴别

1. 中央型导管内乳头状瘤　两者均可见到自发的、无痛性乳头血性溢液,均可扪及乳晕部肿物,且按压该肿物时均可自乳管开口处溢出血性液体。由于两者的临床表现以及形态影像学特征都非常相似,故两者的影像学鉴别十分困难。相较于导管内乳头状癌,中央型导管内乳头状瘤以单发病灶更多见,CBBCT 显示其肿物直径多小于 1.0cm,多无同侧腋窝淋巴结肿大表现;导管内乳头状癌多发病灶更常见,病灶直径可大于 1.0cm,肿物较大者其范围可超出乳晕区以外,部分病例可有同侧腋窝淋巴结肿大表现。

部分导管内乳头状癌 CBBCT 表现可与中央型导管内乳头状瘤完全相同,明确诊断仍依赖病理检查。

2. 乳腺导管扩张症　乳腺导管扩张症亦可触及乳晕下肿物,CBBCT 常显示局限或广泛扩张的乳导管呈无明显强化的管状、分支管状、单房或多房囊样表现,其囊壁或管壁多相对更菲薄,且扩张的导管内无壁结节或实性肿物表现。

(二)导管内乳头状癌伴浸润(浸润性乳头状癌)主要需与黏液癌和浸润性小叶癌相鉴别

呈囊实性肿块表现的浸润性乳头状癌的 CBBCT 表现可与黏液癌极为相似,呈实性肿块表现的浸润性乳头状癌的 CBBCT 表现常与浸润性小叶癌极为相似,故部分病例鉴别非常困难。相较于黏液癌,呈囊实性肿块表现的浸润性乳头状癌的壁结节轮廓更清晰且强化多更明显,其无壁结节区囊壁和房隔多厚薄更均匀、内外缘更光整、强化更轻微,且患者常有乳头溢液表现。相较于浸润性小叶癌,呈实性肿块表现的浸润性乳头状癌强化程度多更高。此外,浸润性乳头状癌有好发部位特点(好发于乳头乳晕后方)和乳头溢液表现特点。上述影像和临床特点均有助于浸润性乳头状癌与黏液癌和浸润性小叶癌相鉴别。

(三)包被性乳头状癌主要需与黏液癌相鉴别

包被性乳头状癌和黏液癌均可呈囊实性肿块表现;以下 CBBCT 征象和临床表现特点有助于二者的鉴别诊断:①包被性乳头状癌的囊壁为扩张的乳导管壁,而黏液癌的囊壁为肿瘤的实性部分,故前者的囊壁(无壁结节部分)多厚薄均匀、内外缘光整且强化轻微,后者的囊壁多厚薄不均、内外缘不光整且多有较明显的强化;②包被性乳头状癌的壁结节为包裹在扩张的乳导管内的乳头状癌灶,而黏液癌的壁结节不但相对少见,且多为向囊区内凸起的肿瘤实性部分,故前者的乳头状壁结节轮廓清晰、强化非常明显,后者的壁结节轮廓模糊、强化程度相对偏低;③包被性乳头状癌好发于乳晕后方、常伴乳头溢液表现,而黏液癌无特定好发部位、无乳头溢液表现。

(四)实性乳头状癌主要需与黏液癌和浸润性小叶癌相鉴别

1. 黏液癌　呈囊实性肿块表现的实性乳头状癌主要需与黏液癌相鉴别。相较于黏液癌,实性乳头状癌的壁结节轮廓多更清晰且强化程度更高,无壁结节部分囊壁厚薄均匀,肿物周围常有"地图样、锯齿状"无强化或轻微强化病灶包绕,患者常有乳头溢液史。上述影像和临床表现特点均有助于呈囊实性肿块表现的实性乳头状癌与黏液癌相鉴别。

2. 浸润性小叶癌　呈实性肿块表现的实性乳头状癌的 CBBCT 征象特点与浸润性小叶癌相似,常鉴别困难。实性乳头状癌肿块强化程度更高、好发于乳头乳晕后方、患者常有乳头溢液史等表现特点,有助于二者的鉴别诊断。

六、病例分析

(一)病例 1

1. 简要病史及专科检查情况　患者,女,52 岁,自述 5 个月前出现左乳头溢液,呈褐色,无乳头(或乳晕)糜烂,无乳头内陷或抬高,未触及明显肿物,此间无妊娠或哺乳。彩超检查提示:左乳导管扩张。X 线乳腺导管造影提示:左乳(6 点钟方向)乳导管内充盈缺损,考虑导管内乳头状瘤。

专科检查:双侧乳房发育正常。皮肤色泽正常,无红肿、糜烂、破溃、橘皮征及酒窝征。乳头乳晕无糜烂,乳头无内陷或抬高。双乳未触及肿物,左乳头溢液,呈淡黄色。双侧锁骨上下未触及肿大淋巴结。右乳、双腋窝未见异常。

2. 锥光束乳腺 CT 表现　双侧乳腺大小形态基本对称,呈散在纤维腺体型;皮肤及乳头未见异常。平扫示左乳晕后方偏下象限有一指向乳头的长索条状稍高密度灶,大小约 3.0cm×0.5cm×0.5cm,其边界清,边缘略显不规则,未见明确钙化灶。增强扫描示该索条状高密度灶呈多结节状明显强化,较大结节约 1.0cm×0.5cm×0.5cm。3D-MIP 示左侧乳腺血管稍增多、增粗。左侧乳后间隙及胸壁结构未见异常。右侧乳腺未见异常。

3. 锥光束乳腺 CT 诊断　左乳晕后方索条状和多结节状强化灶,考虑为导管内乳头状瘤或乳头状癌(BI-RADS 4B 类)。

4. 大体病理及病理诊断

(1) 大体病理:(左乳扩张乳管及周围组织)灰黄组织一块,大小 4.0cm×3.0cm×1.2cm,临床已剖开乳管,双线扎处可见细乳头状物,大小约 1.0cm×0.5cm×0.5cm。

(2) 病理诊断:(左乳)导管内乳头状癌。

(3) 免疫组化:CK5/6(示基底层细胞存在)、p63、SMMHC(示肌上皮细胞存在)、ER(98%,强 +)、PR(98%,强 +)、HER2(0,阴性)、Ki-67(15%+)。

5. 诊断要点分析　本例为临床表现和 CBBCT 表现典型的导管内乳头状癌病例,其左乳晕后方指向乳头的索条状高密度病灶增强后呈多结节状明显强化,符合导管内乳头状癌的 CBBCT 征象特点(唯缺乏肿瘤后方乳导管扩张表现),结合患者有乳头褐色溢液表现,首选诊断应为导管内乳头状癌。本例导管内肿物呈多结节状强化之表现特点,一定程度上有助于其与中央型导管内乳头状瘤相鉴别(中央型导管内乳头状瘤以单发索条状强化灶表现多见)。

6. 本例图片展示(图 5-6-1)

(二) 病例 2

1. 简要病史及专科检查情况　患者,女,57 岁,自述 8 个月前发现左乳外侧肿物,大小约 3.0cm× 2.0cm,无疼痛,无乳头溢液,无乳头(或乳晕)糜烂,无乳头内陷或抬高。近期左乳肿物进行性增大且疼痛。此间无妊娠或哺乳。

专科查体:双侧乳房发育正常。皮肤色泽正常,无红肿、糜烂、破溃、橘皮征及酒窝征。乳头乳晕无糜烂,乳头无内陷或抬高。左乳外象限可触及一大小约 5.5cm×4.5cm 肿物,表面欠光滑,质硬,无压痛,边界不清,活动受限。乳头未触及肿物,乳头无溢液。左腋窝可触及数个散在的大小约 1.0cm×0.5cm 淋巴结,质硬,无压痛,活动度好。双侧锁骨上下未触及肿大淋巴结。右乳、右腋窝未见异常。

2. 锥光束乳腺 CT 表现　双乳大小形态基本对称。呈散在纤维腺体型。平扫示左乳外象限(约 2~5 点钟位置)中后份有一多房囊实性肿块,大小约 4.5cm×4.0cm×4.0cm,边缘清晰,呈分叶状,未见钙化灶;肿块前缘距乳头 4.6cm,距皮肤 0.5cm。增强扫描示肿块内有多个实性乳头状壁结节突入囊腔,乳头状壁结节轮廓清晰、强化非常明显,部分壁结节突出于囊壁外,局部囊壁外缘不光整;壁结节区以外的囊壁和房隔厚薄较均匀、内外缘光整,呈轻微强化表现。3D-MIP 示肿块周围血管增多、增粗。乳后脂肪间隙及胸壁结构未见异常。右乳未见异常。

3. 锥光束乳腺 CT 诊断　左乳外象限囊实性肿块,考虑乳腺癌可能性大(BI-RADS 4C 类);乳头状癌与黏液癌待鉴别。

4. 大体病理及病理诊断

(1) 大体病理:左乳房肿物,大小为 4.0cm×3.5cm×2.8cm,切面呈囊实性,实性区切面灰白实性质中,粗颗粒,无出血、坏死,肿物境界不清,无包膜。余乳腺组织切面灰白,未见明显占位。

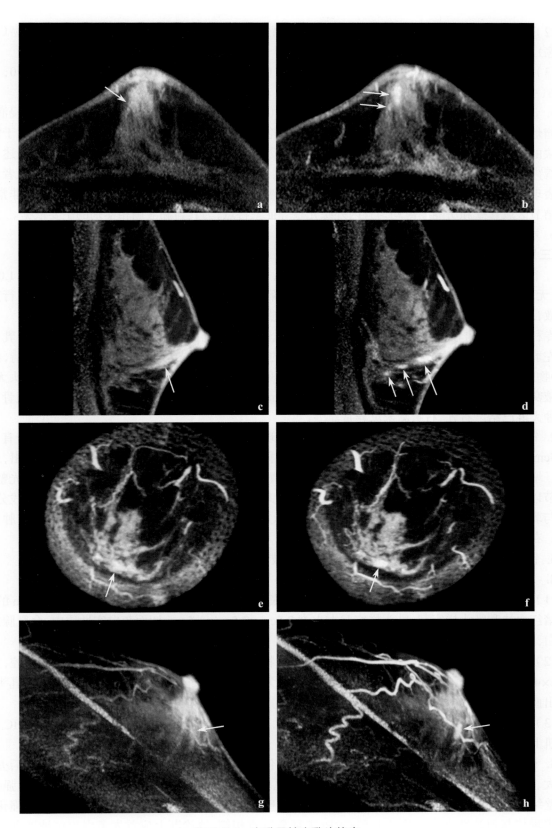

图 5-6-1　左乳导管内乳头状癌

a. 左乳 CBBCT 平扫横断面；b. 左乳 CBBCT 增强横断面；c. 左乳 CBBCT 平扫矢状面；d. 左乳 CBBCT 增强矢状面；e. 左乳 CBBCT 平扫冠状面；f. 左乳 CBBCT 增强冠状面；g. 左乳平扫 3D-MIP 成像；h. 左乳增强 3D-MIP 成像。箭头所示为肿瘤灶。

（2）病理诊断:(左乳房)低级别导管内乳头状癌伴浸润(约 70%),合并非特殊类型浸润性癌(浸润性导管癌)Ⅱ级。

（3）免疫组化:P120(膜+),E-cadherin(+),ER(99%,强+),PR(80%,中～强+),HER2(0,阴性),CK5/6(-),Ki-67(10%+)。

5. 诊断要点分析　本例为 CBBCT 表现较典型(唯瘤灶部位不典型)的导管内乳头状癌伴浸润病例。本例瘤灶呈多房囊实性肿块表现,其乳头状壁结节轮廓清晰且强化非常明显,部分壁结节突出于囊壁外致肿块的局部外缘模糊不整,无壁结节区域囊壁和房隔厚薄均匀、内外缘光整、强化轻微;其上述表现均与导管内乳头状癌伴浸润的 CBBCT 征象特点相符,故诊断上应首先考虑为该瘤。由于本例患者无乳头溢液表现,且肿块远离乳晕区,故需注意与黏液癌相鉴别。本例肿块的壁结节轮廓清晰且强化非常明显、无壁结节区域囊壁和房隔厚薄均匀且内外缘光整等征象特点,为其与黏液癌相鉴别的主要依据。

6. 本例图片展示(图 5-6-2)

（三）病例 3

1. 简要病史及专科检查情况　患者,女,68 岁,自述 2 年前发现左乳肿物,大小约 1.5cm×1.0cm,无疼痛,无乳头溢液,无乳头(或乳晕)糜烂,无乳头内陷或抬高。近半年左乳肿物进行性增大,自行艾灸治疗无效,现肿物增大至 7.0cm×6.0cm,并出现皮肤破溃出血,乳头内陷改变。

专科检查:双侧乳房发育正常,左乳外形较右乳饱满。左乳皮肤色素沉着、乳头内陷,乳头乳晕无糜烂。左乳偏下象限可触及一大小约 7.0cm×6.0cm 的肿物,表面欠光滑,质硬,无压痛,边界不清,活动受限,肿物表面皮肤轻度红肿并破溃出血,局部皮肤可见橘皮征,无酒窝征。乳头未触及肿物,乳头无溢液。左侧腋窝可触及数个散在分布的大小约 1.0cm×1.0cm 淋巴结,质硬,无压痛,活动度好。双侧锁骨上下未触及肿大淋巴结。右乳、右腋窝未见异常。

2. 锥光束乳腺 CT 表现　双侧乳腺呈脂肪型表现。平扫示左乳晕后方、中央腺体区前中份有一大小约 6.5cm×6.0cm×6.0cm 的单房囊实性肿块,囊壁厚薄较均匀,可见稍高密度壁结节向囊内突出,未见钙化灶。增强扫描示肿块的壁结节明显强化,其内缘清晰、不规则分叶、呈乳头状,其囊壁侧外缘光整清晰;壁结节以外的肿块囊壁厚薄均匀、内外缘光整、强化轻微。肿块整体边界清晰光整,外缘可见浅分叶,最前缘与乳头基底部分界不清,紧贴皮肤。3D-MIP 示左侧乳腺血管较对侧增多、增粗,且部分与肿块关系密切。右侧乳腺未见异常。

3. 锥光束乳腺 CT 诊断　左乳囊实性肿块,包被性乳头状癌可能性大(BI-RADS 4C 类)。

4. 大体病理及病理诊断

（1）大体病理:左乳乳头下方,皮下 1.5cm,基底 1.0cm 可见一个大小 5.0cm×4.0cm×3.5cm 的囊腔,内有暗红血块和乳头样突起,乳头样突起大小为 2.5cm×2.5cm×1.5cm,切面灰白实性质中,余乳腺组织切面灰白,未见明显占位。

（2）病理诊断:乳腺肿物切除术标本,(左乳肿物)符合包被性乳头状癌。大体查见一囊腔,大小为 5.0cm×4.0cm×3.5cm,囊壁局部有乳头状突起(大小为 2.5cm×2.5cm×1.5cm),镜下符合包被性乳头状癌,少量出血和坏死。片内未见脉管内癌栓及神经侵犯。乳头、皮瓣、四周及基底切缘阴性。

（3）免疫组化:ER(95%,强+),PR(95%,强+),HER2(0,阴性),Ki-67(10%+),p63、SMMHC、CK5/6 提示肌上皮缺失。

5. 诊断要点分析　本例为 CBBCT 表现典型的包被性乳头状癌病例。本例瘤灶位于乳晕后方,呈体形较大、边缘清晰光整的单房囊实性肿块表现,可见轮廓清晰、宽基底与囊壁相连、明显高密度强化的乳头状壁结节突入囊内,壁结节的囊壁侧外缘光整,囊壁的无壁结节部分厚薄均匀、内外缘光整、强化轻微。上述表现均与包被性乳头状癌的典型 CBBCT 征象特点相符,故诊断上应首先考虑为包被性乳头状癌。本例因无乳头溢血溢液病史,重点需与黏液癌相鉴别。本例肿块的壁结节轮廓清晰且强化非常明显、无壁结节部分囊壁厚薄均匀且内外缘光整等征象特点,有助于其与黏液癌相鉴别。

6. 本例图片展示(图 5-6-3)

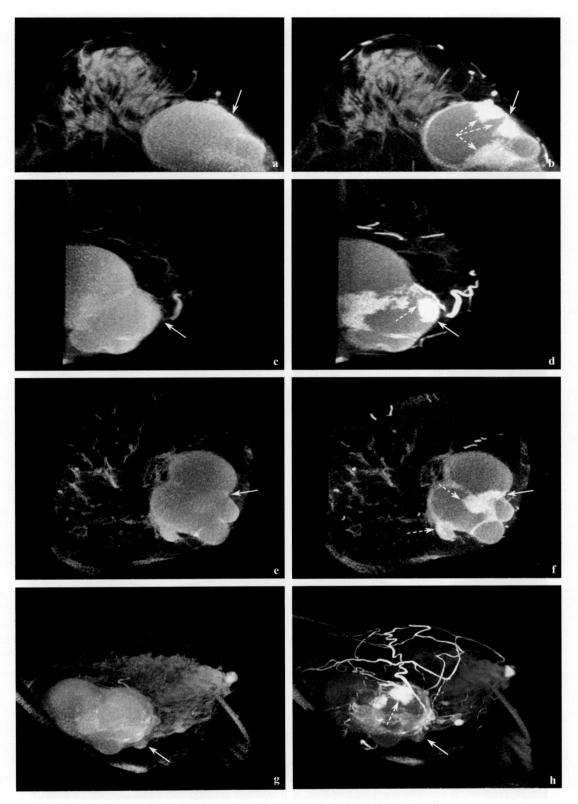

图 5-6-2　左乳导管内乳头状癌伴浸润（浸润性乳头状癌）

a. 左乳 CBBCT 平扫横断面；b. 左乳 CBBCT 增强横断面；c. 左乳 CBBCT 平扫矢状面；d. 左乳 CBBCT 增强矢状面；e. 左乳 CBBCT 平扫冠状面；f. 左乳 CBBCT 增强冠状面；g. 左乳平扫 3D-MIP 成像；h. 左乳增强 3D-MIP 成像。实线箭头所示为肿瘤灶，虚线箭头所示为瘤内轮廓清晰且明显高密度强化的壁结节（注意本例瘤灶除具有乳头状癌的前述共性 CBBCT 征象特点外，还具有部分壁结节突出于囊壁外致肿块局部外缘模糊不整表现）。

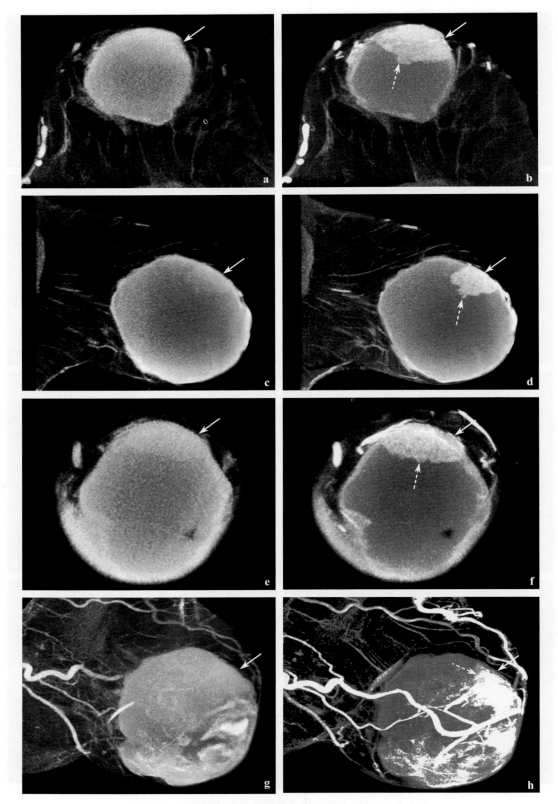

图 5-6-3　左乳包被性乳头状癌

a. 左乳 CBBCT 平扫横断面；b. 左乳 CBBCT 增强横断面；c. 左乳 CBBCT 平扫矢状面；d. 左乳 CBBCT 增强矢状面；e. 左乳 CBBCT 平扫冠状面；f. 左乳 CBBCT 增强冠状面；g. 左乳平扫 3D-MIP 成像；h. 左乳增强 3D-MIP 成像。实线箭头所示为肿瘤灶，虚线箭头所示为瘤内轮廓清晰且明显高度强化的壁结节（注意本例瘤灶除具有前述乳头状癌的共性 CBBCT 征象特点外，其壁结节的囊壁侧外缘光整清晰）。

（四）病例 4

1. 简要病史及专科检查情况　患者,女,70 岁,自述 1 年前体检发现左乳肿物,约鸡蛋大小,无疼痛,无乳头溢液;近期 B 超检查提示:左乳混合回声团,大小约 5.6cm×3.6cm×3.0cm,BI-RADS 4B 类。

专科检查:双侧乳房发育正常。皮肤、乳头、乳晕色泽正常,无红肿、糜烂、破溃、橘皮征、酒窝征;乳头乳晕无糜烂,乳头无内陷或抬高。左乳外上象限可触及一大小约 6.0cm×4.5cm 肿物,表面尚光滑,质硬,无压痛,边界不清,活动度好。乳头未触及肿物,乳头无溢液。双腋窝、双侧锁骨上下未触及肿大淋巴结。右乳未见异常。

2. 锥光束乳腺 CT 表现　双侧乳腺呈散在纤维腺体型。平扫示左乳外侧象限(1~5 点钟区域)中央腺体区前中份有一分叶状囊实性肿块,大小约 5.5cm×5.3cm×5.0cm,有不规则乳头状实性壁结节突向囊内,肿块有可疑局部分房样表现;肿块内外均未见钙化灶。增强扫描示肿块大部分边缘较光整,其乳头状壁结节和局部增厚囊壁明显强化,无壁结节部分囊壁厚薄均匀、轻微强化;部分壁结节似突出于囊壁外。肿块前缘距乳头基底部 1.4cm,外上缘紧邻皮肤,但邻近皮肤未见明显异常改变。3D-MIP 示肿块邻近血管明显增多、增粗、与肿块相连。左侧乳后间隙及胸壁结构未见异常。右侧乳腺未见异常。

3. 锥光束乳腺 CT 诊断　左乳囊实性肿块,包被性乳头状癌可能性大(BI-RADS 4C 类)。

4. 大体病理及病理诊断

（1）病理诊断:(左乳外侧肿物)乳头状癌,Ⅱ级。由于送检为破碎组织,未悉周围浸润情况,包被性癌与浸润性癌待鉴别,请结合临床和影像所见综合评判。

（2）免疫组化:ER(100%,强 +),PR(100%,强 +),HER2(0,阴性),Ki-67(20%~30%+),p63(-),SMMHC(-),CK5/6(-)。

5. 诊断要点分析　本例与上例类似,亦为 CBBCT 表现较典型的包被性乳头状癌病例。本例左乳体形较大的肿块呈多房囊实性表现,可见多个轮廓清晰且明显高密度强化的乳头状壁结节突入囊内,壁结节所在区域的囊壁和房隔虽厚薄不均伴明显强化,但无壁结节部分囊壁厚薄均匀、内外缘光整、强化轻微,其上述表现与包被性乳头状癌的 CBBCT 征象特点相符,故诊断上亦应首先考虑为包被性乳头状癌。本例因肿块的部分囊壁和房隔厚薄不均、边缘欠光整、伴明显强化,且无乳头溢血溢液病史,故重点需与黏液癌相鉴别。本例肿块的壁结节轮廓清晰且强化非常明显、无壁结节部分囊壁厚薄均匀且强化轻微等征象特点,有助于其与黏液癌相鉴别。此外,本例因壁结节多发且部分壁结节可疑突出于囊壁外,故不能完全排除包被性乳头状癌伴局部浸润的可能性。

6. 本例图片展示(图 5-6-4)

（五）病例 5

1. 简要病史及专科检查情况　患者,女,67 岁,自述 1 个月前发现左乳外下方肿物,大小约 3.0cm×2.0cm,伴间断性隐痛,无乳头溢液,无乳头(或乳晕)糜烂,无乳头内陷或抬高;乳腺 B 超提示:左侧乳腺多发混合性肿块,BI-RADS 4A 类。

专科检查:双侧乳房发育正常。皮肤、乳头、乳晕色泽正常,无红肿、糜烂、破溃、橘皮征、酒窝征。乳头乳晕无糜烂,乳头无内陷或抬高。左乳外下象限可触及一大小约 3.0cm×2.0cm 肿物,表面欠光滑,质硬,无压痛,边界不清,活动受限。乳头未触及肿物,乳头无溢液。左腋窝触及一大小约 1.0cm×1.0cm 的淋巴结,质硬,无压痛,活动度好。双侧锁骨上下未触及肿大淋巴结。右乳、右腋窝未见异常。

2. 锥光束乳腺 CT 表现　双乳基本对称,呈散在纤维腺体型。平扫示左乳中央腺体区有多发不规则形稍高密度肿块和结节,多数肿物边缘模糊、分叶;最大肿块位于外下象限 3~4 点钟处,大小约 3.3cm×2.8cm×2.8cm,其边缘呈不规则分叶和毛刺状,周围有"地图样、锯齿状"相对低密度病灶包绕,该病灶区周边有线样血管钙化,周围较小结节内外有集群分布的细小多形性钙化(冠状面和 3D-MIP 图像)。增强扫描示多发肿物不均匀明显强化,尤以外下象限 3~4 点钟处囊实性肿块内的乳头状壁结节强化更明显,强化的多发结节均有边缘不规则分叶或毛刺表现;最大肿块周围"地图样、锯齿状"病灶区无强化或轻微强化。肿物前缘距乳头基底部 2.5cm,距皮肤最近距离 0.7cm。3D-MIP 示肿物周围血管明显增多、增粗,与肿物相连。左侧乳后间隙和胸壁结构未见异常。右侧乳腺未见异常。

3. 锥光束乳腺 CT 诊断　左乳中央腺体区多发肿物,考虑为乳腺癌(BI-RADS 5 类)。

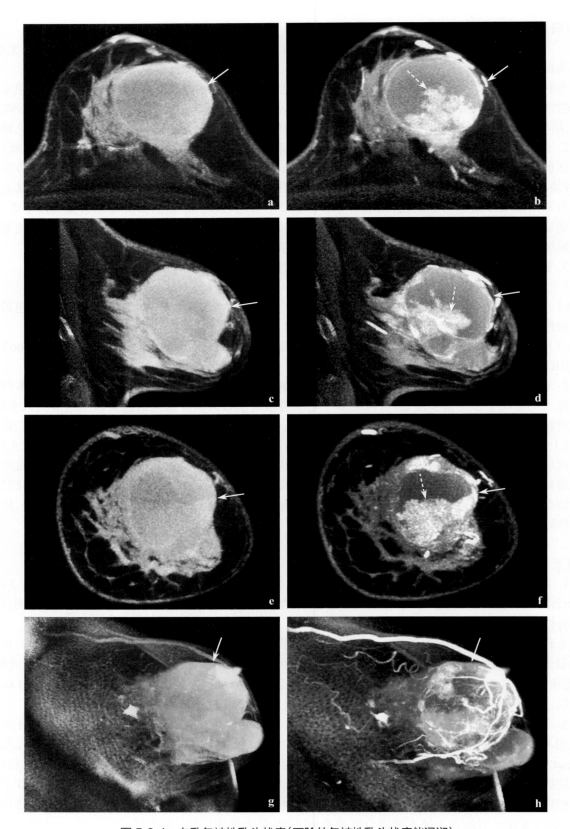

图 5-6-4 左乳包被性乳头状癌（不除外包被性乳头状癌伴浸润）

a. 左乳 CBBCT 平扫横断面；b. 左乳 CBBCT 增强横断面；c. 左乳 CBBCT 平扫矢状面；d. 左乳 CBBCT 增强矢状面；e. 左乳 CBBCT 平扫冠状面；f. 左乳 CBBCT 增强冠状面；g. 左乳平扫 3D-MIP 成像；h. 左乳增强 3D-MIP 成像。实线箭头所示为肿瘤灶，虚线箭头所示为瘤内轮廓清晰且高度强化的壁结节（注意瘤灶亦具有乳头状癌的前述共性 CBBCT 征象特点）。

4. 大体病理及病理诊断

（1）大体病理:(左乳房)带梭形皮瓣无腋窝脂肪的全切乳腺组织一个。外象限距乳头 1.0cm,皮下 2.0cm,基底 0.3cm,可见一个大小 2.5cm×2.5cm×1.7cm 的肿物,切面灰黄实性,质中,粗颗粒,无囊性变和出血、坏死,有包膜,肿物境界较清。距肿物 0.5cm 处见一结节,直径 0.7cm。外下象限距肿物 1.0cm、乳头 2.0cm、皮下 2.5cm、基底 2.0cm 处可见一粗颗粒区,大小 3.0cm×1.7cm×0.7cm,粗颗粒区切面灰白实性质硬,粗颗粒状,边界不清,有少量出血。余乳腺组织切面灰白,未见明显占位。

（2）病理诊断:(左乳房)实性乳头状癌(Ⅱ级)伴有浸润。肿物位于外象限,大小 2.5cm×2.5cm×1.7cm,有实性结构,可见纤维血管轴心。无脉管内癌栓,未见神经侵犯。周围乳腺取材可见散在中级别导管原位癌病灶。

（3）免疫组化:ER(100%,强 +),PR(-),HER2(1+,阴性),Syn(部分 +),CD56(-),Ki-67(5%~10%+),p63、SMMHC、K5/6 示肌上皮缺失。

5. 诊断要点分析　本例亦为 CBBCT 表现较典型的乳头状癌病例。本例病灶的 CBBCT 表现虽复杂多样(囊实性肿块与多发实性结节伴存,多发结节灶伴钙化和毛刺等),但其囊实性肿块内的乳头状壁结节轮廓清晰和明显高密度强化表现非常典型,故诊断上应首先考虑为乳头状癌。结合本例肿物多发、边缘有分叶和毛刺、肿物周围有 "地图样、锯齿状" 相对低密度病灶包绕等表现,应进一步考虑实性乳头状癌伴浸润的可能性。

此外,实性乳头状癌常伴其他类型的增生或肿瘤性病变;本例部分实性小结节灶内有 4B、4C 类钙化,为提示其合并导管原位癌或浸润性导管癌的征象。

6. 本例图片展示(图 5-6-5)

（六）病例 6

1. 简要病史及专科检查情况　患者,女,66 岁,自述 7 年前发现左乳肿物,大小约 1.0cm×1.0cm,无疼痛,无乳头溢液,无乳头(或乳晕)糜烂,无乳头内陷或抬高;近半年肿物较前明显增大,彩超检查提示:左乳肿物,BI-RADS 4B 类。

专科检查:双侧乳房发育正常。皮肤、乳头、乳晕色泽正常,无红肿、糜烂、破溃、橘皮征、酒窝征;无乳头(或乳晕)糜烂,乳头无内陷或抬高。左乳内上象限可触及一大小约 3.0cm×3.0cm 的肿物,表面欠光滑、质硬、边界欠清、活动受限、无压痛。双侧乳头未及肿物,无溢液。双侧腋窝、双侧锁骨上下未触及肿大淋巴结。右乳未见明显异常。

2. 锥光束乳腺 CT 表现　双乳呈散在纤维腺体型;左乳皮肤稍增厚。平扫示左乳内上象限(10~11 点钟方向)中后份有一均匀等密度、边界欠清的类圆形肿块,大小约 3.5cm×3.0cm×3.0cm,肿块内外均未见钙化。增强图像示肿块呈囊实性表现,其厚薄不均的囊壁明显不均匀强化,囊壁内外缘极不光整,未见明确房隔和多房样表现。肿物前缘距乳头基底部约 2.7cm,距皮肤最近距离约 1.0cm。3D-MIP 示左乳血管较对侧增多、增粗,且部分分支与上述肿块相连。左侧乳后间隙和胸壁结构未见异常。右侧乳腺未见异常。

3. 锥光束乳腺 CT 诊断　左乳内上象限肿块,考虑乳腺癌可能性大(黏液癌可能)(BI-RADS 4C 类)。

4. 大体病理及病理诊断

（1）大体病理:(左乳)无方位标记的带梭形皮瓣无腋窝脂肪的全切乳腺组织一个,内上象限距乳头 1.5cm、皮下 1.0cm、紧贴基底处可见一个大小为 4.0cm×3.5cm×2.7cm 的肿块,包膜完整,切面灰红实性,质地硬,无囊性变,可见出血、坏死,肿物境界较清。余乳腺组织切面灰黄实性质软,未见明显占位。

（2）病理诊断:(左乳)实性乳头状癌(Ⅱ级)伴有浸润,肿瘤大小为 4.0cm×3.5cm×2.7cm,有实性结构,可见纤维血管轴心,多层上皮细胞围绕轴心排列成栅栏状,细胞形态较一致,卵圆形,中至高核级;见局灶细胞外黏液分泌;周围可见多灶浸润癌组织,呈腺样及条索状,伴大片出血、坏死,可见脉管内癌栓,未见神经侵犯。周围乳腺见散在导管原位癌、导管内乳头状瘤等。

（3）免疫组化:ER(95%,强 +),PR(90%,中~强 +),HER2(2+,不确定),Syn(+),CgA(-),Ki-67(15%+)。

5. 诊断要点分析　本例为 CBBCT 表现不典型的实性乳头状癌病例。本例肿块虽呈囊实性表现,但缺乏轮廓清晰的乳头状壁结节征象(其壁结节虽强化明显,但轮廓不清晰),且大部分囊壁厚薄不均、内外缘模糊不整,故难与黏液癌相鉴别。

6. 本例图片展示(图 5-6-6)

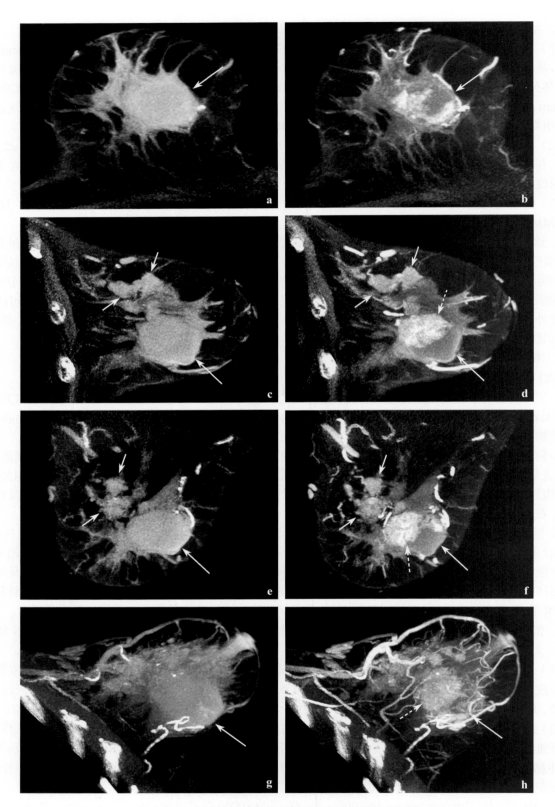

图 5-6-5 左乳实性乳头状癌伴浸润（合并导管原位癌）

a. 左乳 CBBCT 平扫横断面；b. 左乳 CBBCT 增强横断面；c. 左乳 CBBCT 平扫矢状面；d. 左乳 CBBCT 增强矢状面；e. 左乳 CBBCT 平扫冠状面；f. 左乳 CBBCT 增强冠状面；g. 左乳平扫 3D-MIP 成像；h. 左乳增强 3D-MIP 成像。长实线箭头所示为呈囊实性肿块表现的瘤灶，虚线箭头所示为该瘤灶内轮廓清晰且明显高密度强化的壁结节（注意该瘤灶亦具有乳头状癌的共性 CBBCT 征象特点），短实线箭头所示为呈实性结节表现的瘤灶。

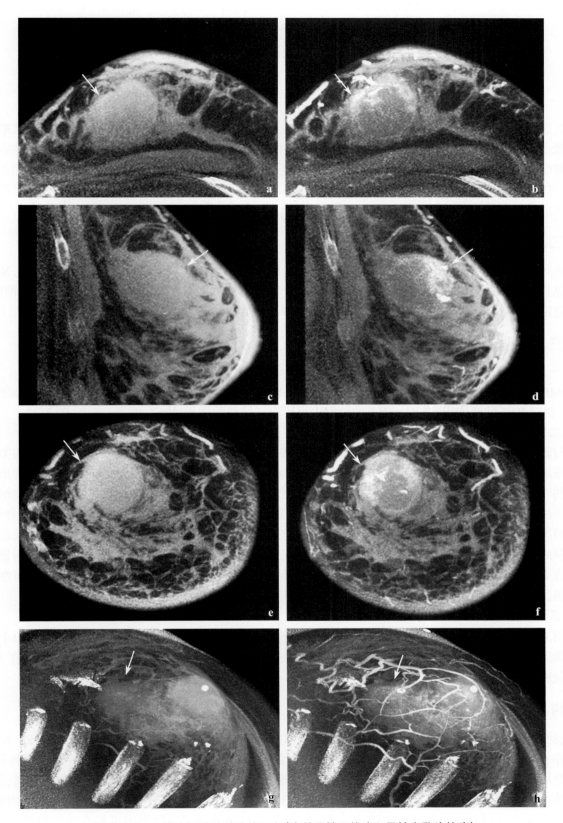

图 5-6-6　左乳实性乳头状癌伴浸润（合并导管原位癌和导管内乳头状瘤）

a. 左乳 CBBCT 平扫横断面；b. 左乳 CBBCT 增强横断面；c. 左乳 CBBCT 平扫矢状面；d. 左乳 CBBCT 增强矢状面；e. 左乳 CBBCT 平扫冠状面；f. 左乳 CBBCT 增强冠状面；g. 左乳平扫 3D-MIP 成像；h. 左乳增强 3D-MIP 成像。箭头所示为肿瘤灶。

第七节　乳腺浸润性微乳头状癌

一、概述

乳腺浸润性微乳头状癌（invasive micropapillary carcinoma of breast，IMPC），或称浸润性导管癌伴微乳头状分化（以下简称"浸润性微乳头状癌"或"IMPC"），是一种特殊类型的浸润性乳腺癌，有独特的组织病理学表现，WHO 乳腺肿瘤分类将其定义为：在类似脉管的间质腔隙中肿瘤细胞呈小簇状排列的浸润性癌。IMPC 发生率低，占浸润性乳腺癌 0.9%~2.0%，恶性程度高，具有多见淋巴血管浸润、区域淋巴结转移及术后易局部复发等特点。

二、临床表现

青年至老年均可发病，常因发现肿块就诊，触诊肿块均质硬，边界不清，活动差，无明显压痛，X 线检查常见钙化。IMPC 恶性程度高、侵袭性强，72%~77% 的病例首次就诊时就有腋窝淋巴管转移，预后差，局部复发及远处转移发生率较高，无病生存及总生存率较低。

三、病理表现及分级

（一）大体病理

IMPC 与 IDC 大体病理相似，肉眼观肿瘤多呈灰白色，质硬，无包膜，与周围组织分界不清，活动度差。IMPC 相对 IDC 肿瘤体积常较大，较大的肿瘤内也可有区域性的坏死、出血、囊变。

（二）组织病理

与乳头状癌不同，镜下 IMPC 肿瘤的微乳头样细胞簇缺乏纤维血管轴心，表现为明显扩张的类似于血管或淋巴管的腔隙内见微小乳头或桑椹状肿瘤细胞簇弥漫或结节状浸润生长，肿瘤细胞簇呈现出一种所谓的"极性翻转"（inside-out）现象，即细胞簇的腔面向外。纯 IMPC 罕见，只有大于 90% 的肿瘤成分为特征性的微乳头状癌，才被定义为单纯的 IMPC。浸润性微乳头状癌大部分与浸润性导管癌混合存在，少数情况下，浸润性微乳头状癌也可与黏液腺癌同时存在，部分浸润性微乳头状癌病灶周围可发现导管原位癌成分。病理学研究发现，即使肿瘤的 IMPC 成分低于 25%，甚至只有 10%，其侵袭能力也明显高于不伴有 IMPC 成分的病例；因此，病理学认为只要癌巢中伴有 IMPC 的成分就应诊断为乳腺浸润性微乳头状癌。据文献报道，33%~67% 的浸润性微乳头状癌病例可出现脉管侵犯。

（三）免疫组化

用 EMA 免疫组化染色可以很好体现 IMPC 细胞簇"极性翻转"的现象，表现为阳性染色定位于腺腔的外缘。75% 的浸润性微乳头状癌 ER 阳性，45% 的浸润性微乳头状癌 PR 阳性，1/3 的病例存在 *HER2* 过度表达。

四、锥光束乳腺 CT 表现

浸润性微乳头状癌（IMPC）的 CBBCT 表现与浸润性导管癌（IDC）近似，且大部分 IMPC 与 IDC 混合存在，故二者鉴别诊断困难。IMPC 在平扫图像上多表现为单发的稍高密度或等密度实性肿块，少见肿块周围伴卫星子灶或非肿块样强化病灶表现。IMPC 因侵袭性强，其肿块边缘常见毛刺、分叶、模糊等恶性征象。IMPC 常见钙化，可位于肿块内或外，多表现为集群分布的不定形、粗糙不均质、细小多形性或细线样钙化（4B、4C 类钙化），部分钙化位于肿块外提示病灶周围可能有导管原位癌成分。IMPC 在增强图像上多呈不均匀强化的实性肿块表现，较大的肿块内可见不规则坏死液化区。3D-MIP 图像上常见病灶相应区域血管增多、增粗、迂曲表现。IMPC 累及乳头或皮肤可见乳头内陷及皮肤增厚表现。

五、鉴别诊断

浸润性微乳头状癌的 CBBCT 的表现与浸润性导管癌相似,以边缘不规则、分叶、毛刺肿块伴集群分布的细小钙化(4B、4C 类钙化)表现多见,与浸润性导管癌于 CBBCT 影像上难以鉴别;发现时常伴腋窝淋巴结转移。

六、病例分析

(一) 病例 1

1. 简要病史及专科检查情况　患者,女,54 岁,自述 5 天前发现左乳外上方肿物,大小约 3.0cm×3.0cm,无疼痛,无乳头溢液,无乳头(或乳晕)糜烂,无乳头内陷或抬高。彩超检查提示:①左乳外上象限实质性占位病变,血供丰富,BI-RADS 4C 类;②左腋窝实质性占位病变,血供较丰富。

专科检查:双侧乳房发育正常,皮肤色泽正常,无红肿、糜烂、破溃、橘皮征及酒窝征。乳头(或乳晕)无糜烂,乳头无内陷或抬高。左乳外上象限可触及一大小约 3.0cm×3.0cm 肿物,表面欠光滑、质硬、边界欠清、活动受限、无压痛。双侧乳头未及明显肿物,无溢液。左腋窝可触及一大小约 2.0cm×1.5cm 淋巴结,质中、光滑、边界清、活动度好、无压痛。双侧锁骨上下未触及肿大淋巴结。右乳、右腋窝未见异常。

2. 锥光束乳腺 CT 表现　双乳基本对称,呈散在纤维腺体型;乳腺皮肤及乳头未见异常。平扫示左乳外上象限(1~2 点钟方向)中后份有一等密度不规则形肿块,大小约 3.0cm×2.5cm×2.5cm,内见多发集群和线样分布的细小多形性和粗糙不均质钙化灶(4B 类钙化);增强扫描示肿块呈实性、不均匀强化,边缘模糊不整,可见分叶和毛刺;肿块距乳头基底部最近距离约 5.6cm;3D-MIP 示左乳肿物周围血管明显增多、增粗。右乳未见异常。

3. 锥光束乳腺 CT 诊断

(1)左乳外上象限实性肿块,考虑为乳腺癌(浸润性导管癌可能性大)(BI-RADS 5 类)。

(2)结合临床考虑左乳癌伴左侧腋窝淋巴结转移。

4. 大体病理及病理诊断

(1)大体病理:左乳灰黄组织一块,大小为 16.0cm×14.0cm×4.0cm,无皮肤、无乳头。距单线切缘 3.0cm,双线切缘 8.5cm,可见一肿物,大小 2.8cm×1.7cm×1.5cm,切面灰白实性质地硬,无囊性变,有出血、坏死,边界不清。余乳腺组织切面灰白,未见明显占位。

(2)病理诊断:(左乳)混合性乳腺癌:浸润性微乳头状癌(约占 50%),非特殊类型浸润性癌(浸润性导管癌)Ⅱ级(约占 30%),中级别导管原位癌(约 20%,有粉刺样坏死及钙化)。肿瘤大小 2.8cm×1.7cm×1.5cm,组织固定欠佳,部分细胞较松散,细胞核固缩。片内有较多脉管内癌栓,未见神经侵犯。周围乳腺为囊性增生症。

(3)免疫组化:E-cadherin(+),ER(100%,强+),PR(-),Ki-67(35%+)。EMA(示微乳头状癌极性反转),HER2(1+,阴性)。

5. 诊断要点分析　浸润性微乳头状癌的 CBBCT 表现多与浸润性导管癌类似,且其发病率远低于后者,故二者的鉴别诊断非常困难(影像检查常将其误诊为浸润性导管癌)。本例左乳实性肿块不均匀强化,边缘不规则伴分叶和毛刺,肿块内有集群和线样分布的细小多形性和粗糙不均质钙化灶(4B 类钙化),其 CBBCT 表现与浸润性导管癌非常相似,加之本例合并 IDC(30%),故虽诊断为乳腺癌不难,但仅凭 CBBCT 表现难以作出浸润性微乳头状癌的明确诊断。

6. 本例图片展示(图 5-7-1)

(二) 病例 2

1. 简要病史及专科检查情况　患者,女,56 岁,自述 6 天前体检发现右乳内上象限肿物,大小约 1.5cm×1.0cm,无疼痛,无乳头溢液,无乳头(或乳晕)糜烂,无乳头内陷或抬高,此间无妊娠或哺乳。乳腺 B 超检查提示:右乳肿物,BI-RADS 5 类。

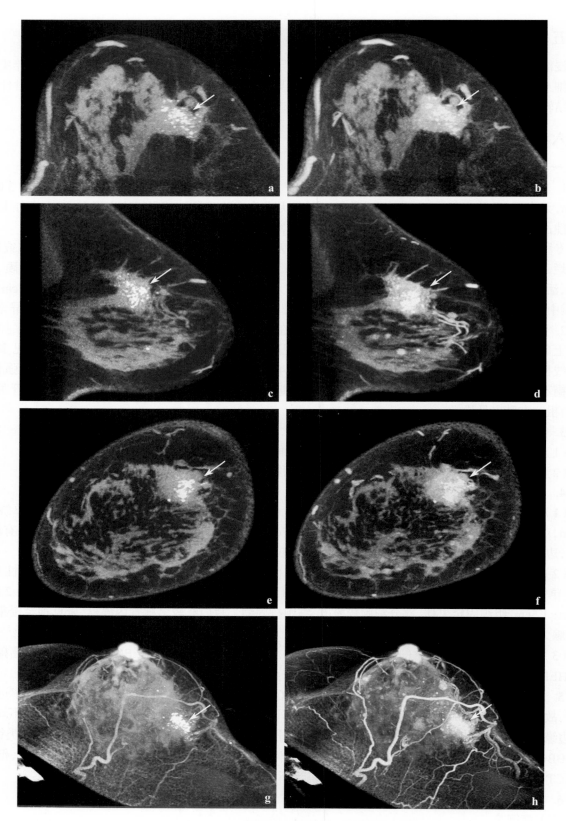

图 5-7-1 左乳浸润性微乳头状癌（合并浸润性导管癌）

a. 左乳 CBBCT 平扫横断面；b. 左乳 CBBCT 增强横断面；c. 左乳 CBBCT 平扫矢状面；d. 左乳 CBBCT 增强矢状面；e. 左乳 CBBCT 平扫冠状面；f. 左乳 CBBCT 增强冠状面；g. 左乳平扫 3D-MIP 成像；h. 左乳增强 3D-MIP 成像。箭头所示为肿瘤灶。

专科检查:双侧乳房发育正常。皮肤色泽正常,无红肿、糜烂、破溃、橘皮征及酒窝征。乳头无内陷或抬高。右乳内上象限可触及一大小约 1.8cm×1.0cm 肿物,表面欠光滑,质硬,无压痛,边界不清,活动受限。乳头未触及肿物,乳头无溢液。右腋窝未触及肿大淋巴结。双侧锁骨上下未触及肿大淋巴结。左乳、左腋窝未见异常。

2. 锥光束乳腺 CT 表现　双乳基本对称,腺体呈散在纤维腺体型。平扫示右乳内上象限(2 点钟处)后份有一不规则形略高密度结节状肿物,大小约 1.8cm×1.5cm×1.5cm,其内见多发集群分布的微小钙化灶(4B 类钙化);增强扫描肿物呈实性,不均匀强化,边缘模糊不整,可见明显分叶和毛刺;肿物前缘距乳头基底部约 5.6cm,距皮肤最近距离约 2.0cm。3D-MIP 示肿物周围血管增粗、增多。左乳未见明确异常。

3. 锥光束乳腺 CT 诊断　右乳内上象限肿物,考虑为乳腺癌(浸润性导管癌可能性大)(BI-RADS 5 类)。

4. 大体病理及病理诊断

(1)大体病理:(右乳)带梭形皮瓣及少量游离腋窝脂肪的全切乳腺组织一个,乳腺大小为 17.5cm×15.0cm×5.0cm,皮瓣面积为 10.5cm×6.5cm,2 点钟方向距乳头 3.0cm,皮下 2.0cm,基底 1.0cm,可见一个大小 2.0cm×1.0cm×1.0cm 的肿块,切面灰白实性,质地硬,无囊性变和出血、坏死,无包膜,肿物境界不清。余乳腺组织切面灰白,未见明显占位。

(2)病理诊断:(右乳)混合性浸润性癌,部分为非特殊类型浸润性癌(浸润性导管癌)Ⅱ级(约占 50%),部分为浸润性微乳头状癌(约占 50%),另见部分导管原位癌(中级别,有粉刺样坏死)。肿瘤大小 2.0cm×1.0cm×1.0cm,边界不清,癌组织呈小巢状、腺管状及微乳头状浸润周围组织,有脉管癌栓及神经侵犯。周围乳腺组织囊性增生症。

(3)免疫组化:①非特殊类型浸润癌细胞呈 EMA(+,正常模式),ER(95%,强+),PR(60%,中~弱+),AR(80%,中+),CK5/6(-),Ki-67(约 20%+),HER2(0,阴性)。②浸润性微乳头状癌细胞呈 EMA(+,反转模式),ER(95%,强+),PR(约 50%,中~弱+),CK5/6(-),AR(90%,中+),Ki-67(约 20%+),HER2(1+,阴性)。

5. 诊断要点分析　本例与上例类似,其右乳实性结节状肿物明显强化,边缘不规则伴分叶和毛刺(部分为短硬毛刺),肿物内有集群分布的细小不定形钙化(4B 类钙化),其 CBBCT 表现与浸润性导管癌非常相似,加之本例合并浸润性导管癌(50%),故虽诊断为乳腺癌不难,但仅凭 CBBCT 表现难以作出浸润性微乳头状癌的明确诊断。

6. 本例图片展示(图 5-7-2)

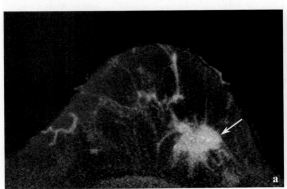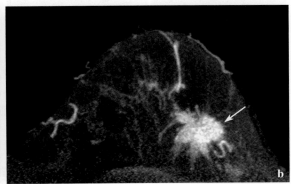

图 5-7-2　右乳浸润性微乳头状癌(合并浸润性导管癌)
a. 右乳 CBBCT 平扫横断面;b. 右乳 CBBCT 增强横断面。

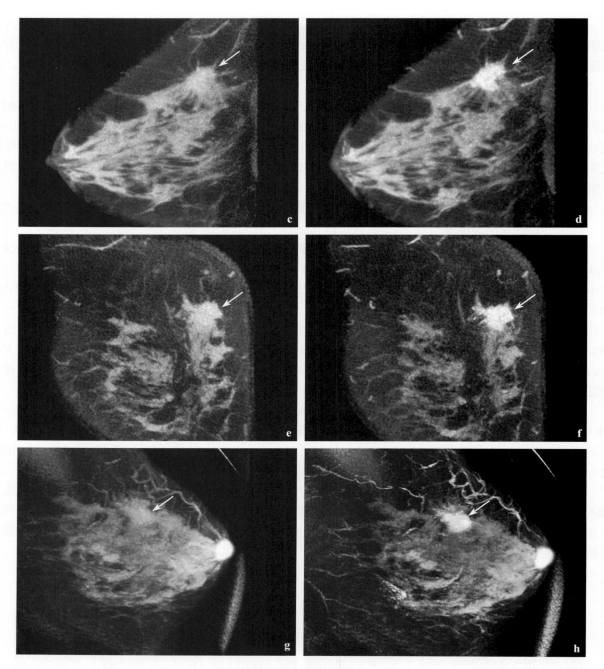

图 5-7-2(续)

c. 右乳 CBBCT 平扫矢状面；d. 右乳 CBBCT 增强矢状面；e. 右乳 CBBCT 平扫冠状面；f. 右乳 CBBCT 增强冠状面；
g. 右乳平扫 3D-MIP 成像；h. 右乳增强 3D-MIP 成像。箭头所示为肿瘤灶。

第八节　乳腺筛状癌

一、概述

乳腺筛状癌或称浸润性筛状癌（invasive cribriform carcinoma，ICC），属于乳腺特殊类型浸润性癌，以筛孔状结构为主要特点，预后较好，是一种低度恶性的浸润性乳腺癌，约占浸润性乳腺癌的 0.8%~3.5%。

二、临床表现

常发生于中老年人,平均发病年龄为 53~58 岁。临床上多触诊肿物不明显,少数可表现为明显的肿物;10%~20% 的病例可表现为多灶性。影像学检查显示肿物可呈分叶或毛刺状,偶伴微小钙化。预后显著优于其他类型的浸润癌,在治疗方式的选择上最适合选用保乳手术。

三、病理表现及分型

(一)大体病理

浸润性筛状癌多表现为肿块,质硬,切面灰白,边界常较清晰。

(二)组织病理

镜下可见纤维组织增生背景下岛状或成角的细胞巢浸润性生长,排列成不规则筛孔状结构或小管状结构,常见顶浆分泌,周围无肌上皮细胞围绕。肿瘤细胞小到中等大、细胞核大小一致、染色质均匀、核仁不明显(类似小管癌中的肿瘤细胞),有低-中度异型,无明显多形性,无高级别核细胞,核分裂象少见。间质可有明显的纤维结缔组织反应。80% 的病例中可找到筛状型导管原位癌。按筛状结构及小管癌占肿瘤成分的比例,筛状癌可以分为单纯型和混合型:≥90% 的肿瘤成分为筛状结构时诊断为单纯型筛状癌,但含有 <50% 小管癌的浸润性筛状癌也归于单纯型筛状癌;若肿瘤组织中含有 10%~49% 的除小管癌外的其他类型乳腺癌成分,则归类为混合型癌。

(三)免疫组化

浸润性筛状癌一般表现为 ER 阳性,PR 阳性,HER2 阴性。

四、锥光束乳腺 CT 表现

乳腺筛状癌在 CBBCT 平扫图像上多表现为稍高密度的不规则形肿块或结节,钙化较少见(偶伴微小钙化);增强后肿瘤多呈实性肿块或结节样不均匀强化,以"强化区中斑点状低密度影"表现为其特征;其边缘常见分叶及毛刺等恶性征象。极少数筛状癌可呈节段性分布的非肿块样强化病变表现。

五、鉴别诊断

乳腺筛状癌主要需与浸润性导管癌及其他特殊类型浸润性癌相鉴别,其大体形态学特点与无钙化的浸润性导管癌及其他特殊类型浸润性癌表现近似,若增强扫描肿物中出现典型的斑点状低密度影则筛状癌的可能性较大。

六、病例分析

1. 简要病史及专科检查情况　患者,女,46 岁,自述 10 个月前发现左乳内上方肿物。乳腺 B 超检查提示:左乳占位,BIRADS 3 类;无疼痛,无乳头溢液,无乳头(或乳晕)糜烂,无乳头内陷或抬高;后因肿物较前增大,再次行 B 超检查提示,左乳低回声结节,BIRADS 4B 类;此期间无妊娠或哺乳。

专科检查:双侧乳房发育正常,皮肤色泽正常,无红肿、糜烂、破溃、橘皮征及酒窝征。乳头乳晕无糜烂,乳头无内陷或抬高。左乳内上象限可触及一直径约 1.5cm 肿物,表面欠光滑、质硬、边界欠清、活动受限、无压痛。双侧乳头未及肿物,无溢液。左腋窝、双侧锁骨上下未触及肿大淋巴结。右乳、右腋窝未见异常。

2. 锥光束乳腺 CT 表现　双乳大小形态基本对称,呈散在纤维腺体型;乳头及乳腺皮肤未见异常。平扫示左乳内上象限(约 10~11 点钟位置)中份有一不规则形略高密度结节状肿物,大小约 1.5cm×1.3cm×1.1cm,边缘不规则呈明显分叶状,局部似有毛刺,其内未见明确钙化灶。增强扫描示肿物呈实性表现,不均匀明显强化。肿物前缘距乳头 4.1cm,距皮肤 3.0cm。3D-MIP 示左乳内象限血管增粗、与肿物相连。左侧乳后间隙及胸壁结构未见异常。右乳未见异常。

3. 锥光束乳腺 CT 诊断 左乳内上象限实性肿物,乳腺癌可能性大(BI-RADS 4C 类)。

4. 大体病理及病理诊断

(1)大体病理:左乳灰黄组织一块,大小为 6.0cm×3.0cm×2.6cm,无皮肤、无乳头。切面距表面 0.5cm,上切缘 2.0cm,下切缘 2.2cm,内切缘 0.5cm,外切缘 0.6cm,基底切缘 0.8cm,见一肿块,大小为 1.4cm×1.2cm×0.8cm,切面灰白灰黄实性,质地硬,无囊性变和出血、坏死。余乳腺组织切面灰白,未见明显占位。

(2)病理诊断:(左乳肿物)乳腺筛状癌(特殊类型浸润性癌);合并非特殊类型浸润性癌(Ⅱ级)(<10%)。肿瘤大小为 1.4cm×1.2cm×0.8cm,肿瘤全取材,镜下见癌组织呈浸润性岛状分布,形成界限清楚的筛孔状结构,腺腔有顶浆突起,管腔内可见黏蛋白分泌物,有个别破骨细胞样巨细胞。片内未见脉管癌栓及神经侵犯。

(3)免疫组化:P120(膜+),ER(100%,强+),PR(100%,强+),CK5/6(-),EGFR(-),AR(95%,强+),Ki-67(热点区 30%+),HER2(1+,阴性)。

5. 诊断要点分析 本例 CBBCT 表现为左乳不规则形实性结节样肿物,肿物无钙化,呈明显高密度强化,边缘极不光整,有明显分叶和可疑毛刺,符合无钙化的浸润性乳腺癌的 CBBCT 征象特点,故应诊断为乳腺癌。由于本例 CBBCT 未显示筛状癌特有的"强化区中斑点状低密度影"征象,故难与其他无钙化的浸润性乳腺癌相鉴别。

6. 本例图片展示(图 5-8-1)

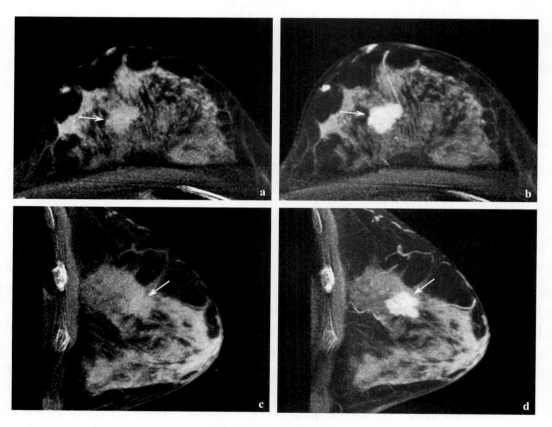

图 5-8-1 左乳筛状癌

a. 左乳 CBBCT 平扫横断面;b. 左乳 CBBCT 增强横断面;c. 左乳 CBBCT 平扫矢状面;d. 左乳 CBBCT 增强矢状面。

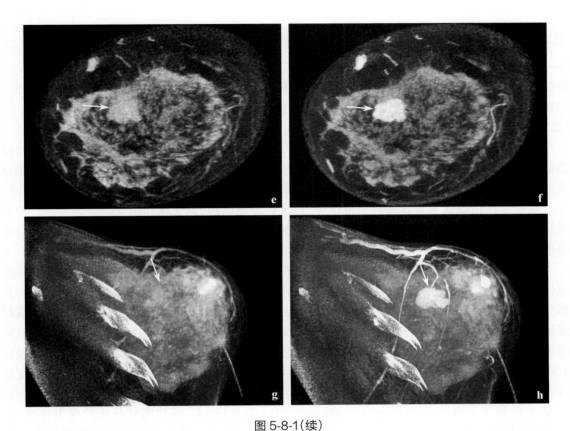

图 5-8-1（续）

e. 左乳 CBBCT 平扫冠状面；f. 左乳 CBBCT 增强冠状面；g. 左乳平扫 3D-MIP 成像；h. 左乳增强 3D-MIP 成像。箭头所示为肿瘤灶。

第九节　乳腺化生性癌

一、概述

乳腺化生性癌（metaplastic carcinoma of the breast，MBC）是一组以肿瘤性上皮向鳞状细胞和/或间叶成分分化为特征的癌（以下简称为"化生性癌"或"MBC"），间叶成分包括梭形细胞、软骨细胞、骨细胞和横纹肌细胞。乳腺化生性癌可完全由化生成分构成，也可由非特殊类型乳腺癌和化生成分混合构成。乳腺化生性癌是乳腺癌罕见的一种类型，占乳腺浸润性癌的 0.2%~5.0%。WHO 目前将乳腺化生性癌分为非特殊类型化生性癌（包括化生性低级别腺鳞癌、纤维瘤病样化生性癌、化生性鳞状细胞癌和化生性梭形细胞癌）、伴有间叶分化的化生性癌（包括软骨样分化、骨样分化和其他类型间叶分化）、混合性化生性癌和肌上皮癌。

二、临床表现

乳腺化生性癌常发生于 50 岁以上妇女，其临床表现与浸润性导管癌无明显差别。大多数肿块边界较清，大小常为 3~4cm，少数肿块直径可超过 20cm，乳腺肿块较大时肿块处皮肤常有浅静脉显露或曲张以及皮肤破溃。影像学上常表现为边界较清的致密肿块，有时可伴骨化，钙化少见。具有淋巴结转移率低、内分泌治疗效果差和预后较差的特点，其治疗方案不同于其他类型乳腺癌。

三、病理表现及分型

（一）大体病理

肿块通常质硬，边界较清，切面呈实性。如伴有鳞状化生或软骨化生，切面呈珍珠白或有光泽。体积较大的鳞状细胞癌可因坏死而切面出现大小不等的囊腔。

（二）组织病理及分型

1. 化生性低级别腺鳞癌（metaplastic low-grade adenosquamous carcinoma）　是一种形态上与皮肤腺鳞癌类似的化生性癌。肿瘤主要组成成分有浸润性生长的腺管状结构、实性上皮细胞巢和梭形细胞纤维化间质。腺管常有不同程度的鳞状上皮化生，呈浸润性生长，可在小叶间分布或侵入小叶；细胞小，无明显异型。腺管实性细胞巢也常有鳞状上皮化生，可见到细胞间桥、角化珠和角化的囊腔形成。梭形细胞纤维化间质常呈"纤维瘤病样"表现，由温和的梭形细胞组成，可伴胶原化和玻璃样变性。大部分低级别腺鳞癌患者预后较好。

2. 化生性纤维瘤病样梭形细胞癌（metaplastic fibromatosis-like spindle cell carcinoma）　亦称纤维瘤病样化生性癌，是一类罕见的恶性程度相对较低的化生性癌。因其形态学上的表现，易被误诊为其他乳腺梭形细胞增生性或肿瘤性病变。肿瘤形态类似纤维瘤病样改变，主要以轻至中度异型的梭形成纤维细胞样细胞或星形肌成纤维细胞样细胞增生为主，可见"上皮样细胞团"或灶性的浸润性癌区域或肿瘤性鳞状细胞，这些细胞可与梭形细胞相移行。梭形细胞常成片表达波形蛋白（vimentin）、广谱 CK 及高分子质量 CK，较少表达低分子质量 CK。SMA 主要表达于 CK 阴性的细胞，有时与 CK 共表达。低度恶性纤维瘤病样梭形细胞癌不同于一般的化生性癌，预后相对较好，但也可有术后局部复发和肺转移。

3. 化生性鳞状细胞癌（metaplastic squamous cell carcinoma）　亦称鳞状分化的化生性癌，临床上简称为"化生性鳞癌"，包括角化大细胞型、非角化大细胞型、梭形细胞型和棘层松解型。化生性鳞状细胞癌大体经常表现为囊实性肿块。根据肿瘤细胞的分化程度，可分为高、中、低分化鳞状细胞癌。梭形细胞鳞癌往往有较显著的间质细胞反应。化生性鳞状细胞癌可单独存在，也可与非特殊性浸润性癌混合。

4. 化生性梭形细胞癌（metaplastic spindle cell carcinoma）　由异型的梭形细胞组成，排列呈束状或席纹状，常伴炎细胞浸润，也可混合有非特殊性浸润性癌或鳞状细胞癌。该肿瘤需与其他乳腺梭形细胞病变相鉴别。在梭形细胞的周边存在导管原位癌成分，免疫组化显示肿瘤为上皮源性，均支持梭形细胞癌的诊断。

5. 伴间叶分化的化生性癌（metaplastic carcinoma with mesenchymal differentiation）　细胞形态多样，上皮成分常表现为浸润性癌，间质出现各种异源性成分，常见有骨化生、软骨化生，还可能有软骨肉瘤、骨肉瘤、横纹肌肉瘤、脂肪肉瘤、纤维肉瘤等。当间质成分为恶性时，称为癌肉瘤（carcinosarcoma），是一种高度恶性的肿瘤。癌肉瘤中上皮成分多为浸润性导管癌，但也可发生显著的鳞状上皮化生。肉瘤成分可以是非特异性的肉瘤，也可以是横纹肌肉瘤、软骨肉瘤、骨肉瘤、脂肪肉瘤、纤维肉瘤等罕见肿瘤。

6. 混合性化生性癌　又称产生基质的癌（matrix producing carcinoma），是一种罕见的上皮和间叶混合性化生性癌，其特征为：浸润性癌直接转化为黏液软骨样基质或骨样基质，中间无梭形细胞或破骨细胞过渡带。大部分肿瘤呈结节状，边界较清楚。肿瘤细胞的分布方式可为周围型或弥漫型。浸润性癌成分大部分为浸润性导管癌，也可为少见类型的浸润性乳腺癌。大部分肿瘤 S-100 蛋白阳性，并表现为基底样型乳腺癌表型（ER 阴性、PR 阴性、HER2 阴性、CK5/6 阳性或 EGFR 阳性）。

（三）免疫组化

绝大多数化生性癌为三阴性乳腺癌（ER、PR 及 HER2 阴性），相当一部分表现为基底样型（如 CK5/6、CK14 阳性，EGFR 阳性）。伴间叶分化的化生性癌中异源性成分可表达相应的标记，如软骨成分表达 S-100 蛋白。

四、锥光束乳腺 CT 表现

乳腺化生性癌的 CBBCT 表现因肿瘤内化生成分不同及其比例不同而表现不一；多为单发肿块，体积相对非特殊类型浸润性乳腺癌较大，尤以间叶化生性癌显著。乳腺化生性鳞癌（或以化生性鳞癌成分为主的化生性癌）较为常见，多表现为不规则形、不均匀强化的肿块，多可见边缘分叶及粗大的"长软毛刺"等浸润征象，瘤体内常见不规则低密度坏死囊变区（瘤灶可因其囊变区大小不同而分别呈囊实性肿块或实性肿块表现），钙化少见，如有骨化生成分可见骨性密度灶。以梭形细胞化生为主或间叶成分为主的瘤灶（纤维瘤病样梭形细胞癌、梭形细胞癌、伴间叶分化的化生性癌等）除边缘可见分叶和/或毛刺表现外，其余表现可分别与纤维腺瘤和叶状肿瘤相似；如有骨化生成分亦可见骨性密度灶。增强扫描肿块多强化不均，实性部分多明显强化。

五、鉴别诊断

以鳞癌等癌性成分为主的乳腺化生性癌主要需与浸润性导管癌和其他特殊类型浸润性癌相鉴别。浸润性导管癌边缘常见特征性的短硬毛刺、瘤内常见恶性钙化、瘤内低密度坏死区范围多较小且多不呈囊样表现，而化生性鳞癌边缘多见"长软毛刺"、少见恶性钙化、瘤内低密度出血/坏死囊变表现多更显著。部分囊变范围较大的化生性鳞癌，其 CBBCT 表现可与黏液癌、腺样囊性癌等非常相似，影像学鉴别困难；部分缺乏囊变或囊变范围较小的化生性鳞癌则难与浸润性小叶癌相鉴别。

以梭形细胞为主及间叶成分为主的乳腺化生性癌主要需与乳腺纤维腺瘤及叶状肿瘤相鉴别。纤维腺瘤主要好发于年轻女性，病灶密度和强化相对于化生性癌更均匀；叶状肿瘤影像特征与以梭形细胞为主及间叶成分为主的化生性癌类似，鉴别困难，但叶状肿瘤肿物多更巨大，瘤内更多见大范围囊变区和粗大裂隙状低密度区，肿物外缘分叶和"内分叶"征象亦多更显著。

六、病例分析

（一）病例 1

1. 简要病史及专科检查情况　患者，女，65 岁，自述半年前发现右乳内侧肿物，大小约 2.0cm×1.0cm，无疼痛，无乳头溢液，无乳头（或乳晕）糜烂，无乳头内陷或抬高。1 个月前因肿物明显增大至 3.0cm×3.0cm，偶有胀痛，行乳腺 B 超提示右乳肿物大小约 3.8cm×3.3cm×1.9cm，诊断为：右侧乳腺混合性回声团（BI-RADS 4C 类）。

专科检查：双侧乳房发育正常。皮肤色泽正常，无红肿、糜烂、破溃、橘皮征及酒窝征。乳头乳晕无糜烂，乳头无内陷或抬高。右乳内象限 3 点钟处可触及一大小约 4.0cm×3.0cm 肿物，表面欠光滑，质硬，无压痛，边界不清，活动受限。乳头未触及肿物，乳头无溢液。右腋窝可触及数个散在分布、大小约 0.5cm×0.5cm 淋巴结，质硬，无压痛，活动度好。双侧锁骨上下未触及肿大淋巴结。左乳、左腋窝未见异常。

2. 锥光束乳腺 CT 表现　双乳基本对称，呈脂肪型；乳头、皮肤未见异常。平扫示右乳内象限 3~4 点钟前中份有一不规则形稍高密度肿块，未见钙化灶。增强扫描肿块不均匀明显强化，内见较大范围无强化的囊样低密度区，肿块边缘模糊不光整，局部见粗大毛刺；肿块大小约 5.0cm×4.7cm×4.7cm，前缘距乳头基底部约 2.0cm，距皮肤约 1.8cm。3D-MIP 示右乳血管较对侧增多、增粗，且部分分支与肿块相连。右侧乳后间隙及胸壁结构未见异常。左乳未见异常。

3. 锥光束乳腺 CT 诊断　右乳内象限肿块，考虑乳腺癌可能性大（BI-RADS 5 类）。

4. 大体病理及病理诊断

（1）大体病理：（右乳）带梭形皮瓣无腋窝脂肪的全切乳腺组织一个，乳腺大小为 29:0cm×20.0cm×7.0cm。内下象限乳头后方，距皮下 0.3cm，基底 0.2m 可见一个大小为 5.5cm×5.3cm×4.8cm 的肿块，切面灰白实性质地硬，有出血、坏死，无包膜，肿物境界尚清。余乳腺组织切面灰白，未见明显占位。

（2）病理诊断：（右乳肿块）浸润性癌Ⅲ级，符合化生性癌（类型为鳞状分化的化生性癌）。MP 分级 2 级。

肿瘤大小为 5.5cm×5.3cm×4.8cm,癌组织呈巢状或团片状弥漫生长,癌巢内有鳞状上皮化生。片内未见脉管内癌栓及神经侵犯。周围乳腺均为脂肪组织,未见乳腺小叶结构。

（3）免疫组化:E-cadherin（+）,ER（-）,PR（-）,HER2（2+,不确定）,Ki-67（80%+）,p63（+）,CK5/6（+）。

5. 诊断要点分析　与临床上最常见的非特殊类型浸润性癌（浸润性导管癌）比较,乳腺化生性鳞癌（或以化生性鳞癌成分为主的化生性癌）有以下常见的差异性 CBBCT 征象特点:①肿块边缘常见粗大的"长软毛刺"（浸润性导管癌多见"短硬毛刺"）;②增强后肿块内常见较大范围的不规则低密度出血/坏死囊变区（浸润性导管癌肿块内少见囊样灶）;③肿块内外多无恶性钙化灶（浸润性导管癌多伴恶性钙化灶）。

本例 CBBCT 表现为右乳不规则形无钙化的肿块,边缘有分叶和粗大的"长软毛刺",肿块呈不均匀明显强化,内见较大范围无强化的不规则囊变区（出血/坏死区）,其 CBBCT 表现与乳腺化生性鳞癌（或以化生性鳞癌成分为主的化生性癌）的 CBBCT 征象特点相符,故在诊断乳腺癌的基础上应考虑到化生性鳞癌的可能性。

本例乳腺化生性癌因囊变区范围较大,仅凭 CBBCT 表现较难与黏液癌和腺样囊性癌相鉴别。

6. 本例图片展示（图 5-9-1）

（二）病例 2

1. 简要病史及专科检查情况　患者,女,63 岁,自述 6 个月前发现右乳外上方肿物,大小约 2.0cm×1.0cm,偶有疼痛,无乳头溢液,无乳头（或乳晕）糜烂,无乳头内陷或抬高。近期 B 超检查提示:右乳外上象限（10 点钟方向）3.1cm×2.1cm×2.5cm 肿物,BI-RADS 5 类。

专科检查:双侧乳房发育正常,皮肤色泽正常,无红肿、糜烂、破溃、橘皮征及酒窝征。乳头无内陷或抬高。右乳外上象限可触及一大小约 3.0cm×2.0cm 肿物,表面欠光滑、质硬、边界欠清、活动受限、无压痛。乳头未触及肿物。右腋窝可触及 2 个淋巴结,较大者约 1.4cm×1.4cm,质硬、光滑、边界清、活动度好、无压痛。双侧锁骨上下未触及明显肿大淋巴结。左乳、左腋窝未见异常。

2. 锥光束乳腺 CT 表现　双乳基本对称,呈散在纤维腺体型;乳头及皮肤未见异常。平扫示右乳外上象限 9~10 点钟位置后份有一不规则形略高密度肿块,大小约 3.5cm×3.5cm×3.0cm,边缘模糊不整、有明显分叶和少许粗大毛刺,未见肿块内外钙化灶。增强扫描肿块不均匀强化,内见多灶性无强化的类囊样低密度区。肿块前缘距乳头基底部约 3.5cm,距皮肤最近距离约 2.0cm。右侧乳后间隙及胸壁结构未见异常。3D-MIP 示右乳血管无明显增多、增粗表现。左乳未见异常。

3. 锥光束乳腺 CT 诊断　右乳外上象限肿块,考虑乳腺癌可能性大（BI-RADS 5 类）。

4. 大体病理及病理诊断

（1）大体病理:（右乳）带梭形皮瓣及少量腋窝脂肪的全切乳腺组织一个,乳腺大小为 19.0cm×17.0cm×4.0cm。外象限距乳头 3.2cm,皮下 1.5cm,基底 0.2cm 可见一个大小为 4.0cm×3.5cm×2.5cm 的肿块,切面灰白实性,质地硬,粗颗粒,有出血、坏死,肿物境界不清,无包膜。余乳腺组织切面灰白,未见明显占位。

（2）病理诊断:（右乳肿块）化生性癌（类型为鳞状分化的化生性癌）。肿瘤大小 4.0cm×3.5cm×2.5cm,癌细胞呈不规则巢状、条索状排列,癌巢内有鳞状上皮化生,部分癌细胞胞质丰富、嗜酸性,局灶有角化,间质纤维增生、变性伴较多淋巴浆细胞浸润,中央片状坏死。片内未见脉管癌栓及神经侵犯。周围乳腺间质硬化。

（3）免疫组化:E-cadherin（+）,ER（-）,PR（-）,HER2（2+,不确定）,Ki-67（40%+）,CK5/6（+）,EGFR（+）,AR（30%,弱+）。

5. 诊断要点分析　本例与上例类似,CBBCT 表现亦为乳腺内不规则形无钙化肿块,边缘有明显分叶和少许粗大毛刺,肿块呈不均匀明显强化,内见多灶性无强化的类囊样低密度区,其 CBBCT 表现与乳腺化生性鳞癌的 CBBCT 征象特点基本相符,故在诊断乳腺癌的基础上亦应考虑到化生性鳞癌的可能性。

本例乳腺化生性癌仅凭 CBBCT 表现亦难与黏液癌和腺样囊性癌（甚至浸润性小叶癌）相鉴别。

6. 本例图片展示（图 5-9-2）

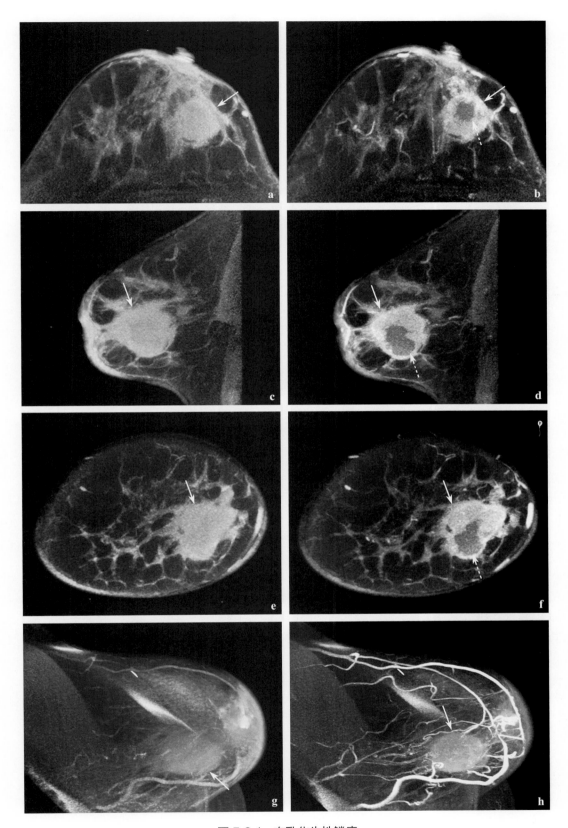

图 5-9-1　右乳化生性鳞癌

a. 右乳 CBBCT 平扫横断面；b. 右乳 CBBCT 增强横断面；c. 右乳 CBBCT 平扫矢状面；d. 右乳 CBBCT
增强矢状面；e. 右乳 CBBCT 平扫冠状面；f. 右乳 CBBCT 增强冠状面；g. 右乳平扫 3D-MIP 成像；h. 右
乳增强 3D-MIP 成像。实线箭头所示为肿瘤灶，虚线箭头所示为肿瘤坏死囊变区。

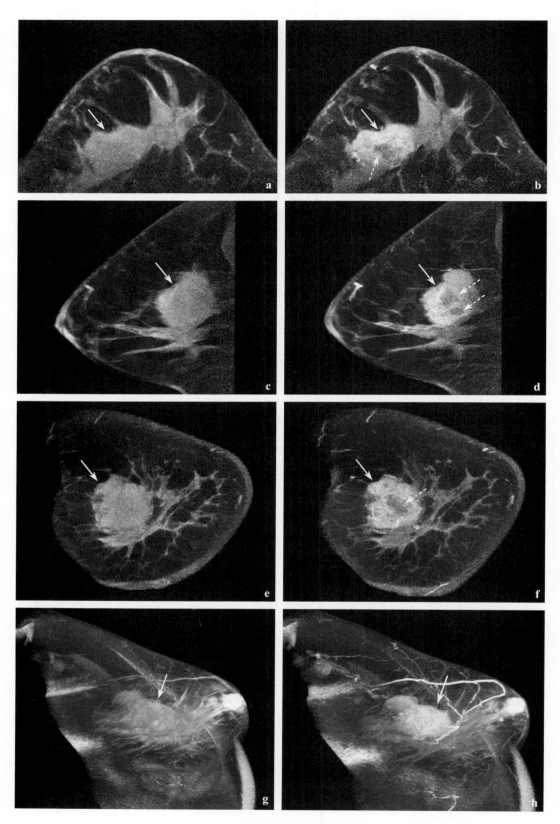

图 5-9-2　右乳化生性鳞癌

a. 右乳 CBBCT 平扫横断面；b. 右乳 CBBCT 增强横断面；c. 右乳 CBBCT 平扫矢状面；d. 右乳 CBBCT 增强矢状面；e. 右乳 CBBCT 平扫冠状面；f. 右乳 CBBCT 增强冠状面；g. 右乳平扫 3D-MIP 成像；h. 右乳增强 3D-MIP 成像。实线箭头所示为肿瘤灶，虚线箭头所示为肿瘤坏死囊变区。

（三）病例 3

1. 简要病史及专科检查情况　患者，女，60 岁，自述 1 个月前发现右乳外下方肿物，大小约 2.0cm×1.0cm，无疼痛，无乳头溢液，无乳头（或乳晕）糜烂，无乳头内陷或抬高，无畏寒、发热，至今肿物无明显增大。彩超检查提示：右侧乳腺低回声肿块，BI-RADS 4B 类。

专科检查：双侧乳房发育正常，皮肤色泽正常，无红肿、糜烂及破溃，局部皮肤无橘皮征及酒窝征，乳头、乳晕无糜烂，乳头无内陷或抬高。右乳外下象限可触及一大小约 2.0cm×1.5cm 肿物，表面光滑、质中、边界清、活动度好、无压痛。左侧乳房未触及肿物。双侧乳头未触及肿物，无溢液。双侧锁骨上下及双侧腋窝未触及肿大淋巴结。

2. 锥光束乳腺 CT 表现　双乳基本对称，呈散在纤维腺体型。平扫示右乳外下象限 7 点中份有一类圆形略高密度结节状肿物，大小约 1.8cm×1.8cm×1.5cm，未见钙化。增强扫描肿物呈实性、明显均匀强化，部分边缘不光整，可见明显分叶和可疑毛刺，前缘距乳头基底部约 3.5cm，距皮肤约 2.0cm。3D-MIP 示右乳血管无明确增多、增粗表现。右乳后间隙未见异常。左乳未见异常。

3. 锥光束乳腺 CT 诊断　右乳外下象限实性结节，乳腺癌与纤维腺瘤待鉴别，前者可能性较大（BI-RADS 4B 类）。

4. 大体病理及病理诊断

（1）大体病理：(右乳肿物旋切标本)灰白条索状组织共 12 条，长 0.8~1.6cm，直径 0.4~0.6cm。

（2）病理诊断：(右乳肿物旋切标本)乳腺纤维瘤病样化生性癌。镜下见肌纤维母细胞样梭形细胞肿瘤浸润性生长，间质有炎症反应伴玻璃样变，胶原纤维沉积。

（3）免疫组化：CKpan（+），CK7（少 +），p63（+），CK8/18（+），ER（-），PR（20%，弱 +），β-catenin（核 +），SMA（+），ALK（-），p53（70%+），Ki-67（约 20%+）。

5. 诊断要点分析　本例 CBBCT 表现为右乳无钙化的实性结节，结节灶明显强化，边缘不光整伴明显分叶和可疑毛刺，其多数 CBBCT 表现与无钙化的浸润性癌的 CBBCT 征象特点相符，诊断上应首先考虑为浸润性乳腺癌。本例由于缺乏乳腺化生性癌的特征性 CBBCT 表现，难以明确诊断为乳腺化生性癌。

乳腺纤维瘤病样化生性癌的 CBBCT 表现可与乳腺纤维腺瘤相似；本例肿物的边缘不光整表现和患者年龄特点，为二者的主要鉴别诊断依据。

6. 本例图片展示（图 5-9-3）

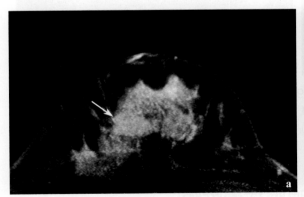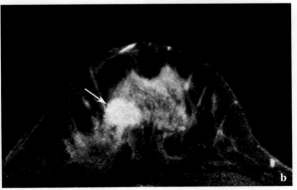

图 5-9-3　右乳纤维瘤病样化生性癌
a. 右乳 CBBCT 平扫横断面；b. 右乳 CBBCT 增强横断面。

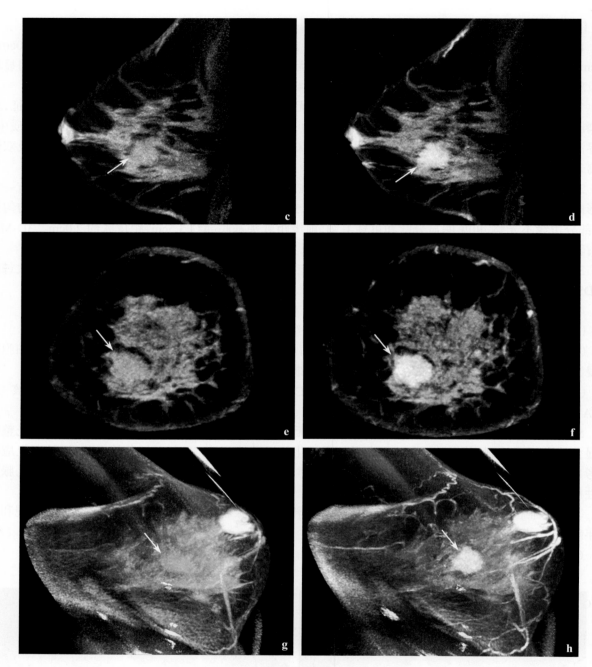

图 5-9-3（续）

c. 右乳 CBBCT 平扫矢状面；d. 右乳 CBBCT 增强矢状面；e. 右乳 CBBCT 平扫冠状面；f. 右乳 CBBCT 增强冠状面；g. 右乳平扫 3D-MIP 成像；h. 右乳增强 3D-MIP 成像。箭头所示为肿瘤灶。

第十节 乳腺腺样囊性癌

一、概述

乳腺腺样囊性癌（adenoid cystic carcinoma of breast，ACC）是一种临床罕见的特殊亚型乳腺癌（以下简称为"腺样囊性癌"或"ACC"），约占所有乳腺恶性肿瘤的 0.1%，组织形态与涎腺的腺样囊性癌类似，该病恶性程度较低,极少发生区域淋巴结和远处转移,5 年生存率和 10 年生存率分别可达 95% 和 90% 以上。

二、临床表现

乳腺腺样囊性癌多发生于乳晕后方或乳腺的中央部位。肿瘤可发生于任何年龄,常见发病年龄为 50~60 岁,主要为绝经后妇女。临床特点为生长缓慢、触诊边界清晰、质中、活动的实性肿块,部分有疼痛,很少有乳头溢液。局部皮肤增厚、乳头内陷、胸大肌侵犯十分少见。肿瘤切除后原位复发较少见,远处转移很少见,预后较好。

三、病理表现及分型

乳腺腺样囊性癌是一种侵袭性癌,由上皮和肌上皮肿瘤细胞组成,排列成管状、筛状、实体状,形成真假腺腔,伴有嗜碱性基质和基底膜物质。

(一)大体病理

乳腺腺样囊性癌大多数呈多叶状肿块表现,质硬,颜色灰白,切面可见微囊,平均大小约 3.0cm,肿块较大时囊变明显。

(二)组织病理

乳腺腺样囊性癌在形态学特征上与唾液腺腺样囊性癌相似。根据其结构和细胞形态特征分三个亚型。

1. 经典型 ACC　该亚型最常见,由上皮细胞和肌上皮细胞组成。癌细胞排列成筛状、管状和实性结构。筛状结构位于病灶中央,管状结构通常分布在肿瘤结节的外周,形成一种特殊的浸润性生长方式。筛状腺腔内含有上皮性黏液,管状结构腔内有基底膜样物和上皮性黏液。核异型性不明显,核分裂罕见。

2. 实性-基底型 ACC　该亚型除具有 ACC 的典型特征外,还有由基底样细胞组成的大实性巢,具有明显的核异型性和高核分裂计数,可见坏死和神经侵犯。

3. 具有高级别转化的 ACC　该型罕见,除具有 ACC 的典型特征外,还显示多种分化来源的高级别肿瘤成分,如小细胞癌、恶性肌上皮瘤,梭形细胞癌等。

(三)免疫组化

多数 ACC 的 ER、PR、HER2 阴性,CD117 阳性。免疫组化染色显示上皮细胞 CK7、EMA 等标记阳性,肌上皮细胞 p63、SMA、S-100 等标记阳性,基底样细胞波形蛋白、CK14、CK5/6、S-100 等标记阳性。

四、锥光束乳腺 CT 表现

乳腺腺样囊性癌多见于乳晕后方或乳腺的中央腺体区,其 CBBCT 表现多缺乏特征性。腺样囊性癌在 CBBCT 平扫图像上多表现为略高密度的不规则形或分叶状孤立肿块,多具有边缘模糊不整或毛刺等恶性征象,病灶钙化罕见。增强图像上肿瘤多呈囊实性肿块表现,其内常见单房或多房囊样低密度区,囊区范围较大者可呈厚薄不均的环壁状或房隔样强化而与黏液癌表现相似,囊区范围较小者可与化生性鳞癌表现相似。少数腺样囊性癌可呈实性肿块表现,其 CBBCT 表现与浸润性小叶癌和其他特殊类型浸润性癌相似。

五、鉴别诊断

腺样囊性癌主要需与无钙化的浸润性导管癌及其他特殊类型浸润性乳腺癌(尤其是黏液癌和化生性癌)相鉴别。与无钙化的浸润性导管癌不同的是,腺样囊性癌多呈囊实性肿块表现,且其边缘少见浸润性导管癌特有的短硬毛刺征象。囊性区范围较大的腺样囊性癌与黏液癌的 CBBCT 表现相似,两者鉴别困难;囊性区范围较小的腺样囊性癌与化生性鳞癌亦鉴别困难。少数完全呈实性肿块表现的腺样囊性癌则难与浸润性小叶癌和其他特殊类型浸润性癌相鉴别。多数情况下,腺样囊性癌与其他特殊类型浸润性乳腺癌的鉴别诊断仍依赖于病理检查。

六、病例分析

（一）病例 1

1. 简要病史及专科检查情况　患者，女，78 岁，自述 1 年前出现右乳间歇性隐痛，并触及右乳晕下方有一小拇指大小肿物。肿物缓慢增大，1 个月前发现右乳头溢液。B 超检查提示：右乳晕处混合回声团约 4.7cm×2.5cm×2.3cm（乳腺导管瘤？）；双侧腋窝多发肿大淋巴结，较大者约 3.3cm×1.9cm×1.5cm。

专科检查：双侧乳房发育正常。皮肤色泽正常，无红肿、糜烂、破溃、橘皮征及酒窝征。乳头乳晕无糜烂，乳头无内陷或抬高。右乳晕下可触及一大小约 4.0cm×3.0cm 肿物，表面欠光滑，边界不清，质硬，无压痛，活动受限。右乳头有溢液。右腋窝可触及一大小约 2.0cm×1.0cm 淋巴结，质硬，无压痛，活动度好。双侧锁骨上下未触及肿大淋巴结。左乳、左腋窝未见异常。

2. 锥光束乳腺 CT 表现　双侧乳腺大小形态基本对称，呈散在纤维腺体型。平扫示右侧乳晕后方中央腺体区前中份有一不规则形略高密度分叶状肿块，大小约 4.5cm×3.5cm×3.5cm，与皮肤紧贴；肿块边缘模糊不光整、有可疑粗大毛刺，其内外均未见钙化灶。增强扫描示肿块呈囊实性表现，肿块中央和边缘部分均有多灶或多房囊样低密度区，其厚薄不均的环壁和房隔明显不均匀强化；肿块邻近皮肤可疑增厚、强化。3D-MIP 示肿块周围血管增多迂曲与之相连。右侧乳后间隙及胸壁结构未见异常。左乳未见异常。

3. 锥光束乳腺 CT 诊断　右侧乳腺囊实性肿块，考虑乳腺癌可能性大（BI-RADS 5 类）。

4. 大体病理及病理诊断

（1）大体病理：（右乳肿物穿刺标本）灰白碎组织一堆，大小共为 1.0cm×0.5cm×0.1cm。

（2）病理诊断：（右乳肿物穿刺标本）乳腺腺样囊性癌。

（3）免疫组化：E-cadherin（-），ER（-），PR（-），HER2（0，阴性），CD117（+），CKpan（+），CK7（+），GATA-3（-），Ki-67（约 10%+）。

5. 诊断要点分析　本例 CBBCT 表现为右乳晕后方不规则形囊实性肿块，肿块呈厚薄不均的环壁状和房隔样强化，且具有明显的边缘模糊不整、分叶及毛刺等恶性征象，故诊断为乳腺癌不难，但难与黏液癌相鉴别。本例的病灶位置特点一定程度上有助于腺样囊性癌的诊断。

6. 本例图片展示（图 5-10-1）

（二）病例 2

1. 简要病史及专科检查情况　患者，女，61 岁，自述 1 周前发现左乳外上方有一肿物，大小约 3.0cm×2.0cm，无疼痛，无乳头溢液；B 超检查提示：左乳实性低回声团块，BI-RADS 4C 类。

专科检查：双乳发育正常。皮肤无红肿、糜烂及破溃，乳头乳晕无糜烂，乳头无内陷或抬高。左乳外上限可触及一大小约 3.0cm×2.0cm 肿物，表面欠光滑，质硬，无压痛，边界不清，活动受限，局部皮肤有橘皮征及酒窝征。乳头未触及肿物，乳头无溢液。左腋窝未触及肿大淋巴结。双侧锁骨上下未触及肿大淋巴结。右乳、右腋窝未见异常。

2. 锥光束乳腺 CT 表现　双乳呈散在纤维腺体型。平扫示左乳外上象限（约 2~3 点钟位置）中后份有一类圆形等密度肿块，大小约 3.2cm×2.5cm×2.5cm，肿块部分边缘模糊、分叶，其内未见钙化灶。增强扫描肿块呈囊实性表现，其周边呈不均匀厚环状明显强化，内见囊样无强化区；肿块前缘距乳头 4.0cm，外缘与邻近皮肤有粘连，局部皮肤内陷、增厚、强化。3D-MIP 示肿块邻近血管增粗。左乳后间隙及胸壁结构未见异常。右乳未见异常。

3. 锥光束乳腺 CT 诊断　左乳外上象限肿物，考虑乳腺癌可能性大（BI-RADS 4C 类）。

4. 大体病理及病理诊断

（1）大体病理：（左乳房）带梭形皮瓣无腋窝脂肪的全切乳腺组织一个，乳腺大小约 17.5cm×15.0cm×3.5cm。外上象限距乳头 3.0cm，皮下 1.5cm，基底 0.7cm 可见一个大小约 3.0cm×2.8cm×2.3cm 的结节状肿物，切面灰白实性，有部分出血。余乳腺组织切面灰白，未见明显占位。

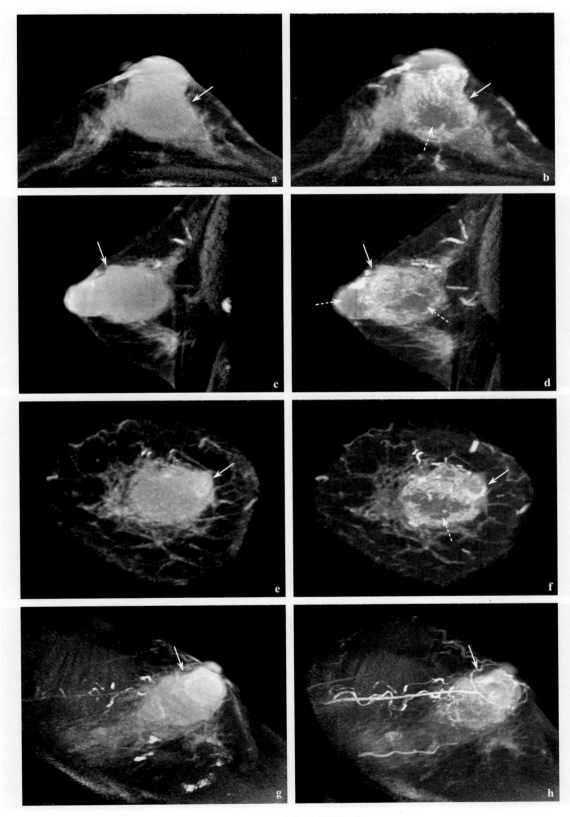

图 5-10-1 右乳腺样囊性癌

a. 右乳 CBBCT 平扫横断面；b. 右乳 CBBCT 增强横断面；c. 右乳 CBBCT 平扫矢状面；d. 右乳 CBBCT 增强矢状面；e. 右乳 CBBCT 平扫冠状面；f. 右乳 CBBCT 增强冠状面；g. 右乳平扫 3D-MIP 成像；h. 右乳增强 3D-MIP 成像。实线箭头所示为肿瘤灶，虚线箭头所示为瘤内多房囊样低密度区。

（2）病理诊断:(左乳)腺样囊性癌。肿瘤大小 3.0cm×2.8cm×2.3cm,镜下见癌细胞呈筛状及实体型结构浸润性生长,有脉管癌栓及神经侵犯。乳头及皮肤未见癌。

（3）免疫组化:ER(−),PR(−),CD117(+),CKpan(+),CK7(灶性 +),CK5/6(部分 +),p63(−),GATA-3(−),Syn(−),CgA(−),CD56(−),Ki-67(60%+),S-100 示神经有癌侵犯。

5. 诊断要点分析　本例 CBBCT 表现为左乳外上象限类圆形囊实性肿块,肿块具有厚薄不均环壁状强化、边缘模糊分叶、与邻近皮肤粘连致局部皮肤内陷、增厚、强化等恶性征象,故诊断为乳腺癌不难,但难与黏液癌相鉴别。

6. 本例图片展示(图 5-10-2)

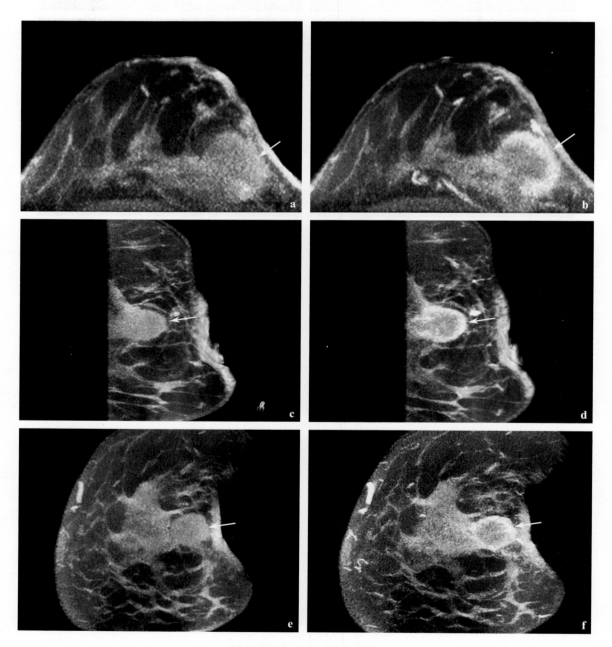

图 5-10-2　左乳腺样囊性癌

a. 左乳 CBBCT 平扫横断面;b. 左乳 CBBCT 增强横断面;c. 左乳 CBBCT 平扫矢状面;d. 左乳 CBBCT 增强矢状面;
e. 左乳 CBBCT 平扫冠状面;f. 左乳 CBBCT 增强冠状面。

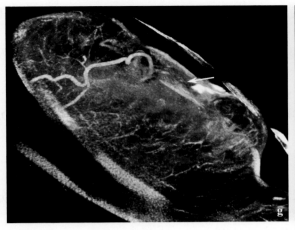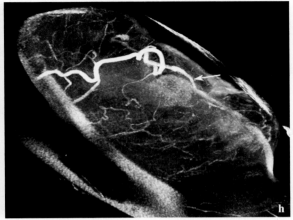

图 5-10-2(续)

g. 左乳平扫 3D-MIP 成像;h. 左乳增强 3D-MIP 成像。箭头所示为肿瘤灶。

第十一节　乳腺交界性及恶性叶状肿瘤

一、概述

　　为有效预测乳腺叶状肿瘤的生物学行为,病理上根据肿瘤基质病变的多种特征及肿瘤边缘情况将其分为良性、交界性及恶性 3 种类型,以良性者常见,占乳腺叶状肿瘤的 60%~75%,交界性及恶性叶状肿瘤较少见,分别占 12%~26% 和 10%~15%。交界性及恶性叶状肿瘤因较易复发及可能发生远处转移而对于女性健康危害较大。良性叶状肿瘤已于第四章第二节作介绍,本节主要阐述交界性及恶性叶状肿瘤的临床、病理、CBBCT 影像表现及其 CBBCT 诊断和鉴别诊断理论等内容。

二、临床表现

　　良性和恶性叶状肿瘤临床表现相似且均不典型,都以乳腺单发无痛性肿物为主要症状,病程均较长,肿块均可在短期内现迅速增大。交界性及恶性叶状肿瘤相较良性叶状肿瘤生长速度更快,肿瘤相对较大,切除后复发更常见。交界性及恶性叶状肿瘤晚期可经血行转移至肺、骨等处,淋巴结转移罕见。

三、病理表现及分型

（一）大体病理

　　交界性及恶性叶状肿瘤相对良性叶状肿瘤病灶更大,更容易出现出血及坏死,常伴周围浸润。肿瘤多呈圆形或类圆形,边缘多呈浸润性表现;肿瘤切面呈分叶状或结节状,实性部分质硬、灰黄色,常见出血、变性、坏死、梗死等表现。

（二）组织病理学

　　相较于良性叶状肿瘤,交界性、恶性叶状肿瘤呈侵袭性生长,且异型表现较明显,可见细胞核分裂象明显增多,间质细胞过度生长;过度增生的间质细胞是诊断其良性、交界性和恶性的关键。

（三）病理分型

　　WHO 根据病理上间质细胞丰富程度及密度、细胞异型和核分裂象多少等,将乳腺叶状肿瘤分为良性（Ⅰ级）、交界性（Ⅱ级）及恶性（Ⅲ级）3 种类型。

　　良性:间质细胞轻度增生、密度不高、无明显异型性,核分裂象 0~4 个/10HPF,无周围组织浸润,无出血、坏死。

交界性:间质细胞中度增生、密度增高、轻至中度异型性,核分裂象 5~9 个/10HPF,可见局灶性周围浸润,无明显出血、坏死。

恶性:间质细胞过度增生、高度密集、异型性明显,核分裂象≥10 个/10HPF,可见明显出血、坏死及周围浸润。

(四)免疫组化

叶状肿瘤多凭 HE 片(苏木素及伊红染色片)诊断,免疫组化并非必不可少。间质细胞表达 CD34、β-catenin,表达强度与肿瘤分级呈反比。

四、锥光束乳腺 CT 表现

良性、交界性及恶性乳腺叶状肿瘤的大体影像表现相似,其共性 CBBCT 征象特点均为单发巨大分叶状肿块、边缘多较光整、增强后其内常见囊样或粗大裂隙状低密度区和内分叶表现。

相较于良性叶状肿瘤,交界性及恶性叶状肿瘤常体积更大,深分叶更显著且部分边缘可不光整,更易出现出血、坏死囊变,实质部分强化程度更高且强化不均更明显,瘤内可见明显强化的壁结节和/或粗细不均且迂曲畸形的肿瘤血管。上述恶性征象中,肿瘤实性部分强化程度高且强化不均、瘤内可见明显强化的壁结节和粗细不均且迂曲畸形的肿瘤血管等三个征象,为相对可靠的恶性或交界性叶状肿瘤的诊断依据。由于以上 CBBCT 征象均无绝对特异性(部分良性叶状肿瘤亦可出现),故临床上明确诊断仍需依赖病理学检查。

五、鉴别诊断

(一)乳腺癌

主要需与体积较大且呈囊实性肿块表现的黏液癌和乳头状癌等相鉴别。黏液癌多呈厚薄不均匀的厚环状和/或房隔样强化,多见边缘模糊不整和毛刺表现,可伴恶性钙化(合并导管癌者)以及皮肤受累和腋窝淋巴结转移表现;乳头状癌具有不同于叶状肿瘤的共性 CBBCT 征象特点(见本章第六节),且患者常有乳头溢液史。上述黏液癌和乳头状癌的影像和临床特点,均有助于二者与交界性和恶性叶状肿瘤的鉴别诊断。

(二)乳腺纤维腺瘤

主要需与体积较大的纤维腺瘤相鉴别。乳腺纤维腺瘤边缘分叶表现多不明显,肿瘤实质强化多较均匀,瘤灶内少见坏死囊变或粗大裂隙状低密度区和内分叶表现,动态增强 TDC 呈上升型,好发于青少年患者(15~25 岁者多见)。上述乳腺纤维腺瘤的影像和临床特点,均有助于其与交界性和恶性叶状肿瘤的鉴别诊断。

六、病例分析

(一)病例 1

1. 简要病史及专科检查情况　患者,女,年龄 57 岁。自述发现右乳肿物多年,最初大小约 2.0cm,边缘光滑,肿物缓慢增大,无乳头溢液,无乳头(或乳晕)糜烂,无乳头内陷或抬高,无畏寒、发热等。近 2 个月肿物增大明显,伴疼痛。

专科检查:右乳可触及一大小约 15.0cm×15.0cm 巨大肿物,肿物占据整个右乳,表面欠光滑、质硬、边界欠清、活动受限、轻压痛。双侧乳头未及肿物,无溢液。左乳未见异常。双侧腋窝、双侧锁骨上下未触及肿大淋巴结。

2. 锥光束乳腺 CT 表现　右乳较对侧增大,平扫示其内有一巨大分叶状不均匀等低密度肿块占据整个乳腺,大小约 14.5cm×13.5cm×11.5cm,肿块大部分边界清晰光整,小部分边缘不光整但无毛刺征象;肿块外见散在粗大钙化。增强扫描示肿块呈囊实性表现,囊样区范围极大,边缘实性部分呈厚薄不均的花环样不均匀强化,环壁内缘有多个明显强化的壁结节。肿物邻近腺体等结构呈受压推移表现。右乳头观察不清,皮肤未见增厚。3D-MIP 示肿块周围血管稍增多、增粗,部分分支与肿块相连。肿块邻近的乳后间隙结构显示不清,胸壁结构未见明确异常。左侧乳腺未见异常。

3. 锥光束乳腺 CT 诊断　右乳巨大囊实性肿块,考虑为交界性叶状肿瘤(BI-RADS 4C 类)。

4. 大体病理及病理诊断

(1)大体病理:右乳房紧贴基底可见一个巨块型肿物,肿物大小为 15.0cm×12.0cm×10.0cm,切面呈囊实性,质地硬,有出血、坏死,实性区呈分叶状,肿物境界不清,无包膜。余乳腺未见明显占位。

(2)病理诊断:右乳房纤维上皮性肿瘤,符合交界性叶状肿瘤,伴有坏死、纤维化。肿瘤大小 15.0cm×12.0cm×10.0cm。镜下见增生的梭形间质细胞形态温和,轻度异型性,核分裂象小于 10 个/10HPF。周围乳腺纤维囊性变。

5. 诊断要点分析　首先,本例乳腺囊实性肿块呈单发、巨大、分叶状,大部分边缘光整,增强图像示肿块内囊样低密度区边缘呈内分叶表现,与叶状肿瘤的共性 CBBCT 征象特点相符,诊断上应首先考虑其为叶状肿瘤;其次,根据肿块局部边缘不光整、其内囊样区特别巨大、不均匀明显强化的壁结节较多、肿块短期内明显增大伴局部疼痛等 CBBCT 征象特点和临床特点,应进一步考虑其为交界性或恶性叶状肿瘤。

本例肿块特别巨大、大部分边缘清晰光整、无边缘毛刺、肿块囊区有内分叶表现、肿块无恶性钙化等 CBBCT 征象特点,有助于其与黏液癌和乳头状癌相鉴别:①如此巨大的黏液癌和乳头状癌相对少见,且二者的瘤内囊区少见内分叶表现;②除包被性乳头状癌和导管内乳头状癌外,黏液癌和乳头状癌边缘更常见模糊不整和毛刺征象;③黏液癌常因合并导管癌而可见肿物内恶性钙化征象。此外,本例囊实性肿块虽呈厚环状强化,但其明显强化的壁结节表现与黏液癌表现不相符;本例囊实性肿块虽有明显强化的壁结节,但其非壁结节区囊壁呈厚环状强化表现与乳头状癌表现不相符。

6. 本例图片展示(图 5-11-1)

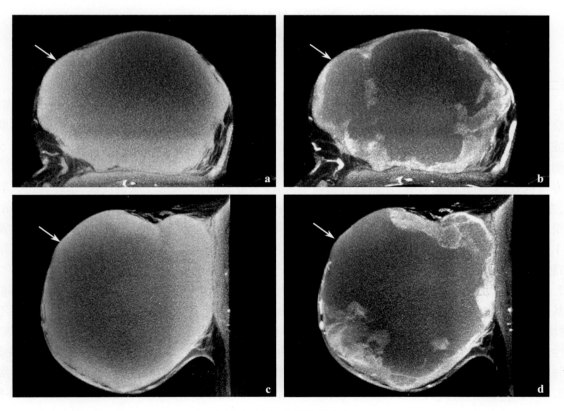

图 5-11-1　右乳交界性叶状肿瘤

a. 右乳 CBBCT 平扫横断面;b. 右乳 CBBCT 增强横断面;c. 右乳 CBBCT 平扫矢状面;d. 右乳 CBBCT 增强矢状面。

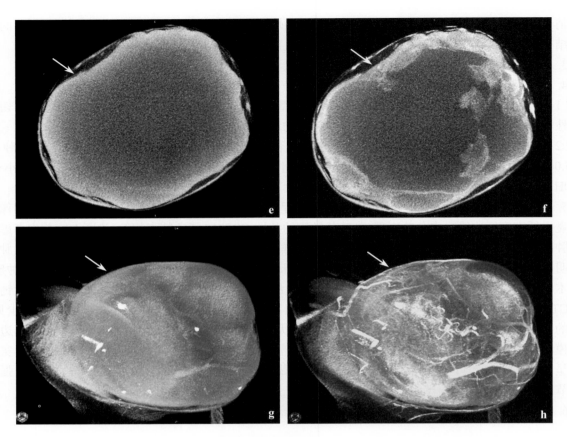

图 5-11-1（续）

e. 右乳 CBBCT 平扫冠状面；f. 右乳 CBBCT 增强冠状面；g. 右乳平扫 3D-MIP 成像；h. 右乳增强 3D-MIP
成像。箭头所示为肿瘤灶（注意瘤内数量较多的明显强化壁结节）。

（二）病例 2

1. 简要病史及专科检查情况　患者，女，46 岁，自述 1 年前发现左乳肿物，直径约 2cm，无疼痛，无乳
头溢液，无乳头（或乳晕）糜烂，无乳头内陷或抬高，肿物增大与月经周期无关，无畏寒、发热等，此期间无
妊娠或哺乳；近 6 个月肿物明显增大，伴乳头内陷、疼痛。乳腺彩超检查提示左乳腺混合性肿块。5 年前
有左侧乳腺纤维腺瘤切除手术史。

专科检查：双侧乳房不对称；左侧乳房明显增大，浅表静脉曲张，局部皮肤橘皮征、水肿，乳头、乳晕无
糜烂，左乳头内陷。可触及左侧乳腺巨大肿物，基本占据整个乳房，大小约 12.0cm×10.0cm×10.0cm，表面
欠光滑、质硬、边界欠清、活动受限、轻压痛，皮温升高。双侧乳头未及肿物，无溢液。左腋窝可触及一大
小约 1.2cm×0.6cm 淋巴结，质硬、光滑、边界清、活动度好、无压痛。双侧锁骨上下未触及肿大淋巴结。右
乳、右腋窝未见异常。

2. 锥光束乳腺 CT 表现　左乳腺较对侧大，乳头内陷。平扫示左乳腺内有一巨大分叶状不均匀等低密度
肿块基本占据整个乳腺，大小约 15.5cm×14.5cm×10.5cm，肿块大部分边界清晰，部分边缘欠规则但无毛刺征
象；肿块内外未见钙化。增强图像示肿块内有大范围不规则囊样无强化区，部分囊区边缘呈分叶状表现，肿
块实性部分明显不均匀强化，内有大量粗细不均、迂曲、畸形、明显强化的肿瘤血管；肿块邻近的乳腺皮肤弥
漫性肿厚强化。3D-MIP 示肿块周围血管明显增多、增粗，且部分分支与肿块相连。右侧乳腺未见异常。

3. 锥光束乳腺 CT 诊断　左乳巨大分叶状肿块，交界性或恶性叶状肿瘤？乳腺黏液癌？（BI-RADS
4C 类）。

4. 大体病理及病理诊断

（1）大体病理：左乳腺内见一大小 16.0cm×14.0cm×10.0cm 的巨大肿物，切面灰白囊实性，质地较韧，

可见出血、坏死,部分切面质地较脆。余乳腺组织切面灰白,未见明显占位。

（2）病理诊断:左乳交界性叶状肿瘤。肿瘤大小 16.0cm×14.0cm×10.0cm,镜下观肿瘤边界欠清,纤维包膜不完整,局灶浸润周围组织,间质肿瘤细胞较丰富伴黏液变性,有轻至中度异型性,活跃处核分裂象约 7 个/10HPF,未见坏死。周围乳腺纤维玻璃样变性。乳头及皮瓣均阴性。

5. 诊断要点分析　本例乳腺肿块除具有前述叶状肿瘤的共性 CBBCT 征象特点外,其肿块特别巨大、肿块内有大量粗细不均且迂曲畸形的强化肿瘤血管、肿块短期内明显增大伴疼痛、局部皮肤有橘皮征和水肿症等 CBBCT 表现特点和临床表现特点,有助于交界性和恶性叶状肿瘤的诊断。

本例肿块特别巨大、无钙化、无明显强化的壁结节、肿块大部分边缘光整无毛刺等 CBBCT 征象特点,有助于其与黏液癌和乳头状癌相鉴别。

6. 本例图片展示(图 5-11-2)

（三）病例 3

1. 简要病史及专科检查情况　患者,女,31 岁,自述 1 年前发现右乳肿物,直径约 3.0cm,无疼痛,无乳头溢液,无乳头(或乳晕)糜烂,无乳头内陷或抬高;因患者处于孕期,未予处理。近 2 个月右乳肿物迅速增大至直径 10.0cm,其间为哺乳期。近日 B 超检查提示右乳混合性占位。

专科检查:双侧乳房发育正常。右乳明显隆起,皮肤色素沉着,无糜烂及破溃。局部皮肤无橘皮征及酒窝征。乳头乳晕无糜烂,乳头无内陷或抬高。右乳可触及一大小约 10.0cm×8.0cm 肿物,表面欠光滑,质硬,无压痛,边界清,活动受限。乳头未触及肿物,乳头无溢液。右腋窝可触及一大小约 1.0cm×1.0cm 淋巴结,质中,无压痛,活动度好。双侧锁骨上下未触及肿大淋巴结。左乳、左腋窝未见异常。

2. 锥光束乳腺 CT 表现　双侧乳腺呈不均匀致密型,右乳较对侧大。平扫示右乳(内上象限为主)中后份有一巨大类圆形不均匀等低密度肿块,大小约 9.0cm×8.0cm×6.5cm,肿块部分边缘有浅分叶,大部分边缘清晰,部分边缘欠规整且与周围结构分界不清,但无边缘毛刺征象;肿块内外均未见钙化灶。增强扫描示肿块呈多房囊实性表现,囊灶和瘤实质有内分叶表现,厚薄不均匀的房隔和壁结节明显强化。肿块前缘距乳头 2.5cm,局部与邻近皮肤及胸壁肌肉关系密切,皮肤可疑增厚。3D-MIP 示肿块周围血管稍增多、增粗,且部分分支与肿块相连。左侧乳腺未见异常。

3. 锥光束乳腺 CT 诊断　右乳肿物考虑恶性肿瘤,以恶性叶状肿瘤可能性大（BI-RADS 4C 类）。

4. 大体病理及病理诊断

（1）大体病理:右乳灰黄结节状肿物一个,大小 9.0cm×7.0cm×6.0cm,包膜完整,切面灰黄,囊实性,呈分叶状,有出血。

（2）病理诊断:右乳恶性叶状肿瘤。肿瘤大小 9.0cm×7.0cm×6.0cm,包膜完整,可见包膜侵犯,间质细胞密度高,异型性明显,核分裂象 10 个/10HPF。部分区域间质广泛黏液变性伴显著坏死。

5. 诊断要点分析　本例乳腺肿块除具有前述叶状肿瘤的共性 CBBCT 征象特点外,其壁结节和厚薄不均的房隔强化程度极高且强化不均、肿块短期内明显增大等 CBBCT 表现和临床特点,有助于交界性和恶性叶状肿瘤的诊断。

本例肿块大部分边缘清晰光整、肿块内囊灶和瘤实质有内分叶表现、肿块内可见明显强化的壁结节等征象特点,有助于其与黏液癌相鉴别;肿块内房隔结构较多、囊壁和房隔整体厚薄不均匀且明显强化等征象特点,有助于其与乳头状癌相鉴别。

6. 本例图片展示(图 5-11-3)

（四）病例 4

1. 简要病史及专科检查情况　患者,女,47 岁,自述 7 个月前发现左乳外上方肿物,大小约 3.0cm×3.0cm,无疼痛,无乳头溢液,后肿物逐渐增大至直径约 15.0cm。

专科检查:双侧乳房不对称,左侧乳房明显增大;左乳可触及约 20.0cm×20.0cm 肿物,质硬,无压痛,活动受限,局部皮肤无异常。右乳未触及肿物。双侧腋窝、锁骨上下区未触及肿大淋巴结。

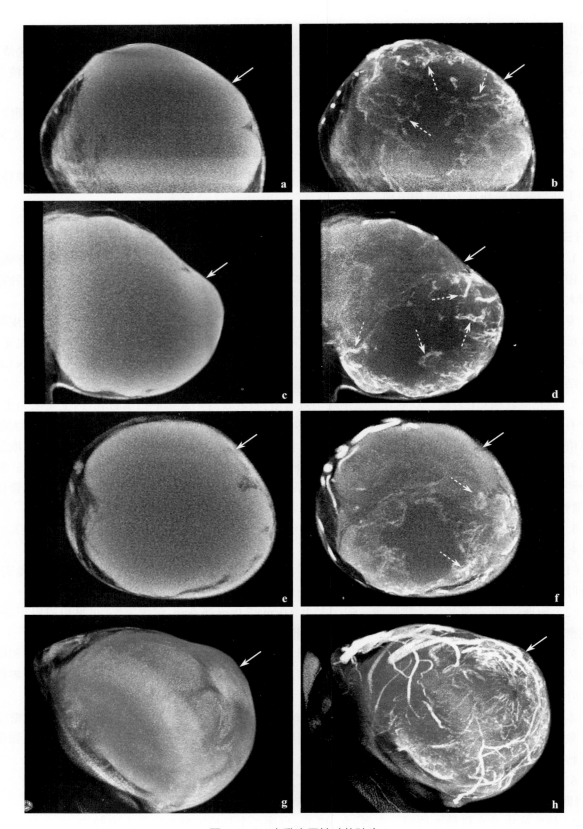

图 5-11-2 左乳交界性叶状肿瘤

a. 左乳 CBBCT 平扫横断面；b. 左乳 CBBCT 增强横断面；c. 左乳 CBBCT 平扫矢状面；d. 左乳 CBBCT 增强矢状面；e. 左乳 CBBCT 平扫冠状面；f. 左乳 CBBCT 增强冠状面；g. 左乳平扫 3D-MIP 成像；h. 左乳增强 3D-MIP 成像。实线箭头所示为肿瘤灶，虚线箭头所示为瘤内粗细不均且迂曲畸形的肿瘤血管。

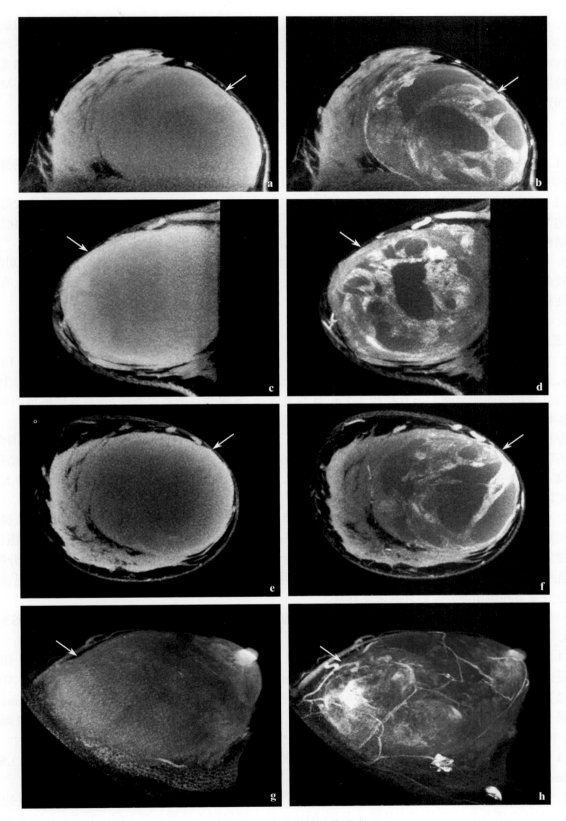

图 5-11-3　右乳恶性叶状肿瘤

a. 右乳 CBBCT 平扫横断面；b. 右乳 CBBCT 增强横断面；c. 右乳 CBBCT 平扫矢状面；d. 右乳 CBBCT 增强矢状面；e. 右乳 CBBCT 平扫冠状面；f. 右乳 CBBCT 增强冠状面；g. 右乳平扫 3D-MIP 成像；h. 右乳 增强 3D-MIP 成像。箭头所示为肿瘤灶（注意瘤内数量较多的明显强化壁结节和厚薄不均的房隔）。

2. 锥光束乳腺 CT 表现　左乳房外形明显增大,平扫示其内有一巨大类圆形略低密度肿块占据整个乳房,肿块大小约 20.0cm×17.0cm×14.5cm,未见钙化灶。增强扫描示左乳肿块呈囊实性、明显不均匀强化,其内可见较多粗细不均且迂曲畸形的强化血管以及囊样和粗大裂隙状低密度区,部分区域瘤实质呈内分叶表现。肿块与皮肤皮下组织分界不清,未见明确皮肤皮下组织增厚和异常强化表现。3D-MIP 示肿块邻近血管稍增多、增粗。右侧乳腺未见异常。

3. 锥光束乳腺 CT 诊断　左乳巨大肿块,考虑恶性叶状肿瘤可能性大(BI-RADS 4C 类)。

4. 大体病理及病理诊断

(1)大体病理:左乳可见一个大小为 22.0cm×17.0cm×7.0cm 的肿块,切面灰白实性,质中鱼肉样分叶状,有明显出血、坏死及囊性变,坏死面积 <30%,无包膜。

(2)病理诊断:左乳肿物符合恶性叶状肿瘤。肿物大小为 22.0cm×17.0cm×7.0cm,镜下见大部分肿瘤细胞呈梭形,呈编织状排列为主,部分肿瘤细胞呈多形性;间质有不同程度的黏液变性伴软骨化生,间质细胞密度高,核分裂象 >10 个/10HPF。片内未见瘤栓及神经侵犯。

5. 诊断要点分析　本例乳腺肿块除具有前述叶状肿瘤的共性CBBCT征象特点外,其肿块特别巨大、内有较多粗细不均且迂曲畸形的强化肿瘤血管、肿块短期内明显增大等 CBBCT 表现和临床特点,有助于交界性和恶性叶状肿瘤的诊断。

6. 本例图片展示(图 5-11-4)

(五) 病例 5

1. 简要病史及专科检查情况　患者,女,51 岁,自述 1 年前发现右乳外下方肿物,大小约 1.0cm×1.0cm,无疼痛,无乳头溢液,无乳头(或乳晕)糜烂,无乳头内陷或抬高;乳腺彩超提示乳腺增生。1 个月前发现右乳肿物较前明显增大至直径约 4.0cm,伴双乳疼痛;乳腺超声造影检查提示:右乳低回声团块,BI-RADS 4B 类,不排除黏液癌。

专科检查:双侧乳房发育正常。皮肤色泽正常,无红肿、糜烂及破溃。局部皮肤无橘皮征及酒窝征。右乳头乳晕无糜烂。右乳内下象限可触及一 4.5cm×4.0cm 肿物,边缘不规则,质硬,轻微压痛,活动受限。右腋窝可触及一大小约 1.0cm×1.0cm 淋巴结,质中,无压痛,活动度好。双侧锁骨上下未触及肿大淋巴结。左乳、左腋窝未见异常。

2. 锥光束乳腺 CT 表现　双乳基本对称,腺体呈不均匀致密型。平扫示右乳内下象限 5~6 点钟方向有一类圆形等密度肿块,大小约 4.5cm×4.0cm×3.5cm,未见钙化灶。增强扫描示肿块明显不均匀强化,呈多房囊实性肿块表现,内见多灶囊样无强化区;肿块大部分边缘模糊不整呈锯齿样,可见不规则分叶,前缘距乳头基底部约 1.5cm,后缘达胸壁,但与胸壁结构分界尚清。3D-MIP 示右乳血管较对侧增粗、增多,且部分分支与肿块相连。左侧乳腺未见异常。

3. 锥光束乳腺 CT 诊断　右乳内下象限肿块,考虑恶性,黏液癌与恶性叶状肿瘤待鉴别(BI-RADS 5 类)。

4. 大体病理及病理诊断

(1)大体病理:右乳肿物标本,灰黄组织一块,大小为 5.2cm×4.7cm×3.5cm,无皮肤、无乳头。切面距周边最近切缘 0.1cm,见一肿块,大小为 4.4cm×4.1cm×2.5cm,切面灰白实性质脆,鱼肉样,有出血、坏死。

(2)病理诊断:右乳恶性叶状肿瘤,伴有异源性骨肉瘤成分。肿瘤大小为 4.4cm×4.1cm×2.5cm,无明显包膜,边界呈浸润性生长模式,瘤细胞呈实性片状、束状排列,局部可见分叶状、裂隙状结构,表面被覆上皮。间质细胞异型性明显,核分裂象约 16 个/10HPF,并可见骨肉瘤异源性成分。

(3)免疫组化:上皮细胞:CKpan(+),CK5/6(+),p63(散在少量 +);间质肿瘤细胞:SATB2(+),S-100(-),Desmin(-),MYOD1(-),Ki-67(热点区 60%+)。

5. 诊断要点分析　本例为 CBBCT 表现相对不典型的叶状肿瘤病例。本例右乳囊实性肿块边缘模糊不整、实性房隔和囊壁厚薄不均且明显强化、肿块短期内明显增大伴疼痛等 CBBCT 表现和临床特点虽有助于恶性肿瘤诊断,但由于肿块(除外形较大外)缺乏叶状肿瘤的共性 CBBCT 征象特点,故难与黏液癌、腺样囊性癌、化生性癌等浸润性乳腺癌相鉴别。

6. 本例图片展示(图 5-11-5)

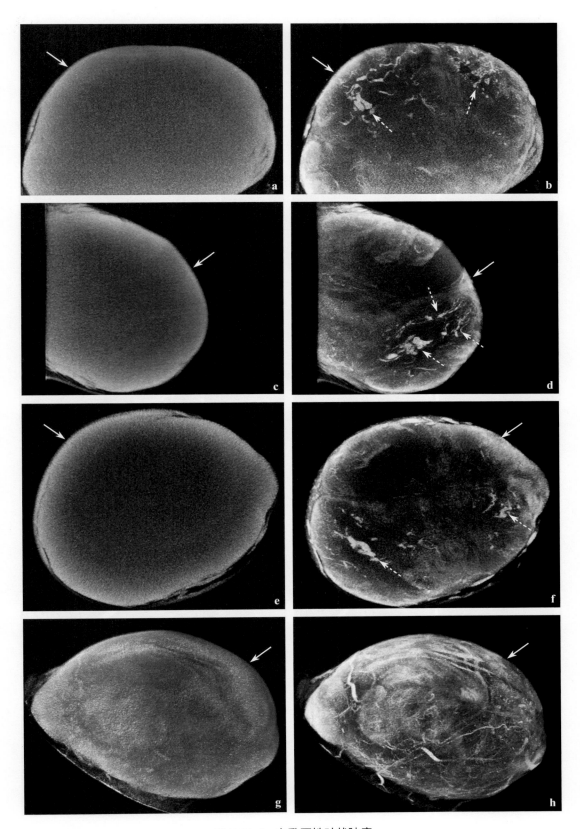

图 5-11-4　左乳恶性叶状肿瘤

a. 左乳 CBBCT 平扫横断面；b. 左乳 CBBCT 增强横断面；c. 左乳 CBBCT 平扫矢状面；d. 左乳 CBBCT 增强矢状面；e. 左乳 CBBCT 平扫冠状面；f. 左乳 CBBCT 增强冠状面；g. 左乳平扫 3D-MIP 成像；h. 左乳增强 3D-MIP 成像。实线箭头所示为肿瘤灶，虚线箭头所示为瘤内粗细不均且迂曲畸形的肿瘤血管。

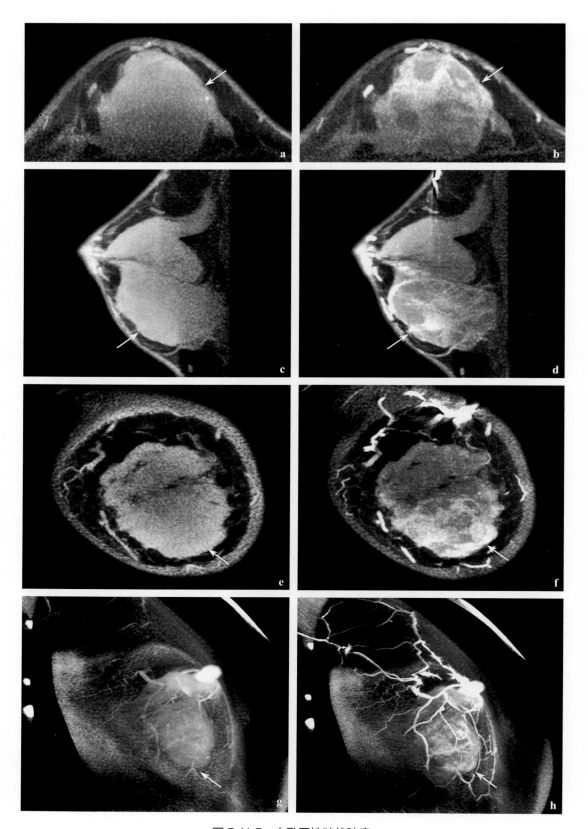

图 5-11-5　右乳恶性叶状肿瘤

a. 右乳 CBBCT 平扫横断面；b. 右乳 CBBCT 增强横断面；c. 右乳 CBBCT 平扫矢状面；d. 右乳 CBBCT 增强矢状面；e. 右乳 CBBCT 平扫冠状面；f. 右乳 CBBCT 增强冠状面；g. 右乳平扫 3D-MIP 成像；h. 右乳增强 3D-MIP 成像。箭头所示为肿瘤灶。

（六）病例 6

1. 简要病史及专科检查情况　患者,女,50 岁,自述 10 年前因"右乳浸润性导管癌"行根治术,术后 3 年右乳内上象限肿瘤复发再行切除术。2 个月前发现左乳肿物约 3.0cm×3.0cm。无疼痛,无乳头溢液,无乳头(或乳晕)糜烂,无乳头内陷或抬高,近来左乳肿物进行性增大至直径 5.0cm。

专科检查:右乳头呈重建术后改变,右胸壁结构术后改变,右胸壁、右乳及下腹部见多条陈旧性手术瘢痕,局部无隆起或糜烂。左乳内上限可触及一大小约 5.0cm×5.0cm 肿物,表面欠光滑,质硬,无压痛,边界不清,活动度好。乳头未触及肿物,乳头无溢液。双侧锁骨上下和腋窝淋巴结未触及。

2. 锥光束乳腺 CT 表现　左乳腺呈散在纤维腺体型,乳头、皮肤未见异常。平扫示左乳内上象限(11~12 点钟位置)后份有一不规则形、稍高均匀密度实性肿块,大小约 5.0cm×4.0cm×3.0cm,其边缘不规则分叶,局部边缘不光整呈锯齿状;肿块内外未见钙化灶。增强扫描肿块呈轻中度均匀强化表现。肿块前缘距乳头 8.1cm,距皮肤 1.1cm;邻近腺体结构呈受压推移改变。3D-MIP 示肿块周围血管稍增多。乳后间隙和胸壁结构未见异常。右侧乳腺呈术后改变。

3. 锥光束乳腺 CT 诊断　左乳内上象限肿物,乳腺癌与低度恶性叶状肿瘤待鉴别(BI-RADS 4C 类)。

4. 大体病理及病理诊断

（1）大体病理:左乳包膜完整的结节状肿物一个,大小 5.0cm×4.0cm×3.0cm,切面灰黄实性呈分叶状。

（2）病理诊断:左乳交界性叶状肿瘤。肿瘤大小 5.0cm×4.0cm×3.0cm,镜下见肿瘤包膜不完整,肿瘤呈分叶状,局灶浸润包膜,间质细胞局部密度增高,细胞轻度异型,核分裂象 2~5 个/10HPF,切缘阳性。

5. 诊断要点分析　本例肿块缺乏叶状肿瘤的共性 CBBCT 征象特点,为 CBBCT 表现不典型的叶状肿瘤病例。本例肿块虽呈明显分叶状,但外形略偏小,边缘不光整呈锯齿状,其内无囊灶和粗大裂隙状低密度区表现,且患者有乳腺癌病史,故其较难与乳腺癌相鉴别。

6. 本例图片展示(图 5-11-6)

（七）病例 7

1. 简要病史及专科检查情况　患者,女,63 岁,自述 1 周前发现左乳外上方肿物,大小约 4.0cm×3.0cm,无疼痛,无乳头溢液,无乳头(或乳晕)糜烂,无乳头内陷或抬高,B 超检查提示:左侧乳腺实性肿块(BI-RADS 4A 类)。

专科检查:双侧乳房发育正常,皮肤色泽正常,无红肿、糜烂及破溃,局部皮肤无橘皮征及酒窝征,乳头、乳晕无糜烂,乳头无内陷或抬高。左乳外上象限可触及一大小约 3.5cm×3.0cm 肿物,表面欠光滑、质硬、边界欠清、活动受限、无压痛。双侧乳头未及肿物,无溢液。双侧锁骨上下未触及肿大淋巴结。右乳、双腋窝未见异常。

2. 锥光束乳腺 CT 表现　双乳大小形态基本对称,局部腺体致密;乳腺皮肤和乳头未见异常。平扫示左乳外上象限前份(2~3 点钟位置)有一不规则形等密度肿块,其内有粗大钙化灶。增强扫描示肿块呈实性、不均匀明显强化,边缘模糊不整,但未见毛刺征象。肿块大小约 3.0cm×2.5cm×2.5cm,前缘距乳头基底部 2.0cm,距皮肤最近距离约 0.2cm。3D-MIP 示左乳肿块周围血管略增粗,且与肿块相连。乳后脂肪间隙及胸壁结构未见异常。右乳未见异常。

3. 锥光束乳腺 CT 诊断　左乳恶性肿瘤可能性大:乳腺癌?（BI-RADS 4C 类）。

4. 大体病理及病理诊断

（1）大体病理:左乳见一肿块,大小 2.5cm×2.3cm×2.0cm,切面灰白、实性,质地硬,呈分叶状,有囊性变和出血、坏死。

（2）病理诊断:左乳叶状肿瘤,符合恶性。肿瘤大小 2.5cm×2.3cm×2.0cm,无包膜,局部浸润性生长,间质细胞丰富,细胞有异型性,可见瘤巨细胞,有少量角化性鳞状上皮,肿瘤有坏死及玻璃样变性,核分裂象约 7 个/10HPF,有可疑病理性核分裂象。未见脉管瘤栓及神经侵犯。皮肤未见肿瘤。

（3）免疫组化:上皮细胞:CKpan(-),p63(少量可疑+),CK5/6(-);间质肿瘤细胞:CD117(-),CD34(-),CD10(+),ER(-),PR(-),p53(2%+),Ki-67(30%+)。

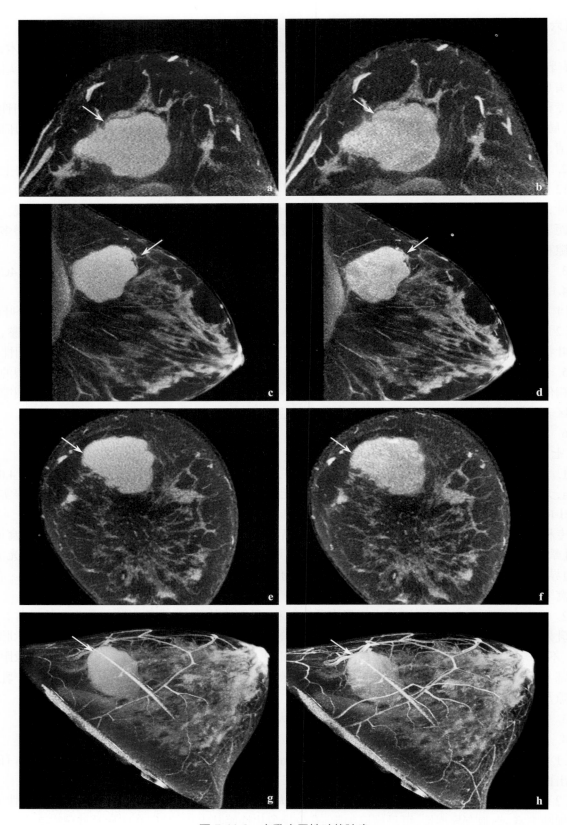

图 5-11-6　左乳交界性叶状肿瘤

a. 左乳 CBBCT 平扫横断面；b. 左乳 CBBCT 增强横断面；c. 左乳 CBBCT 平扫矢状面；d. 左乳 CBBCT 增强矢状面；e. 左乳 CBBCT 平扫冠状面；f. 左乳 CBBCT 增强冠状面；g. 左乳平扫 3D-MIP 成像；h. 左乳增强 3D-MIP 成像。箭头所示为肿瘤灶。

5. 诊断要点分析　本例为缺乏叶状肿瘤共性 CBBCT 征象特点的不典型病例。本例左乳肿块外形相对偏小且形态不规则、伴钙化、边缘模糊不整、不均匀明显强化等 CBBCT 征象特点更倾向于乳腺癌，难以据此诊断为恶性叶状肿瘤。

6. 本例图片展示（图 5-11-7）

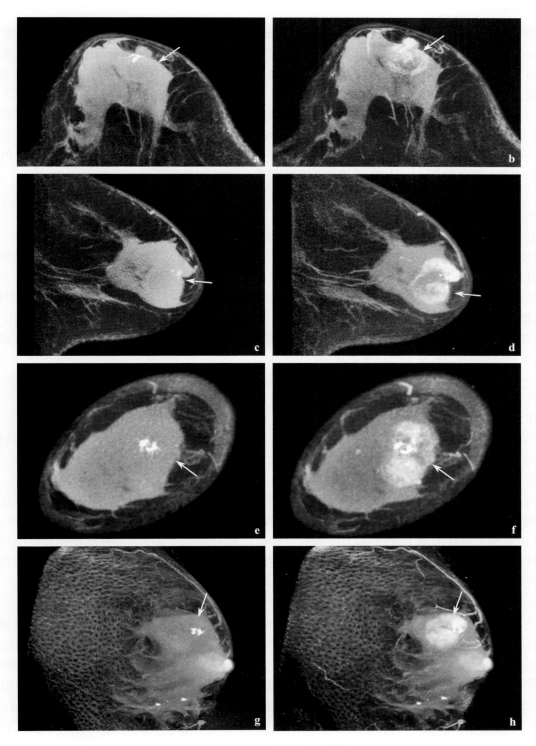

图 5-11-7　左乳恶性叶状肿瘤

a. 左乳 CBBCT 平扫横断面；b. 左乳 CBBCT 增强横断面；c. 左乳 CBBCT 平扫矢状面；d. 左乳 CBBCT 增强矢状面；e. 左乳 CBBCT 平扫冠状面；f. 左乳 CBBCT 增强冠状面；g. 左乳平扫 3D-MIP 成像；h. 左乳增强 3D-MIP 成像。箭头所示为肿瘤灶。

第十二节　乳腺恶性淋巴瘤

一、概述

乳腺恶性淋巴瘤分为原发性乳腺淋巴瘤（primary breast lymphoma，PBL）和继发性乳腺淋巴瘤（secondary breast lymphoma，SBL）。PBL 现定义指首发于乳腺，伴或不伴腋窝淋巴结累及者。也有部分研究者将锁骨上淋巴结及内乳区淋巴结受累者也纳入 PBL 的范畴。与此相对的是，SBL 是指全身性淋巴瘤同时或继发乳腺受累者。虽然临床上两者的区分十分重要，但 PBL 和 SBL 在形态影像学上没有明显区别。本章节主要论及 PBL 的临床、病理及 CBBCT 影像表现。PBL 发病率较低，占乳腺恶性肿瘤的0.5%，占非霍奇金淋巴瘤（non-Hodgkin lymphoma，NHL）的 1%，约占结外淋巴瘤的 2%。PBL 患者中女性超过 98%，其中最常见的为弥漫大 B 细胞淋巴瘤（diffuse large B-cell lymphoma，DLBCL）。PBL 在西方国家的中位发病年龄为 62~64 岁，在亚洲国家中位发病年龄相对年轻，为 45~53 岁。

二、临床表现

PBL 常表现为单侧乳房无痛性肿块，可单发或多发，以外上象限居多，乳腺肿块一般质地中等，境界清楚，与皮肤、胸壁均无粘连，可推动，部分肿块表面皮肤可有青紫色改变。30%~40% 的患者表现为单侧的腋窝淋巴结肿大。乳头内陷、乳头溢液、橘皮样等皮肤改变罕见。少数患侧乳腺呈弥漫性肿大伴皮肤增厚水肿。多数报道显示 PBL 发生于右侧较左侧更为常见，一般双侧乳腺病变较为少见，但是年轻、妊娠期女性诊断为 PBL 常常表现为双侧病变，且常为高侵袭性伯基特淋巴瘤（Burkitt lymphoma，BL）。与其他 NHL 患者比较，PBL 患者常缺乏特别症状，少数患者无任何临床症状，发生发热、体重下降、盗汗等并不多见，常因体检时乳腺 X 线摄片而发现。

三、病理表现及分型

（一）大体病理

原发性乳腺恶性淋巴瘤病灶多表现为孤立的肿块或多发结节，大小不一，边界清楚，质地较软，肿瘤组织与其他部位淋巴瘤类似，切面呈灰白或灰粉鱼肉状，侵袭性病变中常伴出血和/或坏死。

（二）组织病理

任何类型的恶性淋巴瘤均可发生于乳腺，但几乎均为非霍奇金淋巴瘤；多数病例为弥漫大 B 细胞淋巴瘤（40%~73%），其次为结外黏膜相关淋巴组织边缘区淋巴瘤（9%~25%）和滤泡性淋巴瘤（13%~19%）。此外，少见情况下还有伯基特淋巴瘤、T 细胞淋巴瘤等。不同的组织学亚型的肿瘤细胞和组织结构形态表现多样，肿瘤细胞常弥漫分布，缺乏聚集成巢的倾向，常浸润乳腺小叶、导管并可围绕导管形成淋巴上皮病变。

（三）病理类型及免疫组化

1. 弥漫大 B 细胞淋巴瘤（diffuse large b-cell lymphoma，DLBCL）　弥漫大 B 细胞淋巴瘤是最常见的原发性乳腺恶性淋巴瘤类型，占所有原发性乳腺恶性淋巴瘤的 40%~73%。多数患者为单侧病变，但复发时可伴对侧乳房病变，且常伴发其他结外器官的病变，有 5%~10% 的患者复发时可累及中枢神经系统。免疫组化：DLBCL 表达 CD20、CD79a 等 B 细胞标志物，不表达上皮类标记 CK、EMA 及 T 细胞标记物 CD3、CD5，Ki-67 常显示较高增殖指数（>40%）。根据免疫组化 CD10、BCL6、MUM-1 的表达模式（Hans 分型法）可分为生发中心 B 细胞型（GCB）及非生发中心 B 细胞型（non-GCB）。GCB 型：CD10（+）/BCL6（±）/MUM-1（-），或者 CD10（-）/BCL6（+）/MUM-1（-）；non-GCB 型：CD10（-）/BCL6（±）/MUM-1（+）。乳腺 DLBCL 以 non-GCB 型多见。

2. 结外黏膜相关淋巴组织边缘区淋巴瘤（Extranodal mucosal associated lymphoid tissue marginal zone

lymphoma，MALT） MALT 是第二常见的原发性乳腺恶性淋巴瘤类型，多见于 60~80 岁女性。多数临床表现为单发质硬肿块。25% 的病例可有区域淋巴结累及，累及骨髓的Ⅳ期病变罕见。免疫组化：肿瘤细胞表达全 B 细胞抗原，如 CD20、CD79a、PAX5 等，近半数病例表达 CD43。对于有浆细胞分化的病变，亦可呈现轻链限制性表达特征；一般不表达 CD5、CD10、CD23、BCL6、IgD 或 CyclinD1，KI-67 增殖指数<20%。原发性乳腺 MALT 为惰性淋巴瘤，进展缓慢，5 年总生存率几乎为 100%。

3. 滤泡性淋巴瘤（Follicular lymphoma，FL） 在累及乳腺的低级别 B 细胞淋巴瘤中，除了 MALT 外，滤泡性淋巴瘤最为常见。滤泡性淋巴瘤可原发于乳腺，个别病例可起源于乳内淋巴结，伴或不伴腋窝淋巴结侵犯。免疫组化：CD20、CD79a、CD10、BCL6、BCL2 阳性。原发乳腺 FL 的复发率、播散方式和临床行为与其他部位 FL 相似。尽管有研究中报告原发乳腺 FL 具有较差的预后，但最近对 SEER 计划数据的分析表明，乳腺低临床分期的 FL 患者的总体生存率高于系统性 FL 患者。

4. 伯基特淋巴瘤（Burkitt lymphoma，BL） 包含 3 种临床亚型，即地方性 BL、散发性 BL、免疫缺陷相关 BL。乳腺伯基特淋巴瘤的临床亚型多为地方性 BL，散发性 BL 少见。乳腺 BL 患者通常为孕期或哺乳期妇女，有时也见于青春期女性，表现为双侧乳腺显著肿大、病灶呈弥漫性，不像弥漫大 B 细胞淋巴瘤多见于单侧乳腺局限性肿块。EB 病毒与 BL 临床亚型相关，多见于地方性 BL（>95%），少见于散发性BL（15%~25%）。患者可有 8 号染色体上 MYC 基因的转位和调节失控。免疫组化：BL 表现为成熟 B 细胞表型，CD20、CD79a、PAX5、CD10 和 BCL6 阳性，BCL2 阴性，Ki-67 几乎 100%。

5. T 细胞淋巴瘤（T-cell lymphomas，TCL） T 细胞淋巴瘤很少原发于乳腺，但在全身播散时可累及乳腺。累及乳腺的常见类型为间变性大细胞淋巴瘤（anaplastic large cell lymphoma，ALCL），退行性淋巴瘤激酶（ALK）可阳性或阴性。大部分病例都为广泛播散。ALK 阴性的 ALCL 与乳腺植入物相关，从植入物放置至发病的平均时间为 8 年。硅胶和盐水填充植入物都可发生，更多见于硅胶置入患者。ALK 阴性的 ALCL，乳腺常表现为血清肿，还可出现纤维囊内肿块，或植入物周围严重的纤维囊挛缩。至今所有病例都为单侧。在血清肿相关 ALCL，肿瘤细胞局限于纤维囊或见于浆膜腔内，浸润至纤维囊外乳腺实质者少见。免疫组化：血清肿相关 ALCL 的 CD30、细胞毒颗粒相关蛋白、上皮膜抗原（EMA）、丛生蛋白（clusterin）强染色，CD15、CD20 表达阴性。血清肿相关 ALCL 预后相对较好。某些患者可进行局部手术，移除植入物后严密随访可获得良好效果。

四、锥光束乳腺 CT 表现

PBL 在 CBBCT 图像上可呈肿块型和弥漫型表现，以肿块型多见。

（一）肿块型

肿块可单发亦可多发，以单发多见。单发肿块较大，平均直径为 4~5cm，平扫图像上多表现为边缘清晰光整的等或略高密度实性肿块，增强图像上肿块实质多呈轻到中度均匀强化，部分较大肿块内可见裂隙状低密度区；未经治疗者肿块密度和强化多较均匀，极少见囊变和钙化。PBL 的特征性表现是增强后肿块内常见形态正常的穿行血管结构（下称血管穿行征）；需特别注意的是，在 CBBCT 诊断过程中不要将形态正常的瘤内穿行血管与粗细不均且迂曲畸形的肿瘤血管相混淆。

（二）弥漫型

病灶可累及一个象限或一侧乳腺，甚至可累及双侧乳腺。平扫显示患侧乳腺腺体体积增大、密度增高，增强后病灶呈多发小结节样非肿块样强化，其内常伴较大结节或肿块，可伴邻皮肤增厚、乳后间隙模糊表现。部分弥漫型病灶内亦可见血管穿行征。

五、鉴别诊断

肿块型 PBL 需与叶状肿瘤、纤维腺瘤和浸润性癌相鉴别。叶状肿瘤多数体积更大，强化更不均匀，常伴出血、坏死、囊变和内分叶表现，少见形态正常的穿行血管。纤维腺瘤好发于青少年女性，体积多数较小，分叶较少见，可伴粗大钙化，少见形态正常的穿行血管。浸润性乳腺癌体积相对淋巴瘤较小，常伴恶性钙化,边缘多模糊不规整伴毛刺,强化多不均匀且强化程度较高。

弥漫型 PBL 主要需与炎性病变及乳腺原位癌相鉴别。炎性病变患者常有炎症相关的临床症状体征,CBBCT 常见脓肿样病灶及病灶邻近皮肤皮下组织增厚强化表现。导管原位癌常伴恶性钙化,导管原位癌和小叶原位癌的较大瘤结节边缘常见分叶和毛刺,且癌灶强化多更明显。

六、病例分析

(一)病例 1

1. 简要病史及专科检查情况 患者,女,51 岁,自述 1 天前发现右乳肿物,大小约 3.0cm×3.0cm,无疼痛,无乳头溢液,无乳头(或乳晕)糜烂,无乳头内陷或抬高;超声检查提示:右乳多个肿物,最大者大小约 3.4cm×2.5cm×2.5cm。

专科检查:双乳不对称,右乳较大;右乳可触及约 7.0cm×6.0cm 肿物,质硬,活动受限,无压痛。皮肤色泽正常,无红肿、糜烂、破溃、橘皮征及酒窝征。乳头无内陷或抬高,乳头未触及肿物,无溢液。双侧腋窝、双侧锁骨上下均未触及肿大淋巴结。左乳未见异常。

2. 锥光束乳腺 CT 表现 右乳较对侧偏大,腺体呈不均匀致密型;未见乳腺皮肤增厚和乳头内陷表现。平扫示右乳上象限有一巨大等密度肿块,大小约 8.0cm×7.5cm×7.5cm,肿块大部分边缘光整清晰、可见浅分叶,内未见钙化。增强扫描示肿块轻度均匀强化,内见较多被肿块实质包埋的形态正常的穿行血管和较宽大的裂隙状低密度无强化区。病灶最前缘距乳头基底部约 0.5cm,距离皮肤最近距离约 0.2cm。3D-MIP 示右乳血管较对侧增粗、增多,且部分分支与肿块相连。右侧乳后间隙及胸壁结构未见异常。左乳未见异常。

3. 锥光束乳腺 CT 诊断 右乳上象限实性肿块,叶状瘤或巨纤维腺瘤可能性大,淋巴瘤待排(BI-RADS 4A/4B 类)。

4. 大体病理及病理诊断

(1)大体病理:(右乳肿物)灰白穿刺物 7 条,长 0.5~2.5cm,直径 0.1cm。

(2)病理诊断:(右乳肿物穿刺)高级别 B 细胞淋巴瘤(HGBL),非特指型(NOS)。光镜检查:母细胞形态的小淋巴细胞弥漫增生,核质比大,核膜薄,染色质分布均匀,少数细胞可见小核仁。核分裂象易见,有"星空"现象。

(3)免疫组化:CD20(弥漫强 +),CD19(+),CD79a(+),CD3(-),CD10(+),BCL6(-),MUM-1(+),CD34(-),CD99(-),TdT(-),Cyclin D1(-),BCL2(100%+),MYC(90%+),p53(30%+),Ki-67(>90%+)。

(4)原位杂交:EBER(-)。

(5)FISH 结果:*MYC* 基因断裂易位,*BCL2* 和 *BCL6* 基因未见断裂。

5. 诊断要点分析 本例为 CBBCT 表现较典型的恶性淋巴瘤病例。本例右乳巨大分叶状实性肿块边缘清晰光整,实质密度均匀且轻度均匀强化,其内可见多支形态正常的穿行血管(而非形态畸形的肿瘤血管),其表现均与前述恶性淋巴瘤的常见 CBBCT 征象特点相符。本例因肿块内有较宽大的裂隙状无强化区,故其与实性肿块表现型叶状肿瘤非常相似。叶状肿瘤因组织成分复杂,其实质(非囊样和裂隙样低密度区)密度和强化程度多较恶性淋巴瘤更不均匀。本例肿块实质密度均匀、轻微均匀强化、肿块内见典型的血管穿行征等 CBBCT 表现特点,有助于其与叶状肿瘤相鉴别。此外,本例的肿块内血管穿行征和患者年龄特点,亦有助于其与巨纤维腺瘤相鉴别。

6. 本例图片展示(图 5-12-1)

(二)病例 2

1. 简要病史及专科检查情况 患者,女,67 岁,自述 2 天前发现左乳外上方肿物,约 1.5cm×1.5cm,无疼痛,无乳头溢液,无乳头(或乳晕)糜烂,无乳头内陷或抬高等。彩超检查提示:左乳实质性占位,左腋窝淋巴结稍增大。

专科检查:双侧乳房发育正常。皮肤色泽正常,无红肿、糜烂、破溃、橘皮征及酒窝征。左乳外上象限

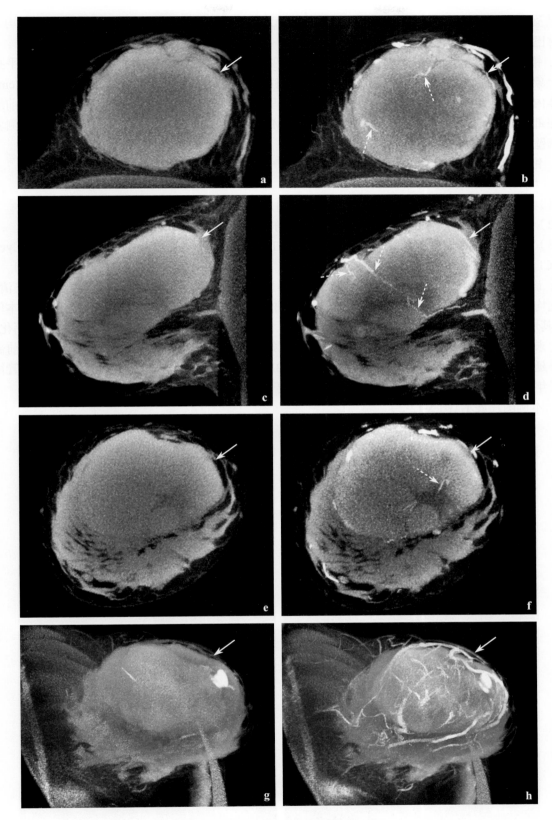

图 5-12-1　右乳高级别 B 细胞淋巴瘤

a. 右乳 CBBCT 平扫横断面；b. 右乳 CBBCT 增强横断面；c. 右乳 CBBCT 平扫矢状面；d. 右乳 CBBCT 增强矢状面；e. 右乳 CBBCT 平扫冠状面；f. 右乳 CBBCT 增强冠状面；g. 右乳平扫 3D-MIP 成像；h. 右乳增强 3D-MIP 成像。实线箭头所示为肿瘤，虚线箭头所示为瘤内形态正常的穿行血管结构。

可见触及一 2.0cm×1.5cm 肿物,边缘不规则,质中,无压痛,活动度好。双侧腋窝、双侧锁骨上下均未触及肿大淋巴结。右乳未见异常。

2. 锥光束乳腺 CT 表现　双乳基本对称,呈散在纤维腺体型;双乳皮肤及乳头未见异常。平扫示左乳外上象限(约 1~2 点钟区域)中后份有一类圆形略高密度实性结节,大小约 2.0cm×2.0cm×1.8cm,其上方腺体内有一不规则粗大钙化灶。增强扫描结节灶呈中等度均匀强化,边缘光整清晰。结节灶前缘距乳头基底部约 3.5cm,距皮肤最近距离约 1.6cm。3D-MIP 示双乳血管无明显增多、增粗表现。左侧乳后间隙和胸壁结构未见异常。右侧乳腺未见异常。

3. 锥光束乳腺 CT 诊断　左乳外上象限中后份肿物,纤维腺瘤可能性大(BI-RADS 3 类)。

4. 大体病理及病理诊断

(1)大体病理:(左乳肿物)灰白穿刺物 5 条,长 1.5~2cm,直径为 0.1cm。

(2)病理诊断:左乳肿物穿刺病理:(左乳肿物)弥漫大 B 细胞淋巴瘤(ABC 免疫亚型)。

(3)免疫组化:①瘤细胞:CD20(+),CD3(-),CD10(-),BCL6(+),MUM-1(+),CD5(-),Cyclin D1(-),BCL2(90%+),MYC(20%+),CKpan(-),P120(-),Ki-67(60%+);②CD21(未显示 FDC 网)。

5. 诊断要点分析　本例亦为 CBBCT 表现较典型的恶性淋巴瘤病例,其左乳肿物边缘光整清晰、实质强化均匀、肿物内见血管穿行征等表现,均与恶性淋巴瘤的常见 CBBCT 征象特点相符。由于本例肿物偏小,其形态、密度、强化表现与纤维腺瘤的 CBBCT 征象特点高度相似,加之肿物外缘有粗大钙化,且诊断医生未能关注到恶性淋巴瘤特征性的穿行血管征象(横段面和 3D-MIP 增强图像均显示结节前部有一条自外延伸入结节内的形态正常的穿行血管),故 CBBCT 误诊为纤维腺瘤。本例肿物的穿行血管征象以及患者年龄偏大特点,为其与纤维腺瘤相鉴别的主要依据。

6. 本例图片展示(图 5-12-2)

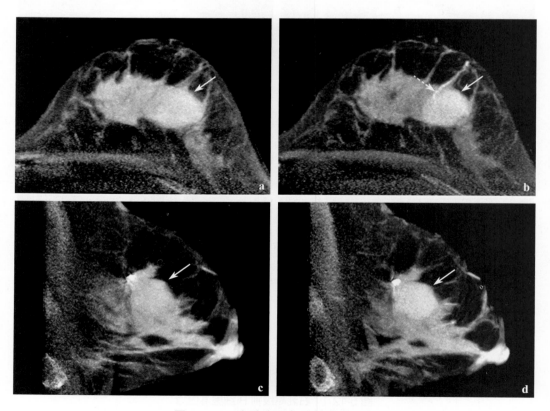

图 5-12-2　左乳弥漫大 B 细胞淋巴瘤

a. 左乳 CBBCT 平扫横断面;b. 左乳 CBBCT 增强横断面;c. 左乳 CBBCT 平扫矢状面;d. 左乳 CBBCT 增强矢状面;

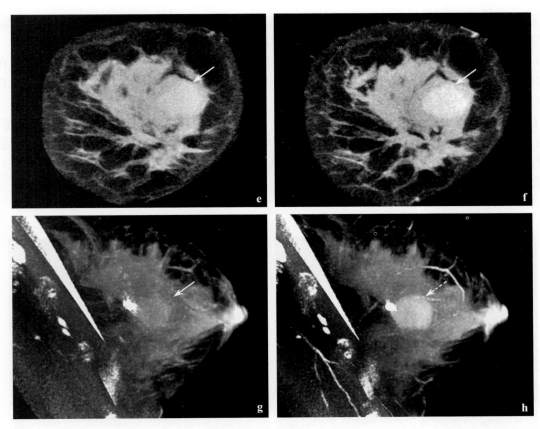

图 5-12-2(续)

e. 左乳 CBBCT 平扫冠状面;f. 左乳 CBBCT 增强冠状面;g. 左乳平扫 3D-MIP 成像;h. 左乳增强 3D-MIP 成像。实线箭头所示为肿瘤,虚线箭头所示为延伸入肿瘤内的形态正常的穿行血管结构。

（三）病例 3

1. 简要病史及专科检查情况　患者,女,65 岁,自述 2 天前发现右乳头后方肿物,大小约 3.0cm× 2.0cm,伴右乳头内陷,无疼痛,无乳头溢液,无乳头(或乳晕)糜烂,无畏寒、发热。当地医院彩超检查提示:右乳头旁 10~11 点方向肿物,大小为 2.5cm×2.0cm×2.0cm（BI-RADS 4C 类）。

专科检查:双侧乳房发育正常,皮肤色泽正常,无红肿、糜烂、破溃、橘皮征及酒窝征。右乳头内陷。右乳内侧靠乳头旁触及一大小约 3.0cm×2.0cm 肿物,表面不光滑、质中、边不清、活动受限、无压痛。双侧乳头未触及肿物,无溢液。右侧腋窝触及一大小约 3.0cm×2.0cm 淋巴结,质中、边界清、活动度好、无压痛。双侧锁骨上下及左侧腋窝未触及肿大淋巴结。左乳未及肿物。

2. 锥光束乳腺 CT 表现　双侧乳腺呈散在纤维腺体型。平扫示右乳头后方有不规则形略高密度肿物,大小约 4.0cm×3.0cm×3.0cm,其内有一直径约 3.0cm 的实性均匀密度肿块,肿块周围及后方有边界不清的斑片结节状非肿块样病灶,肿物及其周围未见钙化灶。增强扫描示实性肿块呈中等度均匀强化,边缘分叶、模糊但未见毛刺,其周围及后方斑片结节状病灶呈非肿块样强化。病灶紧贴乳头基底部。3D-MIP 未见显著血管改变。右乳后间隙及胸壁结构未见异常。左乳未见异常。

3. 锥光束乳腺 CT 诊断　右乳头后方肿块及非肿块样强化灶,考虑乳腺癌可能性大（BI-RADS 4C 类）。

4. 大体病理及病理诊断

（1）大体病理:(右乳房)带梭形皮瓣及腋窝脂肪的全切乳腺组织一个,乳腺大小为 27.0cm×19.0cm× 4.8cm。乳头后方距乳头 0.3cm,皮下 0.2cm,基底 2.1cm 可见一个大小为 4.2cm×3.0cm×2.8cm 的肿块,切面灰白实性,质中,无囊性变,可见出血,无坏死,肿物境界不清,无包膜。余乳腺组织切面灰白,未见明显占位。

（2）病理诊断:(右乳)弥漫大 B 细胞淋巴瘤,非特殊性,ABC 免疫亚型。乳腺肿瘤多灶,最大肿瘤主体大小为 4.2cm×3.0cm×2.8cm,弥漫浸润周边乳腺组织。有神经侵犯,脉管壁受肿瘤侵犯。周围乳腺取材亦可见多灶肿瘤细胞巢。乳头、皮肤下方纤维组织内可见肿瘤。

（3）免疫组化:CD20(+),CD3(-),CD21(-),CD10(-),BCL6(-),MUM-1(+),CD30(-),BCL2(100%+),MYC(30%+),p53(15%+),E-cadherin(-),CK(-),CK5/6(-),GATA-3(-),ER(-),PR(-),HER2(0,阴性),Ki-67(60%+)。

5. 诊断要点分析　本例为兼具弥漫型和肿块型 CBBCT 表现且表现不典型(缺乏特征性的穿行血管征象)的恶性淋巴瘤病例,需注意与乳腺癌相鉴别。本例的病灶无钙化特点有助于其与最常见的乳腺导管癌(浸润性导管癌合并导管原位癌)相鉴别,但因其实性肿块边缘模糊不整,故难与乳腺小叶癌(浸润性小叶癌合并小叶原位癌)相鉴别。

6. 本例图片展示(图 5-12-3)

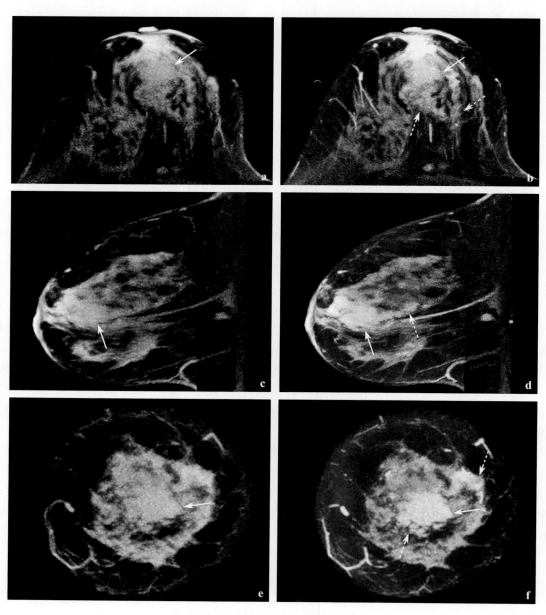

图 5-12-3　右乳弥漫大 B 细胞淋巴瘤

a. 右乳 CBBCT 平扫横断面;b. 右乳 CBBCT 增强横断面;c. 右乳 CBBCT 平扫矢状面;d. 右乳 CBBCT 增强矢状面;e. 右乳 CBBCT 平扫冠状面;f. 右乳 CBBCT 增强冠状面。

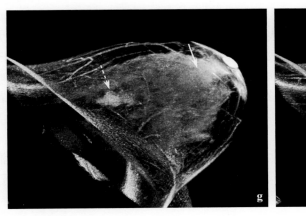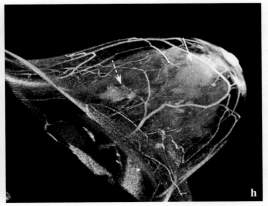

图 5-12-3（续）

g. 右乳平扫 3D-MIP 成像；h. 右乳增强 3D-MIP 成像。实线箭头所示为肿块样强化的瘤灶，虚线箭头所示为非肿块样强化的瘤灶。

第十三节　乳房佩吉特病

一、概述

乳房佩吉特病（mammary Paget disease, MPD）又称乳头乳晕湿疹样癌，是一种少见的特殊类型乳腺癌，占所有乳腺癌的 1.4%~13.0%，好发于 50~60 岁绝经后女性，多为单侧发病，以乳头乳晕湿疹样改变为特征，单发于乳头乳晕的 MPD 罕见，常伴发乳腺腺体内的导管相关肿瘤，最常见是乳腺导管原位癌（DCIS）或浸润性导管癌（IDC）；约 60%MPD 的伴发瘤灶位于中央区乳头乳晕复合体下方，30%~40% 为多中心肿瘤，术前影像学检查具有重要临床意义。

二、临床表现

乳房佩吉特病的典型表现是乳头乳晕区反复出现脱屑、糜烂、渗液及结痂等湿疹样改变，主要发生于女性一侧乳腺的乳头乳晕区域，在疾病的不同时期可有不同的表现。起初患者一般会有乳头上皮增厚、变红，往往有灼痛或者瘙痒，有时会出现小的结痂，然后乳头表面变得十分粗糙，逐渐出现糜烂，伴浆液性或血性渗出，有时出现渗出减少、结痂，类似愈合改变，但结痂脱落后仍可见糜烂面。当整个乳头受累后，可以侵犯乳晕，呈湿疹样改变。病变通常很少波及周围皮肤。疾病早期容易被误诊为湿疹或者其他良性皮肤病变，局部应用糖皮质激素后瘙痒等不适症状暂时会有所缓解，但乳腺深部病变仍继续进展，导致诊断和治疗的延误。并非所有伴有乳腺深部病变的佩吉特病患者在临床体检中都可触及肿块。有文献报道临床可触及乳房内肿块的患者中有 90%~94% 被证实伴有浸润性癌，且其中 1/2~2/3 的患者存在腋窝淋巴结转移。而临床未触及肿块的患者常伴有非浸润性癌，其中 66%~86% 的患者被证实是 DCIS。佩吉特病相关的同侧乳腺深部病灶可以在乳房中央的乳头附近出现，也可以在远离乳头的位置出现，且部分为多灶性。因为常伴乳腺深部病灶，所以乳头乳晕活检确诊为佩吉特病的病例，通常建议影像学检查以确定肿瘤的范围并发现乳腺深部病灶。

三、病理表现及分型

（一）大体病理

乳头增大、糜烂、呈湿疹样，表面可有结痂或溃疡。在≥90% 的乳房佩吉特病患者中可以见到乳房内伴有浸润性导管癌（IDC）或乳腺导管原位癌（DCIS），或者两者同时出现。

（二）组织病理

诊断乳房佩吉特病的组织病理学依据为乳头表皮层有佩吉特细胞浸润。佩吉特细胞体积大，多形性，胞浆丰富，嗜酸性或双嗜性，细胞单个或几个形成细胞簇散在分布。病变早期佩吉特细胞位于表皮基底层，基底膜完整；随着疾病进展，可突破基底膜浸润真皮层。佩吉特细胞可含有黏蛋白；由于吞噬作用，部分细胞可含有黑色素，易被误诊为黑色素瘤。大多数病例与潜在的基础癌有关，最常见为非特殊类型浸润性癌（浸润性导管癌），其次为导管原位癌。

（三）病理分型

乳房佩吉特病根据临床及病理表现可分为 3 种类型：①乳头乳晕区湿疹样改变合并乳腺浸润性癌；②乳头乳晕区湿疹样改变合并乳腺导管原位癌；③不伴有任何乳腺深部病灶的单纯乳头乳晕区湿疹样改变。

（四）免疫组化

佩吉特细胞常高表达 CK7，少数病例 CK7 阴性导致诊断困难。佩吉特细胞也表达其他腺上皮抗原，如 EMA、癌胚抗原（CEA）、巨囊性病液状蛋白-15（GCDFP-15）等，但不表达黑色素细胞抗原（HMB-45）。乳房深部病变常与乳头乳晕病变表现出相似的免疫组化染色模式。

四、锥光束乳腺 CT 表现

乳房佩吉特病通常以乳头病变就诊，临床上主要通过乳头症状及乳头活检诊断。影像学检查主要针对的是佩吉特病合并的乳腺深处病灶，其最常见者为浸润性导管癌和导管原位癌。乳房佩吉特病主要有以下特征性 CBBCT 表现：①乳头增大，乳头回缩（内陷），乳晕增厚；增强扫描受累乳头及乳晕呈明显强化表现。②乳头乳晕后缘常见呈倒锥形或粗大索条状的软组织密度肿物延伸入乳腺深部，部分可见与乳腺深处伴发的导管原位癌或浸润性导管癌灶相连续。肿物边缘多不规则，平扫多呈等密度，肿物内常可见恶性钙化。增强扫描肿物多呈不均匀明显强化表现。少数病例乳头乳晕后方仅见钙化灶或无明确病变显示。③腺体深处伴发的导管原位癌常呈区域性非肿块样强化表现，伴发的浸润性导管癌常呈肿块样强化表现（伴发的 DCIS 和 IDC 的其他 CBBCT 征象特点同前相应章节所述）。多中心病灶较常见。

五、鉴别诊断

乳房佩吉特病临床上主要需与乳头炎性病变相鉴别，如乳头异位性或接触性皮炎、慢性湿疹、银屑病、伴有慢性乳头溢液的乳腺导管扩张等；其次需与乳头肿瘤性病变相鉴别，如鲍恩病（Bowen disease）、基底细胞癌、恶性黑色素瘤、乳头腺病瘤、Toker 细胞增生及发生于乳头后缘的导管内乳头状瘤等。乳房佩吉特病主要依靠病理诊断，影像检查的主要目的是发现和诊断乳腺深处合并的恶性肿瘤，并据此帮助临床判断佩吉特病的前述 3 种临床病理类型。需注意的是，发生在乳晕区的导管内乳头状瘤亦可表现为乳头后肿物，但其多呈边缘光整的细长索条状或类圆形囊实性肿物样表现且多无恶性钙化灶，与佩吉特病乳头后实性肿物呈倒锥形或粗大条索状、边缘呈尖角或毛刺状、肿物常伴恶性钙化等表现不同。

六、病例分析

（一）病例 1

1. 简要病史及专科检查情况　患者，女，51 岁，自述 8 个月前发现左乳头溃烂，按"湿疹"予外用药物治疗后，左乳头溃烂处部分结痂好转但反复出现溃烂；乳腺彩超检查提示：左乳腺 4 点钟方向距乳头 4.2cm 腺体层见一大小约 1.6cm×1.2cm×0.4cm 低回声区，诊断 BI-RADS 4A 类；乳腺 X 线摄影提示：左乳段性分布钙化灶，诊断 BI-RADS 4A 类。

专科检查：双侧乳房发育正常，皮肤色泽正常，无橘皮征及酒窝征。左乳头部分破溃及结痂，无红肿，乳头稍内陷，挤压未见溢液。左乳外下象限触及一大小约 1.5cm×1.0cm 肿物，表面欠光滑、质硬、边界欠清、活动受限、无压痛。双侧腋窝、双侧锁骨上下均未触及肿大淋巴结。右乳未见异常。

2. 锥光束乳腺 CT 表现　双乳基本对称，腺体呈不均匀致密型。平扫示左侧乳头稍内陷，乳晕增厚，乳头乳晕后方见呈倒锥形的略高密度肿物，边缘不规则，范围约 1.8cm×1.6cm×1.5cm，内见线样分布的细小多形性钙化。增强扫描示乳头乳晕后方倒锥形肿物不均匀明显强化，与增厚强化的乳头乳晕分界不清。左侧乳腺外下象限（约 4 点钟位置）另见线样分布的小结节状非肿块样强化灶，强化不均，大小约 2.0cm×2.0cm×1.0cm。3D-MIP 示病灶周围血管稍增多、增粗，部分分支与病灶相连。左侧乳腺后方脂肪间隙及胸壁结构未见异常。右侧乳腺未见异常。

3. 乳腺锥光束 CT 诊断

（1）左侧乳头乳晕增厚及其后方肿物，考虑为乳房佩吉特病合并浸润性导管癌或导管原位癌（BI-RADS 4C 类）。

（2）左侧乳腺外下象限非肿块样强化灶，亦考虑为合并的乳腺深部导管原位癌灶（BI-RADS 4C 类）。

4. 大体病理及病理诊断

（1）大体病理：(左乳房)带圆形皮瓣无腋窝脂肪的全切乳腺组织一个，乳腺大小 15.0cm×12.0cm×4.5cm，皮瓣面积 3.7cm×2.7cm，无橘皮样外观/穿刺点，乳头直径 1cm，乳头内陷。余乳腺组织切面灰白实性质中，未见明显占位。

（2）病理诊断：(左乳房)考虑乳房佩吉特病，待免疫组化进一步诊断。乳头病变区范围约 0.5cm×0.4cm，表面糜烂，镜下见表皮区佩吉特细胞向皮下推挤式生长，下方可见少量高级别导管原位癌，伴粉刺样坏死及钙化。周围乳腺组织呈乳腺增生症，伴大汗腺化生。

（3）免疫组化：佩吉特细胞：CK5/6（－），CK7（＋＋＋），CK18（＋＋＋），CEA（－），AR（30%，中等＋），ER（－），PR（－），HER2（3+，阳性），p53（90%＋），Ki-67（50%＋）。导管原位癌细胞：CK5/6（＋），AR（70%，中等＋），ER（－），PR（－），HER2（3+，阳性），Ki-67（30%＋）。

5. 诊断要点分析　本例为临床表现和 CBBCT 表现均典型的乳房佩吉特病（合并乳头乳晕复合体下方导管原位癌）病例，其左侧乳头内陷、乳晕皮肤增厚强化、乳头乳晕后方不均匀强化的肿物呈倒锥形、肿物内见线样分布的 4B 类钙化等 CBBCT 表现，以及乳头糜烂破溃等临床表现，均与乳房佩吉特病合并导管癌（DCIS 或 IDC）的典型影像和临床表现特点相符。本例腺体深部非肿块样强化灶虽无典型恶性钙化，根据乳房佩吉特病常合并多中心导管癌之特点，应考虑为乳房佩吉特病合并的多中心导管原位癌病灶。

6. 本例图片展示（图 5-13-1）

（二）病例 2

1. 简要病史及专科检查情况　患者，女，61 岁，自述 1 年前发现左乳头破溃，破溃处反复结痂脱落，伴瘙痒，无疼痛，无乳头溢液。

专科检查：双侧乳房发育正常，皮肤无橘皮征及酒窝征。左乳头乳晕糜烂，范围直径约 2.5cm，左乳头结构几近消失。左乳未触及肿物；左乳头无溢液。左腋窝、双侧锁骨上下均未触及肿大淋巴结。右乳、右腋窝未见异常。

2. 锥光束乳腺 CT 表现　双乳呈散在纤维腺体型。平扫示左侧乳头结构显示不清，左乳晕增厚，其后方有一呈倒锥形的高密度肿物，边界较清但部分边缘不光整，大小约 1.8cm×1.5cm×1.2cm，肿物内及其后方有线样分支状分布的细小不定形和多形性钙化。增强扫描示乳晕后方倒锥形肿物较明显强化，与增厚强化的乳晕分界不清；肿物后方钙化灶周围有斑索状非肿块样轻微强化灶。3D-MIP 示病灶周围血管增多、增粗、与病灶相连。左侧乳后脂肪间隙及胸壁结构未见异常。右侧乳腺未见异常。

3. 乳腺锥光束 CT 诊断　左侧乳晕增厚伴其后方肿物，考虑乳房佩吉特病合并浸润性导管癌或导管原位癌可能性大（BI-RADS 4C 类）。

4. 大体病理及病理诊断

（1）大体病理：(左乳房)带梭形皮瓣无腋窝脂肪的全切乳腺组织一个，乳腺大小 20.5cm×18.8cm×5.0cm，皮瓣面积 10.3cm×6.2cm，无橘皮样外观。乳头内陷伴破溃，乳头乳晕表面可见一灰白区，范围

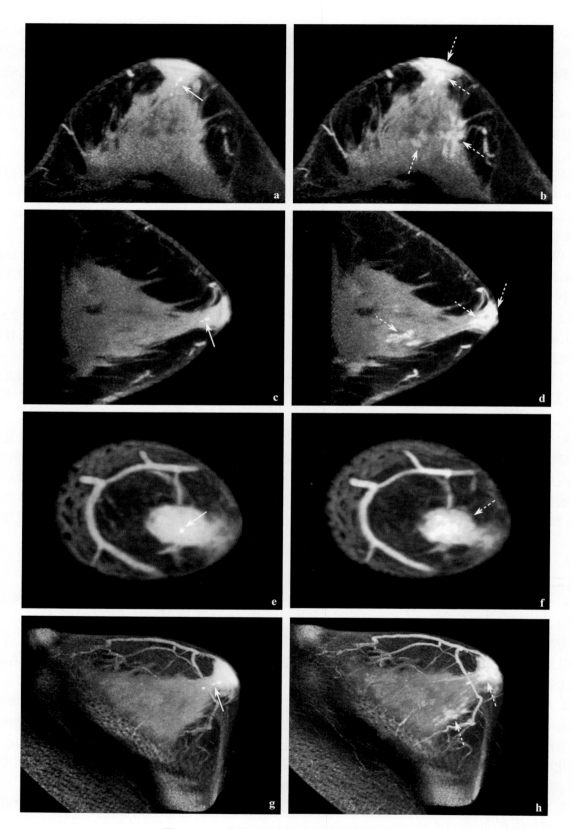

图 5-13-1　左乳房佩吉特病（合并导管原位癌）

a. 左乳 CBBCT 平扫横断面；b. 左乳 CBBCT 增强横断面；c. 左乳 CBBCT 平扫矢状面；d. 左乳 CBBCT 增强矢状面；e. 左乳 CBBCT 平扫冠状面；f. 左乳 CBBCT 增强冠状面；g. 左乳平扫 3D-MIP 成像；h. 左乳增强 3D-MIP 成像。实线箭头所示为肿瘤钙化灶，虚线箭头所示为强化的肿瘤灶（乳头乳晕癌灶、乳头乳晕下癌灶和乳腺深部癌灶）。

2.5cm×1.6cm。乳头后方距四周最近切缘 7.0cm，基底 1.0cm，紧贴皮下，可见一乳管增厚区大小 3.0cm×1.5cm×1.2cm，切面灰白实性，质地硬，边界不清，无囊性变和出血、坏死，无包膜。余乳腺组织灰白灰黄实性质软，未见明显占位。

（2）病理诊断：（左）乳房佩吉特病。病变区范围约 2.5cm×1.6cm，表面苍白、糜烂，镜下见表皮区 Paget 细胞向皮下推挤式生长，下方可见散在高级别导管原位癌，伴粉刺样坏死。

（3）免疫组化：CK7（+），ER（-），PR（-），HER2（3+），Melan-A（±），MITF-1（-），Ki-67（40%~50%+）。

5. 诊断要点分析　本例亦为临床表现和 CBBCT 表现均典型的乳房佩吉特病（合并乳头乳晕复合体下方导管原位癌）病例，其左侧乳晕增厚强化、乳晕后方强化的肿物呈典型的倒锥形、肿物内及其后方见线样分布的 4B 类钙化灶、肿物后方见斑索状非肿块样强化灶等 CBBCT 表现，以及乳头乳晕糜烂破溃等临床表现，均与乳房佩吉特病合并导管癌（DCIS 或 IDC）的典型影像和临床表现特点相符。

6. 本例图片展示（图 5-13-2）

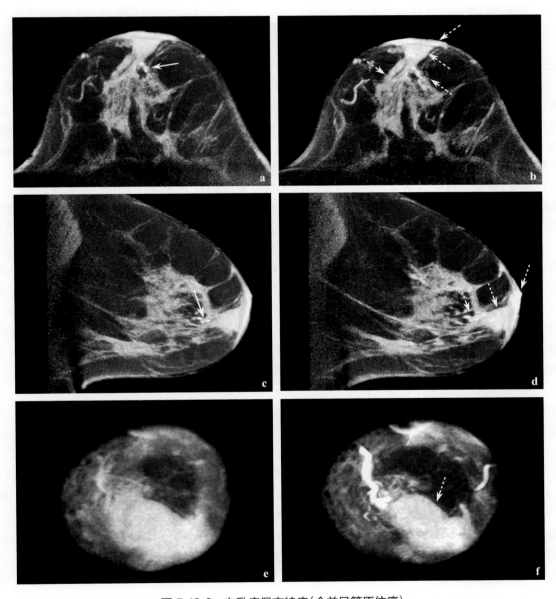

图 5-13-2　左乳房佩吉特病（合并导管原位癌）

a. 左乳 CBBCT 平扫横断面；b. 左乳 CBBCT 增强横断面；c. 左乳 CBBCT 平扫矢状面；d. 左乳 CBBCT 增强矢状面；e. 左乳 CBBCT 平扫冠状面；f. 左乳 CBBCT 增强冠状面。

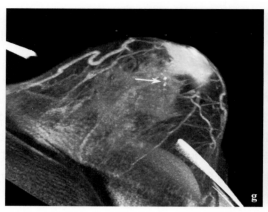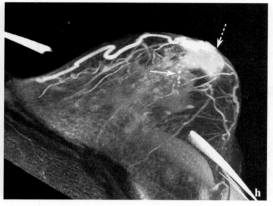

图 5-13-2（续）

g. 左乳平扫 3D-MIP 成像；h. 左乳增强 3D-MIP 成像。实线箭头所示为肿瘤钙化灶，虚线箭头所示为强化的肿瘤灶（乳头乳晕癌灶、乳头乳晕下癌灶和乳腺深部癌灶）。

（三）病例 3

1. 简要病史及专科检查情况　患者，女，59 岁，自述 5 个月前无明显诱因出现右乳头瘙痒、溢液、破溃，伴疼痛，乳头溢液呈淡血性，无乳头内陷或抬高。乳腺 B 超检查无特殊，按"皮肤病"予曲咪新乳膏（皮康霜）及中药局部治疗后症状好转，但皮肤破损无法愈合。再次 B 超检查提示：①右乳 12 点钟方向实性低回声团，大小约 1.2cm×1.6cm×1.0cm（BI-RADS 5 类）；②右乳腺 10 点钟方向低回声团，大小约 1.1cm×0.3cm（BI-RADS 3/4A 类）；③右腋窝多发低回声团。行右乳头破损切除活检术，病理提示乳房佩吉特病。

专科检查：双侧乳房发育正常，皮肤色泽正常，无橘皮征及酒窝征，右乳头破溃，结痂，无溢液；左乳头、乳晕无糜烂；双侧乳头无内陷或抬高。右乳头后方可触及大小约 2.0cm×2.0cm 肿物，表面欠光滑、质硬、活动受限、无压痛。右腋窝未触及肿大淋巴结。左乳、左腋窝未见异常。双侧锁骨上下未触及肿大淋巴结。

2. 锥光束乳腺 CT 表现　双乳基本对称，呈散在纤维腺体型。平扫示右侧乳头较对侧稍大且表面欠光整，右侧乳晕增厚；右乳头后缘可见粗大条索状略高密度肿物深入腺体内，其边缘不规则；中央腺体区及上、下象限区另见多个等密度肿物灶，边缘不规则，较大肿物可见边缘毛刺及分叶，最大者大小约 1.2cm×1.2cm×1.1cm，前缘距乳头基底部约 1.5cm，距离皮肤最近距离约 2.3cm；上述肿物均未见钙化灶。增强扫描示右侧肿大的乳头及增厚的乳晕、乳头后方粗大的条索状肿物以及中央腺体区多发肿物均呈明显不均匀强化表现。3D-MIP 示右腋窝有数个淋巴结灶，最大者短径为 0.8cm，右乳血管较对侧增多、增粗，部分血管与病灶相连。右乳后间隙及胸壁结构未见异常。左乳未见异常。

3. 乳腺锥光束 CT 诊断

（1）右乳房佩吉特病（BI-RADS 6 类），伴右乳腺内多灶性乳腺癌（BI-RADS 5 类）。

（2）右腋窝淋巴结转移瘤待排。

4. 大体病理及病理诊断

（1）大体病理：（右乳房）带梭形皮瓣无腋窝脂肪的全切乳腺组织一个，乳腺大小为 23.0cm×14.0cm×3.5cm，皮瓣面积为 10.0cm×7.0cm，无橘皮样外观。乳头直径为 1.6cm，质稍硬，有内陷，乳头糜烂、结痂。距乳头 3.5cm，皮下 2.5cm，基底 1.5cm，可见一灰白质稍硬区，大小为 2.5cm×1.0cm×1.0cm，切面灰白实性，质稍硬，无囊性变和出血、坏死。距乳头 1.5cm，皮下 2.0cm，紧贴基底可见质硬区，大小为 1.5cm×1.5cm×0.6cm，切面灰白实性，质稍硬，可见出血，无明显坏死，余乳腺组织切面灰白，未见明显占位。

（2）病理诊断：右乳单纯切除术标本。①（右乳房）浸润性癌Ⅲ级，非特殊类型，合并高级别导管原位癌（约 10%，有粉刺性坏死）。肿瘤三个，大小分别为 2.5cm×1.0cm×1.0cm、1.5cm×1.5cm×0.6cm 和 0.5cm×0.5cm×0.3cm，癌组织呈条索状、团片状弥漫浸润周围乳腺组织，间质少量淋巴细胞浸润。片内可见神经侵犯及脉管内癌栓。周围乳腺可见散在高级别导管原位癌。②右乳房佩吉特病，较大范围

1.4cm×1.2cm,乳头下方可见高级别导管原位癌。

（3）免疫组化：E-cadherin（+），CK5/6（-），EGFR（+），AR（90%，中等～强+），ER（-），PR（-），Ki-67（50%+）。

5. 诊断要点分析　本例亦为临床表现和 CBBCT 表现均典型的乳房佩吉特病（合并乳头乳晕复合体下方导管原位癌和腺体深处浸润性导管癌）病例,其右侧肿大的乳头和增厚的乳晕明显强化、乳头乳晕后方不均匀强化的肿物呈粗大条索状等 CBBCT 表现,以及乳头糜烂破溃等临床表现,均与乳房佩吉特病合并导管癌（DCIS 或 IDC）的典型影像和临床表现特点相符。本例右乳中央腺体区多发结节样强化灶虽无典型恶性钙化,根据其边缘分叶和短硬毛刺表现以及乳房佩吉特病常伴有多中心、多灶性导管癌之特点,应考虑为乳房佩吉特病合并的多中心浸润性导管癌和导管原位癌病灶。

6. 本例图片展示（图 5-13-3）

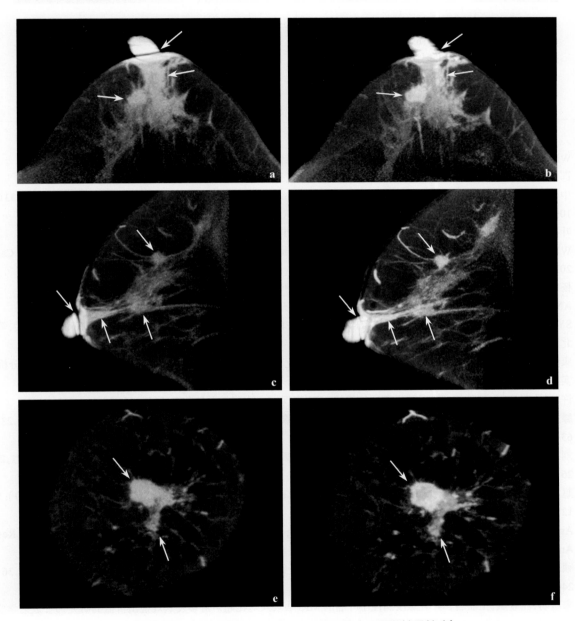

图 5-13-3　右乳房佩吉特病（合并导管原位癌及浸润性导管癌）

a. 右乳 CBBCT 平扫横断面；b. 右乳 CBBCT 增强横断面；c. 右乳 CBBCT 平扫矢状面；d. 右乳 CBBCT 增强矢状面；e. 右乳 CBBCT 平扫冠状面；f. 右乳 CBBCT 增强冠状面。

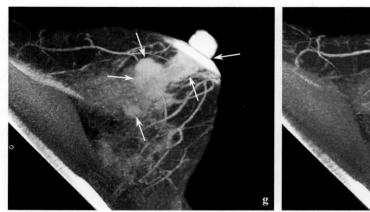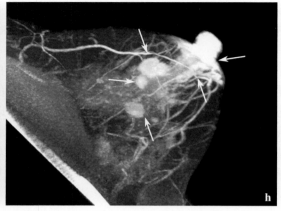

图 5-13-3（续）

g. 右乳平扫 3D-MIP 成像；h. 右乳增强 3D-MIP 成像。箭头所示为平扫图像及增强图像显示的肿瘤灶（乳头乳晕癌灶、乳头乳晕下癌灶和乳腺深部癌灶）。

参 考 文 献

［1］ WENDIE A. B. 乳腺影像诊断学［M］. 2 版. 彭卫军,顾雅佳,译. 北京:人民卫生出版社,2018.

［2］ 邵志敏,沈镇宙,徐兵河. 乳腺肿瘤学［M］. 2 版. 上海:复旦大学出版社,2018.

［3］ 中国抗癌协会乳腺癌专业委员会.中国抗癌协会乳腺癌诊治指南与规范（2024 年版）[J]. 中国癌症杂志.2023,33（12）:1092-1187.

［4］ 叶兆祥. 锥光束乳腺 CT 诊断图谱［M］. 北京:人民卫生出版社,2017.

［5］ WHO Classification of Tumours Editorial Board.Breast tumours［S］. Lyon:International Agency for Research on Cancer,2019.

［6］ 杨文涛,朱雄增.2012 版 WHO 乳腺肿瘤分类解读[J]. 中华病理学杂志,2013,42（2）:78-80.

［7］ ANNA SAPINO,JANINA KULKA. 乳腺病理学［M］. 梅开勇,郭双平,译. 北京:中国科学技术出版社,2021.

［8］ SYED A. HODA,EDI BROGI,FREDERICK C,KOERNER,et al. Rosen 乳腺病理学［M］. 郭双平,薛德彬,魏兵,等,译. 北京:中国科学技术出版社,2023.

［9］ 康巍,黄向阳,金观桥,等.锥光束乳腺 CT 与 MRI、数字化乳腺 X 线摄影对乳腺非肿块强化病变的诊断一致性分析[J]. 实用放射学杂志,2021,37（5）:763-767.

［10］许玲辉,彭卫军,顾雅佳,等.乳腺导管原位癌的 MRI 表现[J]. 中华放射学杂志,2011,45（2）:159-163.

［11］滕妍,张方璟,刘炳光,等.全数字化乳腺 X 线摄影对乳腺导管原位癌的诊断价值[J]. 医学影像学杂志,2013,23（1）:63-66.

［12］刘润,龚洪翰,曾献军,等.3.0T 磁共振动态增强在乳腺浸润性导管癌诊断中的应用价值[J]. 实用放射学杂志,2010,26（4）:556-560.

［13］赵欣,苏丹柯,康巍,等.锥光束乳腺 CT 在肿块型病变良恶性鉴别诊断价值[J]. 放射学实践,2020,35（10）:1268-1273.

［14］American College of Radiology（ACR）. Breast imaging reporting and data system（BI-RADS）［M］. 3rd ed.Reston:American College of Radiology,2016.

［15］顾雅佳,王玖华,涂小予,等.乳腺导管原位癌的钼靶 X 线表现与病理对照研究[J]. 中华放射学杂志,2016,36（3）:240-244.

［16］宋萌萌,汪登斌,王丽君,等.乳腺浸润性小叶癌的 MRI 表现及对比超声对多发病灶检出价值的研究[J]. 放射学实践,2015,30（11）:1080-1084.

［17］LOPEZ J K,BASSETT L W.Invasive lobular carcinoma of the breast:spectrum of mammographic,US,and MR imaging findings［J］. Radiographics,2009,29（1）:165-176.

［18］MANN R M.The Effectiveness of MR Imaging in the Assessment of Invasive Lobular Carcinoma of the Breast［J］. Magnetic Resonance Imaging Clinics of North America,2010,18（2）:259-276.

［19］谭红娜,王博,肖慧娟,等.乳腺黏液癌影像学特征与病理分型相关性分析［J］.临床放射学杂志,2017,36（5）:638-643.

［20］刘佩芳,尹璐,牛昀,等.乳腺黏液腺癌 MRI 表现特征及其与病理对照研究［J］.中华放射学杂志,2009,43（5）:470-475.

［21］MONZAWA S,YOKOKAWA M,SAKUMA T,et al. Mucinous carcinoma of the breast:MRI features of pure and mixed forms with histopathologic correlation［J］. American journal of roentgenology,2009,192（3）:W125-W131.

［22］LIU H,TAN H,CHENG Y,et al. Imaging findings in mucinous breast carcinoma and correlating factors［J］. European Journal of Radiology,2011,80（3）:706-712.

［23］CHAUDHRY A R,EL KHOURY M,GOTRA A,et al. Imaging features of pure and mixed forms of mucinous breast carcinoma with histopathological correlation［J］. British Journal of Radiology,2019,92（1095）:20180810.

［24］刘维肖,刘春玲,刘再毅,等.乳腺包被性乳头状癌的磁共振成像特征及与囊实性乳腺导管内乳头状瘤的鉴别诊断［J］.肿瘤影像学,2020,29（2）:114-120.

［25］邹启桂,娄鉴娟,王思奇,等.乳腺实性乳头状癌 47 例影像及临床病理分析［J］.长江大学学报:自然科学版,2019,16（10）:5.

［26］梁艳丽,刘春玲,刘再毅,等.乳腺实性乳头状癌的 MRI 表现及与导管内乳头状瘤的鉴别诊断［J］.中国医学影像学杂志,2019,27（2）:91-96.

［27］祁永红,杨国财.乳腺包裹性乳头状癌的 MRI 表现与病理分析［J］.实用放射学杂志,2019,35（2）:216-219.

［28］TANG W J,LIANG Y S,YAN J,et al. Magnetic Resonance Imaging（MRI）Phenotypes May Provide Additional Information for Risk Stratification for Encapsulated Papillary Carcinoma of the Breast［J］. Cancer management and research,2020,12:11751-11760.

［29］袁园,李香营,陈建强,等.乳腺导管内乳头状癌乳腺钼靶 X 线及 MRI 表现分析［J］.海南医学院学报,2020,26（24）:1877-1881.

［30］刘洋,王攀鸽,谭红娜,等.乳腺叶状肿瘤的影像学表现与病理对照分析［J］.实用放射学杂志,2017,33（8）:1191-1195.

［31］曲宁,罗娅红,李森.乳腺叶状肿瘤与单纯型黏液癌的 MRI 征象及鉴别诊断［J］.放射学实践,2017,32（2）:139-143.

［32］薛梅,李静,周纯武,等.MRI 在乳腺叶状肿瘤与纤维腺瘤鉴别诊断中的应用价值［J］.磁共振成像,2014,5（4）:246-251.

［33］沈茜刚,谭红娜,彭卫军,等.乳腺叶状瘤的 MRI 表现及病理对照分析［J］.中华放射学杂志,2011,45（12）:1108-1112.

［34］PLAZA M J,SWINTELSKI C,YAZIJI H,et al. Phyllodes tumor:Review of key imaging characteristics［J］. Breast disease,2015,35（2）:79-86.

［35］边甜甜,林青,吴增杰,等.乳腺化生性癌的影像学与临床病理特征［J］.中华肿瘤杂志,2016,38（10）:767-768.

［36］周芳芳,钱银锋,潘云雷,等.化生性乳腺癌的影像学表现［J］.实用放射学杂志,2014,30（5）:875-877.

［37］王岸飞,张焱,程敬亮,等.乳腺浸润性筛状癌的临床与 MRI 影像表现［J］.实用放射学杂志,2017,33（11）:1685-1687.

［38］LEE Y J,CHOI B B,SUH K S.Invasive cribriform carcinoma of the breast:mammographic,sonographic,MRI,and ¹⁸F-FDG PET-CT features［J］. Acta Radiologica,2015,56（6）:644-651.

［39］魏莉,李志高.乳腺浸润性筛状癌相关研究［J］.中华乳腺病杂志(电子版),2015,9（6）:398-402.

［40］陈园园,张嫣,王霞,等.乳腺浸润性微乳头状癌的 MRI 表现及临床病理特点［J］.中国 CT 和 MRI 杂志,2018,16（4）:80-82.

［41］JONES K N,GUIMARAES L S,REYNOLDS C A,et al. Invasive micropapillary carcinoma of the breast:imaging features with clinical and pathologic correlation［J］. American journal of roentgenology,2013,200（3）:689-695.

［42］ALSHARIF S,DAGHISTANI R,KAMBEROĞLU E A,et al. Mammographic,sonographic and MR imaging features of invasive micropapillary breast cancer［J］. European Journal of Radiology,2014,83（8）:1375-1380.

［43］齐荣秀,赵浙民,朱丽敏,等.乳腺浸润性微乳头状癌的影像特征分析［J］.实用医学影像杂志,2013,14（4）:258-260.

［44］刘芮.乳腺腺样囊性癌临床特点、影像学表现、病理及诊治［J］.国际医学放射学杂志,2012,35（6）:536-538.

［45］张淑平,青春,韩敏,等.乳腺原发性腺样囊性癌的影像学表现［J］.中国肿瘤临床,2019,46（13）:661-664.

［46］张盛箭,何慕真,郑璐琳,等.原发性乳腺淋巴瘤的影像学及临床病理学特征［J］.中华肿瘤杂志,2016,38（7）:521-525.

［47］王康,王之,彭屹峰,等.原发性乳腺非霍奇金淋巴瘤影像特点分析［J］.放射学实践,2016,31（12）:1201-1204.

［48］周长玉,许茂盛,喻迎星,等. 乳腺原发性及继发性淋巴瘤的 X 线及 MRI 影像表现分析［J］. 医学影像学杂志,2018,28
　　 (5):762-765.

［49］ESPINOSA L A,DANIEL B L,JEFFREY S S,et al. MRI features of mucosa-associated lymphoid tissue lymphoma in the
　　 breast［J］. American Journal of Roentgenology,2005,185(1):199-202.

［50］ZHOU C,LV K,LIN D,et al. Radiological analysis of breast lymphoma:Experiences from cases series studies［J］.
　　 Medicine(Baltimore),2019,98(48):e18101.

［51］LIU K,XIE P,PENG W,et al. The features of breast lymphoma on MRI［J］. British Journal of Radiology,2013,86(1031):
　　 20130220.

［52］朱婷婷,史军华,汤子建,等. 乳腺佩吉特病影像学表现与病理对照［J］. 中国医学影像技术,2018,34(8):1216-1219.

第六章

基于锥光束乳腺 CT 的乳腺病变诊断思路

第一节 概 述

本书前面章节已阐述了乳腺各类基本病变(如肿块样病变、非肿块样强化病变、钙化病变等)的 CBBCT 征象特点,尤其是第四章和第五章更是全面阐述了乳腺各种良、恶性病变(疾病)的 CBBCT 表现特点和相应的临床特点。总体而言,乳腺病变(疾病)种类繁多,CBBCT 影像学征象复杂,且相当多的病种存在同病异征和异病同征情况。例如,乳腺肿瘤中的叶状肿瘤、乳头状瘤、乳头状癌、黏液癌,甚至腺样囊性癌和化生性癌均可呈囊实性肿块和实性肿块两种表现类型,而乳腺导管原位癌、乳腺小叶原位癌以及各类乳腺炎性病变均可呈非肿块样强化表现等。因此,全面掌握乳腺各种良、恶性病变(疾病)的个性化 CBBCT 征象特点和相应的临床表现特点,并建立起正确的诊断和鉴别诊断思路,是提高乳腺病变(疾病)诊断准确性的必由之路。

第二节 乳腺病变的锥光束乳腺 CT
表现类型及其对应病种

一、乳腺病变的 CBBCT 表现类型

乳腺病变的 CBBCT 表现虽复杂多样,但总体而言可归类为四种基本表现类型,即实性肿块样病变、囊实性肿块样病变、囊性肿块样病变和非肿块样强化病变。

二、乳腺四种 CBBCT 表现类型病变的对应病种

(一)实性肿块样病变

恶性病种中,常见者为浸润性导管癌和浸润性小叶癌,少见者为混合型黏液癌、浸润性微乳头状癌、筛状癌、出血或坏死囊变不明显的化生性癌和腺样囊性癌、少数不伴明显乳导管扩张的浸润性乳头状癌及实性乳头状癌、交界性和恶性叶状肿瘤(实性肿块表现型)、恶性淋巴瘤(肿块型)等;良性病种中,常见

者为纤维腺瘤和乳腺腺病,少见者为不伴乳导管扩张的导管内乳头状瘤、良性叶状肿瘤(实性肿块表现型)、脂肪瘤、错构瘤、慢性期乳腺导管扩张症等。

（二）囊实性肿块样病变

恶性病种中,常见者为单纯型黏液癌和乳头状癌,少见者为化生性鳞癌、腺样囊性癌、交界性或恶性叶状肿瘤(囊实性肿块表现型)等;良性病种中,常见者为导管内乳头状瘤、良性叶状肿瘤(囊实性肿块表现型)、乳腺脓肿等。

（三）囊性肿块样病变

特指囊壁厚薄均匀,除囊壁外无其他实性成分的囊性肿块。常见病种为乳腺囊性增生症和急性期乳腺导管扩张症。

（四）非肿块样强化病变

恶性病种中,常见者为导管原位癌和小叶原位癌(伴或不伴相应类型浸润性癌),少见者为炎性乳癌、恶性淋巴瘤(弥漫型)等;良性病种中,常见者为各类乳腺炎症,少见者为乳腺增生症(表 6-2-1)。

表 6-2-1　乳腺四种 CBBCT 表现类型病变的对应病种

CBBCT 表现类型		对应病种		
		恶性病种		良性病种
实性肿块样病变	常见	浸润性导管癌 浸润性小叶癌	常见	纤维腺瘤 乳腺腺病
	少见	混合型黏液癌 浸润性微乳头状癌 筛状癌 化生性癌 腺样囊性癌 乳头状癌 交界性/恶性叶状肿瘤 恶性淋巴瘤	少见	导管内乳头状瘤 良性叶状肿瘤 脂肪瘤 错构瘤 慢性期乳腺导管扩张症
囊实性肿块样病变	常见	单纯型黏液癌 乳头状癌	常见	导管内乳头状瘤 良性叶状肿瘤 乳腺脓肿
	少见	化生性鳞癌 腺样囊性癌 交界性/恶性叶状肿瘤		
囊性肿块样病变	常见	—	常见	乳腺囊性增生症 急性期乳腺导管扩张症
非肿块样强化病变	常见	导管原位癌 小叶原位癌	常见	各类乳腺炎症
	少见	炎性乳癌 恶性淋巴瘤	少见	乳腺增生症

三、既可呈囊实性肿块样病变表现亦可呈实性肿块样病变表现的病种及其个性化 CBBCT 征象和临床表现特点

既可呈囊实性肿块样病变表现亦可呈实性肿块样病变表现的乳腺疾病包括黏液癌、乳头状癌、叶状肿瘤、导管内乳头状瘤、化生性癌和腺样囊性癌等(即"四个癌、两个瘤")。其中,单纯型黏液癌、乳头状癌、叶状肿瘤、外周型导管内乳头状瘤、化生性鳞癌和腺样囊性癌常呈囊实性肿块样表现;混合型黏液癌、不伴明显乳导管扩张的浸润性乳头状癌及实性乳头状癌、实性肿块表现型叶状肿瘤、不伴明显乳导管扩

张的导管内乳头状瘤、出血或坏死囊变不明显的化生性癌和腺样囊性癌可呈实性肿块样表现。

上述乳腺疾病的个性化 CBBCT 征象和临床表现特点如下：

1. 黏液癌　单纯型黏液癌多呈囊实性肿块样表现，其个性化 CBBCT 征象特点为肿块的实性区多呈不均匀厚环样、房隔样和壁结节样强化，壁结节多轮廓不清、强化程度多低于乳头状癌；其临床表现无特异性。

混合型黏液癌多呈实性肿块样表现，除增强后密度不均匀表现较明显外，缺乏个性化 CBBCT 征象和临床表现特点。

2. 乳头状癌　包被性乳头状癌、浸润性乳头状癌和实性乳头状癌多呈囊实性肿块样表现，其个性化 CBBCT 征象特点为肿块的囊区多存在部分厚薄均匀的囊壁（实为肿瘤未累及的扩张乳导管壁），囊腔内常见显著强化的高密度乳头状壁结节，且壁结节多轮廓清晰，其强化程度多高于其他类型病变的壁结节；其特征性临床表现为乳头溢液。

少数不伴明显乳导管扩张的浸润性乳头状癌及实性乳头状癌可呈实性肿块样表现，其个性化 CBBCT 征象特点为肿瘤实质强化程度多高于其他肿块样病变；其特征性临床表现为乳头溢液。

3. 叶状肿瘤　叶状肿瘤呈囊实性肿块样病变表现者（囊实性肿块表现型）较为多见，其个性化 CBBCT 征象特点为肿块巨大、肿块外缘及其内的囊区边缘多较清晰且分叶表现明显（后者即第四章所述的内分叶表现）、良性者少见明显强化的壁结节（但交界性和恶性者可见明显强化的壁结节和畸形的肿瘤血管）；其临床表现无特异性。

叶状肿瘤呈实性肿块样表现者（实性肿块表现型）相对少见，其个性化 CBBCT 征象特点为肿块巨大、肿块外缘多较清晰且分叶明显、肿块内常见粗大的裂隙状低密度区和内分叶表现（见第四章所述），恶性者瘤内常见畸形的肿瘤血管；其临床表现无特异性。

4. 导管内乳头状瘤　伴明显乳导管扩张表现的导管内乳头状瘤（尤其是外周型）多呈囊实性肿块样表现，其 CBBCT 表现可类似于呈囊实性肿块表现的包被性乳头状癌、浸润性乳头状癌、实性乳头状癌和伴有壁结节表现的黏液癌，除肿块边缘较光整、壁结节长轴多与乳导管走向一致且强化程度多低于乳头状癌外，缺乏与乳头状癌和黏液癌相鉴别的其他个性化 CBBCT 征象特点；其特征性临床表现为乳头溢液。

少数不伴明显乳导管扩张表现的导管内乳头状瘤可呈实性肿块样表现，除肿块（或结节）长轴多与乳导管走向一致之特点外，其余 CBBCT 表现可类似于乳腺腺病、纤维腺瘤和炎性肉芽肿等，缺乏与上述病变相鉴别的其他个性化 CBBCT 征象特点；其特征性临床表现为乳头溢液。

5. 化生性癌　化生性癌中，除化生性鳞癌既可呈囊实性肿块样病变表现亦可呈实性肿块样病变表现外，其他类型化生性癌多呈实性肿块样病变表现。呈囊实性肿块样病变表现的化生性癌 CBBCT 表现常类似于黏液癌和腺样囊性癌；呈实性肿块样病变表现的化生性癌 CBBCT 表现可类似于浸润性小叶癌等其他特殊类型浸润性癌，少数可类似于纤维腺瘤；化生性癌多缺乏与上述肿瘤相鉴别的个性化 CBBCT 征象特点和临床表现特点。

6. 腺样囊性癌　呈囊实性肿块样病变表现的腺样囊性癌 CBBCT 表现常类似于黏液癌和化生性鳞癌；呈实性肿块样病变表现的腺样囊性癌 CBBCT 表现可类似于浸润性小叶癌等其他特殊类型浸润性癌；腺样囊性癌除多呈囊实性肿块样病变表现外，缺乏与上述相应肿瘤相鉴别的其他个性化 CBBCT 征象特点和临床表现特点。

第三节　乳腺病变的锥光束乳腺 CT 分类诊断思路

前已述及，乳腺病变（疾病）不仅种类繁多、CBBCT 影像学征象复杂，且相当多的病种存在同病异征和异病同征情况。因此，在全面掌握各乳腺病种的个性化 CBBCT 征象特点的基础上，还需紧密结合其临床表现特点,方可对各乳腺病种作出准确的 CBBCT 诊断和鉴别诊断。鉴于本书前相关章节已全面阐述了乳腺各种良、恶性病变(疾病)的 CBBCT 表现特点和相应的临床特点,故本节仅以乳腺病变的四种基本 CBBCT 表现类型为基础,提出以下"乳腺病变的 CBBCT 分类诊断思路"供读者参考。本诊断思路在临床应用中必须结合各乳腺病种相应的个性化 CBBCT 征象特点和临床表现特点,方可实现正确诊断和鉴别诊断的目的。

由于 CBBCT 所显示的乳腺软组织病变和钙化病变的影像学征象亦可通过两种以上传统影像手段而获得,故本诊断思路不仅适用于已拥有 CBBCT 的医疗机构的读者,同时也适用于其他尚未配备 CBBCT 的医疗机构的读者。

乳腺病变的 CBBCT 分类诊断思路(图 6-3-1~图 6-3-4):

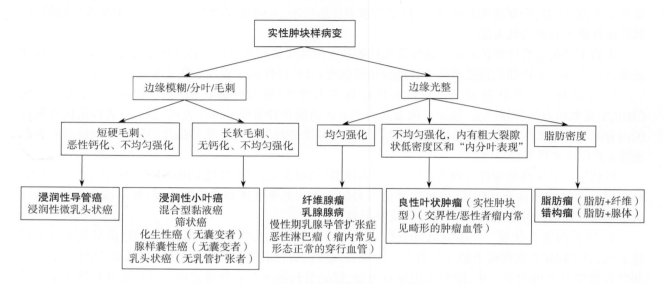

图 6-3-1 乳腺实性肿块样病变的 CBBCT 诊断思路

注:粗体字为可能性最大的病种。

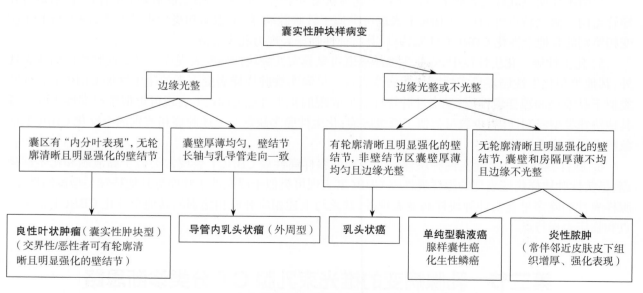

图 6-3-2 乳腺囊实性肿块样病变的 CBBCT 诊断思路

注:粗体字为可能性最大的病种。

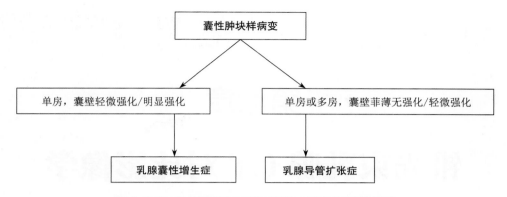

图 6-3-3 乳腺囊性肿块样病变的 CBBCT 诊断思路

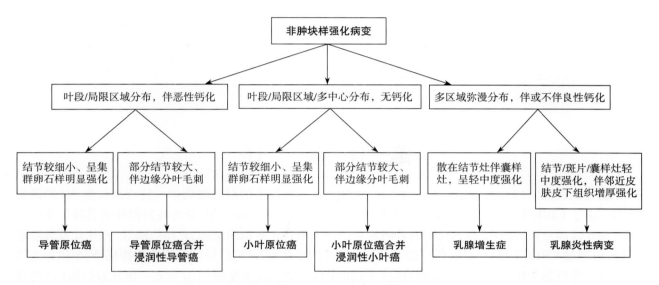

图 6-3-4 乳腺非肿块样强化病变的 CBBCT 诊断思路

第七章

锥光束乳腺 CT 对比影像学

第一节 概 述

锥光束乳腺 CT（cone beam breast CT，CBBCT）是一种新型的以乳腺为单一检查部位的 3D 影像学技术。由于 CBBCT 可有效减少正常腺体及胸壁结构对病变的遮蔽作用，获得各向同性的乳腺二维断层和三维立体高分辨率图像，故其可同时清晰地显示乳腺的各正常组织结构、软组织病灶、钙化灶及其形态学特征；通过 CBBCT 增强扫描，还可进一步显示病灶的强化表现特征、时间密度曲线特征、周围供血血管变化特征等形态学和血流动力学诊断信息。CBBCT 还具备扫描速度快（10s 完成一侧乳腺扫描）、辐射剂量低（相当于 X 线摄影剂量）、检查过程舒适（检查时间短、无须挤压乳腺）、检查禁忌证少等优点，故其检查效率更高、适用人群更为广泛。此外，CBBCT 还配备有专用的定位活检系统，其与 CBBCT 扫描图像相结合，可为乳腺病变定位活检和微创治疗提供更优于传统影像技术的精准影像引导。CBBCT 是集乳腺疾病诊疗于一体的专用乳腺 CT 设备。

第二节 锥光束乳腺 CT 与乳腺 X 线摄影对比

乳腺 X 线摄影检查目前仍为乳腺疾病诊断的常规影像诊断技术之一。乳腺 X 线摄影检查的优势在于对微小钙化和脂肪型乳腺病变的显示；但由于乳腺 X 线摄影检查是 2D 成像技术，重叠的乳腺组织常导致其图像对病灶和病灶形态学特征的显示及评判发生困难；这一现象在致密型乳腺中尤为明显。此外，乳腺 X 线摄影检查需对乳腺进行压迫，不仅使患者产生不适，还导致乳腺内病灶变形和移位，影响医师对病灶的诊断和准确定位。

CBBCT 不仅在钙化病灶形态学特征及其分布特征显示方面优于乳腺 X 线摄影，还可消除乳腺组织结构重叠的影响，更清晰可靠地显示乳腺软组织病灶及其形态学特征（图 7-2-1）；通过增强扫描，CBBCT 不但可进一步提高对乳腺内等密度病灶的显示能力，还可同时显示病灶的血流动力学特征而进一步提升对乳腺病变的定位和定性诊断能力（图 7-2-2）。此外，CBBCT 还具备辐射剂量低（与乳腺 X 线摄影剂量相当）、扫描速度快（一侧乳腺扫描时间仅 10s）、检查过程中无须对乳腺进行压迫等优势。

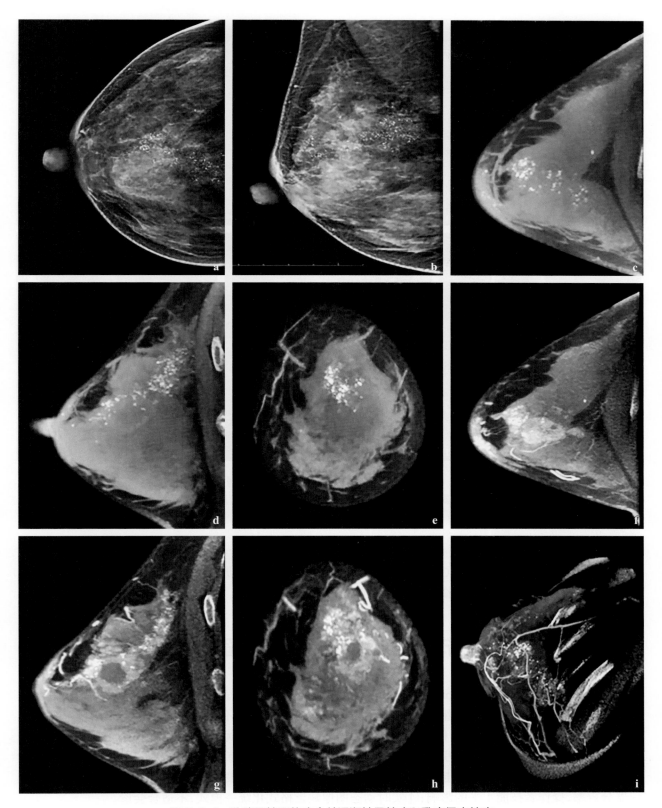

图 7-2-1 乳腺导管原位癌合并浸润性导管癌和乳房佩吉特病

a、b. 乳腺 X 线摄影图像；c、d、e. CBBCT 平扫图像；f、g、h. CBBCT 增强图像；i. CBBCT 3D-MIP 图像。乳腺 X 线摄影仅显示乳腺内受挤压移位变形的钙化灶，未能显示软组织密度的肿瘤灶；CBBCT 平扫、增强和 3D-MIP 图像可清晰显示肿瘤钙化灶位于段样分布的强化瘤灶内。CBBCT 增强扫描可提高对乳腺等密度病灶、非肿块样强化病灶及其形态学特征和分布特征的显示能力。

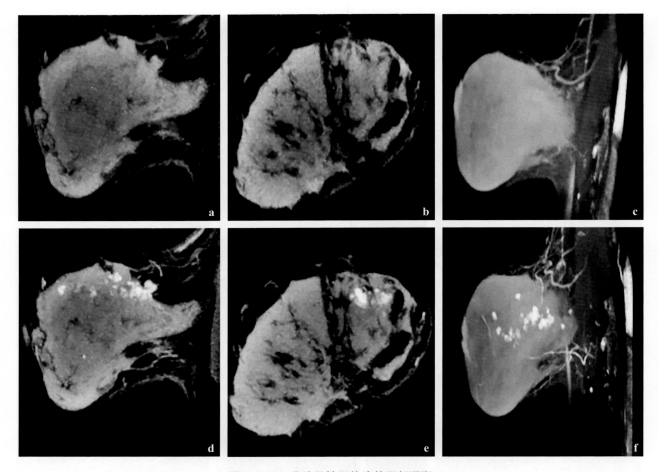

图 7-2-2 乳腺导管原位癌伴局部浸润

a、b、c. CBBCT 平扫;d、e、f. 增强扫描图像。CBBCT 增强扫描可提高对乳腺等密度病灶、非肿块样强化病灶及其形态学特征、分布特征、血供特点的显示能力。

与乳腺 X 线摄影比较,CBBCT 在临床应用方面存在不足的主要原因是检查费用较高、设备投入费用较大,这在一定程度限制了其在临床上的普及应用。

第三节　锥光束乳腺 CT 与超声对比

乳腺超声成像(breast ultrasound imaging)是常规应用于乳腺疾病诊断的影像技术之一。乳腺超声具有无辐射、操作简便、耗时短、软组织病变显示能力强等特点,在区分不同类型正常乳腺组织、鉴别复杂性囊肿和实性结节、显示乳腺导管和小叶解剖及其病理改变方面具有优势。此外,超声还可应用于乳腺活检穿刺、定位针放置和手术治疗引导。超声的应用局限性在于:①不易显示微小钙化及其形态和特征,对以钙化为主的病灶显示能力欠佳;②对于非常大的乳房及其深部病变的诊断效能有限;③检查结果易受仪器分辨率、操作者技能水平的影响;④实时动态图像缺乏格式化统一模式,不适合会诊。

与超声成像相比,CBBCT 具有以下诊断优势(图 7-3-1):①可通过三维影像工作站实现多视角、多层厚以及全三维成像,更有利于整体、全面地观察评估乳腺病变(尤其是乳腺深部的病灶和非肿块样强化病灶);②空间分辨率更高,对软组织病灶(尤其是非肿块样病灶)的形态学特征和分布特征显示能力更强,更有利于显示和评估病灶的整体情况;③对微小钙化及其形态特征和分布特征的显示能力更强;④其格式化图像更有利于多学科会诊。

　　与超声比较,CBBCT 在临床应用方面主要存在以下不足:其一是检查费用和设备投入费用均相对高于超声;其二是设备随临床需要转移到位和配合临床诊疗操作的灵活性不如超声;其三是对患者存在一定的辐射影响。

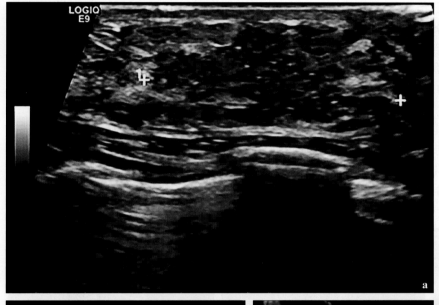

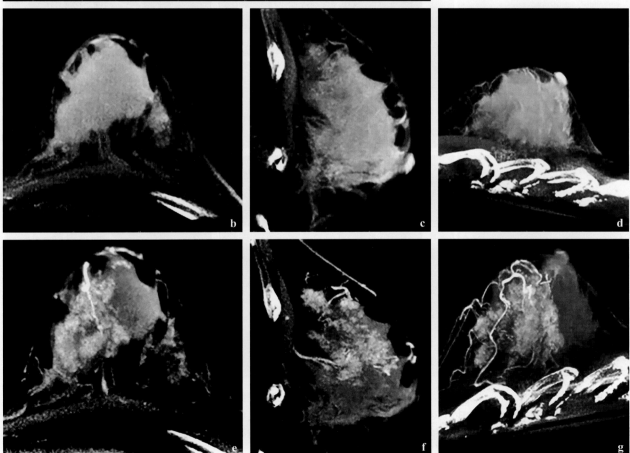

图 7-3-1　乳腺导管原位癌伴局部浸润

a. 乳腺超声;b、c、d. CBBCT 平扫图像;e、f、g. CBBCT 增强图像。超声显示瘤灶范围欠清;增强 CBBCT 可清晰显示左乳内上象限非肿块样强化灶及其分布范围和分布特点(尤其是可全面清晰显示乳腺深部病灶)。

第四节　锥光束乳腺 CT 与磁共振对比

　　磁共振成像（MRI）具有无辐射、软组织对比分辨率高、影像诊断信息丰富（可多序列、多参数成像）等优点,目前已成为常规应用于乳腺疾病诊断的影像技术。MRI 除可提供乳腺病变的形态影像学诊断信息外,同时还可提供增强时间-信号强度曲线（TIC）、扩散加权成像（DWI）、氢质子磁共振波谱成像（¹H-MRS）等涉及血流动力学、分子影像学和代谢影像学方面的诊断信息。MRI 应用于乳腺疾病诊断的局限性在于:①检查耗时长,检查效率有限;②检查空间狭小、噪声大,患者检查体验不佳,部分幽闭恐惧症患者无法接受检查;③检查和引导活检的禁忌证及相对禁忌证较多（如:不适合应用于安装心脏起搏器和金属接骨板等体内金属植入物的患者、危重患者、不能长时间配合的儿童患者等）;④对钙化（特别是微小钙化）的显示能力极为有限,对于以钙化为主要表现的乳腺癌灶的评估存在缺陷。

　　与乳腺 MRI 相比,CBBCT 具有以下诊断优势:①检查时间短（单次扫描时间仅需 10s）,检查效率高;②禁忌证及相对禁忌证少,适用患者的范围更广;③扫描过程舒适,患者检查体验好;④图像空间分辨率更高,兼具良好的软组织病灶和钙化病灶显示能力（图 7-4-1）,尤其是对钙化病灶及其形态学特征和分布特征的显示能力远高于 MRI（图 7-4-2）;⑤对钙化为主的乳腺病灶的定位活检引导能力更强（详见第八章）。

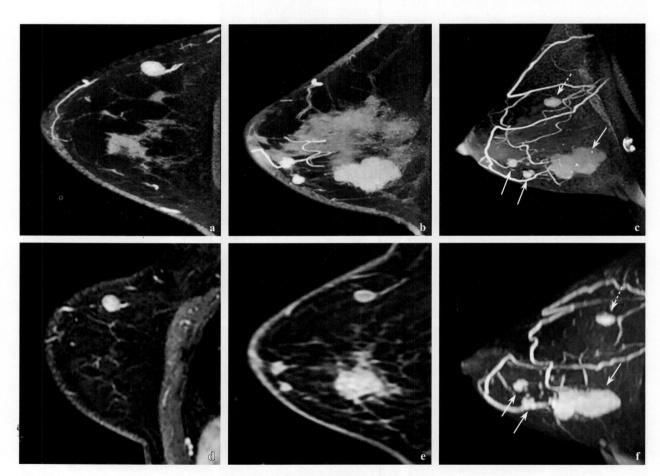

图 7-4-1　乳腺浸润性导管癌伴纤维腺瘤

a、b、c. CBBCT;d、e、f. MRI。CBBCT 对乳腺软组织肿物灶和钙化灶具有良好的形态学特征显示能力。实线箭头所示为浸润性导管癌多发癌灶,虚线箭头所示为纤维腺瘤灶（注意 CBBCT 可同时清晰显示 MRI 无法显示的肿瘤内钙化灶,且显示软组织病灶的空间分辨率更高、显示其边缘征象特点的能力更强）。

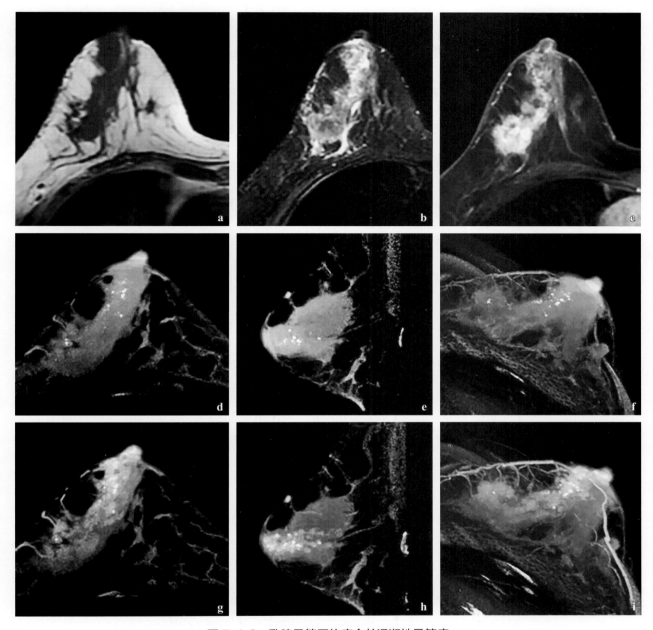

图 7-4-2　乳腺导管原位癌合并浸润性导管癌

a、b、c. MRI；d、e、f. CBBCT 平扫图像；g、h、i. CBBCT 增强图像。CBBCT 在显示强化瘤灶的同时，还可清晰显示 MRI 未能显示的肿瘤内微小钙化灶。

　　与 MRI 比较，CBBCT 在临床应用方面主要存在以下不足：其一是平扫图像对软组织病变的组织分辨能力不如 MRI（需通过增强检查予以弥补）；其二是可提供的软组织病变影像信息不如 MRI 丰富（尤其是缺乏分子影像学和代谢影像学信息）；其三是对患者存在一定的辐射影响。

参 考 文 献

［1］　廖格毅，罗宁斌，黎志远，等 . 锥光束 CT 与 MRI 术前评估乳腺癌病灶大小准确性的对比研究［J］. 临床放射学杂志，2022，41（3）：433-438.

［2］ MA Y, LIU A, ZHANG Y, et al. Comparison of background parenchymal enhancement（BPE）on contrast-enhanced cone-beam breast CT（CE-CBBCT）and breast MRI［J］. European Radiology, 2022, 32（8）:5773-5782.

［3］ 张雨, 张艳君, 李捷, 等. 锥光束乳腺 CT 与乳腺 MRI 对乳腺病变的诊断效能［J］. 中国医学影像学杂志, 2021, 29（4）: 309-313.

［4］ 康巍, 黄向阳, 金观桥, 等. 锥光束乳腺 CT 与 MRI、数字化乳腺 X 线摄影对乳腺非肿块强化病变的诊断一致性分析［J］. 实用放射学杂志, 2021, 37（5）:763-767.

［5］ 马爱敏, 康巍, 莫钦国, 等. 比较彩色多普勒超声与锥光束乳腺 CT 在乳腺肿瘤中的应用价值［J］. 实用放射学杂志, 2021, 37（12）:1977-1980.

［6］ 蒙丽宇, 苏丹柯, 赵欣, 等. 锥光束乳腺 CT 与 MRI 对乳腺癌形态学描述的符合性分析［J］. 临床放射学杂志, 2020, 39（10）:1952-1957.

［7］ LI H, YIN L, HE N, et al. Comparison of comfort between cone beam breast computed tomography and digital mammography［J］. European Journal of Radiology, 2019, 120:108674.

［8］ 刘爱迪, 马悦, 尹璐, 等. 锥光束乳腺 CT 与乳腺 X 线摄影对致密类乳腺恶性肿瘤的诊断效能比较［J］. 中华肿瘤杂志, 2018, 40（8）:604-609.

［9］ 李海洁, 尹璐, 叶兆祥, 等. 锥光束乳腺 CT 及乳腺 X 线摄影对乳腺组织覆盖范围的比较［J］. 中华放射学杂志, 2015（7）:488-490.

第八章

锥光束乳腺 CT 引导定位活检

第一节 概　　述

乳腺癌已成为全球范围内严重威胁女性健康的恶性肿瘤之首,早期诊断及规范化治疗对改善乳腺癌的预后具有重要意义。影像学引导定位活检技术对乳腺癌早期诊断及精准治疗具有重要的临床指导价值,主要包括核芯针穿刺活检和导丝定位。核芯针穿刺活检是在影像学可视化引导下将核芯针经皮穿刺进入乳腺获取细胞学或组织学标本以明确病变性质的一种特殊的检查方法,是目前广泛应用于临床的乳腺疾病治疗前活检诊断方式。核芯针穿刺活检不仅有助于乳腺良性病变患者避免不必要的手术、减少术后并发症、降低治疗费用,更有助于乳腺恶性肿瘤患者在治疗前获得精准的病理组织学及免疫组化诊断,继而指导临床为患者制订科学合理和个性化的治疗方案。导丝定位是在影像学引导下将定位导丝置入乳腺病变区域(尤其是不可触及的乳腺病灶)以定位病变部位和范围的技术方法。导丝定位有助于手术医师精确定位病灶,在降低切缘阳性率的基础上减少正常乳腺组织的切除量,获得更精准、安全、快捷、创伤小的手术效果。

目前,用于引导乳腺定位活检的影像学技术主要包括超声、乳腺 X 线摄影、MRI 及锥光束乳腺 CT（cone-beam breast computed tomography,CBBCT）。超声引导定位活检技术在临床上应用最为广泛,具有安全、无辐射、准确率高、创伤小、操作灵活等优势,但对于以微钙化为主的病变及非肿块型病变显示效果欠佳。乳腺 X 线摄影引导定位活检操作简单、耗时短,对以微钙化为主的病变及局部结构扭曲病灶的定位具有独特优势,但对于致密腺体型患者,由于致密腺体的遮蔽作用,微小、隐匿病灶容易漏诊,且该技术有一定辐射性。MRI 引导定位活检不受乳腺腺体密度的影响,对微小病变、非肿块型病变的引导较超声和乳腺 X 线摄影更为精确;但该技术对钙化显示敏感度低,且操作烦琐、耗时长、费用昂贵、检查禁忌证较多,限制了其推广应用。

CBBCT 作为一种新的以乳腺为单一检查部位的 3D 成像技术,其图像具有高分辨率、各向同性等优势,可有效降低腺体对病变的遮蔽,清晰显示乳腺内部结构及可疑病灶,从不同角度直观地观察和确定乳腺内病灶的准确位置。尤其值得重视的是,CBBCT 兼具清晰显示乳腺软组织病灶及微小钙化灶的优势,通过增强扫描,还能使病灶的直接征象(病灶形态、边缘分叶和毛刺、囊实性和强化特点等)及间接征象(邻近腺体结构扭曲、紊乱,周围血管迂曲、增多等)得到进一步显示,更有利于对目标病变进行精准定位并且选择最佳的路径进行操作。同时,CBBCT 定位活检系统配备有专机专用的定位活检支架、栅格及背板、定位导引模块等,与 CBBCT 扫描和图像系统相结合,能更精准地确定病灶位置、最佳穿刺靶点/最佳定位点和进针路径,对临床医师术中操作起到良好的指导作用。CBBCT 引导定位活检技术是一项崭新、有效、拥有极佳普及推广应用优势和前景的影像学介入引导技术,可为乳腺病变定位活检提供优于传统影像技术的精准影像引导,具有重要的临床应用价值。

　　鉴于 CBBCT 引导定位活检技术的上述应用优势,《中华放射学杂志》于 2022 年刊载了《锥光束乳腺 CT 引导乳腺组织定位活体组织检查技术操作及应用的专家共识》。该共识的发表,为 CBBCT 引导定位活检技术的规范化推广应用奠定了基础、提供了保障。

第二节　定位活检设备

一、扫描仪器及定位活检附属装置

(一)扫描仪器

　　CBBCT 扫描仪的检查床两侧均有可打开的操作门,升床并打开操作门后可进行定位活检操作(见图 1-1-4)。

(二)定位活检附属装置

　　1. 定位活检支架　CBBCT 扫描仪附带专用定位活检支架(图 8-2-1)。定位活检前需将其安装至检查孔中(见图 1-1-5)。

　　2. 栅格和背板　栅格和背板是定位活检操作时固定乳房并起到定位引导作用的装置。栅格为内有 7×5 个网格的压迫板(图 8-2-2a),网格规格为 20mm×20mm,其内可置入同等大小的定位导引块;操作前,栅格安装于术者一侧。无网格的压迫板为背板(图 8-2-2b),操作前背板安装于术者对侧。栅格和背板的板面均应贴紧乳腺皮肤。

　　3. 定位导引块　定位导引块内的孔道直径约 2mm(图 8-2-3)。在定位活检过程中,根据病变定位扫描图像中病变对应的栅格坐标,将其置入栅格内,继而经穿刺路径对应的孔道置入同轴套管针或定位导丝。

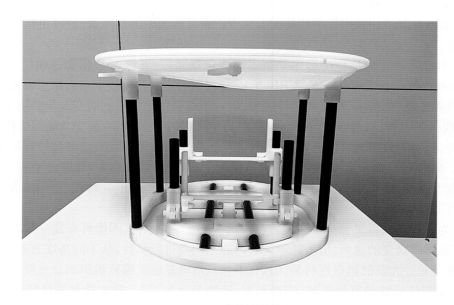

图 8-2-1　定位活检支架

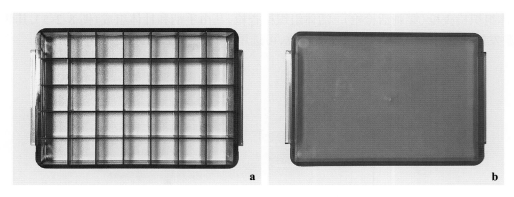

图 8-2-2　栅格及背板
a. 栅格；b. 背板。

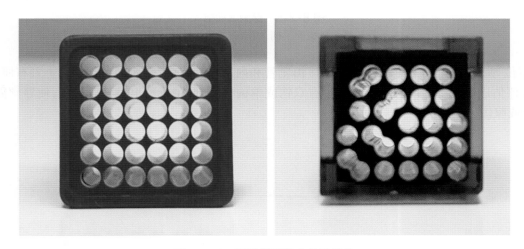

图 8-2-3　两种常用的定位导引块

（三）常用针具

1. 同轴套管针　同轴套管针由套管和针芯组成（图 8-2-4）。套管上刻有厘米刻度，以便术者评估进针深度。穿刺到位后，拔出针芯即可进行活检取材。

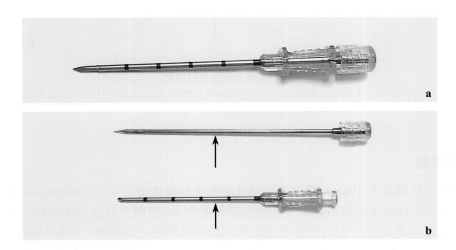

图 8-2-4　同轴套管针
a. 同轴套管针的针芯位于套管内的状态；b. 同轴套管针的针芯与套管分离的状态。长箭头所指为针芯，短箭头所指为套管。

2. 活体组织检查枪（穿刺活检枪）　活体组织检查枪,其由手柄和针体组成(图 8-2-5),其侧面和底部各有一个激发按钮,根据操作者习惯及患者体位,可选用不同按钮激发。

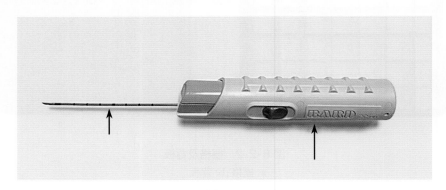

图 8-2-5　穿刺活检枪
长箭头所指为手柄,短箭头所指为针体。

3. 定位导丝　定位导丝(型号 LW0107)由鞘管和内芯导丝组成(图 8-2-6)。鞘管上刻有厘米刻度,以便术者评估进针深度。内芯导丝头端带有双钩或单钩样倒刺,鞘管退出后释放倒刺,使导丝固定于选定的病灶或腺体区域内。

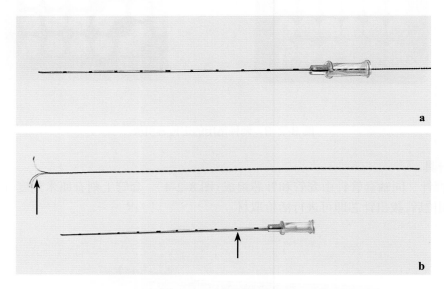

图 8-2-6　双钩定位导丝
a. 内芯导丝位于鞘管内的状态;b. 内芯导丝与鞘管分离的状态。长箭头所指为内芯导丝头端的双钩倒刺,短箭头所指为鞘管。

二、扫描参数

　　CBBCT 的管电压固定为 49kVp,管电流根据乳房大小和腺体密度在 50~160mA 间由系统自动选择。单侧乳腺扫描时间为 10s,每次扫描获取 300 帧乳房投影图像,控制台对投影图像经过高速高精度三维影像重构后,形成在 X、Y、Z 三个方向分辨率完全相同的各向同性三维图像,三维图像的空间分辨率可从 0.155mm^3 至 0.273mm^3 进行调整。增强扫描采用双腔高压注射器静脉注入碘佛醇(320mgI/ml)等非离子型增强对比剂,注射流率为 2.0~4.0ml/s,剂量为 1.5~2.0ml/kg,注药后于 60s 对患侧乳腺进行单期增强扫描。具体扫描参数详见表 8-2-1。

表 8-2-1 CBBCT 定位活检扫描参数

参数	数值
管电压/kVp	49
管电流/mA	50~160
X 线管单次脉冲时间/ms	8
数据采集率/(帧·s^{-1})	30
投影数量/个	300
单侧采集时间/s	10
X 线管焦点标称值/mm	0.3
重构的各向同性体素大小/mm^3	0.155 或 0.273

第三节　锥光束乳腺 CT 引导定位活检的临床应用指征及操作规范

一、临床应用指征

(一)适应证

1. BI-RADS≥4 类或部分 BI-RADS 3 类乳腺微钙化病变的活检

(1)临床触诊未扪及肿块、超声或磁共振检查阴性,乳腺 X 线摄影或 CBBCT 平扫检查发现 BI-RADS≥4 类可疑微钙化病变。

(2)乳腺 X 线摄影或 CBBCT 平扫检查发现 BI-RADS 3 类微钙化病变且经 CBBCT 增强检查后 BI-RADS 分类校正为 4 类及以上病变。

2. BI-RADS≥4 类或部分 BI-RADS 3 类乳腺非钙化病变的活检

(1)直径≥5mm、BI-RADS≥4 类的乳腺病变。

(2)乳腺 X 线摄影提示乳腺局部结构扭曲或进展性不对称区域,该区域于 CBBCT 增强检查呈非肿块样强化的 BI-RADS≥4 类病变。

(3)CBBCT 增强检查显示呈叶段样分布、集群卵石样或簇环样非肿块样强化的 BI-RADS≥4 类病变。

(4)CBBCT 随访期间出现进展的 BI-RADS 3 类乳腺肿块或非肿块样强化病变。

3. 多发 BI-RADS≥4 类病变同时进行定位活检。

以上情况亦可行 CBBCT 引导导丝定位。

(二)禁忌证及相对禁忌证

(1)重度全身性疾病、严重出血性疾病以及凝血功能障碍者。

(2)碘对比剂过敏、甲状腺功能亢进、严重心肝肾功能不全的患者(乳腺 CT 平扫定位活检除外)。

(3)脊柱畸形或无法长时间俯卧配合检查者为相对禁忌证。

(4)肿块靠近胸壁、腋窝或与较大血管相邻为相对禁忌证。

(5)妊娠期、哺乳期或月经期妇女为相对禁忌证。

二、定位活检操作规范

(一)术前准备

1. 一般准备　采用空气消毒机不间断对操作室进行消毒,室内温度 25℃为宜,室内湿度 60%~70%。

术前对患者进行医学人文关怀,与患者沟通手术注意事项,向患者告知可能出现的并发症并要求患者签署知情同意书。

2. 术前检查　术前完善血常规检查、凝血功能检查及输血前血液检查(乙肝两对半测定、人免疫缺陷病毒抗体测定、梅毒螺旋体特异抗体测定、丙型肝炎抗体测定),确认无手术禁忌证。核对影像检查资料。

3. 活检所需器械、药品及物品准备　2%利多卡因、盐酸肾上腺素、生理盐水、碘伏、塑料灭菌碗、无菌棉签、无菌纱布、无菌棉垫、无菌手套、口罩、帽子、一次性手术衣、一次性灭菌中单、鞋套、医用胶布、10ml注射器、利器盒、医疗垃圾桶、治疗车。除上述器械、药品及物品外,核芯针穿刺活检还应准备4%中性甲醛溶液、标本盒、弹力绷带。

4. 体表标记　术前选择目标病变至皮肤距离最短的位置采用标记笔进行体表标记。

(二)核芯针穿刺活检操作方法

1. 设备和器械　CBBCT 成像系统、专机配套定位活检支架、栅格及背板、定位导引块、活体组织检查枪(建议采用 14G)、与活体组织检查枪配套的同轴套管针。

2. 设备准备　安装 CBBCT 定位活检支架,确保设备运行正常。

3. 体位　患者取俯卧位,双臂上举置于头部两侧,定位活检侧乳腺自然下垂并位于扫描野正中,摆位时尽量避免无关组织结构进入扫描视野内。

4. 扫描参数　X 线管电压固定为 49kVp,管电流则根据乳腺大小及腺体密度进行调节(范围 50~160mA)。

5. 进针面选择　选择目标病变至皮肤距离最短且最方便术者操作的位置作为进针面,进针方向垂直于背板。

6. 术中操作过程

(1)在检查床铺一次性灭菌中单,为患者连接心电监护仪,协助患者俯卧于检查床上,对乳腺的进针面皮肤进行消毒(图 8-3-1)。

(2)将栅格及背板安装至定位活检支架中,根据选定的进针面和术前做好的体表标记,前后、上下调整栅格和背板至适宜的位置,并通过栅格和背板以适当压力固定乳腺(图 8-3-2)。

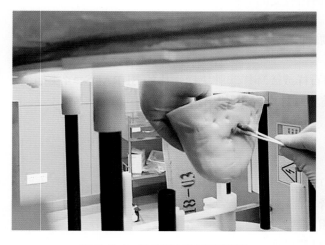

图 8-3-1　乳房进针面皮肤消毒
注:图中所示乳房为仿真模型

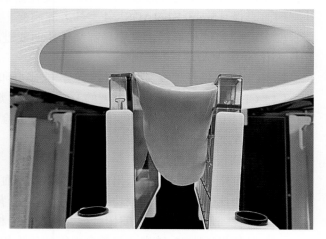

图 8-3-2　栅格和背板的放置

(3)对穿刺活检侧乳腺进行病变定位扫描(常规行平扫,致密型乳腺或平扫病变观察不清者可行增强扫描),多方位浏览图像确定病灶位置及其最佳穿刺靶点,对于肿块型病变选择病灶中央或强化明显处为穿刺靶点,对于非肿块样强化型病变选择强化明显处或强化分布密集区为穿刺靶点,对于微钙化病变选择钙化最密集处为穿刺靶点；在三维图像和最大密度投影图像上确定病灶穿刺靶点的坐标位置并测量进针深度（病灶穿刺靶点至定位导引块外缘直线距离减去穿刺针 1/2 射程）；穿刺路径尽量避开血管、囊变、坏死区。

（4）使用 2% 利多卡因 10ml（一次麻醉最大使用剂量为 300mg），加入少量盐酸肾上腺素（比例为 1∶500 000~1∶200 000、浓度为 2~5μg/ml、总量不超过 0.3mg，高血压及心脏疾病患者慎用），再加入适量生理盐水配制成浓度为 0.25%~0.5% 的利多卡因溶液，对乳腺穿刺区域进行局部浸润麻醉（图 8-3-3）。

（5）在病灶穿刺靶点对应的进针面体表通过栅格放置定位导引块，将同轴套管针按步骤（3）确定的穿刺路径和进针深度经定位导引块垂直进针（图 8-3-4），之后行套管针位置确认扫描，确认套管针尖端位于目标区域。

（6）将套管针的针芯取出后，将活体组织检查枪沿套管插入至套管末端并进行活检取材（图 8-3-5）。每次活检取得 3~6 条饱满组织，以保证取材充足。

（7）穿刺活检结束后，协助患者由俯卧位改为坐位，局部压迫止血 5~15min（图 8-3-6），确认无活动性出血后，在乳腺术区皮肤表面放置无菌棉垫，用弹力绷带加压包扎。

（8）将所取标本组织放置于装有 4% 中性甲醛溶液的标本盒内固定并送检。

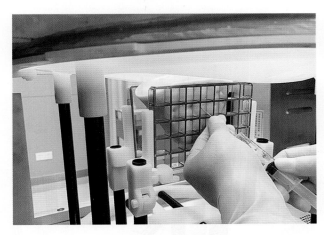

图 8-3-3　局部浸润麻醉

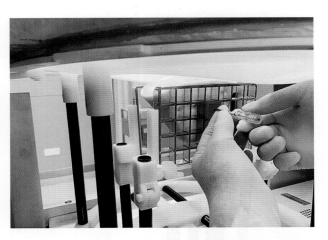

图 8-3-4　同轴套管针穿刺进针

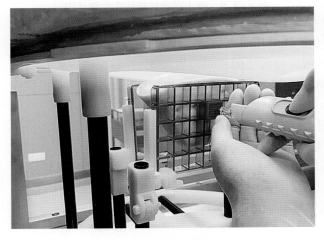

图 8-3-5　活检枪取材

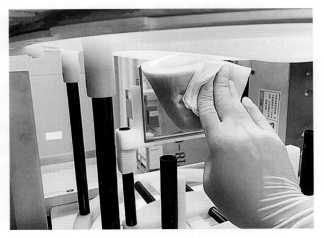

图 8-3-6　压迫止血

（三）导丝定位操作方法

1. 设备和器械　CBBCT 成像系统、专机配套定位活检支架、栅格及背板、定位导引块、定位导丝。

2. 设备准备、体位、扫描参数、进针面选择同核芯针穿刺活检。

3. 术中操作过程

（1）在检查床铺一次性灭菌中单,为患者连接心电监护仪,协助患者俯卧于检查床上,对乳腺的进针面皮肤进行消毒。

（2）将栅格及背板安装至定位活检支架中,根据选定的进针面和术前做好的体表标记,前后、上下调整栅格和背板至适宜的位置,并通过栅格和背板以适当压力固定乳腺。

（3）对导丝定位侧乳腺进行病变定位扫描,浏览图像确定病灶位置,选择病灶中央或钙化最密集处或强化明显处作为最佳定位点,确定定位点的坐标位置及导丝进入深度(病灶定位点至定位导引块外缘的直线距离);导丝进入路径尽量避开血管。

（4）麻醉方法和步骤同核芯针穿刺活检。

（5）在病灶定位点对应的进针面体表通过栅格放置定位导引块,按步骤(3)确定的导丝进入路径和进入深度经定位导引块将定位导丝置入病灶(图8-3-7),之后行导丝位置确认扫描,确认导丝头端位于目标区域。

（6）固定导丝,缓慢将鞘管退出并释放定位导丝钩端,避免导丝随鞘管脱出(图8-3-8)。

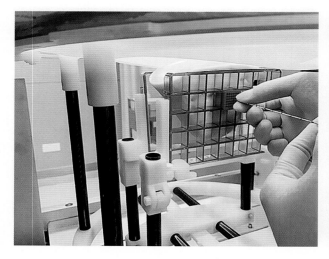

图 8-3-7 置入定位导丝

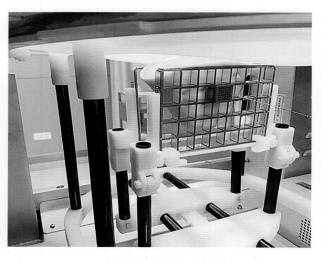

图 8-3-8 退出鞘管并释放定位导丝钩端

（7）撤离栅格及背板时用手承托定位侧乳腺,避免乳腺解压时而导致定位导丝移位。

（8）行导丝钩端释放后位置确认扫描,观察导丝钩端与病变的相对位置关系,并根据病变定位扫描图像及导丝钩端释放后位置确认扫描图像确定导丝钩端外缘与病灶外缘之间的距离,向手术医师提供应切除病灶的位置、大小、范围等相关信息。

（9）用无菌纱布包扎并固定导丝体表端,防止刺伤皮肤或导丝移位。

（10）定位结束后立即告知临床医师尽早手术切除病灶。

（11）对切除术后的离体标本进行 CBBCT 平扫,以确定导丝的完整性及微钙化病变是否完整切除。

（四）操作过程注意事项

1. 定位活检前应向患者说明操作的目的及流程,消除其顾虑,减少其紧张情绪。

2. 严格把握定位活检的适应证及禁忌证。

3. 操作过程中密切观察患者情况,如出现头晕、心悸、胸闷、气促、恶心、面色苍白等症状,应立即停止操作,并对症处理。

4. 术中严格遵守无菌操作规范,防止因操作不当而致感染。

5. 术后嘱患者保持局部干燥清洁,行核芯针穿刺活检的患者 24h 后方可洗澡并拆除弹力绷带。

6. 导丝定位后,嘱患者忌剧烈运动以防定位导丝移位,并即时告知临床医师尽早手术。

(五)并发症防范及处理

1. 为避免血管及乳腺导管的损伤,应以尽量避开血管和乳腺导管为前提选择最佳穿刺靶点和最佳定位点。

2. 详细询问患者药物过敏史,操作前应准备好肾上腺素等抢救药物及抢救设备。

3. 患者出现头晕、恶心、呕吐、呼吸困难、血压波动、心率变化等症状体征时应立即停止操作,严密监测生命体征(血压、脉搏、呼吸、心率),必要时对症处理。

4. 术前复核患者的凝血功能;发生出血时应压迫止血,必要时使用凝血药物。

5. 严格执行无菌操作,注意观察伤口情况并注意保持清洁干燥。如定位活检后患者出现发热等症状,应注意观察穿刺部位皮肤和针道是否存在红、肿等情况,严密监测体温,复查血常规,必要时在穿刺部位取样送检,确认感染后使用抗生素对症治疗。

6. 患者出现疼痛时对其进行心理疏导,转移患者注意力,必要时在安全剂量范围内酌情增加局部麻醉药的使用剂量或使用止痛药物。

7. 伤口延迟愈合或不愈合时注意保持伤口清洁,避免感染;均衡饮食,适当增加优质蛋白质摄入量;治疗可能导致伤口延迟愈合或不愈合的基础疾病。

第四节　锥光束乳腺 CT 引导定位活检的临床应用优势和价值

一、锥光束乳腺 CT 引导定位活检的优势

(一)定位活检精准

CBBCT 兼具较强的软组织病变和钙化灶显示能力,其 3D 图像可任意旋转,可以从多方位直观地显示乳腺病灶位置、精准测量病变至皮肤的距离,据此选取最佳穿刺角度和靶点。此外,利用 CBBCT 专用定位装置(定位活检支架、固定乳腺的专用栅格和背板、准确定位的定位导引块)可较大程度减少患者移动所引起的针道定位不准,并且在操作过程中通过 CBBCT 扫描还可实时确认进针位置有无偏差。因此,CBBCT 定位活检系统较传统定位活检系统更精准地引导对乳腺病变的定位活检,尤其有利于提高对致密型腺体内微小病变、钙化病变、非肿块样强化病变、囊实性病变等的定位活检成功率。

(二)操作简便安全

CBBCT 引导定位活检技术具有操作过程简捷、步骤流程化、对操作者技术依赖性低等优点;借助于 CBBCT 的三维成像和对比剂增强技术,还可实现在操作中对病灶及其邻近血管的实时准确定位(有利于避免血管损伤、减少术中出血)。上述优势可为 CBBCT 引导定位活检技术的临床应用提供重要安全保障。

(三)辐射剂量低

CBBCT 引导定位活检操作过程中,操作者可根据受检者乳腺的腺体类型和大小特征,个性化地精确调整扫描方案(包括管电压、管电流以及输出功率等 X 射线相关技术参数)以最大限度降低辐射剂量,还可通过自动屏蔽技术使患者非受检侧乳房以及身体其他部位避免受到辐射。国内外研究已证实,CBBCT 应用于乳腺疾病诊断的辐射剂量为 4.0~16.6mGy、均值为 7.0~9.4mGy,与乳腺 X 线摄影应用于乳腺疾病诊断的辐射剂量(1.8~36mGy,均值为 3.0~7.0mGy)相近。此外,由于 CBBCT 可避免乳腺 X 线摄影因受乳房大小和密度影响而可能需要另行加压、放大、多视角拍摄等情况,故相比于乳腺 X 线摄影,CBBCT 可消除乳腺诊断辐射剂量的不确定性,其诊断辐射剂量更为可控。尽管目前国内外在乳腺 X 线定位活检方面对辐射剂量并未作明确限制,但国外研究已证实,CBBCT 引导定位活检的辐射剂量低于乳腺 X 线引导的辐射剂量。体模研究显示,CBBCT 引导定位活检的辐射剂量为乳腺 X 线引导的 45%~48%;临床研究

显示,CBBCT 及乳腺 X 线引导定位活检的辐射剂量分别为(31.7±16.0)mGy 及(37.7±24.2)mGy。总体而言,CBBCT 在保证低剂量的前提下,可实现乳腺的高质量成像和乳腺病变的精准定位活检。

(四)活检标本质量高、针道污染少

CBBCT 引导核芯针穿刺活检是沿套管同一路径进针,通过变换取样槽方向可取得多条组织,采用此种方式不仅可以避免多次不同进针路径引起的针道污染,更重要的是可获得饱满的活检标本以满足大体病理及分子病理诊断需求。有研究显示,CBBCT 引导核芯针穿刺活检标本与手术标本的分子亚型诊断一致率高达 84%,与手术标本 ER、PR、HER2 表达评价一致率均达 90% 以上,两种标本的病理诊断结果具有较高的一致性。

二、锥光束乳腺 CT 引导定位活检的适用范围和应用价值

(一)CBBCT 引导乳腺微钙化病变定位活检

CBBCT 对微钙化灶的敏感度高于超声及 MRI。有研究认为 CBBCT 对钙化特征的显示能力不仅与乳腺 X 线摄影高度一致(符合率分别为 84.62%、82.93%),还可避免乳腺 X 线摄影定位需压迫乳房导致钙化灶移位之缺点,故 CBBCT 可更准确地评估钙化灶的分布特点和范围;此外,通过 CBBCT 增强扫描,还可明确微钙化灶与 CBBCT 平扫和乳腺 X 线摄影图像上呈等密度表现的肿块或非肿块样强化病灶的位置关系。因此,对于 BI-RADS≥4 类或部分 BI-RADS 3 类的乳腺微钙化病变,尤其是伴有肿块或非肿块样强化的病变,CBBCT 引导定位活检更有助于提高病变取材的准确性。

(二)CBBCT 引导乳腺微小病灶定位活检

乳腺 X 线摄影往往由于难以发现微小病灶(尤其是致密腺体内的微小病灶)而无法引导定位活检。超声引导定位活检操作过程中,常由于乳腺无法固定、病灶移动度大而难以对微小病灶精准定位,可能会因此而导致定位不准或取材不良。CBBCT 引导定位活检系统凭借其对微小病变检出率高、配备有专用定位活检装置和三维重建图像引导技术等优势,可在保证乳房位置固定的状态下实现对微小病灶的精准定位及取材。

(三)CBBCT 引导乳腺囊实性病变定位活检

与乳腺 X 线摄影相比,CBBCT 引导定位活检系统不受腺体重叠的影响,通过增强扫描图像观察以及 CT 值测量,不仅可清晰显示病变及其位置,还可准确区分囊实性病灶内的囊实成分,有助于定位活检时准确避开病变的囊变坏死区域、实现对病变实性区域的精准定位及取材、避免因误穿病变囊性区域而造成的病理假阴性。

(四)CBBCT 引导乳腺非肿块样强化病变定位活检

对于乳腺非肿块样强化病变,因其无明显占位效应及明确边界,组织密度及声学参数与周围正常腺体的差异不显著,因此不易被超声及乳腺 X 线摄影发现。通过 CBBCT 或 MRI 增强检查,可大大提高该类病变的检出率及诊断准确率。因此,CBBCT 及 MRI 对非肿块样强化病变(尤其是超声或乳腺 X 线摄影诊断阴性者)引导定位活检具有明显优势。由于 MRI 引导定位活检操作相对烦琐、成像耗时长、禁忌证多,故其在引导定位活检方面存在明显的临床应用局限性。CBBCT 引导定位活检操作步骤简单、成像快捷、对患者和活检操作器材等的要求及限制少,因此 CBBCT 在乳腺非肿块样强化病变定位活检引导方面具有更高的临床应用价值。

(五)CBBCT 引导乳腺不可触及病灶定位活检

随着生活水平的提高、女性保健意识的增强,乳腺癌筛查大规模的开展以及多种影像设备的临床应用,使越来越多的乳腺不可触及病灶(nonpalpable breast lesions,NPBLs)得以早期发现。据文献报道,NPBLs 早期乳腺癌的 8 年生存率明显高于可触及肿块乳腺癌。因此,早发现、早治疗对 NPBLs 乳腺癌患者具有积极意义。CBBCT 具有可同时清晰显示微钙化灶及软组织病灶的优势,其不仅在不可触及的软组织病灶特征显示和病变范围测量方面与 MRI 具有较高一致性,且对于微钙化病灶的显示和诊断能力更高于乳腺 X 线摄影、超声、MRI 等其他传统乳腺影像技术,故其更有助于发现隐匿性的 NPBLs 并对其

进行术前活检或手术定位。CBBCT 引导病灶定位活检技术的临床应用,为外科提供了新的精准导向方式,为患者的诊疗提供了更多的选择。

(六) CBBCT 引导乳腺多发病变定位活检

CBBCT 对乳腺组织的扫描覆盖范围广,仅需一次扫描且无须更换患者体位即可获得同侧乳腺所有病变的定位信息,从而可根据临床需求对多个可疑病灶同时进行定位活检。

三、锥光束乳腺 CT 引导定位活检的局限性

CBBCT 引导定位活检虽有其独特的优势及临床应用价值,但也有不足之处。首先,在定位活检过程中患者必须俯卧于检查床,对于受自身条件限制(如脊柱畸形、肩周炎等)的患者,因体位受限导致乳房不能充分暴露于扫描区域从而增加了操作的难度,且 CBBCT 对腋尾区覆盖率较低,若病灶位于该区域时操作亦较难实施。其次,CBBCT 引导定位活检虽较 MRI 引导定位活检过程更简捷,但较超声引导定位活检的过程、步骤相对烦琐且操作所需时间相对较长,有可能会影响患者的就医感受。最后,CBBCT 扫描过程中存在电离辐射,对人体存在一定的辐射影响。

目前,国内外对于 CBBCT 引导定位活检技术的研究甚少,除 2022 年 7 月发表于《中华放射学杂志》的《锥光束乳腺 CT 引导乳腺组织定位活体组织检查技术操作及应用的专家共识》外,国内外尚缺乏相关的指南和标准。CBBCT 作为一种新兴的乳腺疾病定位活检引导技术,仍有待于通过更大量的实践而进一步完善其规范化操作流程,最终确立其指南和标准,以此指导临床并进一步推广应用。

第五节 定位活检病例分析

(一) 病例一

1. 简要病史及专科检查情况 患者,女,50 岁,发现左乳肿物 4 个月余。双乳无疼痛,无乳头溢液,无乳头(或乳晕)糜烂,无乳头内陷或抬高;此期间无妊娠或哺乳,无畏寒、发热。

专科检查:双侧乳房发育正常,皮肤色泽正常,无红肿、糜烂、破溃、无橘皮征及酒窝征,无乳头内陷或抬高。左乳上象限可触及一肿物,大小约 5.4cm×4.0cm,表面欠光滑,质硬,无压痛,边界不清,活动受限。双侧锁骨上下及腋窝未触及明显肿大淋巴结。

2. 超声诊断 左乳上象限混合性占位病变,血供较丰富,BI-RADS 4C 类。

3. CBBCT 表现 左侧乳腺呈不均匀致密型,皮肤及乳头未见异常。平扫示左侧乳腺上象限 11~2 点钟位置有一不规则形囊实性肿块,大小约 5.1cm×4.2cm×5.5cm,边缘较光整,未见钙化灶。增强扫描示肿块以囊性成分为主,囊壁局部较厚的实性部分呈不均匀明显强化表现,囊性部分未见强化。左侧乳后间隙及胸壁结构未见异常。3D-MIP 见左乳血管增多、增粗,且部分分支与上述肿块相连(图 8-5-1)。

4. CBBCT 诊断 左乳上象限囊实性肿块,乳头状癌? (BI-RADS 4C 类)。

5. CBBCT 引导穿刺活检过程

(1)病变定位扫描:平扫示左侧乳腺上象限有一大小约 4.3cm×4.0cm×5.3cm 的不规则形囊实性肿块,增强扫描示肿块的实性部分明显不均匀强化,囊性部分未见强化。结合 3D 重建图像,确定病灶穿刺靶点(明显强化的肿块实性部分)的坐标位置并测量进针深度。

(2)套管针位置确认扫描:同轴套管针尖端紧贴肿块实性部分的右缘(图 8-5-2)。

(3)穿刺获取组织标本:本次穿刺一共取得 6 条组织。

6. 病理诊断 (左乳肿物)非特殊类型浸润性癌。

7. 病例分析 该病例超声及 CBBCT 高度怀疑恶性肿瘤,有临床穿刺活检指征。CBBCT 增强扫描可清晰显示该病变为囊实性肿块,并可准确区分病变内囊性以及实性部分的边界,有助于穿刺活检时有效地避开病变囊变坏死区域,实现对实性区域的准确定位及取材,从而减少因误穿囊性区域而造成的病

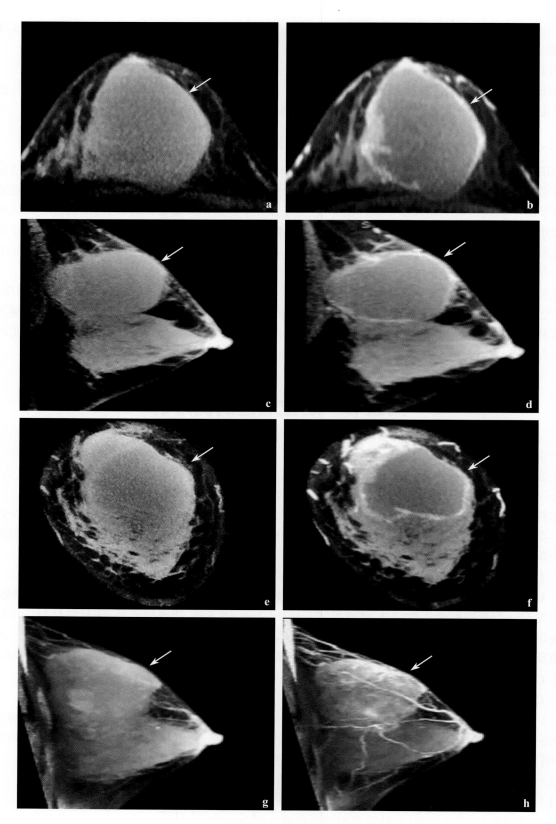

图 8-5-1　左乳穿刺活检前 CBBCT 扫描图像

a. 左乳 CBBCT 平扫横断面；b. 左乳 CBBCT 增强横断面；c. 左乳 CBBCT 平扫矢状面；d. 左乳 CBBCT 增强矢状面；e. 左乳 CBBCT 平扫冠状面；f. 左乳 CBBCT 增强冠状面；g. 左乳平扫 3D-MIP 成像；h. 左乳增强 3D-MIP 成像。箭头所示为病灶。

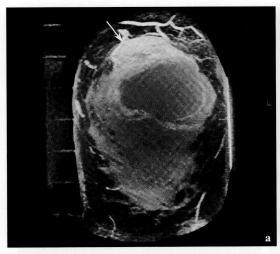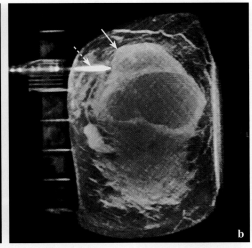

图 8-5-2　左乳 CBBCT 引导穿刺活检图像

a. 病变定位扫描（增强冠状面）；b. 套管针位置确认扫描。实线箭头所示为病灶实性部分；虚线箭头所示为同轴套管针。

理假阴性。

（二）病例二

1. 简要病史及专科检查情况　患者，女，44 岁，外院体检超声发现左乳结节。左乳无疼痛，无乳头溢液，无乳头（或乳晕）糜烂，无乳头内陷或抬高；此期间无妊娠或哺乳；无畏寒、发热。

专科检查：双侧乳房发育正常，皮肤色泽正常，无红肿、糜烂、破溃、橘皮征及酒窝征，无乳头内陷或抬高。左乳未触及肿物。双侧锁骨上下及双侧腋窝未触及肿大淋巴结。

2. 超声诊断　左乳外象限实质性占位病变，血供不丰富，BI-RADS 4C 类。

3. CBBCT 表现　左侧乳腺呈脂肪型，皮肤及乳头未见异常。平扫示左侧乳腺外象限 3 点钟位置中份有一不规则略高密度肿物，未见钙化灶；增强扫描示肿物明显强化，边缘不规则伴毛刺，大小约 1.1cm×0.9cm×0.8cm。左侧乳后间隙及胸壁结构未见异常。3D-MIP 未见左侧乳腺血管增多、增粗表现（图8-5-3）。

4. CBBCT 诊断　左乳外象限中份肿物，乳腺癌可能性大（BI-RADS 4C 类）。

5. CBBCT 引导穿刺活检过程

（1）病变定位扫描：平扫示左乳外象限 3 点钟位置中份有一不规则等密度小肿物，增强扫描示肿物明显强化，边缘不规则，大小约 1.0cm×0.9cm×0.7cm。结合 3D 重建图像，确定病灶穿刺靶点的坐标位置并测量进针深度。

（2）套管针位置确认扫描：同轴套管针尖端紧贴病灶左缘（图 8-5-4）。

（3）穿刺获取组织标本：本次穿刺一共取得 7 条组织。

6. 病理诊断　非特殊类型浸润性癌 Ⅱ级，伴中级别导管原位癌。

7. 病例分析　该病变的特点为体积较小的肿物（最大径仅 1.0cm）。CBBCT 不仅可清晰显示微小病变及其准确位置，而且通过专门配备的定位活检系统装置以及三维图像重建技术，可在保证乳房位置固定的状态下实现对微小病灶的精准定位及取材。

（三）病例三

1. 简要病史及专科检查情况　患者，女，45 岁，发现左乳肿物 2 个月余。左乳无疼痛，无乳头溢液，无乳头（或乳晕）糜烂，无乳头内陷或抬高；此期间无妊娠或哺乳；无畏寒、发热。

专科检查：双侧乳房发育正常，皮肤色泽正常，无红肿、糜烂、破溃、橘皮征及酒窝征，无乳头内陷或抬

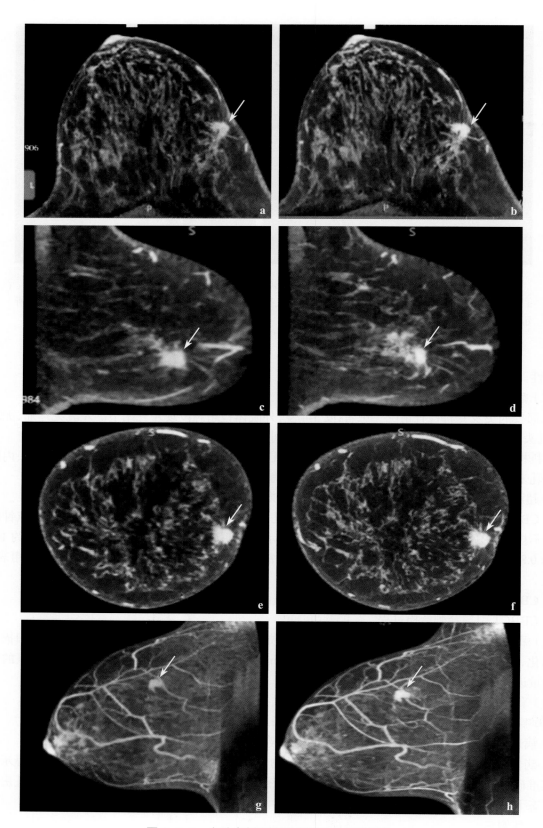

图 8-5-3　左乳穿刺活检前 CBBCT 扫描图像

a. 左乳 CBBCT 平扫横断面;b. 左乳 CBBCT 增强横断面;c. 左乳 CBBCT 平扫矢状面;d. 左乳 CBBCT 增强矢状面;e. 左乳 CBBCT 平扫冠状面;f. 左乳 CBBCT 增强冠状面;g. 左乳平扫 3D-MIP;h. 左乳增强 3D-MIP。箭头所示为病灶。

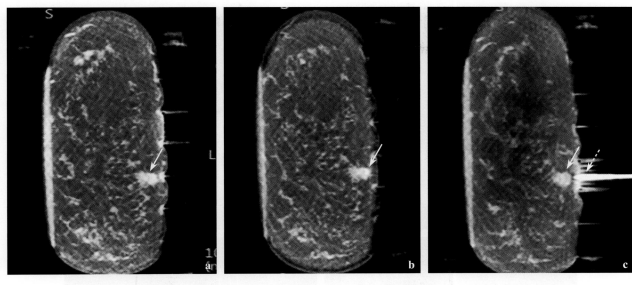

图 8-5-4　左乳 CBBCT 引导穿刺活检图像

a.病变定位扫描(平扫冠状面);b.病变定位扫描(增强冠状面);c.套管针位置确认扫描。实线箭头所示为病灶;虚线箭头所示为同轴套管针。

高。左乳 12 点钟位置可触及一大小约 3.0cm × 2.0cm 肿物,表面欠光滑、质硬、边界欠清、活动受限、无压痛。左腋窝可触及 1 个大小约 1.0cm × 1.0cm 淋巴结,质硬、光滑、边界清、活动受限、无压痛。双侧锁骨上下未触及肿大淋巴结。

2. 超声诊断　左乳实质性病变,血供丰富,BI-RADS 5 类。

3. MRI 诊断　左侧乳腺上象限非肿块样强化病变,BI-RADS 5 类(图 8-5-5)。

4. CBBCT 表现　左侧乳腺呈不均匀致密型,皮肤及乳头未见异常。平扫示左侧乳腺上象限 12 点位置中后份有集群分布的粗糙不均质、不定形钙化灶;增强扫描示钙化区及周围腺体出现叶段样分布的非肿块样强化灶,且内部强化不均、似有较大的强化结节,范围约 3.3cm × 1.9cm × 1.4cm。左侧乳后间隙及胸壁结构未见异常。3D-MIP 未见左侧乳腺血管增多、增粗表现(图 8-5-6)。

5. CBBCT 诊断　左乳上象限中后份非肿块样强化灶伴钙化,导管原位癌可能性大,不除外合并浸润性导管癌(BI-RADS 5 类)。

6. CBBCT 引导穿刺活检过程

(1)病变定位扫描:平扫示左侧乳腺上象限 12 点钟位置中后份有集群分布的粗糙不均质和不定形钙化灶,增强扫描示钙化区及周围腺体有叶段样分布的非肿块样强化灶,其内部强化不均,范围约 3.0cm × 1.8cm × 1.4cm。结合 3D 重建图像,确定病灶穿刺靶点的坐标位置并测量进针深度。

(2)套管针位置确认扫描:同轴套管针尖端紧贴病灶右缘(图 8-5-7)。

(3)穿刺获取组织标本:本次穿刺一共取得 6 条组织。

7. 病理诊断　非特殊类型浸润性癌,伴导管原位癌。

8. 病例分析　该病例的特点为含多发微钙化的非肿块样强化病变。CBBCT 对钙化显示敏感,且通过增强扫描可清晰显示钙化区域相应的软组织病变范围,从而实现对该类病变的精准定位活检。

(四)病例四

1. 简要病史及专科检查情况　患者,女,55 岁,发现左乳肿物 6 年,进行性增大 2 个月余。双乳无疼痛,无乳头溢液,无乳头(或乳晕)糜烂,无乳头内陷或抬高;此期间无妊娠或哺乳,无畏寒、发热。

专科检查:双侧乳房发育正常,皮肤色泽正常,无红肿、糜烂、破溃,无橘皮征及酒窝征,无乳头内陷或抬高。左乳 3 点钟方向可触及一肿物,大小约 3.0cm × 3.0cm,表面欠光滑、质硬、边界尚清、活动度好、无

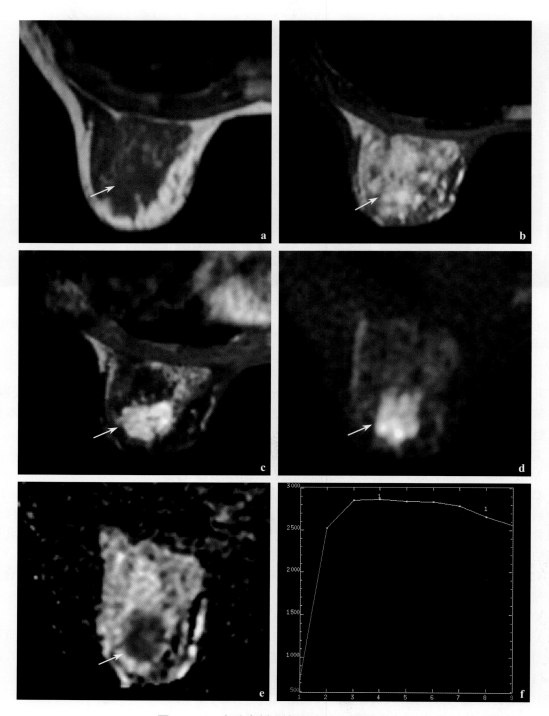

图 8-5-5　左乳穿刺活检前 MRI 扫描图像

a. T₁WI 横断面；b. T₂WI-脂肪抑制横断面；c. 动态增强第 2 期横断面；d. DWI 横断面；e. ADC 横断面；f. 时间信号强度曲线。箭头所示为病灶。

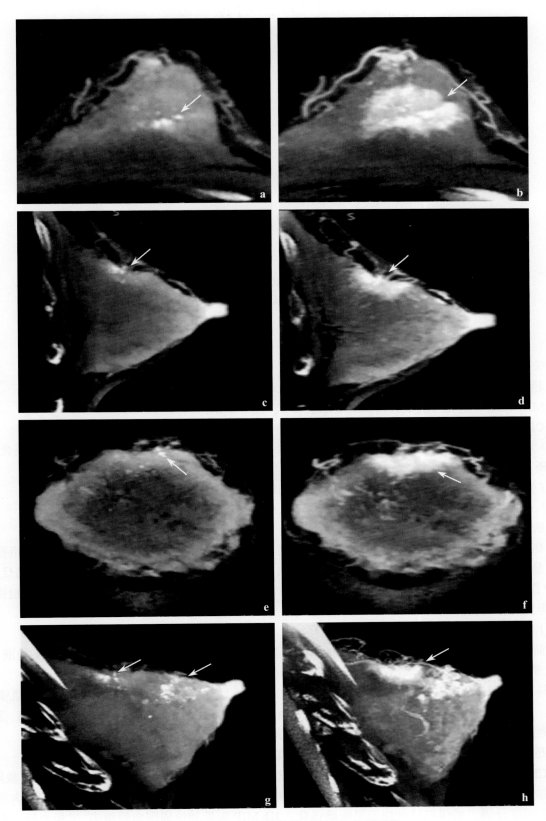

图 8-5-6　左乳穿刺活检前 CBBCT 扫描图像

a. 左乳 CBBCT 平扫横断面；b. 左乳 CBBCT 增强横断面；c. 左乳 CBBCT 平扫矢状面；d. 左乳
CBBCT 增强矢状面；e. 左乳 CBBCT 平扫冠状面；f. 左乳 CBBCT 增强冠状面；g. 左乳平扫 3D-MIP；
h. 左乳增强 3D-MIP。箭头所示为病灶（平扫图像显示的钙化灶和增强图像显示的强化病灶）。

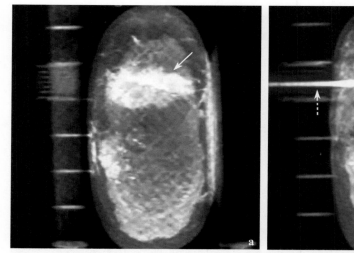
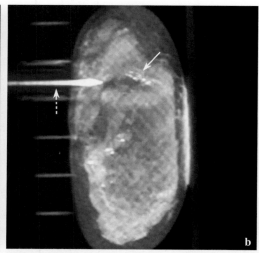

图 8-5-7　左乳 CBBCT 引导穿刺活检图像

a. 病变定位扫描（增强冠状面）；b. 套管针位置确认扫描。实线箭头所示为病灶；虚线箭头所示为同轴套管针。

压痛。双侧锁骨上下及腋窝未触及肿大淋巴结。

2. 超声诊断　左乳实质性病变，血供丰富，BI-RADS 4B 类。

3. MRI 诊断　左乳外象限肿物，BI-RADS 4B 类（图 8-5-8）。

4. CBBCT 引导穿刺活检过程

（1）定位前扫描：左乳外象限 3~4 点肿物，大小约 3.5cm×3.2cm×3.2cm，增强示肿物明显强化，边缘光整清晰。结合 3D 重建图像，确定病灶穿刺靶点的坐标位置并测量进针深度。

（2）套管针位置确认扫描：同轴套管针尖端紧贴病灶左缘（图 8-5-9）。

（3）穿刺获取组织标本：本次穿刺一共取得 7 条组织。

5. 病理诊断　交界性叶状肿瘤。

6. 病例分析　该病例为超声及 MRI 检查均提示 BI-RADS 4B 类的病变，具有临床活检指征。术前 MRI 显示病变血供丰富，周围有多支增粗、迂曲血管。CBBCT 不仅可清晰显示和准确定位病灶，通过 3D-MIP 图像显示大血管的位置，还有助于在操作中避开较大血管，减少术中出血，使得定位活检操作的安全性得到更好的保障。

（五）病例五

1. 简要病史及专科检查情况　患者，女，55 岁，发现左乳肿物 6 天。双乳无疼痛，无乳头溢液，无乳头（或乳晕）糜烂，无乳头内陷或抬高；此期间无妊娠或哺乳，无畏寒、发热。

专科检查：双侧乳房发育正常。皮肤色泽正常，无红肿、糜烂、破溃、无橘皮征及酒窝征，无乳头内陷或抬高。左乳内下象限可触及一肿物，大小约 4.0cm×3.0cm，表面光滑，质中，无压痛，边界较清，活动度好。双侧锁骨上下及腋窝未触及肿大淋巴结。右侧乳腺未见异常。

2. 超声诊断　左乳实质性占位病变，血供不丰富，BI-RADS 4A 类。

3. CBBCT 表现　双侧乳腺呈不均匀致密型，皮肤及乳头未见异常。平扫示左侧乳腺内下象限 8-9 点钟处有一卵圆形脂肪密度肿块，大小约 4.5cm×3.8cm×3.2cm，肿块边缘清晰光整，包膜极薄，内有细条状非脂肪密度分隔。增强扫描肿块未见明确强化。3D-MIP 未见肿块周围血管增多、增粗表现。右侧乳腺未见异常（图 8-5-10）。

4. CBBCT 诊断　左乳脂肪密度肿块，脂肪瘤可能性大（BI-RADS 2/3 类）。

5. CBBCT 引导穿刺活检过程

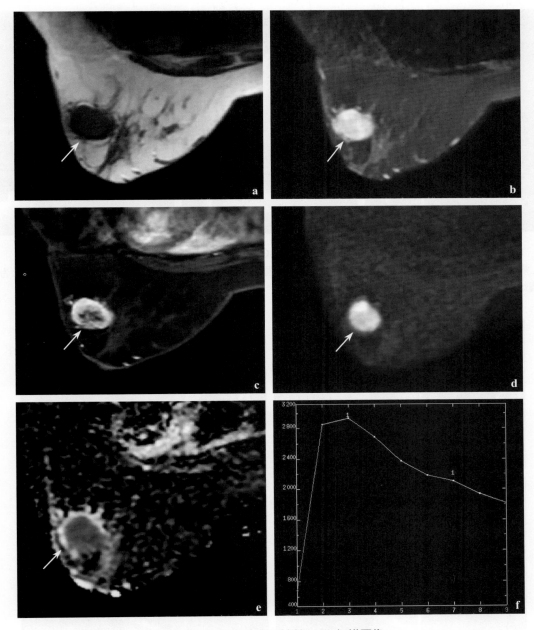

图 8-5-8 左乳穿刺活检前 MRI 扫描图像

a. T₁WI 横断面；b. T₂WI- 脂肪抑制横断面；c. 动态增强第 2 期横断面；d. DWI 横断面；e. ADC 横断面；
f. 时间信号强度曲线。箭头所示为病灶。

（1）病变定位扫描：左侧乳腺内下象限见一低密度肿块，密度近似邻近皮下脂肪密度，固定状态下大小约 3.8cm × 3.6cm × 2.0cm。结合 3D 重建图像，确定病灶穿刺靶点的坐标位置并测量进针深度。

（2）套管针位置确认扫描：同轴套管针尖端紧邻病灶右缘（图 8-5-11）。

（3）穿刺获取组织标本：本次穿刺一共取得 5 条组织。

6. 病理诊断 脂肪瘤。

7. 病例分析 该病例的特点为脂肪密度病灶，其密度与邻近腺体差别较大，CBBCT 平扫即可准确判断病变成分并清晰显示病灶的位置及边界，故无须增强扫描即可实现对该类含脂肪病变的精准定位。

（六）病例六

1. 简要病史及专科检查情况 患者，女，34 岁，左乳疼痛 21 天，可触及左乳外象限直径约 3.0cm 的

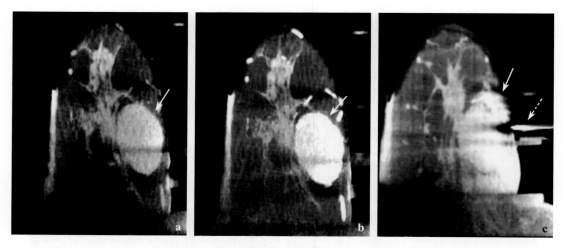

图 8-5-9　左乳 CBBCT 引导穿刺活检图像

a. 病变定位扫描（平扫横断面）；b. 病变定位扫描（增强横断面）；c. 套管针位置确认扫描。实线箭头所示为病灶；虚线箭头所示为同轴套管针。

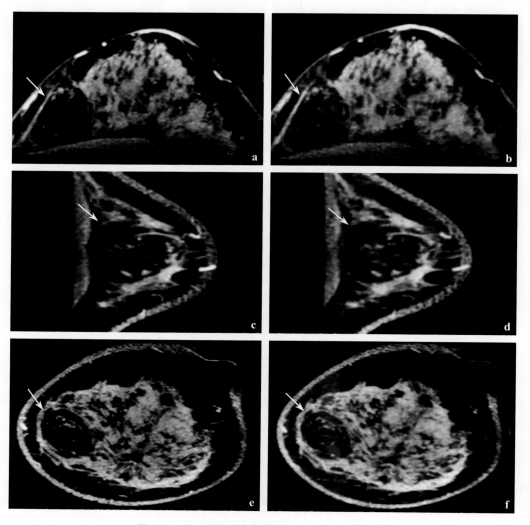

图 8-5-10　左乳穿刺活检前 CBBCT 扫描图像

a. 左乳 CBBCT 平扫横断面；b. 左乳 CBBCT 增强横断面；c. 左乳 CBBCT 平扫矢状面；d. 左乳 CBBCT 增强矢状面；e. 左乳 CBBCT 平扫冠状面；f. 左乳 CBBCT 增强冠状面。箭头所示为病灶。

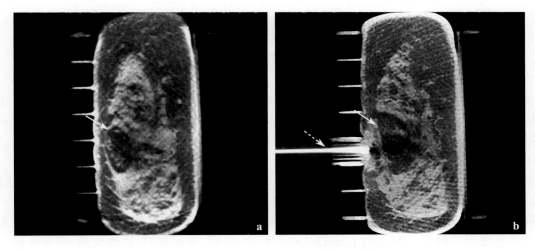

图 8-5-11　左乳 CBBCT 引导穿刺活检图像

a. 病变定位扫描(平扫冠状面);b. 套管针位置确认扫描。实线箭头所示为病灶;虚线箭头所示为同
轴套管针。

肿物,随后肿物进行性增大至 5.0cm。无乳头(或乳晕)糜烂,无乳头内陷或抬高;此期间无妊娠或哺乳;无
畏寒、发热。

专科检查:双侧乳房发育正常。皮肤色泽正常,无红肿、糜烂、破溃、橘皮征及酒窝征,无乳头内陷或
抬高。左乳外下象限可触及一大小约 5.0cm×3.0cm 肿物,质硬,压痛,边界不清,表面欠光滑,活动受限。
双侧锁骨上下及双侧腋窝未触及肿大淋巴结。

2. 超声诊断　左乳外下象限境界不清的实质性占位病变,血供丰富,BI-RADS 4B 类。

3. CBBCT 引导穿刺活检过程

(1)病变定位扫描:平扫示左乳外下象限等密度病变,边界模糊不清,其内未见钙化;增强扫描左乳
外下象限见非肿块样强化灶,呈区域性分布,内部强化不均匀,固定状态下病变大小约 3.6cm×3.2cm×

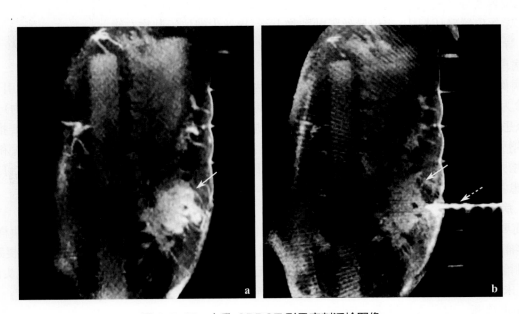

图 8-5-12　左乳 CBBCT 引导穿刺活检图像

a. 病变定位扫描(增强冠状面);b. 套管针位置确认扫描。实线箭头所示为病灶;虚线箭头所示
为同轴套管针。

2.0cm,。结合 3D 重建图像,确定病灶穿刺靶点的坐标位置并测量进针深度。

（2）套管针位置确认扫描:同轴套管针尖端位于病灶左缘（图 8-5-12）。

（3）穿刺获取组织标本:本次穿刺一共取得 8 条组织。

4. 病理诊断　左乳慢性化脓性炎。

5. 病例分析　该病例为超声提示 BI-RADS 4B 类的病变,具有临床活检指征。由于 CBBCT 平扫和超声无法明确显示病变形态及其边界,故需行 CBBCT 增强扫描引导下的穿刺活检,以清晰显示病变范围、边界及其实性区,从而实现对病变的精准定位活检。

（七）病例七

1. 简要病史及专科检查情况　患者,女,53 岁,发现右乳肿物 1 年余。右乳无疼痛,无乳头溢液,无乳头（或乳晕）糜烂,无乳头内陷或抬高;此期间无妊娠或哺乳;无畏寒、发热。

专科检查:双侧乳房发育正常。皮肤色泽正常,无红肿、糜烂、破溃、橘皮征及酒窝征,无乳头内陷或抬高。右乳上象限可触及一大小约 1.3cm×1.0cm 肿物,质硬,表面光滑,边缘欠清,活动受限,无压痛。双侧锁骨上下及双侧腋窝未触及肿大淋巴结。

2. 超声诊断　右乳内上象限 2~3 点钟前份实质性占位病变,血供丰富,BI-RADS 4C 类。该病变在超声引导下进行穿刺活检,病理结果为非特殊类型浸润性癌。

3. CBBCT 表现　右侧乳腺呈不均匀致密型,皮肤及乳头未见异常。平扫示右侧乳腺内上象限 2~3 点钟位置前份有一不规则略高密度肿物（肿物 1）,增强扫描呈明显不均匀强化,边缘有毛刺,大小约 1.5cm×1.4cm×1.4cm。右乳内上象限 2 点钟后份另有一类圆形小肿物（肿物 2）,大小约 0.4cm×0.3cm×0.3cm,增强扫描呈明显强化,边缘不规则。右侧乳后间隙及胸壁结构未见异常。3D-MIP 见右侧乳腺血管增多（图 8-5-13）。

4. CBBCT 诊断　右乳内上象限前份肿物（BI-RADS 6 类）,符合右乳癌表现;右乳内上象限后份小肿物,乳腺癌可能性大（BI-RADS 4C 类）。

5. CBBCT 引导导丝定位过程

（1）病变定位扫描:右乳内上象限 2 点钟后份见一小肿物,增强扫描示肿物明显强化,大小约 0.4cm×0.3cm×0.3cm;本次操作仅针对该小肿物（肿物 2）进行导丝定位。结合 3D 重建图像,确定定位点的坐标位置及导丝进入深度。

（2）导丝位置确认扫描:定位导丝紧贴肿物上缘,导丝尖端位于肿物右缘。

（3）导丝钩端释放后位置确认扫描:导丝双钩位于肿物右缘腺体内（图 8-5-14）。

6. 病理诊断　非特殊类型浸润性癌（肿物 2）。

7. 病例分析　该病例同侧乳腺存在一大一小两个肿物,其中较大者临床可触及且超声引导穿刺活检后确诊为乳腺癌,较小者临床未能触及且超声诊断阴性,而 CBBCT 高度怀疑其（较小肿物）为恶性病变。因该患者有强烈保乳意愿,故此,该较小肿物性质的确定对临床手术方案的制定具有重要指导意义。CBBCT 增强扫描更有利于显示临床未触及且超声诊断阴性的乳腺多发病变及其准确位置和范围,在 CBBCT 增强扫描引导下针对病变准确放置导丝,有助于手术医生对病变进行精准切除、获取可靠的病理结果,为患者获得精准、个性化的治疗创造条件。

（八）病例八

1. 简要病史及专科检查情况　患者,女,46 岁,体检 CBBCT 发现左侧乳腺内象限非肿块样强化灶。双乳无疼痛,无乳头溢液,无乳头（或乳晕）糜烂,无乳头内陷或抬高;此期间无妊娠或哺乳;无畏寒、发热。

专科检查:双侧乳房发育正常,皮肤色泽正常,无红肿、糜烂、破溃、橘皮征及酒窝征,无乳头内陷或抬高。双乳未触及肿物。双侧锁骨上下及双侧腋窝未触及肿大淋巴结。

2. 超声诊断　双乳未见异常。

3. CBBCT 表现　双侧乳呈不均匀致密型,皮肤及乳头未见异常。平扫未见乳腺内肿物或钙化灶。增强扫描示左侧乳腺内象限 9 点钟位置后份腺体表浅区域有局灶分布的集群卵石样非肿块样强化灶,范

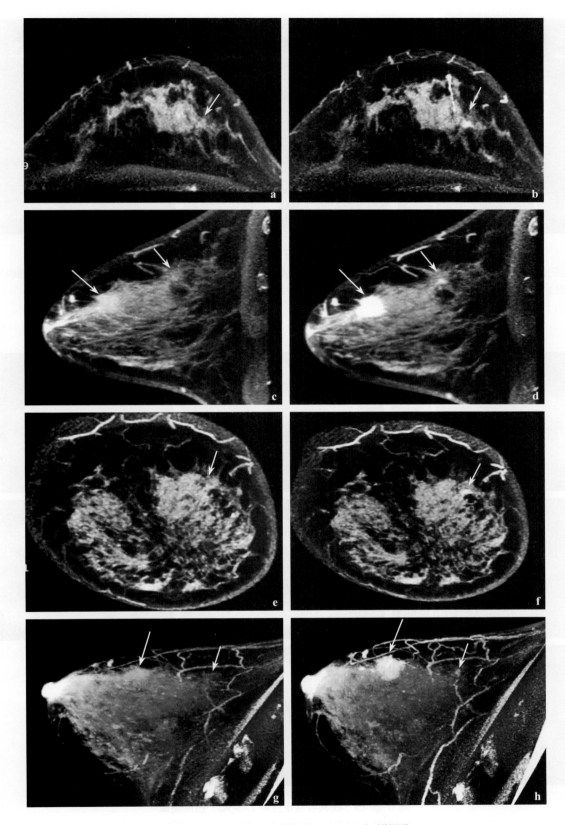

图 8-5-13　右乳导丝定位前 CBBCT 扫描图像

a. 右乳 CBBCT 平扫横断面；b. 右乳 CBBCT 增强横断面；c. 右乳 CBBCT 平扫矢状面；d. 右乳 CBBCT
增强矢状面；e. 右乳 CBBCT 平扫冠状面；f. 右乳 CBBCT 增强冠状面；g. 右乳平扫 3D-MIP 成像；h. 右
乳增强 3D-MIP 成像。箭头所示为病灶（长箭头所示为肿物 1，短箭头所示为肿物 2）。

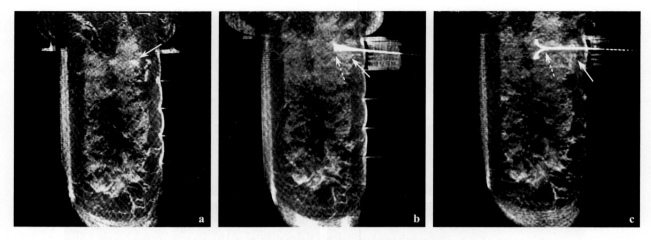

图 8-5-14　右乳 CBBCT 引导导丝定位图像（肿物 2）

a. 病变定位扫描（增强冠状面）；b. 导丝位置确认扫描；c. 导丝钩端释放后位置确认扫描。实线箭头所示为病灶；虚线箭头所示为定位导丝和导丝双钩。

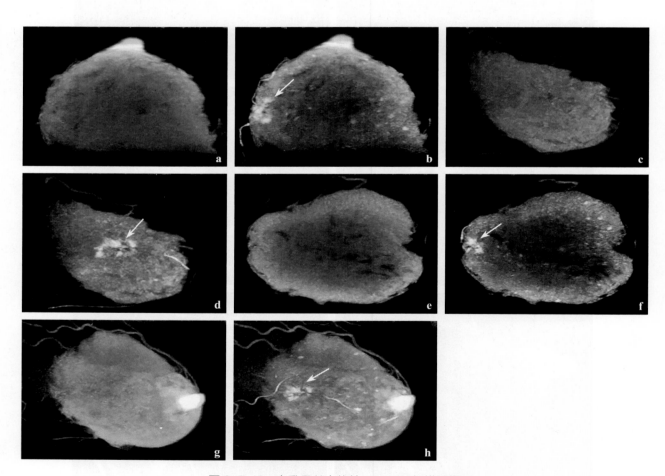

图 8-5-15　左乳导丝定位前 CBBCT 扫描图像

a. 左乳 CBBCT 平扫横断面；b. 左乳 CBBCT 增强横断面；c. 左乳 CBBCT 平扫矢状面；d. 左乳 CBBCT 增强矢状面；e. 左乳 CBBCT 平扫冠状面；f. 左乳 CBBCT 增强冠状位；g. 左乳平扫 3D-MIP 成像；h. 左乳增强 3D-MIP 成像。箭头所示为病灶。

围约 1.2cm×0.9cm×0.6cm；左侧乳后间隙及胸壁结构未见异常。3D-MIP 未见左侧乳腺血管增多、增粗表现（图 8-5-15）。

4. CBBCT 诊断　左侧乳腺内象限非肿块样强化灶，导管原位癌或小叶原位癌可能性较大（BI-RADS 4B 类）。

5. CBBCT 引导导丝定位过程

（1）病变定位扫描：左侧乳腺内象限 9 点钟位置后份腺体表浅区域见局灶分布的非肿块样强化灶，固定状态下病灶范围约 1.2cm×0.7cm×0.6cm。结合 3D 重建图像，确定定位点的坐标位置及导丝进入深度。

（2）导丝位置确认扫描：定位导丝位于病灶内，导丝尖端位于病灶左缘。

（3）导丝钩端释放后位置确认扫描：导丝双钩位于病灶左缘（图 8-5-16）。

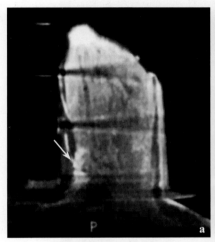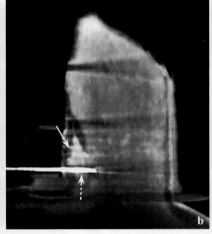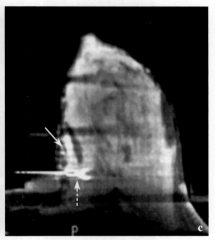

图 8-5-16　左乳 CBBCT 引导导丝定位图像

a. 病变定位扫描（增强横断面）；b. 导丝位置确认扫描；c. 导丝钩端释放后位置确认扫描。实线箭头所示为病灶；虚线箭头所示为定位导丝和导丝双钩。

6. 病理诊断　低级别导管原位癌。

7. 病例分析　本病例特点为体检患者，临床触诊及超声检查均为阴性，CBBCT 增强扫描发现乳腺内可疑恶性的非肿块样强化灶。本例提示 CBBCT 增强检查不仅可弥补超声的不足，明显提高临床不可触及且其他影像检查未能发现的隐匿乳腺病变的检出率，同时还有助于提高该类病变的定位活检成功率。

（九）病例九

1. 简要病史及专科检查情况　患者，女，43 岁，体检超声发现双乳肿物 10 天。双乳无疼痛，无乳头溢液，无乳头（或乳晕）糜烂，无乳头内陷或抬高；此期间无妊娠或哺乳，无畏寒、发热。

专科检查：双侧乳房发育正常，皮肤色泽正常，无红肿、糜烂、破溃、无橘皮征及酒窝征，无乳头内陷或抬高。双侧乳房均未触及肿物。双侧锁骨上下及腋窝未触及肿大淋巴结。

2. 超声诊断　左乳实质性占位病变，血供不丰富，BI-RADS 4B 类。

3. CBBCT 表现　双侧乳腺呈不均匀致密型，皮肤及乳头未见异常。平扫示左侧乳腺外上象限 1 点钟位置后份见一粗大爆米花样钙化，大小约 0.8cm×0.7cm×0.5cm；右侧乳腺上象限 12 点钟位置后份见多发微小钙化灶，呈集群和线样分布，范围约 1.2cm×0.8cm×0.6cm。增强扫描示双乳腺钙化区域均无强化病灶。双侧乳后间隙及胸壁结构未见异常。3D-MIP 未见双侧乳腺血管增多、增粗表现（图 8-5-17、图 8-5-18）。

4. CBBCT 诊断　左乳外上象限 1 点钟位置后份粗大钙化（BI-RADS 3 类）；右乳上象限 12 点钟位置后份多发微小钙化（BI-RADS 4B 类）。

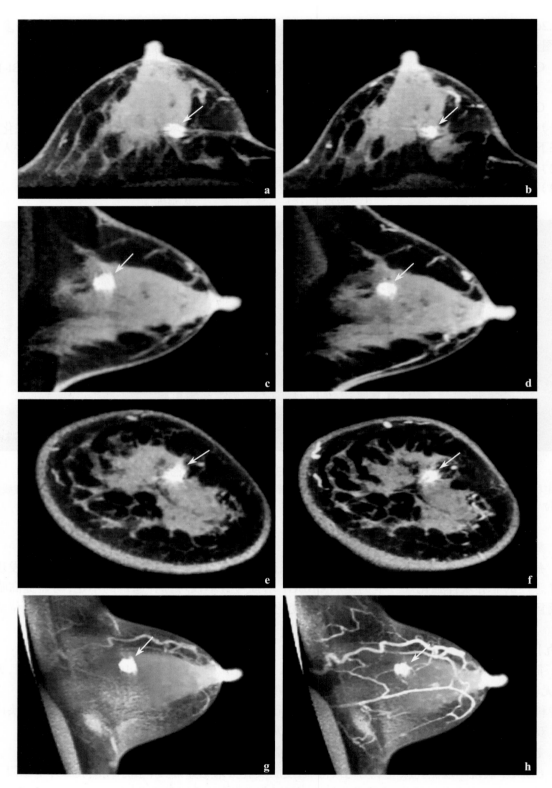

图 8-5-17 左乳导丝定位前 CBBCT 扫描图像

a. 左乳 CBBCT 平扫横断面；b. 左乳 CBBCT 增强横断面；c. 左乳 CBBCT 平扫矢状面；d. 左乳 CBBCT
增强矢状面；e. 左乳 CBBCT 平扫冠状面；f. 左乳 CBBCT 增强冠状面；g. 左乳平扫 3D-MIP 成像；h. 左
乳增强 3D-MIP 成像。箭头所示为病灶。

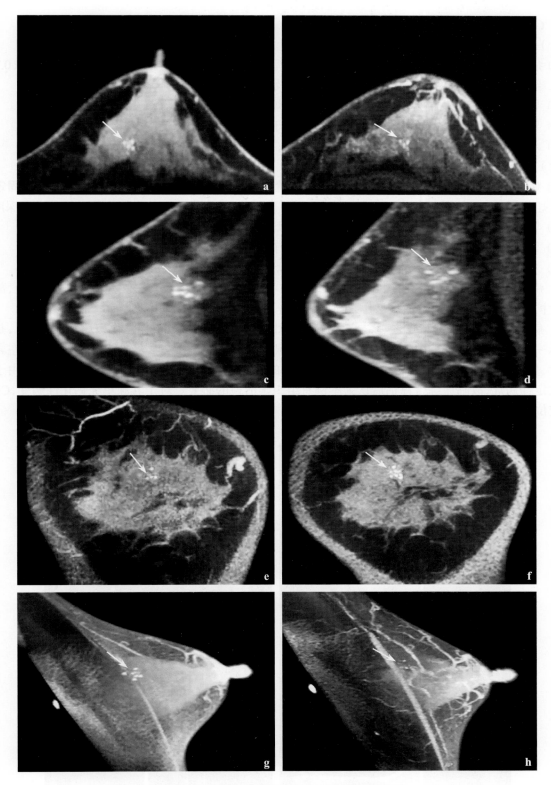

图 8-5-18　右乳导丝定位前 CBBCT 扫描图像

a. 右乳 CBBCT 平扫横断面；b. 右乳 CBBCT 增强横断面；c. 右乳 CBBCT 平扫矢状面；d. 右乳 CBBCT 增强矢状面；e. 右乳 CBBCT 平扫冠状面；f. 右乳 CBBCT 增强冠状面；g. 右乳平扫 3D-MIP 成像；h. 右乳增强 3D-MIP 成像。箭头所示为病灶。

5. CBBCT 引导导丝定位过程

（1）左乳钙化灶

1）病变定位扫描：左侧乳腺外上象限 1 点钟位置后份见一粗大爆米花样钙化灶，大小约 0.8cm×0.7cm×0.5cm。结合 3D 重建图像，确定定位点的坐标位置及导丝进入深度。

2）导丝位置确认扫描：定位导丝尖端位于钙化灶下方约 0.8cm 处。

3）导丝钩端释放后位置确认扫描：导丝双钩位于钙化灶右下方腺体内。

4）术后离体标本扫描：标本内可见粗大钙化灶；导丝结构完整（图 8-5-19）。

（2）右乳钙化灶

1）病变定位扫描：右侧乳腺上象限 12 点钟位置后份见多发微小钙化，呈集群和线样分布，固定状态下钙化灶范围约 1.0cm×0.8cm×0.6cm。结合 3D 重建图像，确定定位点的坐标位置及导丝进入深度。

2）导丝位置确认扫描：定位导丝尖端位于钙化灶分布区域内。

3）导丝钩端释放后位置确认扫描：导丝双钩位于钙化灶左缘腺体内。

4）术后离体标本扫描：标本内可见多发微钙化灶；导丝结构完整（图 8-5-20）。

6. 病理诊断　（左乳）乳腺增生症伴部分腺体柱状细胞病变及小区钙化。（右乳）乳腺增生症，部分腺体囊性扩张，部分导管上皮普通型增生，个别导管大汗腺化生，有散在钙化灶。

7. 病例分析　本例的特点之一，是双侧乳腺病灶均为单纯钙化灶（不伴强化病灶）；特点之二，是超声仅显示一侧乳腺病灶，而 CBBCT 明确显示双侧乳腺内均有病灶；特点之三，是 CBBCT 虽显示左乳钙化灶粗大、呈良性钙化表现，但无法排除右乳恶性钙化的可能性（线样和集群分布的 4B 类钙化）。由于影像学无法定性病灶，故临床综合评估后认为本例有组织学活检的必要。对于乳腺单纯钙化性病变，CBBCT 引导定位活检较超声更具优势。

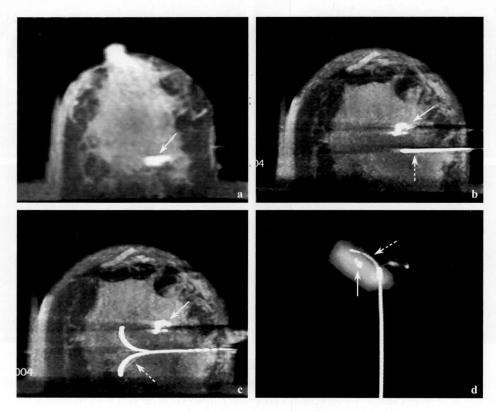

图 8-5-19　左乳 CBBCT 引导导丝定位图像

a. 病变定位扫描（平扫横断面）；b. 导丝位置确认扫描；c. 导丝钩端释放后位置确认扫描；d. 术后离体标本扫描。实线箭头所示为病灶；虚线箭头所示为定位导丝和导丝双钩。

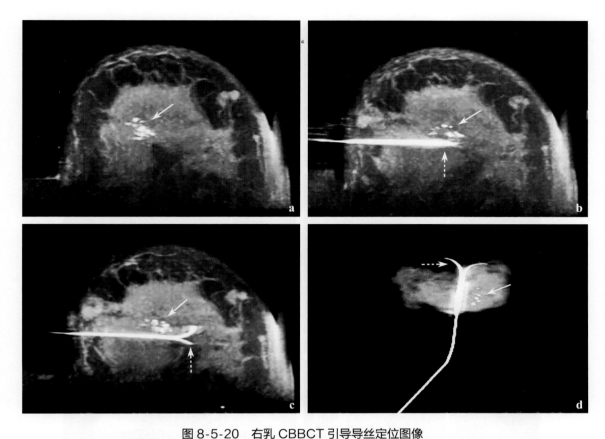

图 8-5-20　右乳 CBBCT 引导导丝定位图像

a.病变定位扫描（平扫横断面）；b.导丝位置确认扫描；c.导丝钩端释放后位置确认扫描；d.术后离体标本扫描。实线箭头所示为病灶；虚线箭头所示为定位导丝和导丝双钩。

（十）病例十

1. 简要病史及专科检查情况　患者,女,32 岁,发现右乳结节 10 余天。双乳无疼痛,无乳头溢液,无乳头（或乳晕）糜烂,无乳头内陷或抬高；此期间无妊娠或哺乳,无畏寒、发热。

专科检查：双侧乳房发育正常,皮肤色泽正常,无红肿、糜烂、破溃、无橘皮征及酒窝征,无乳头内陷或抬高。双乳可及多个结节,质中,活动度好,无压痛。双侧锁骨上下及腋窝均未触及肿大淋巴结。

2. CBBCT 表现　双侧乳腺呈不均匀致密型,皮肤及乳头未见异常。平扫示双侧乳腺无明确肿物灶或钙化灶。增强扫描示右乳晕区后上方偏内侧区域腺体内出现局灶分布的非肿块样强化灶,内部强化呈集群卵石样,范围 1.5cm×0.8cm×0.6cm。右侧乳后间隙及胸壁结构未见异常。3D-MIP 未见右侧乳腺血管增多、增粗表现。左侧乳腺未见异常（图 8-5-21）。

3. CBBCT 诊断　右乳晕区后上方非肿块样强化灶,乳腺原位癌与乳腺增生症待鉴别（BI-RADS 4B 类）。

4. CBBCT 引导导丝定位过程

（1）病变定位扫描：右乳晕区后上方见局灶分布的非肿块样强化灶,固定状态下病灶范围约 1.3cm×0.8cm×0.6cm。结合 3D 重建图像,确定定位点的坐标位置及导丝进入深度。

（2）导丝位置确认扫描：定位导丝尖端位于病变区内。

（3）导丝钩端释放后位置确认扫描：导丝双钩位于病变区右缘（图 8-5-22）。

5. 病理诊断　纤维腺瘤,周围乳腺呈纤维结构不良改变。

6. 病例分析　本例乳腺病变 CBBCT 表现为难以定性的非肿块样强化灶（BI-RADS 4B 类）,且患者手术意愿强烈,故决定实施 CBBCT 增强扫描引导下的微创活检术。由于本例术前 CBBCT 增强扫描图

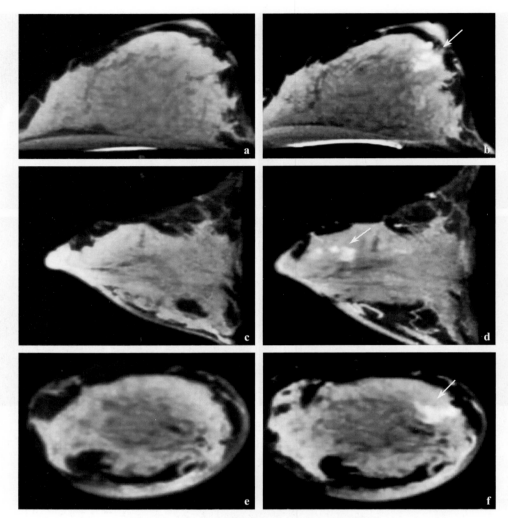

图 8-5-21 右乳导丝定位前 CBBCT 扫描图像

a. 右乳 CBBCT 平扫横断面;b. 右乳 CBBCT 增强横断面;c. 右乳 CBBCT 平扫矢状面;d. 右乳 CBBCT 增强矢状面;e. 右乳 CBBCT 平扫冠状面;f. 右乳 CBBCT 增强冠状面。箭头所示为病灶。

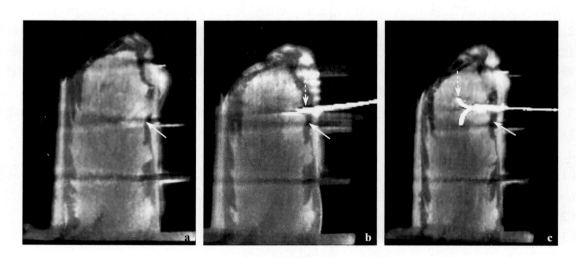

图 8-5-22 右乳 CBBCT 引导导丝定位图像

a. 病变定位扫描(增强横断面);b. 导丝位置确认扫描;c. 导丝钩端释放后位置确认扫描。实线箭头所示为病灶;虚线箭头所示为定位导丝和导丝双钩。

像可清晰显示该非肿块样强化灶及其位置和范围,故本例在 CBBCT 引导下实施病灶术前导丝定位,可为外科活检手术提供精准定位和导向,并获得可靠的病理组织标本和病理诊断。

(十一)病例十一

1. 简要病史及专科检查情况　患者,女,34 岁,超声体检发现双乳肿物 5 个月余。双乳无疼痛,无乳头溢液,无乳头(或乳晕)糜烂,无乳头内陷或抬高;此期间无妊娠或哺乳,无畏寒、发热。

专科检查:双侧乳房发育正常,皮肤色泽正常,无红肿、糜烂、破溃、无橘皮征及酒窝征,无乳头内陷或抬高。双侧乳房均未触及肿物。双侧锁骨上下及腋窝未触及肿大淋巴结。

2. 超声诊断　双乳实质性占位病变,血供不丰富,BI-RADS 3 类。

3. CBBCT 表现　右侧乳腺呈不均匀致密型,皮肤及乳头未见异常。平扫示右侧乳腺外象限 9 点钟位置中份见多发粗糙不均质钙化灶,呈集群分布;增强扫描示钙化区及周围腺体出现斑片结节状非肿块样强化灶,范围约 1.5cm×1.4cm×0.8cm;右侧乳后间隙及胸壁结构未见异常;3D-MIP 未见右侧乳腺血管增多、增粗表现(图 8-5-23)。

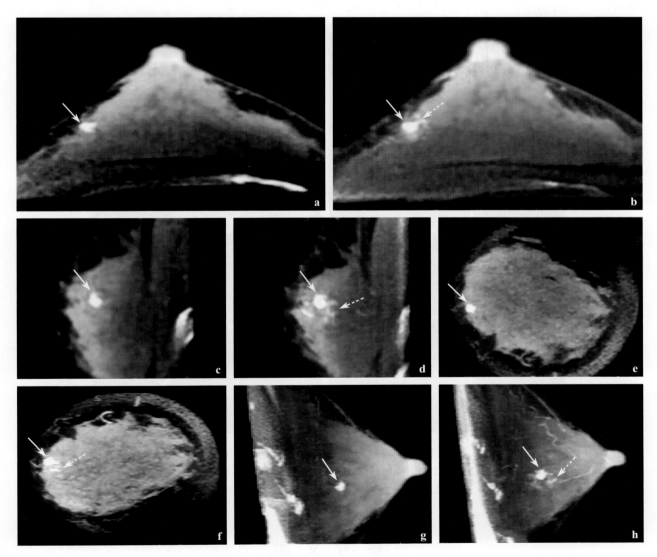

图 8-5-23　右乳导丝定位前 CBBCT 扫描图像

a. 右乳 CBBCT 平扫横断面;b. 右乳 CBBCT 增强横断面;c. 右乳 CBBCT 平扫矢状面;d. 右乳 CBBCT 增强矢状面;e. 右乳 CBBCT 平扫冠状面;f. 右乳 CBBCT 增强冠状面;g. 右乳平扫 3D-MIP 成像;h. 右乳增强 3D-MIP 成像。实线箭头所示为钙化灶,虚线箭头所示为钙化周围斑片状非肿块样强化灶。

4. CBBCT 诊断 右乳外象限非肿块样强化灶伴钙化,导管原位癌与良性病变待鉴别(BI-RADS 4B 类)。

5. CBBCT 引导导丝定位过程

(1)病变定位扫描:右乳外象限 9 点钟位置中份见集群分布的多发钙化灶,范围约 0.5cm×0.4cm× 0.4cm。结合 3D 重建图像,确定定位点的坐标位置及导丝进入深度。

(2)导丝位置确认扫描:定位导丝尖端紧贴钙化灶下缘。

(3)导丝钩端释放后位置确认扫描:导丝双钩位于钙化灶左下缘。

(4)术后离体标本扫描:标本内可见多发微钙化灶;导丝结构完整(图 8-5-24)。

6. 病理诊断 非特殊类型浸润性癌Ⅱ级,合并中级别导管原位癌。

7. 病例分析 该病例由于超声未能显示钙化灶而提示为 BI-RADS 3 类病变;CBBCT 清晰显示非肿块样强化灶伴多发微钙化(集群分布的 4B 类钙化),故考虑为 BI-RADS 4B 类病变。CBBCT 平扫即可清晰显示并精准定位微小钙化灶,引导导丝准确定位和指导临床手术,从而获得可靠的组织标本和病理诊断。

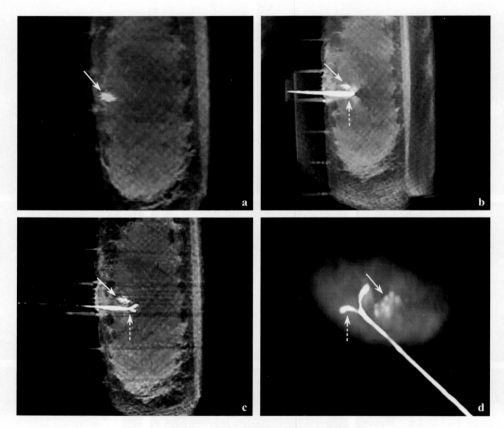

图 8-5-24 右乳 CBBCT 引导导丝定位图像

a. 病变定位扫描(平扫冠状面);b. 导丝位置确认扫描;c. 导丝钩端释放后位置确认扫描;d. 术后离体标本扫描。实线箭头所示为病灶;虚线箭头所示为定位导丝和导丝双钩。

参 考 文 献

[1] SIEGEL R L,MILLER K D,JEMAL A. Cancer statistics,2019[J]. CA:A Cancer Journal for Clinicians,2019,69(1): 7-34.

［2］ DESANTIS C E,MA J,GAUDET M M,et al. Breast cancer statistics,2019［J］. CA:A Cancer Journal for Clinicians,2019,69(6):438-451.

［3］ Ahmad A. Breast Cancer Statistics:Recent Trends［J］. Advances in experimental medicine and biology,2019,1152:1-7.

［4］ 广西影像医学临床医学研究中心,中国抗癌协会肿瘤影像专业委员会,中山大学肿瘤防治中心. 锥光束乳腺 CT 引导乳腺组织定位活体组织检查技术操作及应用的专家共识［J］. 中华放射学杂志,2022,56(7):745-750.

［5］ 郑仲涛,康巍,苏丹柯. 不同影像学技术引导下乳腺癌穿刺活检研究进展［J］. 中国医学影像技术,2019,35(10):1590-1593.

［6］ 中华医学会影像技术分会,中华医学会放射学分会. 乳腺影像检查技术专家共识［J］. 中华放射学杂志,2016,50(8):561-565.

［7］ 潘璇璇,刘丽东,康巍,等. 影像学技术引导导丝定位在乳腺肿物诊断中的应用研究进展［J］. 山东医药,2020,60(27):100-103.

［8］ GAO Y,BAGADIYA N R,JARDON M L,et al. Outcomes of Preoperative MRI-Guided Needle Localization of Nonpalpable Mammographically Occult Breast Lesions［J］. American Journal of Roentgenology,2016,207(3):676-684.

［9］ UHLIG J,FISCHER U,BIGGEMANN L,et al. Pre-and post-contrast versus post-contrast cone-beam breast CT:can we reduce radiation exposure while maintaining diagnostic accuracy?［J］. European radiology,2019,29(6):3141-3148.

［10］ HE N,WU Y P,KONG Y N,et al. The utility of breast cone-beam computed tomography,ultrasound,and digital mammography for detecting malignant breast tumors:A prospective study with 212 patients［J］. European Journal of Radiology,2016,85(2):392-403.

［11］ WIENBECK S,LOTZ J,FISCHER U. Feasibility of Vacuum-Assisted Breast Cone-Beam CT–Guided Biopsy and Comparison with Prone Stereotactic Biopsy［J］. American Journal of Roentgenology,2017,208(5):1154-1162.

［12］ 蒙丽宇,苏丹柯,康巍,等. 锥光束乳腺 CT 及超声引导乳腺穿刺标本与手术标本对比分析［J］. 实用放射学杂志,2021,37(6):940-944.

［13］ 康巍,黄向阳,金观桥,等. 锥光束乳腺 CT 与 MRI、数字化乳腺 X 线摄影对乳腺非肿块强化病变的诊断一致性分析［J］. 实用放射学杂志,2021,37(5):763-767.

［14］ SEIFERT P,CONOVER D,ZHANG Y,et al. Evaluation of Malignant Breast Lesions in the Diagnostic Setting with Cone Beam Breast Computed Tomography(Breast CT):Feasibility Study［J］. Breast Journal,2014,20(4):364-374.

［15］ WIENBECK S,UHLIG J,LUFTNER-NAGEL S,et al. The role of cone-beam breast-CT for breast cancer detection relative to breast density［J］. European radiology,2017,27(12):5185-5195.

［16］ O'CONNELL A M,KARELLAS A,VEDANTHAM S,et al. Newer Technologies in Breast Cancer Imaging:Dedicated Cone-Beam Breast Computed Tomography［J］. Seminars in Ultrasound,CT and MRI,WB Saunders,2018,39(1):106-113.

［17］ 李海洁,尹璐,叶兆祥,等. 锥光束乳腺 CT 及乳腺 X 线摄影对乳腺组织覆盖范围的比较［J］. 中华放射杂志,2015,49(7):488-490.

［18］ UHLIG J,UHLIG A,BIGGEMANN L,et al. Diagnostic accuracy of cone-beam breast computed tomography:a systematic review and diagnostic meta-analysis［J］. European radiology,2019,29(3):1194-1202.

［19］ WIENBECK S,FISCHER U,LUFTNER-NAGEL S,et al. Contrast-enhanced cone-beam breast-CT(CBBCT):clinical performance compared to mammography and MRI［J］. European radiology,2018,28(9):3731-3741.

［20］ O'CONNELL A,CONOVER D L,ZHANG Y,et al. Cone-beam CT for breast imaging:Radiation dose,breast coverage,and image quality［J］. American Journal of Roentgenology,2010,195(2):496-509.

［21］ O'CONNELL A M,KAWAKYU-O'CONNOR D. Dedicated cone-beam breast computed tomography and diagnostic mammography:comparison of radiation dose,patient comfort,and qualitative review of imaging findings in BI-RADS 4 and 5 lesions［J］. Journal of clinical imaging science,2012,2:7.

第九章

锥光束乳腺 CT 在乳腺癌疗效评估和术后监测中的应用

第一节 概 述

乳腺癌新辅助治疗（neoadjuvant therapy，NAT）指的是针对未发现远处转移的乳腺癌患者，在外科手术治疗之前使用的全身系统性治疗，包括新辅助化疗、新辅助靶向治疗及新辅助内分泌治疗等。NAT 能够提高早期乳腺癌患者的保乳率以及晚期乳腺癌患者的手术率，因此其已成为乳腺癌综合治疗中非常重要的组成部分。《中国乳腺癌新辅助治疗专家共识（2022 年版）》明确指出，对于所有乳腺癌患者均需进行基线、新辅助治疗中、新辅助治疗后的影像学评估，其中原发灶疗效评估需涵盖超声及乳腺 X 线摄影检查，对于有保乳需求的患者则强烈推荐乳腺 MRI 检查。此外，《中国浸润性乳腺癌诊治临床实践指南（2022 版）》专家组同意推荐不可手术乳腺癌及因肿块较大无法保乳的乳腺癌选择 NAT，且 NAT 中需要对患者进行影像学评估。影像学可无创地反映乳腺癌治疗前后癌灶大小、形态、信号或密度、血供、代谢以及癌灶内微钙化数量、分布及形态的变化，并可全程监测疗效。规范的影像学评估是乳腺癌 NAT 实施的重要保障，影像医师有必要掌握乳腺癌 NAT 后的影像学改变及其病理基础，了解不同影像学检查的优劣势，合理利用影像技术准确评估 NAT 疗效。

乳腺 X 线摄影（mammography，MG）空间分辨率较高，对钙化灶显示敏感。乳腺癌 NAT 后缓解的乳腺 X 线摄影表现为癌灶缩小、密度减低，癌灶内的微钙化可减少、不变或增多。但乳腺 X 线摄影对小病灶及致密型乳腺中非钙化的乳腺癌灶评估能力有限，难以识别多中心、多灶性病变，且难以区分治疗引起的纤维化和残留癌灶。此外，乳腺 X 线摄影不适用于不能耐受乳腺挤压患者的疗效评估。数字乳腺体层合成（digital breast tomosynthesis，DBT）对病灶范围的评估受腺体致密程度的影响相对较小，在预测病理完全缓解（pathology complete response，pCR）和评估治疗后残留病灶大小方面的能力优于 MG、超声，但劣于乳腺 MRI。DBT 评估能力主要受化疗后病灶纤维化、坏死等变化的影响，常出现对病灶的低估，因此美国放射学会（American College of Radiology，ACR）在 NAT 疗效评估的推荐中建议 DBT 仅用于对基线病灶的评估。对比增强能谱乳腺摄影（contrast enhanced spectral mammography，CESM）近年来逐步应用于 NAT 疗效评估，与 MG 相比，CESM 具有更高的灵敏度、特异度、阴性预测值与阳性预测值，评估残留肿瘤大小与病理学检查所见的肿瘤大小具有较高的相关性及观察者之间一致性，故 CESM 在预测疗效方面有较大的优势。但 CESM 仍避不开图像上组织重叠、成像过程需挤压乳腺等问题。

超声检查对乳腺癌疗效评估有较大价值,ACR 将乳腺超声对腋窝淋巴结治疗前后的评估推荐为最高等级。NAT 有效者常规超声常显示癌灶缩小、癌灶回声发生改变,弹性成像常显示癌灶硬度降低,超声造影常显示癌灶血流峰值强度和达峰时间降低,三维超声常显示癌灶的立体形态发生变化。然而,超声检查不仅对钙化灶显示能力有限,且其对于 NAT 引起的间质纤维化和残留癌灶的鉴别能力亦相对有限。

乳腺 MRI 具有多参数、多序列及功能成像等优势,可通过显示 NAT 前后癌灶的形态学、血流动力学和组织功能代谢变化等信息而实现癌灶的疗效评估。ACR 将乳腺 MRI 对基线检查、治疗中期及治疗后期乳腺癌的评估推荐为最高等级。乳腺癌 NAT 缓解的 MRI 表现包括癌灶缩小或消失、强化减弱或消失、出现坏死及出血、时间-信号强度曲线(TIC)由流出型或平台型转变为上升型、DWI 信号减低和 ADC 值增加等。但 MRI 检查耗时长、禁忌证相对较多,尤其不适用于幽闭恐惧症和体内植入物患者的疗效评估。

PET/CT 和 PET/MRI 均可通过显示癌灶的形态学和代谢变化来实现 NAT 的疗效评估,但其检查费用高,难以作为常规疗效评估检查手段。

近些年关于影像组学与 NAT 疗效相关性的研究显示,影像组学能够改善单模态或多模态影像学预测 NAT 疗效的准确性和诊断效能,影像组学特征能够被视为 pCR 潜在的预测因子。由于乳腺癌基因表达及信号转导通路极其复杂,很难将全基因测序的大量数据与影像数据进行匹配,乳腺癌影像基因组学研究预测 NAT 疗效的临床价值还有待进一步确认。

国内外针对 CBBCT 的临床应用研究结果已证实,CBBCT 兼具乳腺 X 线摄影(清晰显示钙化灶)、超声和磁共振(清晰显示软组织病灶)的诊断优势,不但能有效减少正常腺体对病变的遮蔽作用,且检查效率较磁共振更高(10s 完成一侧乳腺扫描)、患者感受较乳腺 X 线摄影和 MRI 更好(不需压迫乳腺、卧床检查时间短),其具备各向同性的二维断层和三维立体高分辨率图像,可同时清晰显示乳腺各组织结构及其内软组织病灶和钙化灶的形态学特征,通过增强扫描还可进一步显示病灶的血流动力学特征和其他间接影像学征象(腺体结构扭曲、紊乱,病灶周围供血血管迂曲增多等)。

综上所述,锥光束乳腺 CT 作为一种新型乳腺影像学技术手段,已完全具备应用于乳腺癌疗效评估和术后监测的技术条件和可行性。

第二节 疗 效 评 估

一、适应证

1. 需行乳腺癌肿瘤负荷评估的新辅助治疗患者或进展期非手术治疗患者(尤其适用于乳腺 X 线摄影或超声提示病灶内含钙化、乳房再造术后或假体植入术后、不能耐受乳腺 X 线摄影挤压乳腺、因幽闭恐惧症或体内含有金属植入物导致无法进行乳腺磁共振检查的新辅助治疗或进展期非手术治疗的乳腺癌患者)。

2. 身体条件满足俯卧位完成锥光束乳腺 CT 检查需要的乳腺癌疗效评估患者。

二、禁忌证

1. 碘对比剂过敏、甲状腺功能亢进、严重心肝肾功能不全的患者(乳腺 CT 平扫检查除外)。
2. 妊娠期及其他不宜进行 X 射线检查的患者。
3. 因身体条件限制不能俯卧于检查床完成 CBBCT 检查的患者。

三、评估原则

以下评估原则均参照实体瘤临床疗效评价标准(response evaluation criteria in solid tumor,RECIST)1.1 版拟定。

1. 乳腺癌治疗前后选择同一种影像检查方法进行评估。原则上须结合乳腺癌治疗前后 CBBCT 平扫及增强图像进行疗效评估。必要时参考同期其他检查结果如 MG、US、MRI 及 PET/CT 等,以获得更准确的评估结果。

2. 乳腺癌为孤立性病灶时,将其作为靶病灶进行评估;乳腺癌为多发病灶时,兼顾可重复性,选择最具代表性的最大病灶(不超过 2 个)作为靶病灶进行评估。

3. 原则上采用一维径线法对乳腺癌进行测量评估;对非肿块样强化或特殊形态的病灶,可选择三维体积测量法作为有效补充。

4. 治疗效果可评估为:①完全缓解(complete response,CR),即所有病灶消失且维持 4 周;②部分缓解(partial response,PR),即靶病灶最长径缩小≥30% 且维持 4 周;③疾病稳定(stable disease,SD),即靶病灶最长径缩小<30% 或增加小于 20%;④疾病进展(progressive disease,PD),即靶病灶最长径增加≥20% 且增加的绝对值≥5mm,或者出现新发病灶。

四、评估时间节点

(一)治疗前基线评估

采用新辅助治疗前 28 天内完成的 CBBCT 基线检查影像资料进行肿瘤治疗前评估。

(二)治疗期间评估

新辅助化疗、新辅助靶向治疗、姑息治疗期间,推荐每 2 个疗程进行疗效评估,时间窗为 3 天。例如:对于治疗方案为每 3 周化疗一次的患者,应采用前两程化疗后、第 3 程化疗前 3 天内完成的 CBBCT 检查影像资料进行第一次治疗期间疗效评估。若为新辅助内分泌治疗患者,则每 2 个月进行一次治疗期间疗效评估。

五、评估内容

(一)靶病灶基线评估

根据靶病灶的强化方式可分为单发肿块强化、多发肿块强化、非肿块样强化、肿块伴非肿块样强化四种类型(图 9-2-1)。在增强图像的横断面、矢状面及冠状面上选择最清晰反映肿瘤最长径的层面进行测量评估(如仅行平扫检查,则在平扫图像上进行测量评估),并兼顾可重复性(图 9-2-2)。靶病灶为孤立性病灶者,测量其最长径进行评估;靶病灶为多发病灶者,以最具代表性的最大病灶(不超过 2 个)的最长径总和作为靶病灶的最长径进行评估。如果病灶含弥漫分布的可疑钙化灶,则需分别测量和描述钙化灶及实性强化灶。

(二)靶病灶治疗期间评估

首先判断靶病灶的退缩方式为向心性退缩或非向心性退缩,然后根据不同的退缩方式进行靶病灶最长径测量评估。

1. 靶病灶退缩方式　分为向心性退缩(concentric shrinkage mode,CS)、非向心性退缩(non-concentric shrinkage mode,NCS)及消失三类。CS 是指肿瘤以病灶中央为圆心整体向内收缩,周围无散在癌灶残留。NCS 又称树突状收缩、巢或边缘收缩,是指肿瘤整体的不均匀性收缩,表现为原发病灶分裂成多个不连续的子灶,或原发灶范围大致不变但密度不均匀减低。消失即 NAT 后肿瘤显示不清,可允许瘤床区表现为结构紊乱,但增强图像瘤床区无强化病灶(图 9-2-3)。

2. 靶病灶测量评估　根据靶病灶不同的退缩方式进行最大径测量评估,包括如下情况。

(1)靶病灶治疗后呈向心性退缩时,采用与基线评估相同的图像体位测量其最长径进行评估。

(2)靶病灶治疗后呈碎片状非向心性退缩时,以所有碎片状病灶的最长径总和作为靶病灶的最长径进行评估。

(3)靶病灶缩小到无法测量但确实存在时,最长径记录为乳腺 CT 默认最小值 0.273mm。

(4)靶病灶完全消失时,最长径记录为 0mm。

图 9-2-1 靶病灶强化
方式
CBBCT 增强扫描显示
的四种类型靶病灶:a.单
发肿块强化型;b.多发
肿块强化型;c.非肿块样
强化型;d.肿块伴非肿
块样强化型。箭头所示
为靶病灶。

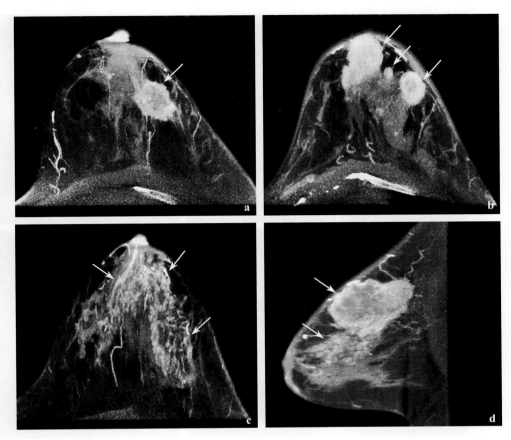

图 9-2-2 靶病灶基线
评估图像选择
a.左乳 CBBCT 增强横
断 面;b.左 乳 CBBCT
增 强 矢 状 面;c.左 乳
CBBCT 增 强 冠 状 面;
d.左乳增强 3D-MIP 成
像。在横断面、矢状面、
冠状面图像上选择病灶
强化最明显、最清晰显
示肿瘤最长径的层面进
行测量评估,本例冠状
面图像(c)符合评估图
像的选择要求,其显示
的肿瘤最长径为 2.2cm。
箭头所示为靶病灶。

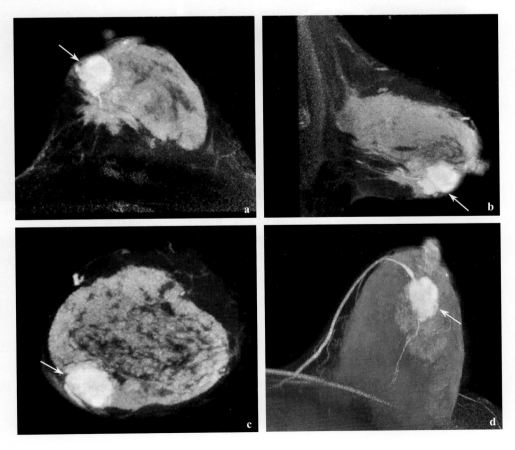

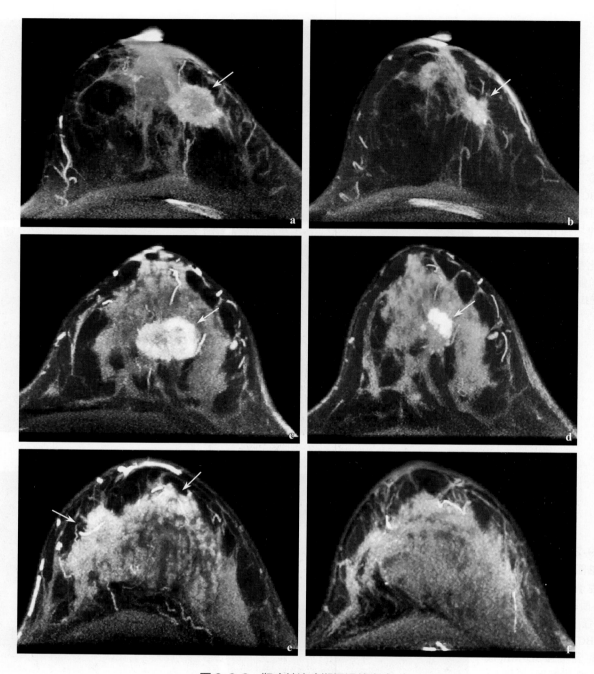

图 9-2-3　靶病灶治疗期间退缩方式

a、b. 乳腺癌治疗后呈向心性退缩,肿瘤整体向内收缩,周围无散在瘤灶残留;c、d. 乳腺癌治疗后呈非向心性退缩,肿瘤整体不均匀收缩并分裂成多个不连续的子灶;e、f. 乳腺癌治疗后消失。箭头所示为靶病灶。

(三)治疗期间新发病灶判断

在基线检查未检出病灶的区域发现新的病灶,则可认定为新发病灶,提示疾病进展。

(四)治疗效果评估示意图

靶病灶治疗效果评估为完全缓解(CR)、部分缓解(PR)、稳定(SD)及进展(PD)图例展示(图 9-2-4~图 9-2-7)。

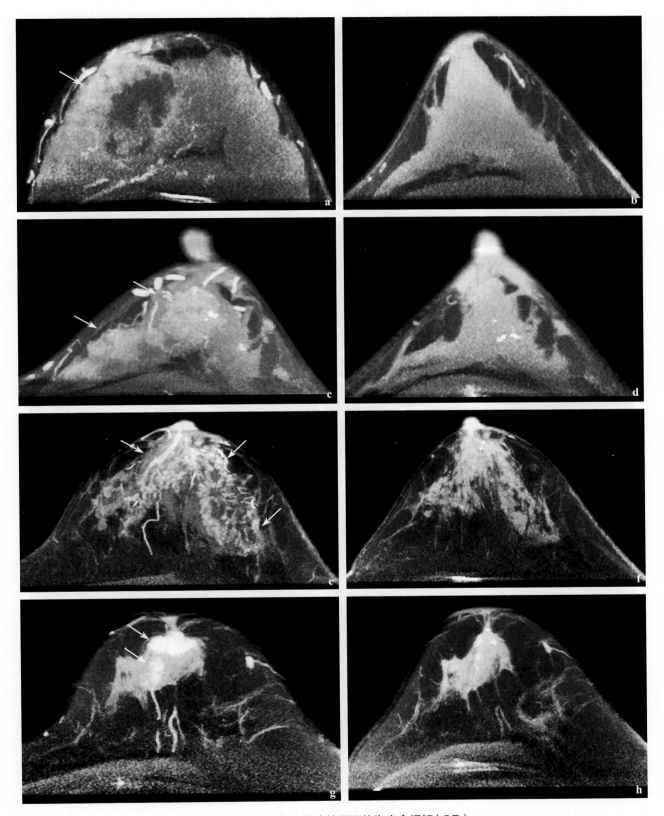

图 9-2-4　靶病灶治疗效果评估为完全缓解（CR）

a、b. 单发肿块强化型乳腺癌 NAT 后消失，CBBCT 评估为 CR；c、d. 多发肿块强化型乳腺癌 NAT 后消失，CBBCT 评估为 CR；e、f. 非肿块样强化型乳腺癌 NAT 后消失，CBBCT 评估为 CR；g、h. 肿块伴非肿块样强化型乳腺癌 NAT 后消失，CBBCT 评估为 CR。箭头所示为靶病灶。

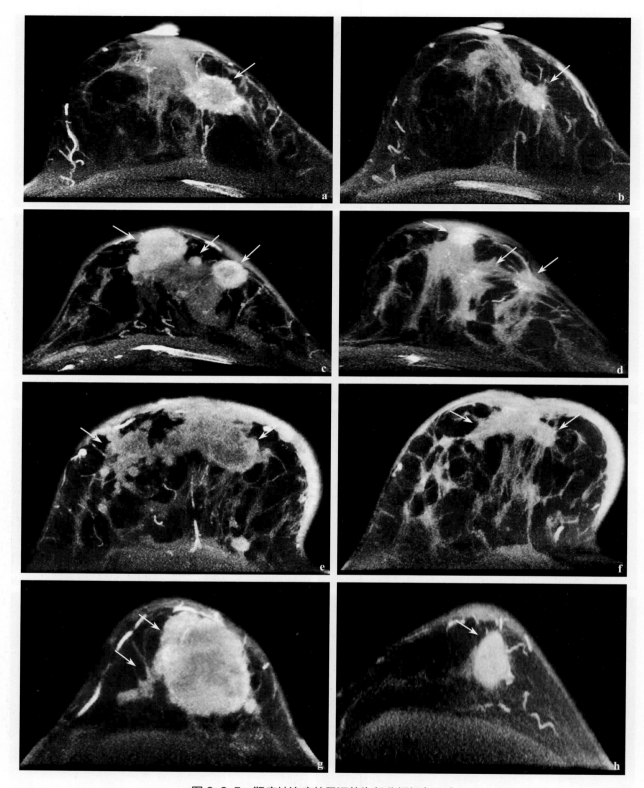

图 9-2-5 靶病灶治疗效果评估为部分缓解（PR）

a、b. 单发肿块强化型乳腺癌 NAT 后呈明显向心性退缩，NAT 前靶病灶最长径为 2.9cm，NAT 后为 1.7cm，缩小 40%，CBBCT 评估为 PR；c、d. 多发肿块强化型乳腺癌 NAT 后均缩小，NAT 前最大 2 个病灶最长径总和为 6.2cm，NAT 后为 3.2cm，总和缩小 48%，CBBCT 评估为 PR；e、f. 非肿块样强化型乳腺癌，NAT 前靶病灶最长径为 5.2cm，NAT 后为 3.6cm，缩小 30%，CBBCT 评估为 PR；g、h. 肿块伴非肿块样强化型乳腺癌，NAT 前 2 处病灶最长径总和为 8.6cm，NAT 后为 3.5cm，总和缩小 59%，CBBCT 评估为 PR。箭头所示为靶病灶。

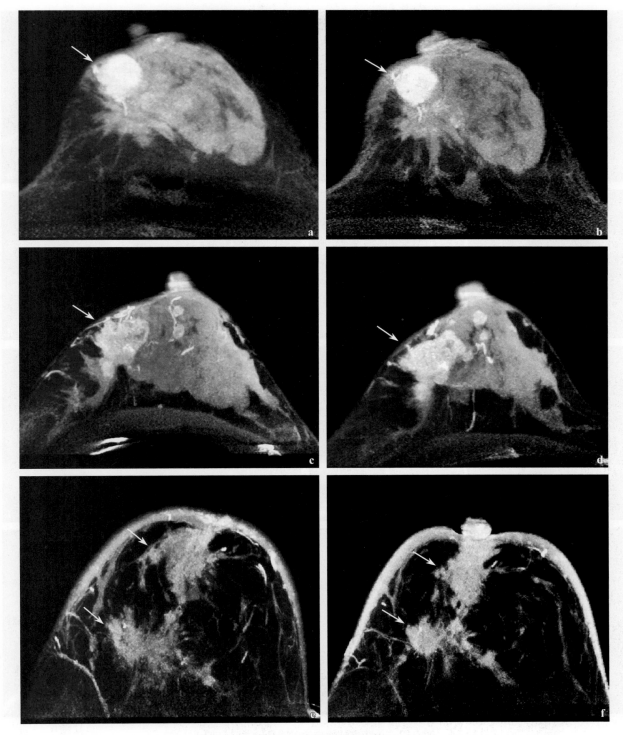

图 9-2-6 靶病灶治疗效果评估为稳定（SD）

a、b. 单发肿块强化型乳腺癌 NAT 后最长径无变化，NAT 前后均为 2.1cm，CBBCT 评估为 SD；c、d. 多发肿块强化型乳腺癌，NAT 前最大 2 个病灶最长径总和为 2.7cm，NAT 后为 3.1cm，总和增加 15%，CBBCT 评估为 SD；e、f. 非肿块样强化型乳腺癌，NAT 前两处病灶最长径总和为 5.8cm，NAT 后为 5.1cm，总和缩小 12%，CBBCT 评估为 SD。箭头所示为靶病灶。

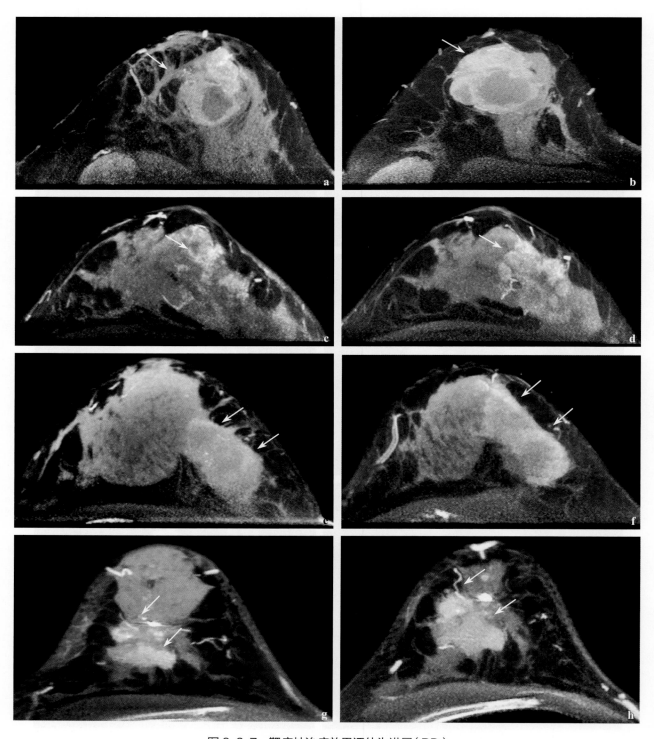

图 9-2-7 靶病灶治疗效果评估为进展（PD）

a、b. 单发肿块强化型乳腺癌，NAT 前靶病灶最长径为 2.9cm，NAT 后为 3.6cm，增加 24%，CBBCT 评估为 PD；c、d. 非肿块样强化型乳腺癌，NAT 前靶病灶最长径为 3.4cm，NAT 后为 4.2cm，增加 24%，CBBCT 评估为 PD；e、f. 多发肿块强化型乳腺癌 NAT 后均增大，NAT 前最大 2 个病灶最长径总和为 4.2cm，NAT 后为 5.4cm，总和增加 28%，CBBCT 评估为 PD；g、h. 肿块伴非肿块样强化型乳腺癌，NAT 前 2 处病灶最长径总和为 2.2cm，NAT 后为 3.5cm，总和增加 59%，CBBCT 评估为 PD。箭头所示为靶病灶。

（五）其他评估内容

RECIST 标准以外的影像学征象也有助于评估乳腺癌 NAT 疗效。

1. 乳腺癌 NAT 后，癌灶密度降低、强化区域缩小或消失，提示治疗有效。

2. 乳腺癌 NAT 后，癌周浸润征象的下列改变提示治疗有效：①肿块边缘由模糊变得清晰（原因为瘤周水肿随着肿瘤细胞被杀灭而减轻）；②肿瘤边缘毛刺缩短或消失（毛刺征象源于癌周浸润及其导致的纤维组织增生，NAT 杀灭癌灶边缘肿瘤细胞可致毛刺缩短或消失）；但毛刺无变化时不能预示预后不良。

3. 乳腺癌 NAT 后瘤周的乳腺皮肤增厚程度和强化程度减轻，提示治疗有效。

4. 乳腺癌 NAT 后肿瘤供血血管减少、变细，提示治疗有效。

值得注意的是，乳腺癌微钙化（microcalcification，MC）的存在提示了相对较差的预后，但影像医师对 NAT 后微钙化的变化与 pCR 的关系的认知存在差异。目前对于微钙化的发生机制尚未完全明确，病理学认为其与肿瘤细胞活性（分泌）增加或与癌组织坏死导致营养不良性钙化相关。尽管有研究表明乳腺癌微钙化减少可能提示 NAT 有效，其原因可能是化疗引起肿瘤细胞变性、坏死及凋亡后，机体产生免疫应答，通过白细胞浸润、吞噬、消化和清除死亡的肿瘤组织及其代谢产物，钙化灶也随之被吞噬清理；但肿瘤组织的坏死亦可导致钙化的增加。相关研究发现，NAT 后微钙化减少、增多或不变均可见于获得病理完全缓解的患者，且术后病理证实微钙化范围的变化与残留肿瘤组织无明确相关性。因此，微钙化不能提示癌灶残留，微钙化的范围也不能代表残留癌灶的范围。

六、CBBCT 对乳腺癌 NAT 后残余瘤灶大小的评估效能

乳腺癌患者接受 NAT 治疗后瘤灶的大小会发生变化，术前能否准确判断残余瘤灶的大小和范围，是乳腺癌患者 NAT 疗效和预后评估以及手术方式选择的重要影响因素。既往研究已证实：①CBBCT 术前评估 NAT 后乳腺癌残余瘤灶大小的准确性显著高于超声，对肿瘤钙化灶分布范围的评估能力显著高于超声和 MRI，对无微钙化的残余瘤灶的评估能力与 MRI 相当；②CBBCT 可通过精准显示 NAT 前后肿瘤的体积变化、肿瘤内实性和坏死成分变化、肿瘤钙化灶分布情况变化等信息，为 NAT 疗效的准确评估以及手术方式的选择提供重要帮助。

七、CBBCT 对乳腺癌 NAT 病理反应的预测价值

国内外研究以及著者的临床应用结果初步表明，CBBCT 可通过显示 NAT 前后瘤灶的形态学及强化程度变化，一定程度反映和预测乳腺癌的 NAT 病理反应。国内常用 Miller-Payne（MP）系统对乳腺癌进行 NAT 病理反应评估，该系统将治疗前核芯针穿刺标本与治疗后的手术标本进行比较，主要以 NAT 前后乳腺癌灶的细胞丰富程度变化作为评估依据。MP 评估系统将乳腺癌 NAT 病理反应分为 5 级（G1~G5），并将 G1、G2、G3 级归为组织学非显著反应组，G4、G5 级归为组织学显著反应组。MP 分级标准及其对应的 CBBCT 表现如下：1 级（G1），浸润癌细胞无改变或仅个别癌细胞发生改变，癌细胞数量总体未减少；对应 CBBCT 表现为病灶大小及强化程度较前无明确变化（图 9-2-8）。2 级（G2），浸润癌细胞轻度减少，但总数量仍高，癌细胞减少不超过 30%；对应 CBBCT 表现为病灶较前缩小，强化程度较前减轻（图 9-2-9）。3 级（G3），浸润癌细胞减少，介于 30%~90%；对应 CBBCT 表现为病灶较前明显缩小，强化程度较前明显减轻（图 9-2-10）。4 级（G4），浸润癌细胞显著减少超过 90%，仅残存散在的小簇状癌细胞或单个癌细胞；对应 CBBCT 表现为病灶较前明显缩小，瘤床仅见轻微强化灶（图 9-2-11）。5 级（G5），原肿瘤瘤床部位已无浸润癌细胞，但可存在导管原位癌；对应 CBBCT 表现为病灶完全消失，瘤床无明确强化灶（图 9-2-12）。

总之，乳腺癌 CBBCT 疗效评估的临床应用尚处于起步和探索阶段。鉴于 CBBCT 具有可同时精准显示乳腺钙化灶和软组织病灶及其三维关系的优势，故其有望成为乳腺癌 NAT 疗效评估（尤其是对于含钙化病灶的评估）首选、无创、可靠的新技术方法。

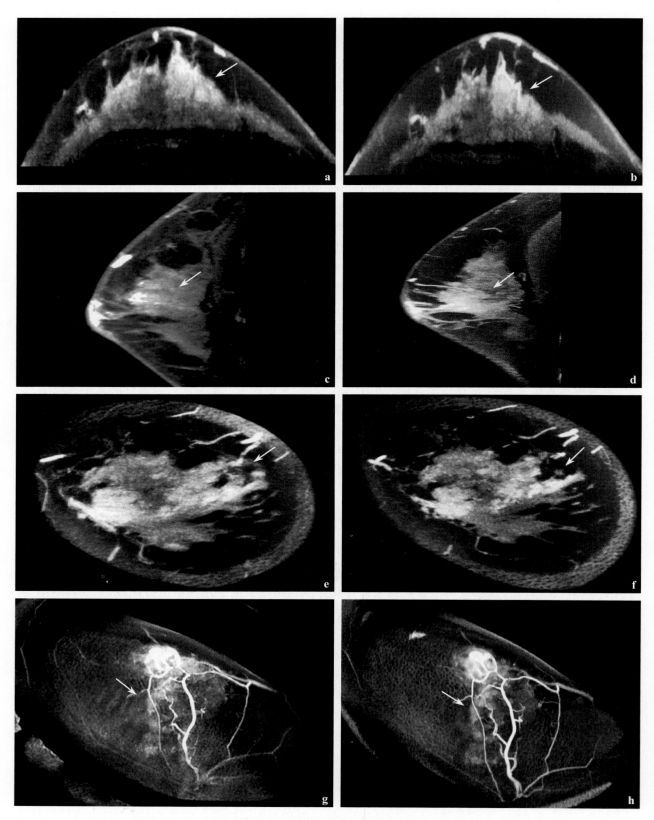

图 9-2-8　乳腺癌残留病灶病理分级 MP G1

右乳腺癌 NAT3 个月后复查 CBBCT，病灶大小及强化程度大致同前，术后病理提示 MP G1。a. NAT 前 CBBCT 增强横断面；
b. NAT 后 CBBCT 增强横断面；c. NAT 前 CBBCT 增强矢状面；d. NAT 后 CBBCT 增强矢状面；e. NAT 前 CBBCT 增强冠状
面；f. NAT 后 CBBCT 增强冠状面；g. NAT 前 CBBCT 3D-MIP 成像；h. NAT 后 CBBCT 3D-MIP 成像。箭头所示为病灶。

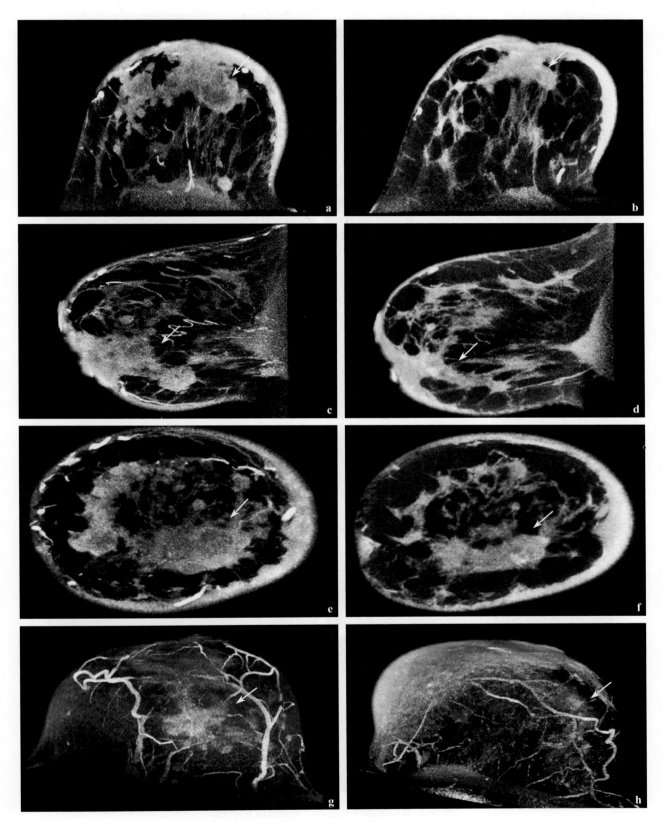

图 9-2-9　乳腺癌残留病灶病理分级 MP G2

右乳腺癌 NAT4 个月后复查 CBBCT，病灶较前缩小，强化程度较前减轻，术后病理提示 MP G2。a. NAT 前 CBBCT 增强横断面；b. NAT 后 CBBCT 增强横断面；c. NAT 前 CBBCT 增强矢状面；d. NAT 后 CBBCT 增强矢状面；e. NAT 前 CBBCT 增强冠状面；f. NAT 后 CBBCT 增强冠状面；g. NAT 前 CBBCT 3D-MIP 成像；h. NAT 后 CBBCT 3D-MIP 成像。箭头所示为病灶。

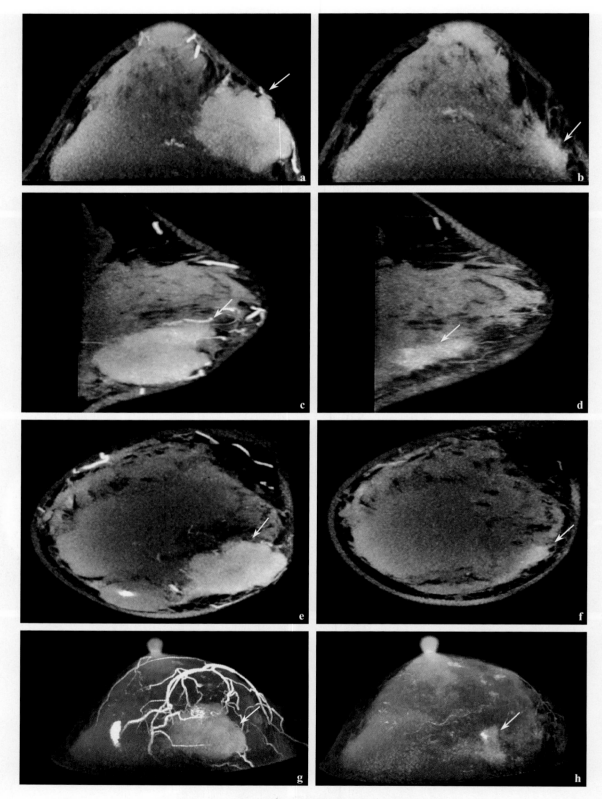

图 9-2-10　乳腺癌残留病灶病理分级 MP G3

左乳腺癌 NAT3 个月后复查 CBBCT，病灶较前明显缩小，强化程度较前明显减轻，术后病理提示 MP G3。a. NAT 前 CBBCT 增强横断面；b. NAT 后 CBBCT 增强横断面；c. NAT 前 CBBCT 增强矢状面；d. NAT 后 CBBCT 增强矢状面；e. NAT 前 CBBCT 增强冠状面；f. NAT 后 CBBCT 增强冠状面；g. NAT 前 CBBCT 3D-MIP 成像；h. NAT 后 CBBCT 3D-MIP 成像。箭头所示为病灶。

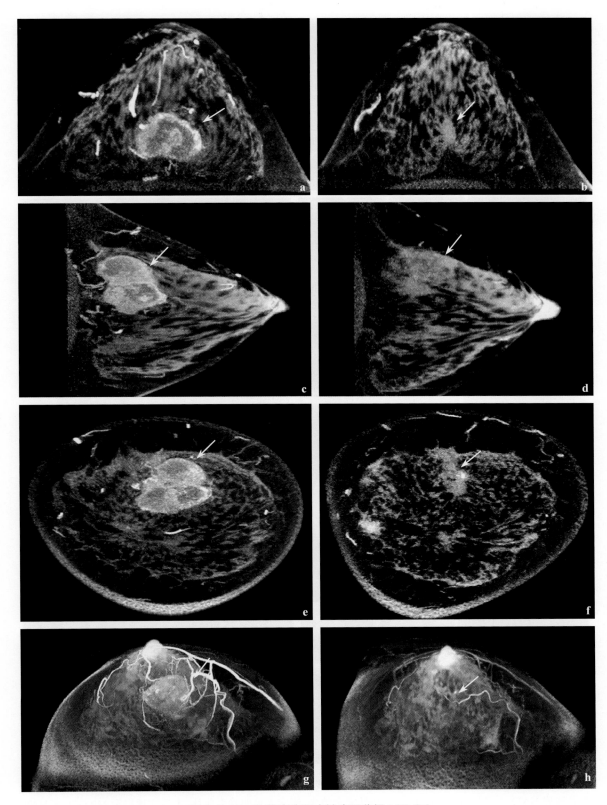

图 9-2-11　乳腺癌残留病灶病理分级 MP G4

左乳腺癌 NAT7 个月后复查 CBBCT，病灶较前明显缩小，瘤床仅见轻微强化灶，术后病理提示 MP G4。a. NAT 前 CBBCT 增强横断面；b. NAT 后 CBBCT 增强横断面；c. NAT 前 CBBCT 增强矢状面；d. NAT 后 CBBCT 增强矢状面；e. NAT 前 CBBCT 增强冠状面；f. NAT 后 CBBCT 增强冠状面；g. NAT 前 CBBCT 3D-MIP 成像；h. NAT 后 CBBCT 3D-MIP 成像。箭头所示为病灶。

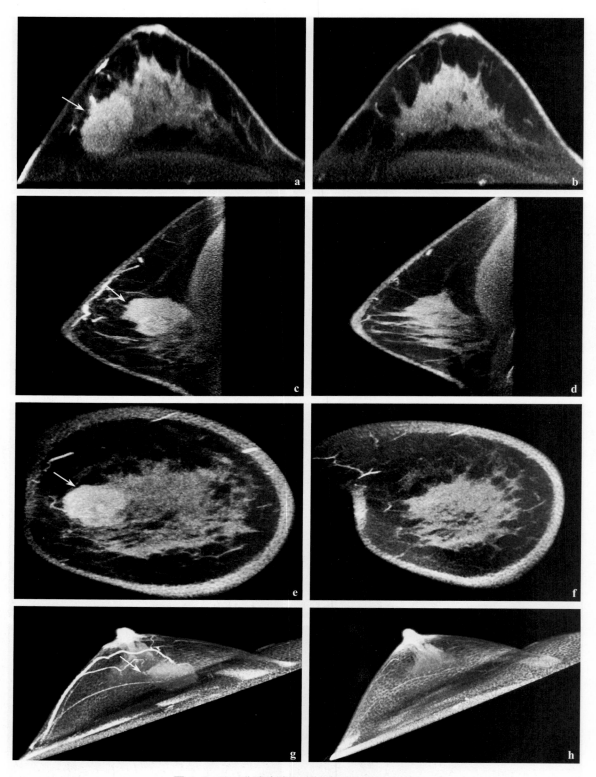

图 9-2-12　乳腺癌残留病灶病理分级 MP G5

右乳腺癌 NAT5 个月后复查 CBBCT 示,病灶完全消失,瘤床未见明确强化灶,术后病理提示 MP G5。a. NAT
前 CBBCT 增强横断面;b. NAT 后 CBBCT 增强横断面;c. NAT 前 CBBCT 增强矢状面;d. NAT 后 CBBCT 增强
矢状面;e. NAT 前 CBBCT 增强冠状面;f. NAT 后 CBBCT 增强冠状面;g. NAT 前 CBBCT 3D-MIP 成像;h. NAT
后 CBBCT 3D-MIP 成像。箭头所示为病灶。

第三节　术 后 监 测

　　乳腺癌术后有复发转移风险,故需要定期对乳房进行影像学监测。前已述及,锥光束乳腺 CT 已完全具备应用于乳腺癌术后监测的技术条件和可行性。本章节具体阐述 CBBCT 在乳腺癌术后(保乳术、切检术、微创旋切术后)以及乳房重建术后监测应用方面的相关内容。

一、乳腺癌术后监测

　　CBBCT 评估内容主要是乳腺癌术后(保乳术、切检术、微创旋切术后)有无癌灶残留及局部复发等情况。

　　保乳术后残腔形态各异,密度混杂,术区可见积液(图 9-3-1),早期术区周围水肿明显,但水肿消退时间并不固定,且随着时间延长,术区会出现纤维化和瘢痕增生等术后改变,其密度和强化程度因人而异(图 9-3-2)。当术后的即时评价中发现术后残腔周围出现增强早期的强化灶时,高度提示有残留肿瘤成分,需要考虑进一步手术处理(图 9-3-3、图 9-3-4)。一般认为术后应该在水肿完全消退之后进行 CBBCT 复查。术后的即时评价中即使没有发现异常强化区域也应进一步随访观察;如果术后 12 个月或更长的时间术区表现没有变化或强化范围在缩小,则可以逐渐降低肿瘤复发风险等级,并纳入常规随访筛查评价;反之在随访过程中,若术区出现明显强化病灶,则需考虑肿瘤复发(图 9-3-5、图 9-3-6)。如何鉴别瘢痕和肿瘤复发是保乳术后影像评价的难点,须多方面综合考虑。

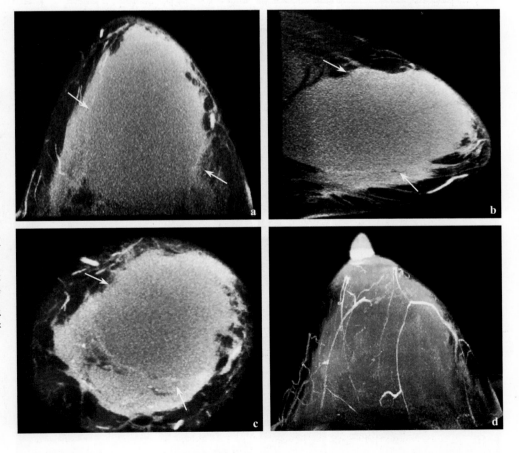

图 9-3-1　乳腺癌切检术后术区积液
左乳浸润性乳腺癌切检术后,CBBCT 复查示左侧乳腺外上象限中央腺体区有一较大类圆形稍低密度肿物,增强未见强化,考虑为术后包裹性积液。a. 左乳 CBBCT 增强横断面;b. 左乳 CBBCT 增强矢状面;c. 左乳 CBBCT 增强冠状面;d. 左乳增强 3D-MIP 成像。箭头所示为积液灶。

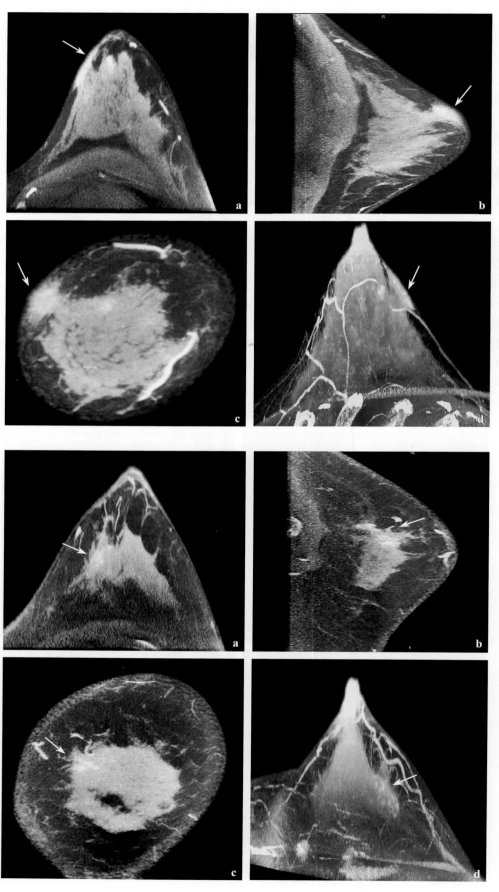

图 9-3-2　乳腺癌切检术后术区改变

左乳浸润性乳腺癌切检术后,CBBCT 复查示左侧乳腺内上象限术区皮肤皮下组织增厚强化,考虑为局部瘢痕增生等术后改变。a. 左乳 CBBCT 增强横断面;b. 左乳 CBBCT 增强矢状面;c.左乳 CBBCT 增强冠状面;d. 左乳增强 3D-MIP 成像。箭头所示为术区皮肤皮下组织增厚强化灶。

图 9-3-3　乳腺肿物旋切术后残留

左乳浸润性癌旋切术后,CBBCT 复查示左侧乳腺内上象限局灶性强化灶,考虑为术后肿瘤残留。a.左乳 CBBCT 增强横断面;b. 左乳 CBBCT 增强矢状面;c. 左乳 CBBCT 增强冠状面;d. 左乳增强 3D-MIP 成像。箭头所示为强化的肿瘤残留灶。

图 9-3-4　乳腺肿物旋切术后残留

左乳浸润性乳腺癌旋切术后,CBBCT 复查示左侧乳腺内下象限见非肿块样强化灶,呈叶段样分布、集群卵石样强化,考虑为术后肿瘤残留。a. 左乳 CBBCT 增强横断面;b. 左乳 CBBCT 增强矢状面;c. 左乳 CBBCT 增强冠状面;d. 左乳增强 3D-MIP 成像。箭头所示为强化的肿瘤残留灶。

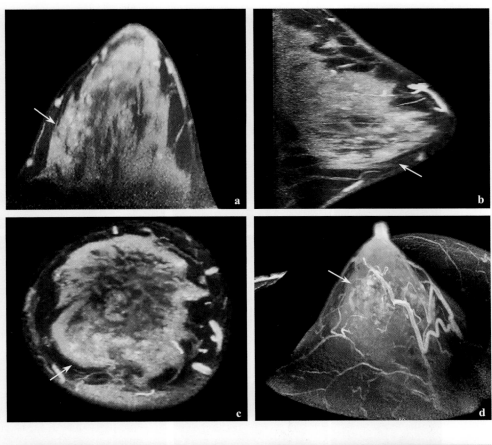

图 9-3-5　乳腺癌保乳术后复发

右乳浸润性导管癌保乳术后化疗后 1 年,CBBCT 复查示右乳内上象限前中份有一不规则强化肿物,边界欠清,考虑乳腺癌复发;再次手术病理证实为乳腺浸润性癌。a. 左乳 CBBCT 增强横断面;b. 左乳 CBBCT 增强矢状面;c. 左乳 CBBCT 增强冠状面;d. 左乳增强 3D-MIP 成像。箭头所示为强化的复发瘤灶。

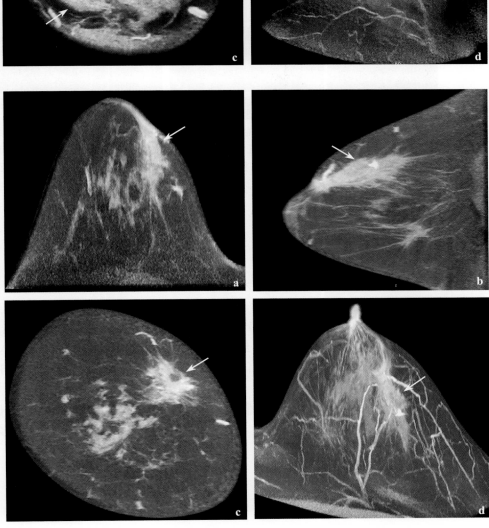

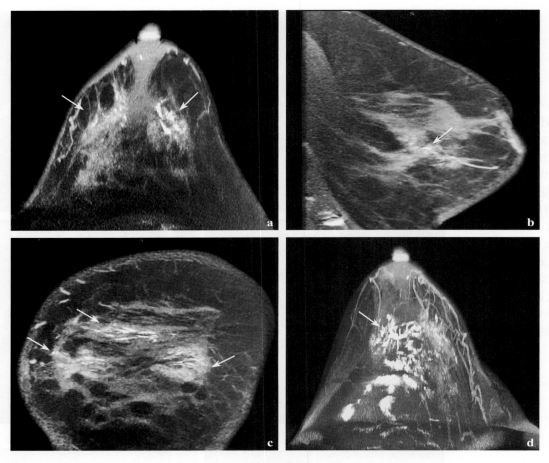

图 9-3-6 乳腺癌保乳术后复发

左乳浸润性导管癌保乳术后 2 年余,CBBCT 复查示左乳腺内多中心、多区域分布的非肿块样强化灶,考虑为术后肿瘤复发;再次手术病理证实为乳腺浸润性癌。a. 左乳 CBBCT 增强横断面;b. 左乳 CBBCT 增强矢状面;c. 左乳 CBBCT 增强冠状面;d. 左乳增强 3D-MIP 成像。箭头所示为强化伴钙化的复发瘤灶。

二、乳房重建术后监测

CBBCT 评估内容主要是乳房重建术后有否血肿、感染、假体破裂、包膜挛缩、脂肪坏死、自身免疫性疾病等并发症情况。

乳房重建适合于因各种原因行乳房切除的女性,或因乳腺癌保乳手术导致乳房明显变形的患者。根据重建材料不同,乳房重建可分为自体组织(皮瓣)重建(图 9-3-7)、植入物(假体)重建及联合两种材料(如背阔肌联合植入物)的重建。乳腺癌根治术后乳房内假体植入是目前临床应用最为广泛的术后乳房重建手术形式。

CBBCT 可快速、全面、准确地显示假体的位置、大小、形态、完整性等情况。假体植入位置一般位于胸大肌后间隙或乳后间隙(图 9-3-8、图 9-3-9)。完整的假体在 CBBCT 图像上多呈半椭圆形、边缘光整

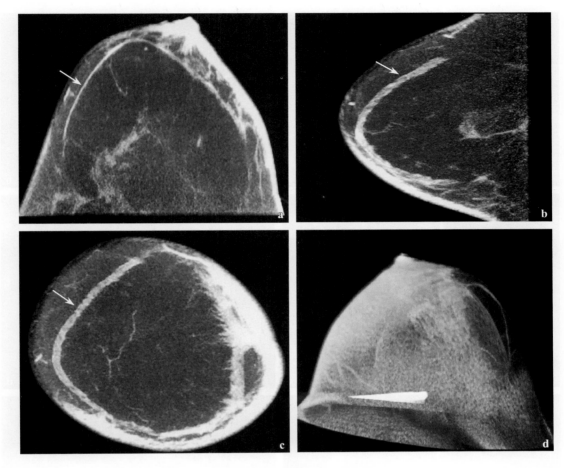

图 9-3-7　背阔肌皮瓣重建术后

右侧乳腺癌根治术后,并行背阔肌皮瓣乳房重建术后。a. 右乳 CBBCT 增强横断面;b. 右乳 CBBCT 增强
矢状面;c. 右乳 CBBCT 增强冠状面;d. 右乳增强 3D-MIP 成像。箭头所示为皮瓣移植区。

锐利、均匀密度表现。假体边缘可因结缔组织增生而呈较高密度,增强扫描可见强化。假体植入后并发
症按发生时间可分为早期和晚期并发症,早期并发症是指术后 1 个月内发生的并发症,如血肿、感染、假
体位置及形态不佳等;晚期并发症是指 1 个月后发生的并发症,包括假体破裂、假体包膜挛缩、硬结及脂
肪坏死、自身免疫性疾病、钙化、切口瘢痕等。这些并发症与手术操作、患者体质有关,更与假体的质量有
关。假体包膜挛缩是最常见的并发症,轻者影像学可无异常,部分表现为假体由椭圆形变成球形,严重时
双侧假体不对称,边缘皱褶或呈锯齿状改变(图 9-3-10)。假体破裂、渗出时,常表现为假体壁缺损、假体
形态和/或密度异常、假体塌陷等(图 9-3-10、图 9-3-11、图 9-3-12);假体内容物渗出可进入纤维腺体和胸
肌筋膜之间,引起周围腺体等组织结构弥漫性水肿。

　　自体组织重建常见的并发症为脂肪液化坏死及钙化,CBBCT 表现为单发或多发的中心低密度肿块
(即含脂囊肿),肿块可伴环形钙化和/或粗大斑点状钙化(图 9-3-13)。

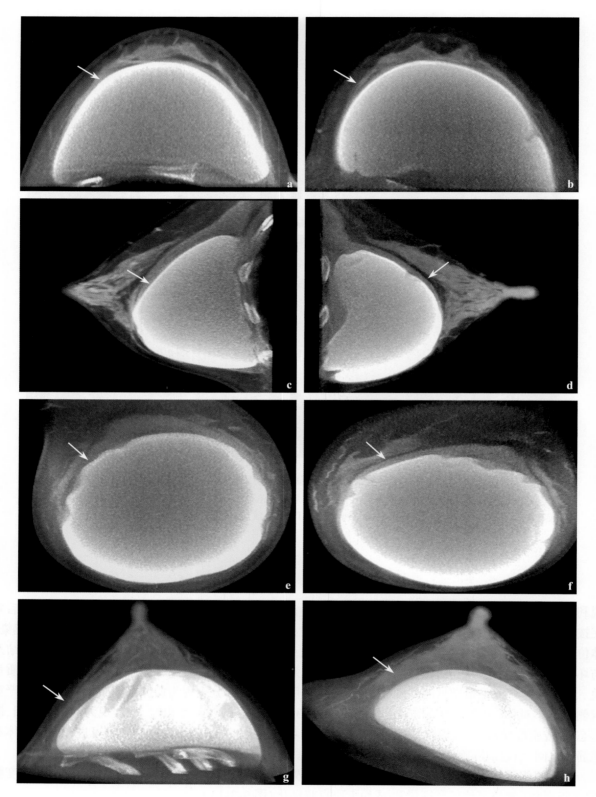

图 9-3-8 双侧乳房假体植入重建术后

双侧乳腺假体植入重建术后,假体植入位置为胸大肌后间隙。CBBCT 显示双侧假体形态规整、密度均匀、边缘清晰、与正常腺体组织分界清楚。a. 右乳 CBBCT 平扫横断面;b. 左乳 CBBCT 平扫横断面;c. 右乳 CBBCT 平扫矢状面;d. 左乳 CBBCT 平扫矢状面;e. 右乳 CBBCT 平扫冠状面;f. 左乳 CBBCT 平扫冠状面;g. 右乳平扫 3D-MIP 成像;h. 左乳平扫 3D-MIP 成像。箭头所示为假体。

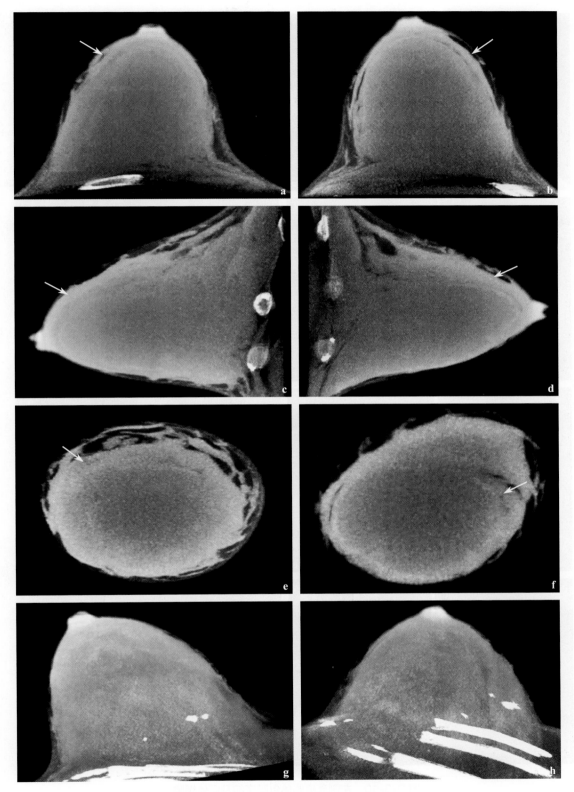

图 9-3-9 双侧乳房假体植入重建术后

双侧乳腺假体植入重建术后,假体植入位置为乳后间隙。CBBCT 显示双侧假体形态规整、密度均匀、边缘清晰、与正常腺体组织分界清楚。a. 右乳 CBBCT 平扫横断面;b. 左乳 CBBCT 平扫横断面;c. 右乳 CBBCT 平扫矢状面;d. 左乳 CBBCT 平扫矢状面;e. 右乳 CBBCT 平扫冠状面;f. 左乳 CBBCT 平扫冠状面;g. 右乳平扫 3D-MIP 成像;h. 左乳平扫 3D-MIP 成像。箭头所示为假体。

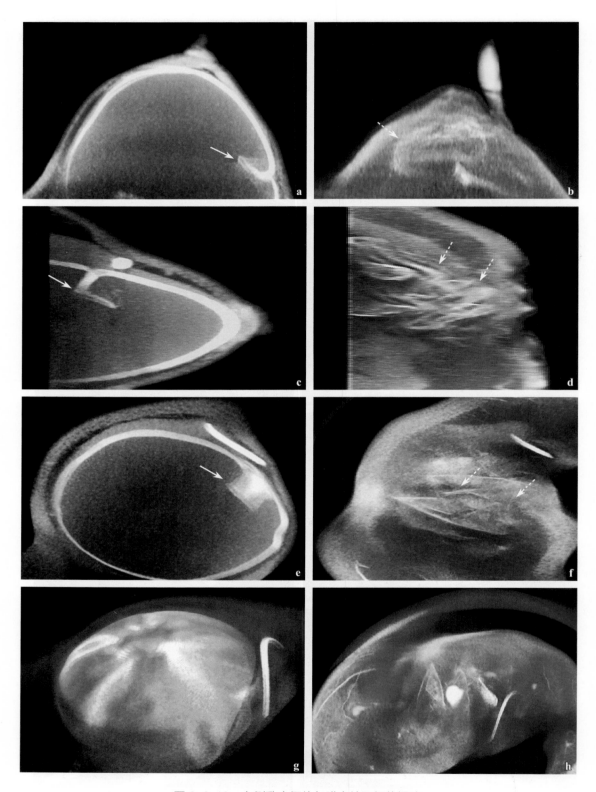

图 9-3-10　左侧乳房假体包膜挛缩及假体塌陷

左乳癌根治术后，假体植入术后。首次复查 CBBCT 示假体包膜挛缩呈皱褶表现；7 个月再次复查 CBBCT 示假体破裂、塌陷。a. 首次复查左乳 CBBCT 增强横断面；b. 再次复查左乳 CBBCT 增强横断面；c. 首次复查左乳 CBBCT 增强矢状面；d. 再次复查左乳 CBBCT 增强矢状面；e. 首次复查左乳 CBBCT 增强冠状面；f. 再次复查左乳 CBBCT 增强冠状面；g. 首次复查左乳增强 3D-MIP 成像；h. 再次复查左乳增强 3D-MIP 成像。实线箭头所示为假体包膜皱褶处；虚线箭头所示为破裂、塌陷的假体。

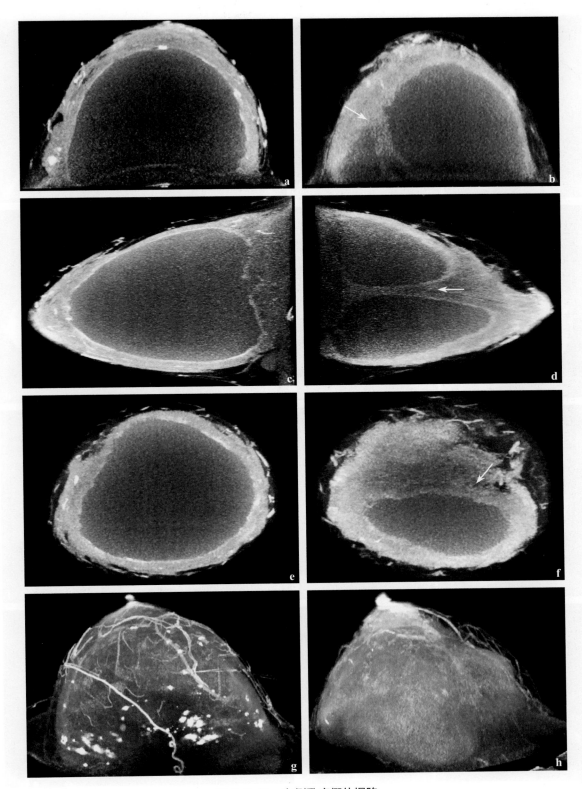

图 9-3-11　左侧乳房假体塌陷

双乳假体植入术后。CBBCT 显示左侧乳房假体塌陷、变扁，中央可见囊袋分隔，考虑假体破裂。a. 右乳 CBBCT 增强横断面；b. 左乳 CBBCT 增强横断面；c. 右乳 CBBCT 增强矢状面；d. 左乳 CBBCT 增强矢状面；e. 右乳 CBBCT 增强冠状面；f. 左乳 CBBCT 增强冠状面；g. 右乳增强 3D-MIP 成像；h. 左乳增强 3D-MIP 成像。箭头所示为塌陷的假体。

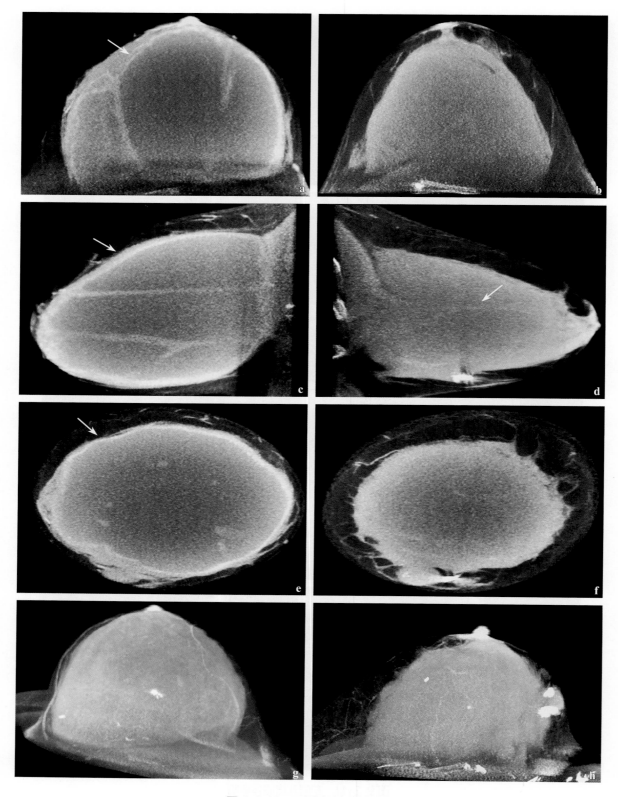

图 9-3-12　双侧乳房假体塌陷

双乳假体植入术后。CBBCT 显示双侧乳房假体塌陷，形态、密度异常，中央可见囊袋分隔，考虑假体破裂。a. 右乳 CBBCT 增强横断面；b. 左乳 CBBCT 增强横断面；c. 右乳 CBBCT 增强矢状面；d. 左乳 CBBCT 增强矢状面；e. 右乳 CBBCT 增强冠状面；f. 左乳 CBBCT 增强冠状面；g. 右乳增强 3D-MIP 成像；h. 左乳增强 3D-MIP 成像。箭头所示为塌陷的假体。

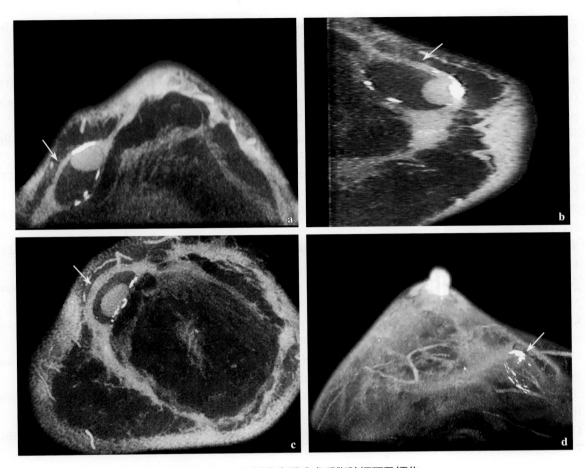

图 9-3-13　左侧乳房重建术后脂肪坏死及钙化

左乳癌根治术后,自体组织重建术后。CBBCT 显示左乳内上象限含脂囊肿伴环形及斑点状粗大钙化,考虑为脂肪液化坏死伴钙化。a. 左乳 CBBCT 增强横断面;b. 左乳 CBBCT 增强矢状面;c. 左乳 CBBCT 增强冠状面;d. 左乳增强 3D-MIP 成像。箭头所示为病灶。

参 考 文 献

［1］王丽君,罗冉,陈艳虹,等.影像学在乳腺癌新辅助治疗疗效评估中的优势与限度［J］.中华放射学杂志,2022,56（1）:113-116.

［2］邵志敏,吴炅,江泽飞,等.中国乳腺癌新辅助治疗专家共识（2022 年版）［J］.中国癌症杂志,2022,32（1）:80-89.

［3］EISENHAUER E A,THERASSE P,BOGAERTS J,et al. New response evaluation criteria in solid tumours:revised RECIST guideline（version 1. 1）［J］. European journal of cancer,2009,45（2）:228-247.

［4］Y WANG Y,ZHAO M,MA Y,et al. Accuracy of Preoperative Contrast-enhanced Cone Beam Breast CT in Assessment of Residual Tumor after Neoadjuvant Chemotherapy:A Comparative Study with Breast MRI［J］. Academic radiology,2023,30（9）:1805-1815.

［5］潘璇璇,康巍,王中海,等.乳腺癌新辅助化疗后残余瘤灶 MRI 表现与病理反应性相关性研究［J］.临床放射学杂志,2022,41（7）:1270-1275.

［6］ANJUM S,VIMUGDHA P,RESHMA V,et al. Role of breast imaging with histopathological correlation in evaluating the response of locally advanced breast cancer to neoadjuvant chemotherapy［J］. The Breast Journal,2020,26（11）:2272-2275.

［7］ Zhu Y,Ma Y,Zhai Z,et al. Radiomics in cone-beam breast CT for the prediction of axillary lymph node metastasis in breast cancer:a multi-center multi-device study［J］. European Radiology,2023. Online ahead of print.

［8］ ADRADA B E,HUO L,LANE D L,et al. Histopathologic correlation of residual mammographic microcalcifications after neoadjuvant chemotherapy for locally advanced breast cancer［J］. Annals of surgical oncology,2015,22（4）:1111-1117.

［9］ GOLAN O,AMITAI Y,MENES T. Does change in microcalcifications with neoadjuvant treatment correlate with pathological tumour response?［J］. Clinical Radiology,2016,71（5）:458-463.

［10］ WIENBECK S,NOWAK C,ZAPF A,et al. Artifacts Caused by Breast Tissue Markers in a Dedicated Cone-beam Breast CT in Comparison to Full-field Digital Mammography［J］. Academic Radiology,2017,24（7）:908-915.

［11］ SHI L,VEDANTHAM S,KARELLAS A,et al. Library based x-ray scatter correction for dedicated cone beam breast CT［J］. Medical physics,2016,43（8）:4529-4544.

［12］ 刘淼,王殊,刘荫华,等. 中国浸润性乳腺癌诊治临床实践指南（2022版）［J］. 中国实用外科杂志,2022,42（2）:121-127.

［13］ 宋尔卫,陈凯,刘荫华,等. 中国早期乳腺癌保乳手术临床实践指南（2022版）［J］. 中国实用外科杂志,2022,42（2）:132-136.

［14］ WONG W J,MOSIUN J A,HIDAYATI Z,et al. Low Breast Conserving Surgery（BCS）rates in public hospitals in Malaysia:the effect of stage and ethnicity［J］. The Breast,2019,46（5）:136-143.

［15］ FUJIHARA M,YAMASAKI R,ITO M,et al. Risk factors of local recurrence following implant-based breast reconstruction in breast cancer patients［J］. BMC Womens Health,2021,21（1）:147-159.

［16］ UEBERREITER C S,UEBERREITER K,MOHRMANN C,et al. Long-term evaluation after autologous fat transplantation for breast augmentation［J］. Handchirurgie,Mikrochirurgie,Plastische Chirurgie,2020,53（2）:149-158.

［17］ 王珂琼,康巍,钟国斌,等. 锥光束乳腺 CT 体积测量在乳腺癌保留乳头乳晕乳房切除术后假体乳房重建手术中的应用［J］. 中国癌症防治杂志,2022,14（3）:301-305.

［18］ LI J,ZHONG G,WANG K,et al. Tumor-to-Gland Volume Ratio versus Tumor-to-Breast Ratio as Measured on CBBCT:Possible Predictors of Breast-Conserving Surgery. Cancer management and research. 2021. 13（6）:4463-4471.

［19］ 李潇潇. 乳腺脂肪坏死的临床及影像研究进展［J］. 临床放射学杂志,2022,41（2）:390-392.

第十章

锥光束乳腺 CT 其他应用

第一节　乳腺导管造影

一、正常乳腺导管解剖

乳腺导管又称输乳管、乳导管或乳管。正常人一侧乳腺大致有 15~20 支乳导管,开口于乳头,呈放射状向乳腺深部走行,并逐渐分支。每支乳导管有 3~4 支分支导管、若干支小分支导管及末枝导管(终末导管),管径由 2~3mm 逐渐变细,各支导管通畅、舒展,直至末支盲管和小叶,最后终止于腺泡。不同个体的乳导管发育程度、分布走向、分支情况等有很大差异。

二、传统乳腺导管造影方法的优势与不足

目前,临床上仍以 X 线乳腺导管造影检查作为乳头溢液病因评估和疾病诊断的主要手段。X 线乳腺导管造影的诊断技术原理为通过有溢液的乳导管乳头开口注入对比剂使乳导管显影而发现病变,因其操作简便、价格低廉,故而广泛应用于临床。然而临床应用结果表明,X 线乳腺导管造影仍存在以下几方面的诊断应用局限性:①仅能获得有组织重叠的二维图像,对乳腺导管内病变尤其是微小病变的检出能力有限。②仅能显示乳导管腔及导管壁内病变,对导管外病灶检出能力有限。③需对患者乳房进行挤压,易因患者疼痛等不适而导致造影效果不佳和诊断困难。

三、锥光束乳腺 CT 在乳腺导管造影中的应用价值和优势

与乳腺 X 线摄影相比,CBBCT 具有成像速度快、图像空间分辨率高且无组织结构重叠、扫描覆盖范围广、可同时获得乳腺及其病变的 3D 图像和多方位多层厚断面图像、检查过程中不需要对患者乳房进行压迫(可避免乳腺组织结构扭曲变形)等优点,故其更有利于乳导管及其管腔内外病变的显示和诊断;与超声和 MRI 相比,CBBCT 具有更易发现乳导管内外含钙化病灶的优点。因此,基于 CBBCT 的乳腺导管造影具有良好的应用前景。

CBBCT 联合导管内注射对比剂,可在前述成像优势的基础上通过多平面重建和曲面重建等图像后处理技术进一步将乳导管可视化,尤其是可从不同维度全面显示扭曲的乳导管和管腔内外病变及其特

305

征,以此提高乳腺导管内疾病的检出率和诊断正确率,为临床制订治疗方案提供更好的指导和帮助。

四、锥光束乳腺 CT 乳腺导管造影技术流程

(一) CBBCT 乳腺导管造影所需物品、器械及药品准备

1. 物品、器械　消毒物品(碘伏消毒液等),无菌手套,2mL 注射器,4 号或 4 号半注射针头(尖端磨平),5-8 号乳管扩张器,自黏性伤口敷料等。

2. 药品　麻醉剂(2% 利多卡因),对比剂(碘佛醇-320mgI/ml 等非离子型对比剂),冲洗液(生理盐水),红霉素眼膏等。

(二) CBBCT 乳腺导管造影操作流程和步骤

患者仰卧位,操作者戴无菌手套,用碘伏消毒液常规消毒患侧乳头及乳晕区后铺无菌孔巾,并清除乳头分泌物,轻缓挤压患乳,使乳头有少量液体流出,识别出溢液的导管口及其数量。将导管口表面分泌物清除后,使用尖端磨平的 4 号或 4 号半注射针头自溢液的初级乳管口注入麻醉剂 2% 利多卡因 0.5~1.0ml,再用 5~8 号扩张器依次扩张溢液乳管。将尖端磨平的 4 号或 4 号半注射针头缓慢插入已扩张的乳管内 0.4~1.0cm,缓慢注入对比剂 0.5~3.0ml。为防止空气注入影响诊断,先滴入数滴对比剂至针座充满,而后将抽有对比剂的注射器插入针座,即可缓慢注入对比剂。为避免压力过大使对比剂进入腺泡,应缓慢推入对比剂至患者有胀感时止;之后拔出针头,擦净乳管口溢出的对比剂后,即按照 CBBCT 平扫流程行俯卧位 CBBCT 扫描。检查完毕后,由医务人员帮助患者挤压乳房使对比剂尽量排出,再次用碘伏消毒患侧乳头及乳晕区,对患侧乳头表面涂以红霉素眼膏,覆盖自黏性伤口敷料,嘱患者 24h 内禁浴。

第二节　保乳手术及乳房重建术前评估

乳房体积、乳房肿瘤体积、乳房缺损体积、乳房假体体积测量数据,以及肿瘤侧乳腺是否存在大范围或弥漫性可疑微钙化病灶等信息,是乳房恶性肿瘤保乳手术和乳房重建或修补手术术前评估及手术方案制定的重要参考依据。因此,术前精准的乳房体积、乳腺肿瘤体积、乳房缺损体积测量以及肿瘤侧乳房内可疑钙化灶分布状况的精准评估,对于获得理想的保乳手术及乳房重建手术效果至关重要。

目前应用于临床的乳房体积测量方法有两类,分别为接触性乳房体积测量方法和非接触性乳房体积测量方法。基于医学影像技术的乳房体积测量方法有 X 线摄影(钼靶)乳房体积测量法、超声乳房体积测量法、螺旋 CT 乳房体积测量法和 MRI 乳房体积测量法等。研究结果表明,属非接触性乳房体积测量方法类的 MRI 和螺旋 CT 测量法,其测量结果的准确性和可重复性均优于 X 线摄影和超声测量法。此外,在乳房肿瘤体积测量和乳房肿瘤体积比评估方面,MRI、超声、螺旋 CT 明显优于 X 线摄影(钼靶),而在肿瘤侧乳房内可疑钙化灶的分布状况评估方面,X 线摄影(钼靶)则优于 MRI、超声和螺旋 CT。

虽然上述基于传统医学影像技术的乳房体积测量方法各自具有其应用优势,但亦各自存在不同的应用局限性。

1. X 线摄影(钼靶)乳房体积测量法

(1) 对乳房的形态有一定的要求,并不适用于所有的患者。

(2) 由于挤压乳房变形且手工测量受主观因素影响等原因,导致测结果的准确性和可重复性不高。

(3) 由于多组织重叠影像对乳房内肿瘤灶的显示能力有限,导致肿瘤体积测量结果的准确性不高。

(4) 虽对钙化灶显示敏感,但挤压状态下对钙化分布状况的评估结果可靠性有限。

(5) 由于需挤压乳房,导致部分患者因难以忍受而无法完成测量和评估。

2. 超声乳房体积测量法

(1) 由于挤压乳房变形、数据运算烦琐、主观因素影响等,导致乳房和肿瘤体积测量结果的准确性和可重复性不高。

（2）由于对微小钙化灶显示不敏感,导致对钙化病灶分布状况的评估结果可靠性有限。

3. 螺旋 CT 乳房体积测量法

（1）由于病患平躺检查姿势使乳房形态变扁及乳腺组织和病变组织堆叠,导致乳房和肿瘤体积测量结果的准确性有限。

（2）螺旋 CT 参数需兼顾胸壁、纵隔和肺部结构的显示,故其对乳房、腺体、乳房内肿瘤和微小钙化灶的显示能力有限,导致其对乳房体积、肿瘤体积以及微小钙化灶分布状况的测量和评估准确性不高。

4. MRI 乳房体积测量法

（1）虽可真实显示乳房的自然状态和乳房的组织结构,实现对乳房体积和腺体体积的分别测量,但不具备涉及保乳手术绝对禁忌证的广泛或弥漫分布的可疑恶性微钙化灶的显示能力。

（2）无法实现对携带有金属假体、起搏器或存在幽闭恐惧症患者的术前评估。

（3）扫描成像耗时较长,患者检查感受不佳。

CBBCT 是一种专用于乳腺检查的影像技术设备,相较于上述传统影像技术,其拥有诸多的乳腺疾病诊断和术前评估应用优势:①CBBCT 虽亦基于 X 线成像,但其辐射剂量远低于常规胸部 CT 检查。②CBBCT 完成单侧乳房扫描的时间仅约 10s,故其拥有较上述传统影像技术更高的乳腺疾病检查诊断和术前评估效率。③CBBCT 检查过程中乳房保持自然的下垂状态（不需挤压乳房）,辅以 360° 全景扫描可更真实准确地显示乳房、腺体和病灶的 3D 形态。KILLAARS 等的研究表明,3D 检查评估乳房体积的方式较 MRI 的乳房体积评估具有更好的一致性。此外,与 MRI 相比,CBBCT 不需要使用阈值分割等复杂的计算方法,可通过软件准确测量乳房及其病变的体积以及两者的比值（图 10-2-1）。KOVACS 和 YIP 等的研究表明,3D 扫描采集数据时乳房不变形,数据更精确可靠,可更好地反映乳腺的表面几何形状。有鉴于此,CBBCT 对乳房和乳腺肿瘤的体积测量结果以及对乳房形状的评估结果拥有极高的准确性和可重复性。④CBBCT 兼具良好的乳腺软组织病灶和微小钙化灶显示能力,且其获得的病灶和钙化灶影像均无移位变形因素影响,故其可弥补乳腺 X 线摄影（病灶和钙化受挤压而变形移位,对软组织病灶显示能力有限）以及乳腺超声和 MRI（二者均对微钙化的显示能力有限）的不足,对涉及保乳手术绝对禁忌证的广泛或弥漫分布的可疑恶性微钙化灶具有更强、更可靠的显示能力。

综上所述,CBBCT 在保乳手术及乳房重建术前评估方面,较传统影像学技术拥有较明显的综合应用优势。

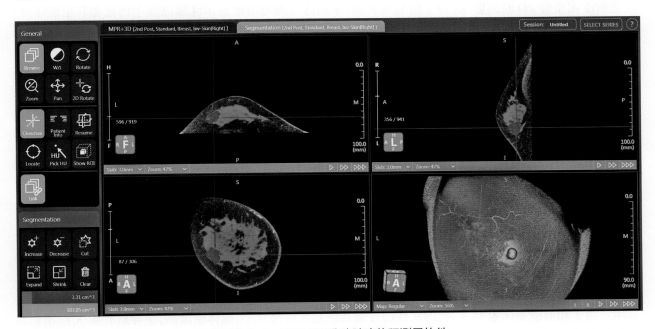

图 10-2-1　CBBCT 乳腺肿瘤体积测量软件

第三节　锥光束乳腺 CT 的健康筛查应用价值和优势

乳腺癌位居中国女性高发恶性肿瘤首位和癌症死亡病因第四位,且其发病率增长速度极快,已经成为严重威胁女性健康和生命安全的恶性肿瘤之一。早期乳腺癌已被世界卫生组织列为可治愈性疾病,采取适宜方法定期筛查,从无症状人群中发现乳腺癌以实现早诊早治,对降低乳腺癌的发病率和病死率至关重要。

所谓筛查,临床上是指在有症状之前进行体检,以早期发现某种疾病为目的的检查。作为一种癌症筛查的技术方法,在实际应用中必须同时具备以下条件:其一,具备有效性和特异性,发现某种癌症以及癌前病变的准确度高;其二,能够避免对一些良性病变进行不必要的治疗,实现筛查效益最大化和对人群伤害的最小化;其三,对受检者无明显副作用,安全性高;其四,适用于大量人群筛查,筛查过程简捷、受检者感受好;其五,价格便宜,符合受检者的经济承受能力。

目前可用于乳腺癌筛查的传统影像学技术包括乳腺 X 线摄影、乳腺超声、乳腺 MRI、数字乳腺体层合成摄影和锥光束乳腺 CT。乳腺癌 X 线摄影筛查模式最早起源于欧美,尽管其目前被认为是可有效降低乳腺癌病死率的筛查模式,但它是否适用于我国妇女仍然有待商榷。中国女性普遍的体型特征是乳房尺寸小、腺体密度高;由于乳腺 X 线摄影方式需挤压乳房,且产生的 2D 影像存在组织重叠,故其仅能探测到 12mm 直径以上的肿瘤,对致密乳腺病灶的显示敏感度仅约 30%。乳腺超声亦为 2D 图像,其空间分辨率低,探测微钙化敏感性亦较低,且筛查准确率高度依赖医生的临床实践经验。数字乳腺体层合成摄影方式亦需挤压乳房,图像亦存在组织重叠,并非全三维影像,无法有效探测钙化簇。乳腺 MRI 对钙化灶的显示能力非常有限,且检查耗时长、禁忌证多、费用高昂,目前仍难以成为适用于乳腺癌筛查的技术手段。上述传统影像检查技术在乳腺癌筛查应用中存在的局限性,是目前阻碍我国乳腺癌筛查效能提升的重大障碍。

锥光束乳腺 CT(CBBCT)是我国学者宁若拉博士在全球首创、具有完全自主知识产权的最新乳腺成像技术系统,为全球首台获中国国家药监局、美国 FDA、欧盟 CE 等机构正式批准进入临床使用的乳腺专用 CT 设备。由于 CBBCT 投入临床使用时间尚短、设备普及率较低,故将其纳入乳腺癌筛查方案的应用指南尚未出台(目前我国科技部正对此立项研究)。与传统影像技术比较,CBBCT 具有以下显著的乳腺疾病筛查诊断应用优势:①对乳腺病变的综合显示能力强,一次平扫即可获得全乳全方位高分辨率 3D 和任意角度无重叠 2D 断面影像;对于脂肪型乳腺,平扫即可同时清晰显示乳腺内微小钙化和软组织病灶。对于致密型乳腺,通过平扫辅以增强扫描还可在清晰显示乳腺内微小钙化和软组织病灶的前提下获得诊断相关的血管结构和病灶血供信息。故 CBBCT 不仅兼具 MRI、MG、超声等传统影像技术的诊断优势,还可弥补 MRI、MG、超声等单一检查难以同时全面显示微小钙化和软组织病灶的不足。②图像空间分辨率高,对病灶形态学特征的显示能力更强,可显示小至 2.0~3.0mm 的肿物和 0.2mm 的钙化及其形态学征象和分布特点。③检查过程简捷、安全、患者感受好:扫描速度快(完成一侧乳腺扫描仅需 10s)、辐射剂量低(接近于乳腺 X 线摄影剂量)、无需挤压乳腺(可获得无移位变形的病变影像信息且患者检查过程舒适);④筛查价格相对低廉:筛查费用仅略高于乳腺 X 线摄影,与肺部低剂量 CT 筛查费用相当。综上所述,CBBCT 已具备乳腺癌筛查所需的全部技术和应用条件,故其不仅充分具备乳腺癌筛查应用的可行性,还有望成为具有潜在优势的新型乳腺癌筛查技术手段。

由于 CBBCT 普及率尚低,目前各乳腺癌筛查指南仍推荐以乳腺 X 线摄影为基础的筛查方案。主要原因在于乳腺 X 线摄影较其他传统影像检查技术在发现钙化灶方面的能力、设备普及率、筛查流程等方面相对具有优势。乳腺癌钙化发生率高,且往往是早期乳腺癌唯一的恶性征象,因此微钙化的显示在早期乳腺癌筛查诊断中具有重要价值。乳腺 X 线摄影是将三维乳腺投影到二维的成像方式,由于乳腺腺体结构在投影过程中相互重叠,不仅导致其对乳腺内软组织病灶显示困难,还可能导致部分微小钙化无法显示。由于相对欧美国家而言,我国女性的普遍特征是乳房尺寸小、腺体密度高,更导致乳腺 X 线摄影筛查的效能难以进一步提高。因此,乳腺 X 线摄影是否适用于我国妇女乳腺癌筛查仍然有待商榷。此外,乳腺 X 线摄影在乳腺癌筛查中还存在其他问题:一是对近胸壁处肿块漏诊率高;二是对于部分无钙化病灶会造成假阴性;三是乳腺 X 线摄影在成像过程中需要挤压乳房,不但可能导致乳腺病灶移位变形而影响诊断,而且筛查检查所带来的躯体不适或疼痛还会导致人群筛查依从性降低。尤其是具有乳房假体的筛查者,乳腺 X 线成像带来的不适更加明显。

超声亦为目前常用的乳腺疾病筛查和临床检查手段,但其影像的空间分辨率较低、对早期小病灶捕捉能力有限、对微钙化显示不佳、对检查医师的技术及诊断水平依赖性较大,易造成对病变的低估。非肿块型乳腺癌影像学表现不典型(为早期乳腺癌筛查的重点和难点),其常以微钙化为主要征象,导致超声对其诊断具有较大困难。此外,由于超声检查过程的实时性限制及其图像缺乏格式化统一标准等问题,导致其不能满足筛查和临床检查后集体会诊的需要。

在乳腺癌适用的影像检查技术中,乳腺 MRI 对软组织病灶的显示灵敏度和特异度都较高,但对于筛查而言,其缺点在于:①不能显示对于乳腺癌筛查诊断至关重要的乳腺内微钙化灶;②检查禁忌证较多,体内有金属植入物的筛查者无法接受检查;③空间狭小,噪声较大,部分有幽闭恐惧症的筛查人员无法接受检查;④检查过程耗时长,筛查效率非常有限。由于上述原因,导致乳腺 MRI 检查不作为乳腺癌筛查的首要推荐。

CBBCT 凭借其前述筛查和临床诊断应用方面的综合优势,可不同程度弥补传统影像学筛查手段的不足,故其在乳腺癌筛查方面具有相当大的推广应用价值。

参 考 文 献

[1] 中国抗癌协会乳腺癌专业委员会. 中国抗癌协会乳腺癌诊治指南与规范(2024年版)[J]. 中国癌症杂志. 2023,33(12):1092-1187.

[2] 赫捷,陈万青,李霓,等. 中国女性乳腺癌筛查与早诊早治指南(2021,北京)[J]. 中华肿瘤杂志,2021,43(4):357-382.

[3] MOSCHETTA M,DE RUVO V,DRAGO A,et al. DBT-galactography:a promising tool for improving the diagnostic workup of nipple discharge.[J]. Eur Radiol Exp,2020,4:40.

[4] 曾莉,努尔别克,李先军,等. 乳腺导管造影技术在乳头溢液性疾病检查中的质量控制[J]. 中华放射学杂志,2009,43(11):1219-1221.

[5] KASIELSKA-TROJAN A,MIKOŁAJCZYK M,ANTOSZEWSKI B. BreastIdea Volume Estimator:A New Tool for Breast Volume Estimation-Presentation and Validation for Women [J]. Plast Reconstr Surg. 2020;146(6):744e-748e.

[6] 蒙丽宇,苏丹柯,康巍,等. 锥光束乳腺CT及超声引导乳腺穿刺标本与手术标本对比分析[J]. 实用放射学杂志,2021,37(6):940-944.

[7] 廖格毅,罗宁斌,黎志远,等. 锥光束CT与MRI术前评估乳腺癌病灶大小准确性的对比研究[J]. 临床放射学杂志,2022,41(3):433-438.

[8] 蒙丽宇,赵欣,苏丹柯,等. 锥光束乳腺CT与MRI对乳腺癌形态学描述的符合性分析[J]. 临床放射学杂志,2020,39(10):1952-1957.

[9] 张毓,廖海,康巍,等. 锥光束乳腺CT与乳腺X线摄影对乳腺癌的诊断价值比较[J]. 影像研究与医学应用,2021,5(5):54-56.

[10] 刘爱迪,马悦,尹璐,等. 锥光束乳腺CT增强检查对致密类乳腺内病灶的诊断价值研究[J]. 中国癌症杂志,2018,28(11):807-812.

[11] KILLAARS R C,PREUBETA M L G,DE VOS N J P,et al. Clinical Assessment of Breast Volume:Can 3D Imaging Be the Gold Standard?[J]. Plast Reconstr Surg Glob Open,2020,8(11):e3236.

[12] KOVACS L,EDER M,HOLLWECK R,et al. Comparison between breast volume measurement using 3D surface imaging and classical techniques[J]. Breast,2007,16(2):137-145.

[13] YIP J M,MOURATOVA N,JEFFERY R M,et al. Accurate assessment of breast volume:a study comparing the volumetric gold standard(direct water displacement measurement of mastectomy specimen)with a 3D laser scanning technique [J]. Ann Plast Surg,2012,68(2):135-141.

附录

乳腺疾病诊断常用免疫组化标记及临床意义

1. E-cadherin（epithelial calcium-dependent cell adhesion protein）　上皮钙依赖性细胞粘附蛋白，是介导细胞黏附的跨膜糖蛋白。E-cadherin 几乎在所有导管原位癌和浸润癌中阳性表达，而在小叶原位癌和浸润癌中常为阴性。E-cadherin 常与 P120 联合应用于乳腺导管癌与小叶癌的鉴别诊断。阳性部位：胞膜。

2. P120 catenin　P120 连环蛋白（临床上常简称为"P120"），属于连环蛋白家族。P120 在乳腺癌导管癌中呈现细胞膜阳性，而在乳腺小叶癌中呈现弥漫性细胞质阳性。P120 常与 E-cadherin 联合应用于乳腺导管癌与小叶癌的鉴别诊断。

3. ER（estrogen receptor）　雌激素受体，是固醇类激素受体蛋白超家族成员之一。ER 有 α 和 β 两种亚型。ER 存在于正常子宫内膜、平滑肌细胞以及正常乳腺上皮细胞中。主要表达于女性类固醇激素反应性组织的肿瘤，如乳腺癌、子宫内膜癌和卵巢癌。ER 在乳腺癌组织中的表达情况及其含量，是判断患者预后及其是否适合内分泌治疗的重要依据；ER 表达阳性的乳腺癌患者激素治疗有效且预后较好。

4. PR（progesterone receptor）　孕激素受体，表达于正常子宫内膜、良恶性子宫内膜病变及乳腺上皮细胞。ER 和 PR 阳性的乳腺肿瘤患者大多数内分泌治疗有效，且缓解率高、复发率低、预后好，即使 ER 和 PR 中只有一种阳性的患者，其预后也好于两种全阴性的患者。

5. AR（androgen receptor）　雄激素受体，可通过基因途径和/或非基因途径调节乳腺癌的增殖、迁移和侵袭。AR 在乳腺癌中的总体表达率为 30%~90%，但在不同类型乳腺癌中阳性率差异较大。AR 阳性与肿瘤的低增殖活性、组织学分级和淋巴结转移数目有关，故 AR 为判断乳腺癌预后的较重要指标。

6. HER-2（human epidermal growth factor receptor-2，又称 CerbB-2）　人表皮生长因子受体-2，是一种原癌基因，它的活化可直接导致部分人体细胞恶变或恶变的潜能增加，阳性表达提示肿瘤预后差，发生转移的风险大。HER-2 基因可作为靶向药物（如赫赛汀等）的靶点，故 HER-2 阳性的乳腺癌患者可选择靶向治疗。

7. Ki67（proliferating cell nuclear antigen）　增殖细胞核抗原，与肿瘤的生长方式、浸润方式和复发、转移等生物学行为有关；Ki67 可用于评估肿瘤细胞的增殖活性，判断肿瘤的良恶性及恶性程度。Ki67 增殖指数越高，则肿瘤复发风险越大、死亡率越高。

8. EGFR（epidermal growth factor receptor）　表皮生长因子受体，是一种膜蛋白，在细胞增殖中发挥重要作用。乳腺癌 EGFR 过表达提示患者预后不良，激素治疗效果差。

9. GATA-3（recombinant GATA binding protein 3）　GATA 结合蛋白 3，是一种转录因子，促进和引导细胞增殖，表达于所有乳腺小叶癌和约 90% 非特殊类型浸润性癌。GATA-3 在乳腺癌中的表达与 ER、PR 成正相关，而与 HER2 成负相关。

10. CK5/6（细胞角蛋白 5&6 抗体）　高分子量角蛋白，表达于正常乳腺的基底细胞，而腺上皮呈阴性。在浸润性乳腺癌中表达缺失，原位癌时可见环状表达，包绕所有肿瘤细胞。

11. p63　属于 p53 基因家族（位于染色体 3q27-29），表达于复层上皮细胞（如皮肤、食管、子宫颈阴道部、扁桃体和膀胱），以及一些腺样结构的基底细胞亚群（如前列腺、乳腺和支气管）。p63 在乳腺癌诊断中用于标记乳腺肌上皮，敏感而又特异，有助于原位癌与浸润性癌的鉴别诊断。阳性部位：细胞核。

12. SMMHC（Smooth muscle myosin heavy chain）　平滑肌肌球蛋白重链，在血管和内脏平滑肌组织及肌上皮细胞呈阳性表达。在乳腺癌的诊断中，常与 p63 联合应用显示肌上皮，鉴别乳腺原位癌和浸润性癌。阳性部位：胞浆。

13. Calponin　一种钙调节蛋白，用于标记乳腺肌上皮细胞及平滑肌细胞肿瘤，常与 P63、SMMHC 联合应用于鉴别原位癌与浸润癌。阳性部位：胞浆。

14. *TRPS1*（transcriptional repressor GATA binding 1）　GATA 转录因子家族成员，为潜在的乳腺癌驱动基因。*TRPS1* 在乳腺癌特别是管腔型乳腺癌中高表达。

15. Syn（synaptophysin）　突触素，是一种与突触功能密切相关的膜蛋白，在神经内分泌肿瘤中广泛表达，在上皮型神经内分泌肿瘤中也有表达。通常与 CgA 联合应用于神经内分泌肿瘤/癌的诊断及鉴别诊断，在乳腺用于诊断乳腺的神经内分泌肿瘤/癌，以及协助伴神经内分泌分化的肿瘤/癌的诊断，如实性乳头状癌。

16. CgA（Chromogranin，A）　嗜铬素 A，是一组可溶性酸性细胞蛋白，广泛分布于神经元、神经内分泌细胞及其来源的肿瘤细胞中。CgA 通常与 Syn 联合应用于神经内分泌肿瘤/癌的诊断及鉴别诊断，亦用于乳腺神经内分泌肿瘤/癌以及伴神经内分泌分化肿瘤的诊断及鉴别诊断。

17. S-100　一种低分子量的可溶性蛋白，广泛存在于间叶组织和淋巴造血组织中。主要表达于神经组织、垂体、颈动脉体、肾上腺髓质等，常用于神经源性肿瘤的诊断。对所有类型的恶性黑色素瘤有较高敏感性，常与 MelanA、HMB45 联合用于黑色素瘤的诊断和鉴别诊断。

18. MDM2　一种泛素连接酶，广泛分布于人体正常组织，可编码锌指蛋白，与 P53 结合，阻止 p53 诱导凋亡、抑制 p53 介导的转录活性，进而引发肿瘤；可能与肿瘤细胞的耐药有关。在高分化脂肪肉瘤和去分化脂肪肉瘤中高表达，亦可用于乳腺癌、肺癌、骨肉瘤和膀胱癌等肿瘤的诊断。

19. CD56　神经细胞黏附分子，在胚胎发育及神经细胞的相互联系中发挥重要作用。主要表达于神经元细胞，星形细胞、施万细胞，NK 细胞等，主要用于神经外胚层源性肿瘤、神经内分泌肿瘤、NK/T 细胞淋巴瘤等的诊断。

20. CD117　原癌基因编码的具有酪氨酸激酶生长因子受体蛋白，为胃肠间质瘤免疫组化检查特异性标记物。在乳腺疾病诊断中，可用于乳腺腺样囊性癌与浸润性筛状癌的鉴别诊断。

21. CK7　细胞角蛋白 7，一种碱性细胞角蛋白，存在于许多腺上皮和移行上皮。CK7 在临床上主要用于肺腺癌、乳腺癌、胆管癌、卵巢癌、宫颈癌、肾癌等肿瘤的诊断与鉴别诊断。

22. CK14　一种 I 型细胞角蛋白，主要标记鳞状上皮。

23. CK8/18　一组低分子量细胞角蛋白，表达于正常或肿瘤组织中的单层上皮或腺上皮，如甲状腺、乳腺、胃肠道、呼吸道上皮。与 CK5/6 联合应用于鉴别腺癌与鳞癌。

24. CD20　一种 B 细胞分化抗原，与 B 细胞活化有关，表达于除浆细胞外各阶段发育分化的 B 细胞表面。CD20 在 95% 以上的 B 细胞性淋巴瘤中表达，而在造血干细胞、血浆细胞和其他正常组织中不表达。

25. CD43　与 T 细胞免疫功能相关的跨膜蛋白，表达于正常 T 细胞、髓系细胞、组织细胞和浆细胞；绝大多数 T 细胞淋巴瘤有表达，正常 B 细胞和反应性 B 细胞不表达，但在小 B 细胞淋巴瘤中可有表达。常用于小淋巴细胞淋巴瘤、套细胞淋巴瘤和黏膜相关淋巴瘤的诊断和鉴别诊断。

26. CD23 一种低亲和力 IgE 受体,主要表达于成熟的 IgD⁺B 细胞和滤泡树突状细胞。大多数慢性淋巴细胞性白血病表达阳性,而套细胞淋巴瘤表达阴性,可协助鉴别诊断。

27. PAX5 PAX 家族中核转录因子,是 B 细胞系中特异的活化剂;在原 B 细胞、前 B 细胞和成熟 B 细胞均有表达,浆细胞阴性。在 B 细胞淋巴瘤中 PAX5 和 CD20 的表达一致。

28. CD19 B 淋巴细胞表达的一种白细胞分化抗原,与 B 淋巴细胞增殖、分化、活化及抗体产生有关。除浆细胞外的所有 B 细胞系、恶性 B 细胞、滤泡树突状细胞都表达 CD19。

29. CD79a 细胞抗原受体复合体相关蛋白 a 链,是免疫球蛋白超家族的成员,前 B 细胞至成熟浆细胞阶段的 B 细胞均可表达 CD79a,97% 的 B 细胞肿瘤呈阳性表达。常用于弥漫大 B 细胞淋巴瘤及其他类型淋巴瘤的诊断。

30. CD3 一种蛋白质复合物。CD3 具有五种肽链,即 γ 链、δ 链、ε 链、ζ 链和 η 链,五种肽链均为跨膜蛋白。CD3 分子通过盐桥与 T 细胞抗原受体相连,参与 T 细胞的信号转导,主要用于标记胸腺细胞、T 淋巴细胞及 T 细胞淋巴瘤。

31. CD5 簇分化抗原的一种,位于 T 淋巴细胞和部分 B 淋巴细胞上。检测 CD5 可辅助诊断小细胞性淋巴瘤或慢性淋巴细胞白血病。

32. CD10 共同型急性淋巴细胞白血病抗原,表达于上皮和非上皮组织中,存在于骨髓干细胞和骨髓细胞(包括中性粒细胞)、滤泡中心细胞、少数成熟 B 淋巴细胞和滤泡旁 T 淋巴细胞亚群的细胞表面。CD10 在大多数 B 淋巴母细胞白血病/淋巴瘤、滤泡性淋巴瘤和 Burkitt 淋巴瘤中表达,而套细胞淋巴瘤和边缘区淋巴瘤通常为阴性。

33. CD21 补体 C3d 受体和 EB 病毒受体,主要分布在成熟 B 细胞和淋巴滤泡树突状细胞。免疫组化染色滤泡树突状细胞呈阳性表达,显示滤泡树突状细胞网状结构的状态。常用于滤泡性淋巴瘤、血管免疫母细胞性 T 细胞淋巴瘤、滤泡树突状细胞瘤的诊断和鉴别诊断。

34. Bcl-6 一种原癌基因,主要表达于正常生发中心的 B 淋巴细胞及其来源的淋巴瘤,在滤泡性淋巴瘤、弥漫性大 B 细胞淋巴瘤、burkitt 淋巴瘤以及结节性淋巴细胞为主的霍奇金淋巴瘤中呈阳性表达。Bcl-6 与 CD10 联用于惰性淋巴瘤(滤泡性淋巴瘤)与其他淋巴瘤的鉴别诊断,与 CD10 和 MUM1 联用于弥漫大 B 细胞淋巴瘤的分型。

35. MUM-1 一种淋巴细胞特异性转录因子,是干扰素调节因子(IRF)家族成员之一。MUM1 主要在以下细胞和肿瘤中表达:部分生发中心细胞、浆细胞、活化 T 细胞、浆细胞瘤、部分弥漫大 B 细胞淋巴瘤以及多种其他 B 细胞淋巴瘤、间变性大细胞淋巴瘤以及多种外周 T 细胞淋巴瘤、霍奇金淋巴瘤、恶性黑色素瘤。不表达 MUM1 的疾病包括:Burkitt 淋巴瘤(除少数病例外)、肥大细胞肿瘤、组织细胞肿瘤、结节性淋巴细胞为主的霍奇金淋巴瘤的"爆米花细胞"。

36. CD34 分子量为 110kDa 的跨膜唾液酸糖蛋白,主要表达于未成熟造血干细胞、髓样细胞和血管内皮细胞。在乳腺癌中主要标记血管内皮,显示癌栓。

37. CD99 分子量为 30-32kDa 的细胞表面糖蛋白,表达于多种高级别恶性肿瘤,包括原始神经外胚层肿瘤(PNET)、尤因肉瘤、恶性神经鞘瘤等。

38. TdT(Terminal deoxynucleotidyl transferase) 末端脱氧核苷酸转移酶,是一种细胞核内的无需模板的 DNA 聚合酶,在未成熟、前 B、前 T 淋巴细胞以及胸腺和骨髓的多能干细胞中表达。常用于 T 淋巴母细胞性淋巴瘤、B 淋巴母细胞性淋巴瘤的诊断。

39. CyclinD1 一种原癌基因,其过度表达可致细胞增殖失控而恶性化。在多种肿瘤中可见 Cyclin D1 基因过表达和基因扩增,包括乳腺癌、膀胱癌、甲状旁腺肿瘤、淋巴瘤、黑色素瘤、肺癌及细胞中心型淋巴瘤等。

40. BCL2 细胞凋亡蛋白家族成员之一,主要表达于小 B 细胞淋巴瘤,主要用于滤泡性淋巴瘤与滤泡生发中心反应性增生的鉴别诊断。

41. MYC 一组癌基因,包括 C-MYC,N-MYC,L-MYC,分别定位于 8 号染色体,2 号染色体和 1 号染色体。*C-MYC* 的扩增与肿瘤发生与转归密切相关,在诱导细胞凋亡过程中也起重要作用。

42. Cam5.2　一种细胞角蛋白,腺上皮表达阳性而复层鳞状上皮细胞常阴性。常用于腺癌的诊断与鉴别诊断。

43. CEA　一种癌胚糖蛋白,仅表达于胎儿上皮细胞,在正常成人及良性肿瘤中很少量存在。CEA在胃肠道恶性肿瘤、乳腺癌、肺癌及其他多种恶性肿瘤患者的血清中均有高表达,因此其为一种广谱肿瘤标志物。

44. SOX10　神经嵴转录因子,在施万细胞和黑素细胞的分化、成熟和维持过程中起关键作用,30%~50% 恶性神经鞘瘤、大于 90% 的黑色素细胞肿瘤、69% 的基底样乳腺癌呈阳性表达。常与 MelanA、HMB45、S100 联合应用于恶性黑色素瘤的诊断。

45. Melan-A　一种黑色素细胞分化抗原,在正常黑色素细胞和所有黑色素细胞系中表达。主要用于黑色素瘤、伴有黑色素分化肿瘤的诊断和鉴别诊断。

46. EMA(epithelial membrane antigen)　上皮膜抗原,是一种跨膜糖蛋白,广泛分布于各种上皮细胞及其来源的肿瘤细胞,可用于标记大部分正常上皮及上皮源性的肿瘤。免疫组化阳性定位在细胞膜。在乳腺微乳头癌中,癌细胞簇外侧细胞膜阳性,形成围绕细胞簇外周的“阳性圈”,称为极向倒置或极向反转模式,为乳腺微乳头癌诊断及鉴别诊断的指标和依据。

47. CKPAN(cytokeratin Pan)　广谱细胞角蛋白,是细胞角蛋白家族中的一种广谱标记物,在上皮组织中广泛表达,具有较强的特异性,常被用作判断肿瘤是否为上皮源性的依据,也有助于检测微转移的存在。

48. SATB2(special AT-rich sequence-binding protein 2)　特异 AT 序列结合蛋白 2,具有组织特异性,在结直肠癌中高表达,而在其余肿瘤如胃腺癌、肺腺癌、卵巢癌中呈弱阳性或者不表达,对于原发灶不明的肿瘤,SATB2 阳性提示下消化道来源。

49. Desmin　中间丝蛋白之一,在正常的平滑肌、骨骼肌、心肌和肌上皮细胞中表达。该抗体可标记平滑肌瘤、横纹肌瘤,可用于肌源性成分及其化生肿瘤的诊断。

50. MYOD1　由 *MYOD* 基因编码的一种分子量为 45kDa 的磷酸化蛋白,仅在胚胎横纹肌细胞中表达,正常成人横纹肌细胞不表达,是骨骼肌源性肿瘤的一个非常敏感和特异的标记物,主要用于横纹肌肉瘤的诊断。

51. Clusterin　一种分子量为 75~80kDa 的异二聚体糖蛋白,存在于体腔表面被覆上皮细胞和大多数生物液。免疫组化表达于滤泡树突状细胞和纤维母细胞性网状细胞。巨核细胞胞质 Clusterin 表达强阳性。

登录中华临床影像库步骤

┃公众号登录 >>

┃网站登录 >>

扫描二维码
关注"临床影像库"公众号

输入网址 medbooks.ipmph.com/yx
进入中华临床影像库首页

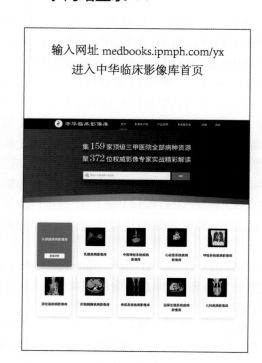

点击"影像库"菜单
进入中华临床影像库首页

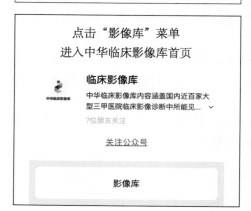

进入中华临床影像库首页

· ·

注册或登录

PC端点击首页"兑换"按钮
移动端在首页菜单中选择"兑换"按钮

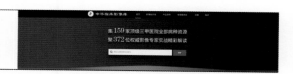

输入兑换码,点击"激活"按钮
开通中华临床影像库的使用权限

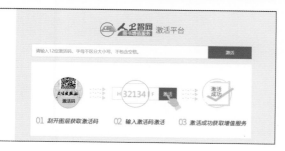